全国高等医药院校药学类专业研究生规划教材

中药药剂学专论

（供中药学、中西医结合、药学、食品科学、检验医学等专业用）

主　编　唐　星　倪　健

副主编　王长虹　刘东春　张　艺　夏新华

编　者（以姓氏笔画为序）

王　勇（华润三九医药股份有限公司）
王长虹（上海中医药大学）
尹　湉（沈阳药科大学）
刘东春（沈阳药科大学）
关世侠（广州中医药大学）
杨建宏（宁夏医科大学）
张　艺（成都中医药大学）
苟靖欣（沈阳药科大学）
赵云丽（沈阳药科大学）
夏新华（湖南中医药大学）
倪　健（北京中医药大学）
唐　星（沈阳药科大学）
颜　红（湖南中医药大学）

中国健康传媒集团
中国医药科技出版社

内容提要

本教材为“全国高等医药院校药学类专业研究生规范教材”之一。本教材以中医药理论为指导，结合现代技术与方法开展中药制剂新剂型、新技术、新方法、新型给药系统等研究，充分体现行业特色，体现药学与临床的结合、基础理论与中药产业的结合、中医药与现代药学的结合，全面反映中药药剂学的发展水平，促进中医药走向现代化、国际化。

本教材供全国普通高等医药院校中药学、中西医结合、药学、食品科学、检验医学等专业教学使用，也可作为相关从业人员的参考用书。

图书在版编目（CIP）数据

中药药剂学专论 / 唐星，倪健主编 .—北京：中国医药科技出版社，2023.10

全国高等医药院校药学类专业研究生规划教材

ISBN 978-7-5214-4150-5

Ⅰ.①中… Ⅱ.①唐… ②倪… Ⅲ.①中药制剂学－医学院校－教材 Ⅳ.① R283

中国国家版本馆 CIP 数据核字（2023）第 179804 号

美术编辑 陈君杞
版式设计 友全图文

出版 **中国健康传媒集团** | 中国医药科技出版社
地址 北京市海淀区文慧园北路甲 22 号
邮编 100082
电话 发行：010-62227427 邮购：010-62236938
网址 www.cmstp.com
规格 889 × 1194 mm $^1/_{16}$
印张 18 $^1/_2$
字数 513 千字
版次 2023 年 10 月第 1 版
印次 2023 年 10 月第 1 次印刷
印刷 山东百润本色印刷有限公司
经销 全国各地新华书店
书号 ISBN 978-7-5214-4150-5
定价 75.00 元

前言

中药药剂学专论是中药学—中药制剂学方向研究生的主干课程，是一门综合性应用技术学科。作为连接中医和中药的纽带与桥梁，中药药剂学专论的基本任务就是传承精华、守正创新，同时为科研工作者提供思路。

本教材以中医药理论为指导，结合现代技术与方法开展中药制剂新剂型、新技术、新方法、新型给药系统等研究，充分体现行业特色，体现药学与临床的结合、基础理论与中药产业的结合、中医药与现代药学的结合，全面反映中药药剂学的发展水平，促进中医药走向现代化、国际化。

本教材严格按照中药药剂学专论教学大纲和规划教材编写基本原则，紧扣《中国药典》2020年版、《药品注册管理办法》2020年版等国家有关最新法规，体现了继承传统药剂与发展现代剂型相结合的编写特点。并以中医药理论为基础，阐述中药制剂的新技术、新发展。选取应用实例，将理论与实践相融合，做到“古为今用、化古为今”，发挥中医药的优势地位，加强现代科学和应用方法在中医药基础理论和临床研究中的应用，进而完善中医药理论体系，促进中医药传承创新发展。

结合中药药剂学自身规律及教学特点，本教材分为十三个章节进行论述。第一章为“中药制剂发展导论”，主要概述中药药剂学的沿革与发展、传承与创新，将传统与现代相结合，在继承的基础上弘扬中医药文化、创新中药制剂等内容；第二、三章介绍“中药前处理与制剂技术和方法”，前处理技术主要包括粉碎、提取、分离与纯化、浓缩与干燥等，中药制剂技术包括制粒、制丸、抗吸湿、微囊化、速释及增溶、口服消化道定位给药、原位凝胶技术等；第四至第八章介绍“中药制剂类型”，按液体、口服固体、黏膜给药、经皮给药及缓控释制剂的顺序编写；第九章介绍“中药制剂中间体物料属性与质量控制”，以固体和流体两大类进行相关介绍；第十、十一章主要介绍“中药质量研究和生物药剂学研究”；第十二章介绍“中药新药研究的思路和方法”，为中药创新提供信息支持；第十三章介绍“天然产物结构修饰与新型给药系统”，通过天然产物结构的修饰策略，进一步与新型给药系统相结合。通过本教材的学习，使学生掌握中药前处理、剂型、制剂设计、制备及质量控制等基本理论、基本知识和基本技能，真正做到以“传承精华，守正创新”为目标的发展，推动中药现代化、国际化。

本教材可供全国普通高等医药院校中药学、中西医结合、药学、食品科学、检验医学等专业研究生/本科生教学使用，也可作为相关从业人员的参考用书。

本书的编者均在中药药剂学领域具有丰富的科研教学经验，他们为本书的编写付出了不懈的努力，在此深表感谢。全体编者尽心竭力，完成了书稿的编写工作，由于编者水平有限，书中难免有不妥之处，衷心希望广大读者批评指正。

编　者

2023年4月

前言

目录

第一章　中药制剂发展导论

学习目标

通过本章学习，掌握中药药剂学的沿革与发展、传承与创新、任务与制剂设计原则，具备分析、设计中药制剂的思路和能力。能够将传统与现代相结合，在继承基础上发展、创新中药制剂。

第一节　中药药剂学的沿革与发展

中药药剂学发展历程显示，我国是世界上最早进行药物制备、创造药物剂型，也是最早将药物纳入国家层面管理并出版药典，记录、收载、应用本草及方药最多的国家之一。中医药璀璨的文化彰显出先辈们的探索与追求、闪耀着他们的智慧与荣耀，也为中药药剂学学科的诞生、发展奠定了坚实的基础。

一、中药药剂学的发展概况

在漫长的历史长河中，劳动人民在适应自然、寻找食物以及与疾病抗衡的长期实践中发现、了解、认识了药物，从最初直接使用新鲜的动植物，到采用修治、加工等手段对药物进行处理，积累了相应的经验，逐渐形成了制剂技术、药物剂型、制剂理论等，并随着社会进步、科学技术发展和医药水平的提高，不断得到完善。

（一）古代中药药剂学发展概况

夏禹至商汤时期（公元前2140—前1766年）：开始酿酒并发现了酒及䊢的作用。商汤时期伊尹的《汤液经》，是我国最早记载方剂与制备汤剂的典籍。酒剂、汤剂、曲剂的创造和应用远在希波克拉底（公元前460—377年）及格林制剂（公元137—207年）之前。

战国时期（公元前221年以前）:《黄帝内经》是现存最早的医学经典著作。其中《素问·汤液醪醴论篇》论述了汤液醪醴的制法和作用，以及汤、饮、丸、散、膏、药酒等多种剂型。实为中药药剂学的先导。

秦汉时期（公元前221—220年）：西汉时期《五十二病方》记载了内服、外敷、药浴、烟熏或蒸汽熏、药物熨法等处方、制备及使用方法；东汉时期《神农本草经》是现存最早的本草专著，“序例”：“药性有宜丸者，宜散者，宜水煎者，宜酒渍者，宜煎膏者，亦有一物兼宜者，亦有不可入汤酒者，并随药性，不得违越”；东汉末年，张仲景《伤寒杂病论》，记载了汤剂、丸剂、散剂、膏剂、软膏剂、酒剂、坐剂、导剂、洗剂、粥剂、含化剂、滴耳剂、浸膏剂、糖浆剂以及采用动物脏器制备的制剂等，其中丸剂制备还采用了动物胶类、炼蜜、枣肉和淀粉糊作为赋形剂。

晋代：葛洪（公元283—363年）著《肘后备急方》八卷，记载成药、防疫药及兽用药，创制了铅硬膏、干浸膏、蜡丸、浓缩丸、锭、条、灸、饼剂等；所著《抱朴子》收载了大量有关养生的理论、方法以及炼丹术。炼丹术的探索扩大了化学药物的应用范围，客观上促成了化学制药的开端，所取得的成就也为近代制药化学奠定了基础。

梁代：陶弘景（公元456—536年）著《本草经集注》“疾有宜服丸者，宜服散者，宜服汤者，宜服酒者，宜服膏煎者，亦兼服，参用所病之源以为其制耳”。序例中附有“合药分剂料理法则”，论述了药物的产地、采集时间、炮制、用量、服法、药品真伪与疗效的关系等。考证了古今度量衡，规定了汤、丸、散、膏、药酒的制作要求，实为近代制剂工艺规程的雏形。

唐代：显庆四年（公元659年）由政府组织编纂并颁布了《新修本草》，收载药物844种，是我国第一部也是世界上最早的药典，包括《本草》《药图》《图经》三部分。孙思邈（公元581—682年）在《备急千金要方》一书中设论处方、论用药、论合和专章，叙述了组方理论、制备方法等。

宋代（公元960—1367年）：开始设立专门生产和经营成药管理机构。从宋神宗元丰年间（公元1078—1085年）的“和剂局”“惠民局”；徽宗崇宁年间（公元1102—1106年）的“和剂局方”；宋南渡后绍兴十八年（公元1148年）的“太平惠民局”，形成了宋代官方药局的格局形制。其中公元1080年由宋代太医院颁布的《太平惠民和剂局方》，收载中药制剂788种，记述了主治、配伍及具体修制法。至今仍广泛应用的至宝丹、牛黄清心丸、苏合香丸、紫雪丹、四物汤、逍遥散等均收载其中。《太平惠民和剂局方》使药物的制备具有了统一的规格和配制方法，是我国最早的一部国家层面的制剂规范。

明代：《普济方》载方61739首，是现存最大的方书，除了对膏药、丹药、药酒有专篇介绍外，在所载方下均设有详细的制备方法；《本草纲目》记载中药1892种，附方1300余首，剂型近40种，是对16世纪以前本草学的全面总结，论述范围广泛，内容丰富，为本草学集大成之作。《本草纲目》先后被译成日、韩、拉丁、英、法、德、俄等文字，是国内外公认的药学巨著。达尔文在其著作中多次引用本书的资料，称之为“古代中国百科全书”；英国李约瑟称赞李时珍为“药物学界中之王子”。

清代：赵学敏《本草纲目拾遗》对民间草药进行了收集与整理，新增716味药；《证治准绳》中的二至丸、《外科正宗》中的冰硼散、如意金黄散等沿用至今；《理瀹骈文》是第一部外治疗法的专著，认为“医理药性无二”，“外治之理，即内治之理；外治之药，亦即内治之药，所异者法耳”；徐洄溪在《医学源流论》“煎药法论”中指出“煎药之法，最宜深究，药之效不效，全在乎此”“故方药虽中病，而煎法失度，其药必无效”；在“薄贴论”中阐述“今所用之膏药，古人谓之薄贴。其用大端有二：一以治表，一以治里。治表者，如呼脓去腐，止痛生肌，并摭风护肉之类。其膏宜轻薄而日换，此理人所易知；治里者，或驱风寒，或和气血，或消痰痞，或壮筋骨，其方甚多，药亦随病加减。其膏宜重浓而久贴，此理人所难知，何也？盖人之疾病，由外以入内，其流行于经络脏腑者，必服药乃能驱之。若其病既有定所，在于皮肤筋骨之间，可按而得者，用膏贴之，闭塞其气，使药性从毛孔而入其腠理，通经贯络，或提而出之，或攻而散之，较之服药尤有力，此至妙之法也。”

（二）现代中药药剂学发展概论

1953年第一版《中华人民共和国药典》（以下简称《中国药典》）出版，分正文和附录两部分。收载品种531种，其中化学药215种，植物药与油脂类65种，动物药13种，抗生素2种，生物制品25种，各类制剂211种，包括中药制剂37种。

1962年《全国中药成药处方集》，收载成方6000余首，中成药2700余种，是继宋代《局方》后又一次中成药的大汇集。

1983年《中药制剂汇编》，收载中药制剂4000种，剂型30余种；1986年，出版了高等中医药院校中药专业试用教材《中药药剂学》，标志着中药药剂学科的正式确立，为以后各版本教材的出版奠定了基础。

1984年首部《中华人民共和国药品管理法》颁布，规定了“国家发展现代药和传统药，充分发挥其在预防、医疗和保健中的作用。国家保护野生药材资源，鼓励培育中药材”。成为世界上首个将现代医药和传统医药并重且纳入国家法规管理的国家。

2015年10月5日屠呦呦教授成为第一位获得诺贝尔科学奖项的中国科学家。青蒿治疗疟疾的灵感源自葛洪的《肘后备急方》“青蒿一握，以水二升渍，绞取汁，尽服之”的论述。屠呦呦教授在瑞典卡罗林斯卡医学院诺贝尔奖演讲报告的标题为“青蒿素——中医药献给世界的一份礼物”。

2017年7月1日《中华人民共和国中医药法》实施，首次从法律层面明确了中医药的地位、发展方针和扶持措施，为中医药事业发展提供了法律保障。关于中药新药研制与生产“国家保护传统中药加工技术和工艺，支持传统剂型中成药的生产，鼓励运用现代科学技术研究开发传统中成药”；关于来源于古代经典名方中药复方制剂“生产符合国家规定条件的来源于古代经典名方的中药复方制剂，在申请药品批准文号时，可以仅提供非临床安全性研究资料”；关于医疗机构制剂“国家鼓励医疗机构根据本医疗机构临床用药需要配制和使用中药制剂，支持应用传统工艺配制中药制剂，支持以中药制剂为基础研制中药新药；医疗机构配制的中药制剂品种，应当依法取得制剂批准文号。但是，仅应用传统工艺配制的中药制剂品种，向医疗机构所在地省、自治区、直辖市人民政府药品监督管理部门备案后即可配制，不需要取得制剂批准文号”。

除《中华人民共和国中医药法》《中华人民共和国药品管理法》外，还有《药品注册管理办法》《中药材生产质量管理规范》《药品生产质量管理规范》《药品非临床研究质量管理规范》《药品临床试验质量管理规范》和《药品经营质量管理规范》等，保障了中药制剂全过程有法可依。

1953年第一版《中国药典》后，在1963、1977、1985、1990、1995、2000、2005、2010、2015、2020年出版了药典。现行版本是《中国药典》2020年版，分为四部，收载品种5911种。一部收载药材及饮片、植物油脂和提取物、成方制剂和单味制剂，共2711种，其中常用成方制剂和单味制剂1607种。涵盖了国家基本药物、医保药品中的中成药品种。在中药制剂品种项下均明确了处方、制法、性状、鉴别、检查、含量测定、功能主治、用法用量、注意、规格、贮藏等，其中“制法”项下对关键制备环节中的提取、浓缩、干燥和制剂成型方法、辅料种类等进行了描述。

二、中药药剂学现代化的研究进展

随着现代科学技术的发展，中医药领域越来越多地融入了计算机设计学、生物信息学、网络药理学、组学（基因组、转录组、蛋白质组、代谢组、金属组）等，为阐述中药制剂药效作用机制及配伍规律，筛选中药活性成分，评价中药质量等提供了新途径、新方法。中药药剂学作为中医药领域的主干学科，围绕提供临床适宜剂型的基本任务，借鉴、引用、发展了新技术、新工艺、新辅料、新设备，提高了中药制剂质量均一性、稳定性和生物有效性，降低、减少了毒副作用，促进了中药制剂绿色、智能制造。

（一）剂型研究与应用

中药剂型经历从传统、现代到未来的发展轨迹。已上市的中成药以传统和现代剂型为多，占有重要位置。随着科学技术的日益融合，研究的不断深入，在提高常规制剂质量的基础上，一些研究成果不断涌现。如已上市的正清风痛宁缓释片、雷公藤双层片、复方苦参肠溶胶囊、银杏二萜内酯葡胺注射液等；处于研究阶段的银杏叶提取物缓释胶囊、灯盏花素缓释片、复方莪术油脂质体、壳聚糖-绞股蓝总皂苷缓释微球、双丹脂质体凝胶剂、姜黄素偶联壳聚糖微球、雷公藤贴剂等。

1. 传统剂型　膏丹丸散、酒露汤饮、胶曲茶锭、灸熨棒线等。制备过程简单、药物多以原粉或单纯煎煮、浸泡而成。

2.现代剂型 机械装备技术的进步促使了传统剂型制备的机械化、自动化、数字化，同时创新了片剂、颗粒剂、胶囊剂、注射剂、贴膏剂等工艺。制剂生产能力及质量均一性得以提升。

3.未来剂型 淡化给药次数、增加患者依从性，强化作用部位药量与药物作用关系，以控制药物释放、吸收、代谢为目的而设计能够保持较为平稳血药浓度，减少服药次数的速度型调释制剂；基于病症特点，保障对靶标药效基础上，减少对正常组织器官影响，以靶点明确、兼顾整体为目的而设计的方向型调释制剂；根据疾病特点，在“天人相应”“子午流注”“时辰用药”理念基础上，融入反映时辰生物学技术与生理节律策略，以同步、协调为目的而设计，控制药物在需要的部位、时间、按设计药量自动释药的精准制导制剂。

（二）新技术、新设备研究与应用

1.新技术 围绕中药制备的全过程，各种新技术不断涌现，如粉碎过程中的超低温粉碎、超微粉碎；提取过程中的超临界流体萃取技术、微波提取技术、动态循环逆流提取技术、超声提取技术、酶提取技术、闪式提取技术、半仿生提取技术等；分离纯化过程中的膜分离技术、大孔树脂吸附技术、分子蒸馏技术等；浓缩干燥过程中的旋转闪蒸干燥机、热喷射气流干燥机、惰性载体干燥机等；制剂制备过程中的快速搅拌制粒、沸腾制粒、喷雾干燥制粒，包衣技术、包合技术、固体分散技术、微囊制备技术等。

2.新设备 中药各生产单元涉及的设备较多，包括中药材及饮片前处理设备、炮制设备、制药用水设备、提取设备、分离与纯化设备、浓缩与干燥设备、制剂成型设备、灭菌设备和药品包装设备等。中药制药装备历经了萌芽期、起步期和发展期，从分单元、手工或半手工操作逐步向模块化、智能化的多功能设备变迁。融合在线检测技术、过程分析技术、计算机信息技术开发的将提取、浓缩、分离、纯化、干燥有机整合的单元/成套设备、一体化联动集成生产线等已在部分中药制剂中得以应用，初步实现了模块化、自动化、可视化的智能控制及节能高效。

（三）辅料研究与应用

中药制剂中常用辅料涉及提取、分离、纯化用辅助剂，固体制剂防潮、稀释、吸收、崩解、包衣，液体制剂助溶、助悬、乳化、分散、矫味、防腐，外用制剂透皮吸收等，以及辅助制剂成型，增加稳定性的辅料等。辅料的研究与应用逐渐向性能高、综合性强、适宜于中药特点的方向发展。在预混辅料、共处理辅料、药辅合一等方面研究日益增多。

中药制剂中辅料的选用形成了两个方面的共识：一是符合药用标准。在满足药物制剂作用特点及成型、稳定等要求，减少服用量及提高用药顺应性，不与药物发生不良相互作用，避免影响药品检测的前提下，辅料种类和用量遵循尽可能少的原则；二是“药辅合一”。遵循“辅料与药效相结合”的原则，发挥辅料与药物“相须”“相使”作用。中药制剂中许多品种将部分饮片粉碎后入药，发挥了药效与辅料双重作用。如葛根芩连片将处方中225g葛根（处方中葛根1000g）粉碎为细粉，剩余葛根与其他药物提取。葛根细粉与提取物混合后制粒，压片；益心舒胶囊将处方中人参200g粉碎为细粉与其他药物提取物混合，干燥，粉碎，装胶囊。

《中国药典》2020年版收载了335种常用辅料。有关辅料的信息在国家药品监督管理局“原料药、药用辅料和药包材登记信息公示”平台登记。

（四）中药制剂评价研究与应用

安全性、有效性、质量均一性、稳定性是中药制剂的核心要素。安全、有效是中药制剂的基本属性和本质要求，也是中医药传承和发展的基础；质量均一性、稳定性则是安全、有效的有力支撑与保障。

基于人用经验总结，结合中医药理论中辨证论治、组方配伍、药性、病因病机等原理，通过大数据分析或数学模型对中药制剂的安全性与有效进行预测，采用现代研究技术与方法进行包括体外模型、不同疾病或证候的动物模型、临床试验等对中药制剂进行安全性与有效性的试验及验证，已经成为中药制剂评价的策略。

质量均一、稳定、可控是中药制剂安全、有效的基本保障。通过对中药制剂物理特性、化学特性、稳定性及生物学特性等四个层面的阐释，明确其质量形成、质量赋予的过程，在“质量源于设计”“质量形成于制造”理念的指导下，根据中药制剂特点对中药制剂全过程进行检测，对赋予和影响中药制剂质量的因素进行控制与调整，建立并日趋完善了能够反映中药制剂整体质量特征的评价与追溯体系。

第二节　中药药剂学的传承与创新

中医药学是中华民族的伟大创造，是中国古代科学的瑰宝，也是打开中华文明宝库的钥匙。为中华民族繁衍生息提供了保障。中药药剂学作为中医药学的重要组成部分，其配制理论、生产技术、质量控制与合理应用等内容与生产实践和临床用药紧密相关，是联结中医与中药的纽带。开展中药药剂学研究，应注重中医药整体观和原创思维，将传统制药理念与现代新技术、新设备、新辅料、新剂型相融合，做到“传承精华，守正创新”。

一、传承精华

传承是中医药学根深叶茂、永续发展的先决条件。学习中药药剂学，首先要学习“神农尝百草，一日而遇七十毒”的不断尝试、探索以及历代医家面对物候、地域及患者体质差异、疾病谱变化而进行的中医药理论和本草探究、技术创新所展现的坚韧不拔、不懈努力的科学实践精神；“遵肘后，辨地产。炮制虽繁必不敢省人工，品味虽贵必不敢减物力”的认识以及“凡为医道，必先正己，然后正物”“古人医在心，心正药自真”“修合无人见、存心有天知”的自律制药理念等。

祖国医药宝库中涉及中药组方、制备的内容极其丰富，散布在历代医书、方书、本草、医案等医药典籍中。尤以《黄帝内经》《神农本草经》《伤寒杂病论》《肘后备急方》《本草经集注》《新修本草》《太平惠民和剂局方》《普济方》《本草纲目》等记载、论述最多、最为全面。

《中国药典》从1953年版到2020年版，共11版，收载中药剂型共38大类，成方制剂和单味制剂从37种到1607种，反映了中药药剂学发展的历程与成就。

二、吸收融合

中药药剂学作为综合性的应用学科，同其他学科一样，需要充分吸收和应用现代自然科学的最新研究成果、医药理念、技术方法，促进学科的不断提升。海纳百川的胸怀，持之以恒的努力以及保持中医药特点前提下的有机融合是关键。

“质量源于设计”的理念及药品关键质量属性、关键物料属性、关键工艺参数、设计空间、工艺参数与质量参数关联性与协调性等认识，将促进对中药制剂制备过程的理解与提升；把药物在必要的时间、以必要的量、输送到必要的部位，以达到最大的疗效和最小副作用的药物递送要求，将强化对剂型重要性的认识和剂型设计的关注；动态循环逆流提取技术、膜分离技术、固体分散技术、微囊与微球制备技术、脂质体制备技术、纳米制剂制备技术、3D打印技术等的应用，将突破中药制剂向高端发展的瓶颈。

三、创新发展

在传承精华、吸收融合基础上的创新发展对揭示中药药剂学的内涵，阐明中药制剂的生物有效性、安全性、质量均一性和稳定性具有重要的意义，有助于提高中药制剂的总体水平。为此要强化中药药剂学基础理论研究，积极开发适宜中药特点的新理论、新观念、新设备和新辅料，实现中药制剂“从经验开发与生产向现代化科学技术开发与生产”的跨越。

制药理论、制药机械与设备、药用辅料是推动中药制剂创新发展的关键领域，也是促进中药制剂产业化的根本保障。研究的难点与重点包括中药多组分共存条件下的制备、控制、溶出、释放、吸收、变化的规律与模式等；制药机械与设备的高度密闭性、先进性和数字化如何与中药材多来源、制剂生产多环节、影响质量因素多等特点相适宜；中药制剂普遍存在提取物组成复杂、稳定性差，在制剂组成中占比高，容纳辅料空间小等问题，迫切需要高效、针对性强的新辅料或组合辅料，以满足赋形、提高稳定性、调控药物释放等多种需求。

第三节　中药药剂学的任务

中药药剂学的宗旨是制备安全有效、稳定可控、经济环保、方便可及的中药制剂。作为联接中医和中药的纽带与桥梁，中药药剂学的基本任务就是传承精华、守正创新，即在中医药理论指导下，结合现代技术与方法，根据处方中药物的组成、药性、配伍规律、生物学特性、临床用药目的，以及生产、贮藏、运输、携带、患者应用顺应性等方面的实际情况，将中药处方制成适宜的剂型，满足临床的需求。

一、源于古代经典名方中药制剂

经典名方在临床上应用历史悠久、疗效确切、安全可靠，具有明显特色与优势，是研究开发中药制剂的源泉。已有许多源于经典名方的制剂研制成功，如根据《伤寒论》中“小柴胡汤”研发了小柴胡颗粒、胶囊、片剂及丸剂；根据《金匮要略》中“小建中汤”研发了小建中合剂、胶囊、片剂及颗粒剂；根据《医学心悟》中“葛根汤”研发了葛根汤颗粒、片剂及合剂；根据《小儿药证直诀》中“六味地黄丸”研发了六味地黄胶囊、口服液、颗粒、片剂、滴丸及膏剂等。

经典著作中关于药味、药用部位、炮制方法、剂量、制法、功能主治、应用等描述与现代认识的相关性是开展古代经典名方研究面临的问题。在尊重原方记载、考证历史变迁、融合现代研究和保障药物安全的基础上，厘清相关药物古今发展脉络，明晰古代度量衡、药材基原、制备方法、功能主治等与现行药品管理、药品标准的关系，并通过实验研究确定质量特征，揭示量值传递规律，从而制备出融合古今优势与特色的源于古代经典名方的新型中药制剂。“三方”，即清肺排毒颗粒、化湿败毒颗粒、宣肺败毒颗粒是新型冠状病毒感染疫情暴发以来，由专家筛选出的有效方药“清肺排毒汤”“化湿败毒方”“宣肺败毒方”的成果转化，也是《中华人民共和国中医药法》及新修订的《中华人民共和国药品管理法》实施以来，在中药注册分类改革后首次按照中药注册分类及申报资料要求“3.2类其他来源于古代经典名方的中药复方制剂”申报、审评、审批的品种，为古代经典名方的研究提供了范例。

二、医疗机构中药制剂

医疗机构中药制剂是医院根据本单位临床需要经批准而配制、市场上没有供应、自用的固定处方制剂，体现了中医地域、医院及专科特色和医生的临床经验，是中医临床用药的重要组成部分。能够弥补已上市中成药产品的不足，满足患者对中医药服务的特殊需求；带动专科及医院特色建设与发展，保持和发挥中医药优势；继承名老中医药专家经验，推动中医药的继承与创新；为新药研发奠定良好基础。建立并充分发挥医疗机构中药制剂传承创新的“孵化器”作用，将有利于推动医疗机构制剂向中药新药转化。

三、基于病症特点的中药制剂

中药最终以药物制剂的形式服务于临床，以临床价值为导向，满足临床尚未满足的需求是中药制剂研究的目标。中药制剂的研究与开发需挖掘中医药临床用药经验和药物特点，采用与临床定位相适应、显示其疗效优势的实验设计，围绕病证结合、专病专药或主治证候等方面展开。

中药制剂研究是基于中医药对生命、健康、疾病的认识，以既往古籍、现代文献记载以及试验研究、临床应用相结合的探索和数据积累为基础的。总体工艺路线设计、剂型选择均应遵循中医药理论，尊重传统用药经验，基于“质量源于设计”的理念，以服务临床、满足患者需求为核心；遵循药品研究的规律，借鉴现代研究成果，系统分析处方组成和各药味之间的关系、所含药物成分的理化性质和药理作用，结合制剂工艺和生产实际、环保节能等要求，综合应用相关学科的知识，采用合理的试验设计和评价指标，开展相关研究。相继出台的《中华人民共和国中医药法》《中华人民共和国药品管理法》，以及配套的《药品注册管理办法》《中药注册分类及申报资料要求》《中药复方制剂生产工艺研究技术指导原则》《中药新药研究各阶段药学研究技术指导原则（试行）》《按古代经典名方目录管理的中药复方制剂药学研究技术指导原则》等为中药制剂的研究指明了方向。

四、符合中药特点的中药制剂评价

中药制剂处方组成复杂、化学成分众多、存在药物相互作用、治疗多靶点等，难以依靠几个指标成分的定性或定量考察就能客观、全面评价。需要结合中药制剂特点，从临床应用、组方配伍、所含化学成分、药理药效等方面选择适宜的评价指标，形成符合中药特点的中药制剂评价体系。从原辅料、中间体/中间产物、成品、工艺动态过程等全环节评价中药制剂质量，体现全面、科学、客观、可量化。多成分含量测定、指纹/特征图谱、一测多评、质量标志物、生物效应检测、药物体内过程分析、血清药理学、网络药理学、组学等技术与方法已在中药制剂的评价中应用。

中药制剂的评价指标应注重多途径、多方法、多样性，分析复方整体质量特性、一致性和药效物质的转移规律，选择并完善与药品安全性、有效性、质量均一性、稳定性、可控性密切关联以及保证工艺过程可控、工艺环境友好、成本适宜。

五、已上市中成药二次开发

已批准上市中成药品种近万个，种类丰富、应用广泛，是临床用药的重要组成部分。但存在科技基础相对薄弱、产业规模有限、临床定位宽泛、制药工艺粗放、质控技术落后、过程风险管控薄弱等问题。原因在于中药自身复杂性和科研投入、科学研究的滞后。

二次开发基础上的中药制剂是以临床价值为导向、科学技术为支撑，在中药制剂各环节中，通过自动化、智能化、数字化的实施、管理与控制，实现量质传递可追溯、产品一致性高，具备智能、可控、高效、绿色等特性的创新制剂。二次开发能够推动已上市中药的改良与质量提升，促进中药产业高质量发展。包括：进行中医整体观、辩证观及临床循证基础上的准确定位或增加新的功能主治；药效及体内过程特点的辨析、阐释；融合网络药理学、组学及“细胞–模式生物–动物”的中药药效评价；中药制药工艺过程及参数空间的优化与全面质量控制；改变已上市中药制剂的剂型或给药途径等。

六、适于中药特点的设备与辅料

中药制剂制备包括原料制备和制剂成型过程。研发数字化、智能化制药装备，促进中药工业绿色智能升级是中药制药设备发展方向。中药制药设备技术发展总体趋势为：适用中药特点，提高设备工作效率，实现节能环保绿色化，达到生产过程集成化与智能化。

中药制剂中提取物组成复杂、占比高，具有高黏性及吸湿性、分散均匀性差、机械性能低、赋型困难等特点。为了满足稳定、均一、调控药物释放与吸收等方面需求，需要适宜于中药特点的辅料。研究重点在于满足中药制剂特殊需求的定制辅料、用量少性能强的高效辅料、具有多种性能的综合或组合辅料等。

七、新技术、新方法应用

引入大数据、纳米科技、生物材料、3D打印等为中药药剂学研究提供支撑，开展中药制剂新剂型、新技术、新方法、新辅料、新设备、新型给药系统研究。将传统的中药制剂技术与现代科技相结合，选择与中医药特点相适宜的新技术和体现中医临床应用优势的新剂型，通过多学科、多行业的合作，加快中药药剂学现代化发展。

第四节　中药制剂设计原则

中药制剂设计需要在中医药理论指导下，充分考虑中药的特点，坚持以临床价值为导向，满足临床尚未满足的需要，体现药物性质和“三效”（速效、高效、长效）、“三小”（剂量小、副作用小、毒性小）、“五方便”（生产、运输、储存、携带、服用）的原则。

一、中医药理论指导

中药制剂的设计要遵循中医药理论，掌握君臣佐使、整体辩证、四气五味、性味归经、升降浮沉、有毒无毒等知识，坚持（病）证–方（剂）–剂（型）相统一原则，深度挖掘中药制药、施药理论的科学内涵，保持中医药特色和优势，保证临床疗效。设计时要考虑“辨证立法、以法统方、据方选药”和“理法方药、剂工质效”。“理”系指以治疗某类疾病为目标，经过诊断判别其病因、分析其病机，进而确定病症及某个或某几个证型（含病种）；“法”系指针对某种病症中某个证型或某几个证型所设立的中医治疗法则，选择对应的处方为基本方，结合患者临床上的主要症状、病因和病理进行分型与分期，对处方进行综合分析与加减。“理法方药、剂工质效”之间的关系为“以理立法，以法统方，以方遣药，以药选剂，以剂明工，以工定质，以质取效。起于理，止于效，以因求效知其然之纲也”“以效明质，以质求工，以工寻剂，以剂固药，以药成方，以方示法，以法释理。起于效，止于理，以果明理知其所以然之道也”。

中药制剂设计的核心是处方。通常来源于经方、古方、时方、单方、秘方或验方。对获得的处方需要进行客观、全面的分析，遵守“传承师古不泥古、创新发展不离宗”的理念，在坚持中医药理论指导和保证疗效的前提下，借鉴最新研究成果、科学技术与方法进行适当的加减化裁。对处方中药味调整时应考虑中医辨证整体性、用药广泛性，不能盲目地删繁就简，或只注重药物的化学成分而忽视处方中多药味、多成分的多效性和综合性作用。中药的起效剂量、量–效关系、配伍规律、作用机制与靶点等方面研究的不足，增加了中药制剂处方确定的难度。对经研究最终确定的处方以汤剂、配方颗粒、医疗机构制剂等形式在临床或适宜的动物实验中验证、修正是必要的。

二、药效物质基础与体内过程

中药药效物质基础是中药单方及复方制剂中发挥作用的功效成分（群），是中药针对某一病症发挥药效作用的物质总和。中药药效物质基础研究旨在阐明中药药效物质种类、结构、含量、比例及之间的相互影响、药理作用及起效机制，揭示中药及其组方内涵，以及“疾病–靶标–药物”之间的关联性，开发中药适宜制剂、提高临床疗效；中药制剂的体内过程研究旨在探索药物的吸收、分布、代谢、转化、可能的毒副作用及与药效物质基础的相互关系。

基于体内过程的中药药效物质基础研究包括对中药在体内的变化特征进行分析，发现中药成分体内动态变化规律，考察生物转化产物和（或）代谢产物的生物特性。依据中药制剂的临床定位和可能的药效作用来判断需关注的药物成分，结合用药后中药成分被机体吸收利用产生具有治疗价值的以原型和（或）代谢成分在体内的暴露量，揭示这些物质产生疗效的体内变化过程和条件，明确所产生药效活性的成分群、探究产生中药不良反应的原因、为临床合理用药提供依据；评价药物处方设计的合理性、指导中药制剂的设计与生产等。理想的中药制剂，不仅能够有选择性地将药物迅速递送至病灶靶部位，在一定的时间内维持有效血药浓度，保证高度的有效性，充分发挥作用，而且兼顾整体，调治其他脏腑。体现“见肝之病，知肝传脾，当先实脾”的特点。

随着对疾病和药物认识的变化和提升，除了药物吸收入血发挥作用的途径外，还应关注中药成分被机体利用发挥作用的其他形式。越来越多的研究提示了中药对肠道微生物的影响，而肠道微生物的组成及代谢能力的改变与代谢性疾病、神经系统疾病、肠道疾病的发生、发展关联性密切。肠道微生物能够介导药物在肠腔内发生多种代谢反应，肠道微生物及其介导的代谢通路可作为潜在的靶标用于防治疾病。

三、网络药理学应用

网络药理学从药物、靶点与疾病间相互作用的整体性和系统性出发，明晰药物、靶点与疾病间的相互关系，发现生物网络上的药物靶标，揭示药物治疗疾病的机制，为中药制剂设计提供导航。网络药理学强调对信号通路的多途径调节，超越了单靶点的束缚，其整体性、系统性的特点与中医药整体观、辨证论治原则一致，已被广泛应用于中药研究。

网络药理学在中药制剂设计中的应用主要是通过对现有中医药数据库中具有某一功效、针对某一疾病或证候的所有药物进行高通量计算机虚拟筛选，按照中药作用的基本特点，建立中药药效成分网络、药效成分靶点网络、药效成分证候网络及“疾病表型–基因–靶点–药物”多层次复杂网络，探讨多成分、多靶点、多环节的调整、整合与优化，解析中药复杂体系、阐述中药制剂的科学内涵，助力中药制剂的设计更具科学性、系统性、全面性。

四、中药制剂质量

保障中药制剂质量是进行中药制剂设计时必须考虑的方面。《国际人用药品注册技术协调会药物研发指导原则》（ICHQ8）中提出药品关键质量属性、关键物料属性、关键工艺参数、设计空间等概念，为确保产品满足物理、化学、生物或微生物性质或特征等质量要求，需要全面、系统地开展药品质量控制工作。

中药制剂质量的理解经历了“检验控制质量”“过程控制质量”和“设计控制质量”。反映了中药制剂质量的重要性、探索性和持续提升理念。中药制剂的设计、研究、生产应以药品质量整体概况、药品全生命周期为关注点，在掌握关键物质属性、过程控制环节的基础上，通过试验探索，理解产品的关键质量属性、量值变化与传递，确立关键工艺步骤与参数，在原辅料、工艺条件、环境、操作人员等多因素影响下，明晰满足药品性能且工艺稳健的设计空间，进而实施质量风险管理，细化质量控制策略和药品质量体系。

中药制剂设计时需要分析影响质量的各个环节与因素，包括：①处方中各味药材的基原、产地、采收、加工炮制等环节的影响，所含主要成分及其理化性质；②工艺路线的选择依据、评价指标与测定方法的研究、工艺参数的优化以及提取物等中间体质量标准的制定，制备过程中量值传递规律；③用于制剂制备的物料理化性质、处方设计、辅料选择、剂型选择、成型工艺选择及参数优化；④制剂的理化特性、与有效性和安全性相关的指标选择及质量标准制定；⑤制剂稳定性及包装材料的选择等。

思考

在梳理医药典籍中关于药物制备、剂型选择与应用基础上结合所掌握的现代医药学知识，分析中药剂型的作用与设计要求。

药知道

2022年12月国家药品监督管理局发布了《国家药监局关于促进中药传承创新发展的实施意见》，主要包括“指导思想”和“促进中药守正创新”“健全符合中药特点的审评审批体系”“强化中药质量安全监管”“注重多方协调联动”“推进中药监管体系和监管能力现代化”等六大方面。其中在“促进中药守正创新”中说明：①建立与中药临床定位相适应、体现其作用特点和优势的疗效评价标准；②推动古代经典名方中药复方制剂研制并实施简化审批；③支持以病证结合，专病专药或证候类中药等多种方式开展中药新药研制；④鼓励二次开发，支持运用符合产品特点的新技术、新工艺以及体现临床应用优势和特点的新剂型改进已上市中药品种；⑤加强中药安全性研究。

目标检测

1. 葛洪《肘后备急方》“青蒿一握，以水二升渍，绞取汁，尽服之”的论述，给予了屠呦呦教授哪些启示？

2. 分析影响中药制剂质量的因素，阐述如何控制中药制剂质量。

3. 简述中药药剂学的任务。

4. 简述如何进行中药药剂学的传承与创新。

5. 分析中药制剂设计原则及需要考虑的因素。

（倪　健）

第二章　中药前处理技术

学习目标

通过本章学习，掌握中药制剂前处理的相关内容，包括中药制剂前处理的含义、原料制备等相关概念；熟悉中药前处理的技术和方法，包括粉碎技术、提取技术、分离与纯化技术、浓缩与干燥技术；了解中药前处理新技术及相关研究；具备中药前处理技术的实践操作能力。

第一节　概　述

一、中药制剂前处理的含义

前处理是中药制剂生产过程中的第一阶段，其目的在于改变物料的性状、富集有效成分、除去杂质、减少或降低毒性、减少服用量等，以满足中药制剂安全、有效的要求。一般简称“原料前处理”，也称为“药材的预处理”。

前处理技术可为中药制剂提供高效、安全、稳定、可控的半成品，为后续的制剂成型工艺奠定基础。中药制剂前处理常用技术包括粉碎、浸提、精制、浓缩、干燥等技术。

二、中药原料的准备

中药原料来源包括药材、饮片和提取物。其中，药材是饮片和提取物的来源，饮片和提取物是药材通过不同炮制、提取工艺得到的加工品。

中药饮片是目前主要的中药制剂原料，以往指通过切制而成的片状药材，现在泛指用于中医临床调配及供制剂生产的中药，包括形状为片状、段状、丝状、块状的药材，净制后的花、叶、果实、种子及经炒、煅、煨等炮制后的药材。

中药提取物分为总提取物、有效部位和有效成分三类。其中总提取物是指制得的各成分的综合提取物；有效部位是指通过提取得到的一类或多类有效成分；有效成分即发挥治疗作用的药效物质，化学纯度在90%以上的单体化合物。如由中国药学家屠呦呦及其团队从中药青蒿中所提取出的单体成分青蒿素，即为中药有效成分提取物。屠呦呦团队在艰苦的环境中凭借着卓越的奉献精神，砥砺前行，经过多年的研究，最终发现了治疗疟疾的药物青蒿素。在对全球疟疾的综合治疗中，青蒿素至少降低了20%的死亡率和30%儿童死亡率，拯救了数百万人的生命，屠呦呦也于2015年荣获了诺贝尔生理学或医学奖。她说过：“青蒿素是传统中医药送给世界人民的礼物，而诺贝尔奖，是中国科技工作者为祖国捧回的一件礼物。”

尽管如今的中医药机器人智能实验室正书写着时代的变迁、科技的进步，研究手段有了巨大的变化，但中医药人在面对艰苦困难之时所体现出的勇于负责和敢于担当的精神，依然是他们能够大步前行的法宝。

第二节 粉碎技术

一、粉碎过程及影响因素

粉碎是指将大体积的固体物块碎裂成具有一定粒度的粉体的操作。固体物料的粉碎过程即机械能转化成表面能的过程，首先是利用外加机械力，破坏分子间的部分内聚力，物料体积由大变小，表面积增大，有利于药物的溶解与吸收，药物通过粉碎由大物块变为小颗粒，也便于调剂和制剂。

粉碎的影响因素包括药物自身的性质、粉碎设备的性质、粉碎要求等。药物自身性质包括物料的硬度、湿度、黏度等对粉碎过程有影响。

二、传统粉碎方法

传统粉碎方法包括干法粉碎和湿法粉碎。

（一）干法粉碎

干法粉碎是指药物通过干燥后失去部分水分，直到水分降低到少于5%时进行粉碎操作的方法。干法粉碎较常用，除某些特殊中药外，一般药物均采用干法粉碎。干法粉碎又分为单独粉碎和混合粉碎。

单独粉碎是指将单独一味中药进行粉碎的方法，某些特殊药材需要进行单独粉碎：贵重中药如牛黄、羚羊角、麝香等进行单独粉碎可避免药材损失；毒性或刺激性较强的中药如轻粉、蟾酥、斑蝥等单独粉碎可避免污染其他药材；氧化还原性较强的中药如雄黄、火硝、硫黄等单独粉碎是为了避免混合发生爆炸；还有质地坚硬不便于混合粉碎的磁石、代赭石等。

混合粉碎是指将处方中性质相似的药材混合在一起粉碎的方法，根据药物的性质和粉碎方法的不同可分为：串料粉碎、串油粉碎、蒸罐粉碎。串料粉碎是指先粉碎处方中的其他中药，再将含有大量糖分、树胶、树脂、黏液质的中药（如乳香、没药、黄精、玉竹、天冬、麦冬等）陆续掺入粉碎的方法；串油粉碎是指先粉碎处方中的其他中药，再将含有大量油脂性成分的中药（如桃仁、苦杏仁、酸枣仁等）陆续掺入粉碎的方法；蒸罐粉碎是指先粉碎处方中的其他中药，再将蒸制过的中药（如乌鸡、鹿胎、制首乌、酒黄芩等）陆续掺入粉碎的方法。

（二）湿法粉碎

湿法粉碎是指加入适量水或其他液体与药材一起研磨粉碎。粉碎主要部件结构为定子和转子，在粉碎腔内对物料的粉碎主要靠定转子对流体搅动产生循环，然后物料流体经过定转子结合区域时，定转子对物料进行挤压、切割，同时物料在叶轮的撞击和离心力的作用下被甩至转子边缘，在离心力和转子推力的作用下而被剪切从而达到粉碎的目的。

该粉碎特点主要体现在能耗低，无粉尘污染，发热量小，易保持物料等特性（表2-1）。因此，该技术被广泛应用于制药、化工、新型材料、农业、电子、废弃物再生及食品加工等高新技术领域。湿法粉碎包括水飞法和加液研磨法。樟脑、冰片、薄荷脑常加入少量乙醇或水研磨。水飞法的传统操作是利用手工研磨，费时费力效率低，现在多用球磨机替代。

表2-1　湿法粉碎技术的优点

优点	具体表现
低能耗	选用耐磨耐高温材料作为研磨内衬，结构简单又能达到节能效果
高效率	生产速度快
产品质量稳定	超细搅拌研磨机加工矿物粒度可达1μm以下
无粉尘污染	设备工艺过程全封闭，加工过程有液体参与

三、现代粉碎方法

现代粉碎方法包括低温粉碎、超微粉碎和气流粉碎技术。

（一）低温粉碎

低温粉碎是一种粉碎的新方法，其原理是物料在低温条件下脆性增加，更利于粉碎，适用于以下情况：常温下不易粉碎的物料；树脂、树胶、干浸膏等软化点低、熔点低及热可塑性物料；含水或油较少，但富含糖分的物料。

低温粉碎的冷却方式一般有气冷法和浸渍法。若用气冷法，很难在瞬间将某些物料冷透，即冷却不到脆化点温度，因此通常采用浸渍法进行冷却。低温粉碎装置，主要由制冷剂供给系统和粉碎系统两部分组成。使用时物料由料斗进入预冷室，由低温氮气进行预冷，出预冷室的物料入冷冻室，加入液氮浸渍冷却到-50℃左右。冷却后的物料由螺旋输送机送入粉碎室进行粉碎。出粉碎室的粉体与氮气一并经换热器复热，然后进入分离器进行气固相分离。分离后进入分级室，细粉由下部排出作为产品。例如，羌活在-10℃下，低温振动粉碎20分钟所得超微粉体粒径与常温振动粉碎60分钟超微粉体粒径大小基本相同，且低温粉碎所得超微粉体中挥发油几乎无损失。相对而言，低温粉碎系统在保证相同的粒径范围下产出能高出一倍多，且得到的粒径更细、分布更窄。

（二）超微粉碎

超微粉碎是一种物料加工的高新技术，是传统粉碎技术的新应用和发展，在医药领域具有广阔的应用前景。超微粉碎是将物料磨碎到微米级以下粒径的操作，即利用机械或流体动力的方法克服固体内部凝聚力使之破碎，从而将3mm以上的物料颗粒粉碎至10~25μm的操作技术。超微细粉末是超微粉碎的最终产品，超微粉体通常可分为粒径大于1μm的微米级、粒径为0.1~1μm的亚微米级以及粒径为1~100nm的纳米级粉体，具有质量均匀，表面积大和孔隙率高，良好的溶解性、分散性、吸附性，填充性能好的特点，还具有独特的光、电、磁性能等。因此超微细粉末已广泛应用于食品、化工、医药、化妆品、农药、染料、涂料、电子及航空航天等许多领域上，这一项技术在20世纪90年代中后期开始运用于中药的粉碎工艺中。超微粉具有某些特殊的性质如表面与界面效应、小尺寸与体积效应、量子尺寸效应与光学效应等会较大程度地影响药物的生物学效应。超微粉碎适用于含难溶性成分的中药，并可用于改善中药制剂的制备工艺和固体制剂的品质。特别注意：超微粉碎可增加成分溶出，故而毒性药物慎用超微粉碎。与普通中药打粉相比，超微粉中药在细度上使中药饮片的中心粒径从150~200目（75~106μm）提高到300目（<48μm）以上，具有一般颗粒不具有的特殊理化性质，如休止角、滑角和溶解度增大、蛋白质的溶解率提高、持水力与膨胀力减小等。药物粒径减小，既能提高药物的比表面积、有效成分溶出度、生物利用度，又能增强药效、减少用量、节省药材和保护中药材资源。超微粉碎在中药领域的应用如以糊精与药物用量比为1：1，粉碎时间为45分钟，粉碎温度为-10℃的条件对桃仁进行超微粉碎。该工艺重现性好，得到的超微粉粒度均一，流动性较好。

气流粉碎技术也属于超微粉碎，是利用压缩空气通过喷嘴从而产生高速气流，使粉末在高速气流的带动下相互摩擦、冲击、碰撞，将粗大的颗粒粉碎分级，小颗粒沉淀在收集袋中，未达到要求的颗粒则继续在粉碎腔中粉碎至微小颗粒。气流粉碎强度大，可获得微米级甚至纳米级的超微细粉体，同时产品的粒度分布窄，过粉碎少，粉碎的时间短，且粉碎腔的温度低于常温，适合热敏性物料的粉碎。

气流粉碎设备按照机型通常可以分为扁平式气流粉碎机、对喷式气流粉碎机、靶式气流粉碎机、循环管式气流粉碎机、流化床（对喷）式气流粉碎机，不同类型气流粉碎特点见表2-2。扁平式气流粉碎机把空气压缩后通过入口进入气流分配室，产生负压，物料被喷嘴喷射出的高速气流喷入粉碎室，依靠物料之间的碰撞进行粉碎。

表2-2　不同类型气流粉碎的特点及适宜应用的药材

类型	使用特点	适用药材
扁平式	结构简单、操作方便、可自行分级。但粉碎强度较低，内壁易磨损、对产品造成一定污染	干性、脆性物料（一般物料含水量小于3%）
对喷式	依靠颗粒间的相互碰撞进行粉碎，避免高速气流对部件的磨损。但设备占地面积大、能耗高、粒度分布较宽	脆性、硬度高、黏性的物料
循环管式	粒径分布窄，无动力装置，不易污染，物料不易黏壁，但效率低、能耗大、内壁磨损严重	脆性、硬度低的物料
流化床式	粒度分布较窄、粉碎效率高、能耗低、产品污染小、配件磨损小。但设备造价成本较高	低熔点、热敏性、挥发性及黏性大的物料
靶式	入料方位可调性好，粉碎能力较强，可粉碎韧性较大物料。但能耗较大，靶板及混合版易磨损，粒度分布较宽	热敏性、纤维性物料

扁平式气流粉碎机把空气压缩后通过入口进入气流分配室，产生负压，物料被喷嘴喷射出的高速气流喷入粉碎室，依靠物料之间的碰撞进行粉碎。其设备流程图如图2-1所示。

对喷式气流粉碎机是物料经进料口进入，随后被喷嘴喷出的气流喷入粉碎室进行粉碎，粉碎喷嘴也会将落下的未达到要求的粗颗粒喷入粉碎室，物料之间互相冲击碰撞，被粉碎以后随气流进入分级机。细颗粒被分离出来进行收集，粗颗粒在粉碎室继续被粉碎。其设备流程图如图2-2所示。

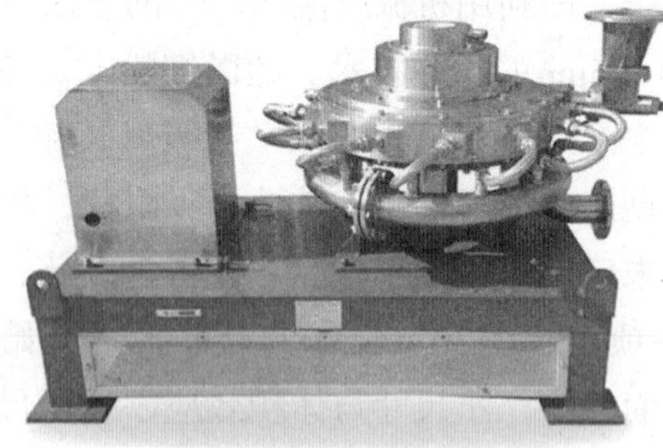

图2-1　扁平式气流粉碎机

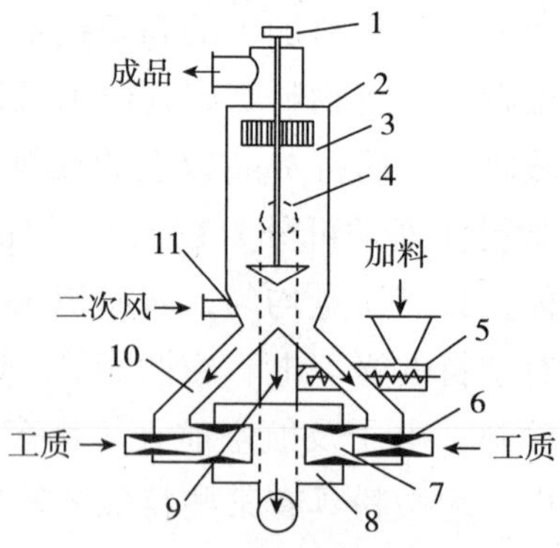

图2-2　对喷式气流粉碎机结构示意图

1.转动装置；2.分级转子；3.分级室；4.入口；5.螺旋加料器；6.喷嘴；7.混合管；8.粉碎室；9.上升管；10.粗颗粒返回管；11.二次风口

靶式气流粉碎机利用被高速气流喷射而加速的高速颗粒撞击在一个刚性的物体上进而进行粉碎，其设备流程图如图2-3所示。

循环管式气流粉碎机把气体压缩通过喷嘴高速射流，物料由于负压通过加料口被自动吸入混合室并混合射流被送入粉碎室。物料被加速后颗粒间、颗粒与粉碎室内壁间产生冲击，相互碰撞和摩擦进而被粉碎。其设备流程图如图2-4所示。

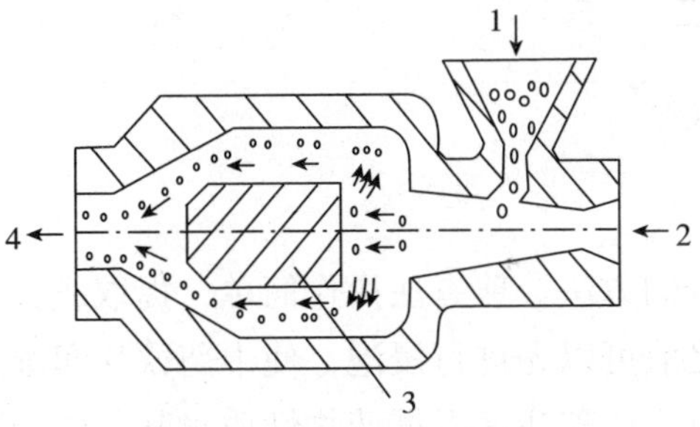

图2-3 靶式气流粉碎机

1.加料斗；2.高压气体；3.靶板
4.被粉碎物流与气流出口

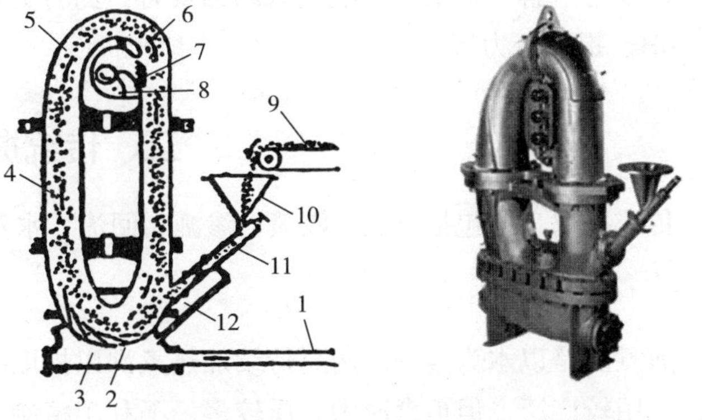

（a）工作原理 （b）样机

图2-4 循环管式气流粉碎机工作原理与样机

1.工质总管；2.喷嘴；3.工质分配室；4.上行管；5、6.分级区；
7.惯性分级装置；8.成品粉出口；9.加料器；10.料斗；
11.喷射式加料器；12.粉碎区

流化床式气流粉碎机的工作原理是气流通过一组喷嘴（数量>2个）在气流磨内形成对喷射流场，物料呈流态化。气流磨内的物料颗粒之间在喷嘴射流的交汇点处会发生强烈的碰撞、摩擦冲击，进而被粉碎。其设备流程图如图2-5所示。

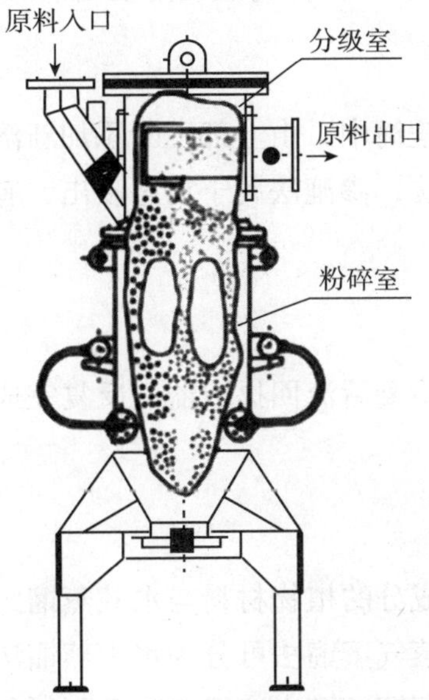

图2-5 流化床式气流粉碎机

第三节 提取技术

一、提取过程及影响因素

提取是指提出药物中的有效成分或有效部位，同时避免毒性成分及杂质的溶出。根据药物有效成分或有效部位的性质确定合适的提取方法和技术，常用的提取技术有煎煮、浸渍、渗漉、回流、水蒸气蒸馏、微波提取、超临界流体萃取、超声波提取、闪式提取、减压提取等。提取过程包括三个阶段：渗漉、解吸与溶解、扩散。影响提取的因素有：药材的粒度、药材的成分、提取温度、提取时间、浓度梯度、pH、提取压力等。

二、传统提取工艺

传统提取工艺包括煎煮、浸渍、渗漉、回流、水蒸气蒸馏等。

（一）煎煮法

煎煮法是以水为溶剂，药材持续加热煮沸以提取有效成分的方法。煎煮法操作简单，提取成分范围广，应用较广泛，但煎煮液中杂质较多，不利于精制。煎煮之前可以先进行浸泡，使中药饮片润湿，细胞膨胀，有利于有效成分溶出。煎煮2~3次，每次0.5~1.5小时，还需注意根据药物性质对某些中药材进行特殊处理，如先煎、后下、包煎、单煎、烊化等。

（二）浸渍法

浸渍法是指在一定温度下，将药材饮片密闭浸泡在一定溶剂中，浸提有效成分的方法。浸渍法简单易行，能耗低，但浸出液中有效成分含量低。浸渍法包括冷浸法、热浸法和重浸法。冷浸法指在室温下进行，工艺简单，便于操作；热浸法是指加热至沸点以下后自然冷却，有助于缩短浸提时间；重浸法指将提取溶剂分为2~3份，进行多次浸提，以减少药渣吸附浸出液所至的成分损失。

（三）渗漉法

渗漉法是将适度粉碎的药材置渗漉筒中，由上部不断添加新溶剂，使溶剂渗过药材层向下流动过程中浸出药材成分的方法。相比于浸渍法，渗漉法属于动态浸出，有效成分浸出较完全，但操作相比浸渍法更复杂。

（四）回流法

回流法是指提取溶剂被蒸发，经冷凝后流回提取器，反复完成浸取的方法。回流法的溶剂可循环使用，较渗漉法更节省溶剂。

（五）水蒸气蒸馏法

水蒸气蒸馏法是指将含有挥发性成分的植物材料与水共蒸馏，使挥发性成分随水蒸气一并馏出，经冷凝分取挥发性成分的浸提方法。水蒸气蒸馏法可分为水中蒸馏法、水上蒸馏法和通水蒸气蒸馏法。水中蒸馏法是指饮片加一定量水，加热蒸馏，馏出液经冷凝后可得所需成分；水上蒸馏法是指将润湿后的药材置于有孔隔板上，下部有水经加热沸腾而产生的蒸汽，通过隔板作用于药材，从而将挥发油蒸出。

三、现代提取工艺

现代提取工艺包括微波提取、超临界流体萃取、超声波提取、加压提取、减压提取、酶提取、半仿生提取等。

（一）微波提取法

微波提取法是指用微波能加热与提取的新技术。微波提取可以对体系中的一种或几种组分进行选择性加热，在周围环境温度不受影响的情况下，有效成分从中药中分离，其优势主要包括操作方便、装置简单、提取时间短、提取率高、溶剂用量少、样品杂质含量低，如图2–6所示。影响微波辅助提取的因素有提取溶剂、提取时间、提取温度、物料粒度、物料含水量、微波功率等。

此外，微波提取技术还被用于与其他提取技术相结合。例如，超声波－微波联合提取技术可以充分利用超声波的空化效应与微波的高能作用，从而克服两者的不足之处，该技术已经成功应用于杜仲叶总多酚的提取。

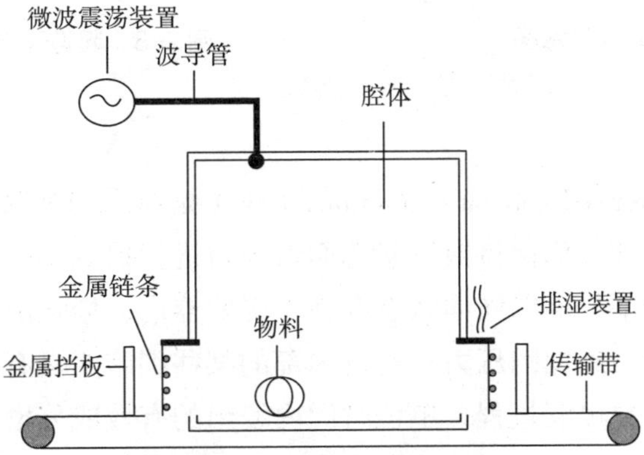

图2–6　微波装置示意图

（二）超临界流体萃取法

超临界流体萃取法是指用超临界状态下的流体为萃取剂，从固态或液态药物中萃取有效成分的方法。目前中药制剂生产中最常用的超临界流体是超临界CO_2流体，具有防止氧化和杀菌的作用。超临界流体萃取的温度低，适用于热敏性和易挥发性成分的萃取。部分超临界流体的性质见表2–3。

表2–3　部分超临界流体的性质

流体名称	临界温度/℃	临界压力/MPa	临界密度/g × cm^3
CO_2	31.1	7.38	0.460
N_2O	36.5	7.17	0.451
NH_3	132.4	11.28	0.236
$CClF_3$	28.8	3.90	0.578
C_4H_{10}	10.0	3.80	0.228

（三）超声波提取法

超声波提取法是指利用超声波辐射压强产生的强烈空化效应、热效应和机械效应等，增大介质分子的运动频率、速率和穿透力，加速有效成分进入溶剂的方法，大多数中药材中的各类成分均可采用超声提取法。

与传统提取法相比而言，超声波辅助提取具有操作简单，萃取速度快，目标物易分离，提取效率高，提取物所含杂质少等优点。此外，超声波技术可与传统提取技术联用达到更好的提取效果。例如，将超声波技术与连续逆流浸取技术有机结合可用于中药有效成分提取。该技术具有可连续作业、溶剂用量少、提取率高等优点；超声波技术还可以与酶解技术相结合，从而显著提高水溶性茯苓多糖的提取效率，如图2–7和图2–8所示。

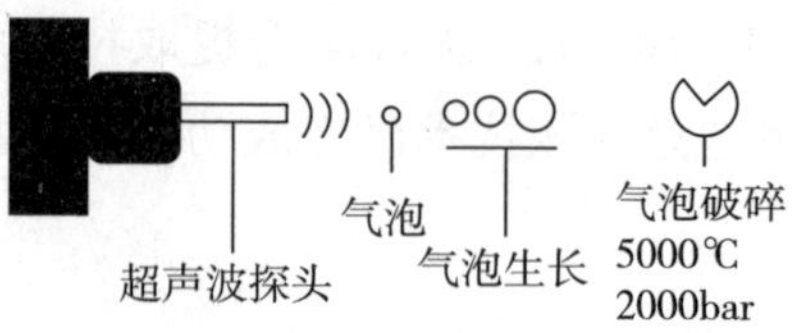

图2-7　超声波空化效应示意图

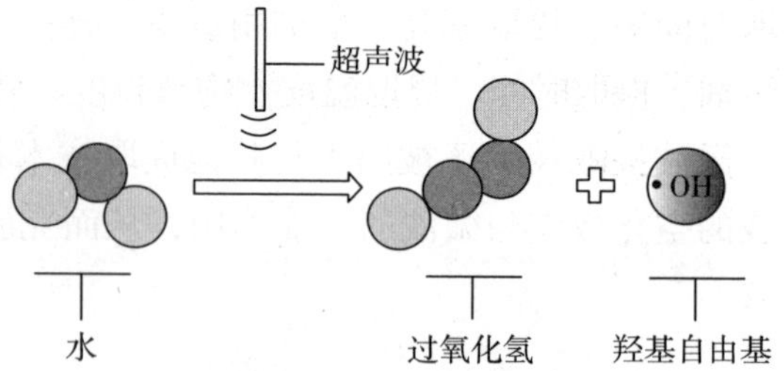

图2-8　超声波自由基效应示意图

（四）加压提取法

加压溶剂提取技术（pressurized solvent extraction，PSE）是指采用高温和加压的方式，使密闭容器内的常规溶剂在高于其沸点的条件下仍保持液体状态而对药材进行提取的一种技术。加压的主要作用是使提取溶剂在高于其沸点的温度下仍能以液体状态存在于提取器内，增强液体的穿透作用，从而使溶剂浸出有效成分的速率加快。同时，施加的压力对药材内部的某些细胞壁具有破坏作用，减小溶剂进出药材的阻力，促进溶剂的扩散和药材浸润过程，单位时间内浸出的有效成分增多，提取率增大。加压提取具有提取时间短、溶剂消耗少、提取效率高、操作模式多样化、操作过程自动化等特点。

（五）减压提取法

减压提取法是近年来发展起来的较为新颖的一种提取技术。减压提取法是指通过压力调控溶液的沸腾温度及状态，使有效成分在低于溶剂自身沸点状态下的一种低温动态提取方法。减压提取的提取效率高，热敏性成分破坏少，杂质成分提出少、设备更新简易。

（六）酶提取法

近年来，酶提取法的应用愈加广泛。酶具有专一性、高效性的特点，且作用条件比较温和，有利于生物活性成分的保留。酶可以选择并针对性地降解植物、藻类以及微生物的细胞壁和细胞膜，从而减少提取时来自细胞壁、细胞膜和细胞间质的阻力，加快有效成分的释放。

（七）半仿生提取法

半仿生提取法是一种基于药物在机体内的代谢原理，通过体外模拟胃肠环境条件来对药物有效成分进行提取的方法。因为中药并非单体成分，中药或复方发挥其药效作用的物质基础是其所含有的各种有效成分的混合物，半仿生提取法采用选定的pH值的水对中药进行提取，模拟口服给药经胃肠道吸收和转运的过程，可以最大限度地提取出混合的活性物质，从而保证中药或复方中中药的药效。

（八）闪氏提取法

闪式提取技术是近年来发展起来的一种新提取方法，它是依据组织破碎提取的原理，利用适当溶剂，通过高速搅拌、超强振动、负压渗滤等功能来达到提取目的，由于一次提取在几分钟之内即可完成，其提取速度为传统方法的百倍以上，因此被称为闪式提取。它具有高效、快速、节能、低耗、环保等诸多特点。物料粒度越小、溶剂与被提取的成分极性越接近、适当外力作用越突出，提取效率就会越高。组织破碎提取法通过闪式提取器的巧妙设计，在适当溶剂存在下，将物料高速粉碎至适当粒度，同时伴有高速搅拌、振动、负压渗滤等外力，实现了这3种因素的最佳结合，达到了充分提高提取效率之目的。在这一过程中，为了既能充分发挥粒度小易达到组织内外平衡的优势，又不至于因颗粒度太细而影响后期的过滤，故在破碎刀具的设计方面控制了破碎颗粒范围在40~60目。由于这样细小的颗粒与溶剂在一起，在高速搅拌与振动下，组织内外的化学成分在极短的时间内即可达到平衡。因此，完成一次提取一般在1分钟之内即可，药渣在抽滤过程中略经洗滤即可达到提取基本完全的目的。

（九）高压脉冲电场法

高压脉冲电场法是采用与容器绝缘的两个电极通过高压电流产生电脉冲使物料破壁的一种非热加工或提取方法。高压脉冲电场法是一种高效节能的非热处理提取技术，该方法耗能低，升温小，对比其他提取方法可节能50%以上，且目标产物不易变性（图2-9）。其提取原理是将正负交变的高频电流直接作用于生物分子，激发分子活性，加速溶出。同时，高压脉冲电场在生物膜蓄积的能量可以高强度释放并瞬时击穿生物膜系统，并强制打开蛋白质通道，细胞膜失去半透膜的选择透过性，促使细胞内容物流出，原料组织结构产生松散，形成有效成分溶出通道，进一步加速有效成分的溶出（图2-10）。

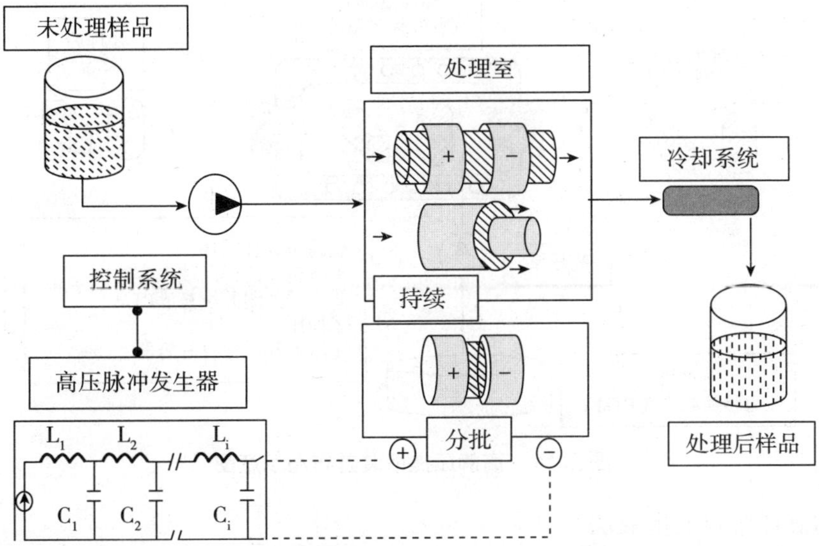

图2-9　脉冲电场（PEF）提取示意图

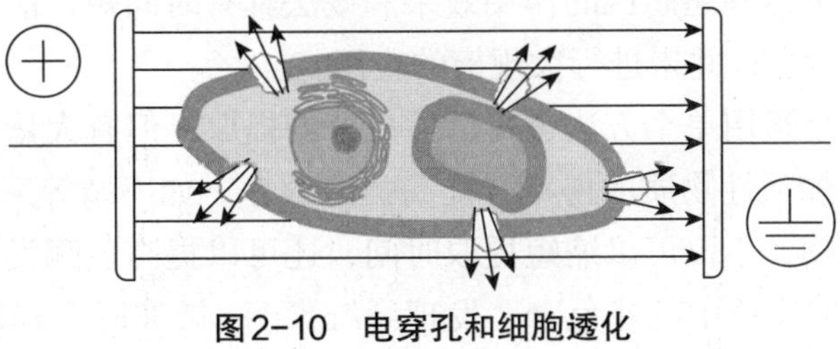

图2-10　电穿孔和细胞透化

（十）超高压提取法

超高压提取法是指在密闭的超高压容器内，以水或油为介质，对原料液施加100~1000MPa的流体静压力，保压一段时间后迅速卸除压力，进而完成整个提取过程。溶剂在超高压作用下可迅速渗透到固体物料内部，使有效成分溶解于溶剂中，在预定压力下保持一段时间，可以达到溶解平衡，然后卸除压力，促进有效成分迅速扩散到组织周围的提取液中。同时超高压会对细胞膜、细胞壁以及细胞器产生一定损害，导致细胞渗透性增加，进一步提高活性成分的得率。

超高压（ultrahigh pressure，UHP）或高静压提取（high hydrostatic pressure extraction，HHPE）是指在室温或稍高于室温环境下以水、乙醇等液体作为介质，通过增压泵对密闭容器内的物质进行100~1000MPa加压处理并维持一段时间，使植物物料内外压力达到平衡，然后迅速卸压至常压。在高压差作用下，有效成分从药材内向周围溶剂扩散的一项非热提取技术。超高压技术遵循两个基本原理：勒夏特列原理和帕斯卡定律。根据勒夏特列原理，改变其压强，则其体积也会产生相应变化，所以如果对中药进行加压处理，则其体积会向最大压缩体积进行改变，同时超高压技术只作用于大分子物质之间的非共价键等（范德华力、氢键、离子键等），而对小分子物质之间的共价键则没有太大影响，因此在冷藏或者室温条件下进行超高压处理可以有效避免热提取带来的中药有效成分的热降解和活性改变等问题。根据帕斯卡定律，由于液体的流动性，当对一密封容器内的液体施加压力时，压强的变化将大小不变地传递到所有方向。所以在超高压处理时，压力的作用是同步的、均匀的，而不会受到处理中药的形状、大小等客观因素的影响。影响HHPE用于中药材有效成分提取效率的主要因素有：压力大小、保压时间、升压与卸压时间、循环数、提取温度、溶剂类型（图2-11）。

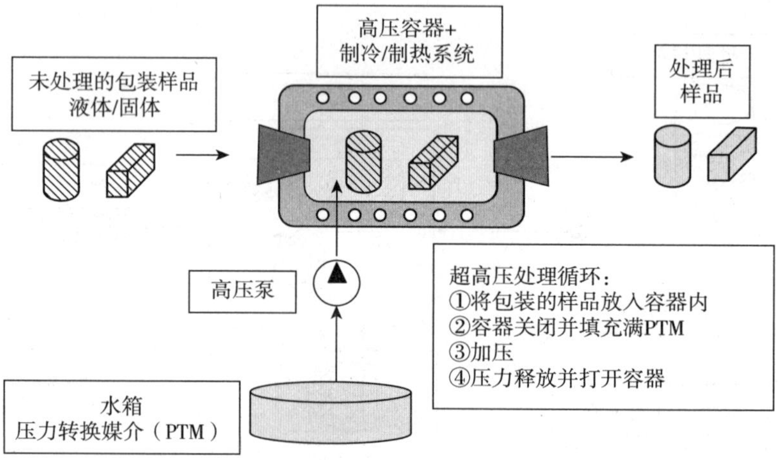

图2-11　高静压提取装置布局示意图

（十一）动态超高压微射流提取法

动态超高压微射流提取技术是指通过强烈的剪切力，高速撞击力以及高频振荡作用，促使细胞破碎，在相对较低的压力条件下达到超高压的作用效果。该法具有时间短，能耗低、提取率高的优点，但目前该提取方法还处于研究阶段，并未进行大规模的应用。

以上介绍的提取方法都是运用单个方法进行活性成分的提取，但有大量研究发现，采用多种提取方式联合应用的方法，更能增加活性物质的得率，提高提取效率。如冯靖等采用微波-超声联合提取技术提取银杏叶中的黄酮类化合物，不仅可以缩短提取时间，还可以提高黄酮类化合物的得率；廖春燕等使用纤维素酶-微波提取法提取岗稔中的花色苷，发现纤维素酶-微波联合提取的提取量比纤维素酶法和微波法提高了31.23%和24.93%，提示两种技术联合提取效果更好；林大专等对丹参采用超声-回流联合提取，发现水溶性的酚酸类成分和脂溶性的丹参酮类成分得率都较高，有利于质量控制，提高药材的利用率。除此之外，还有许多其他可以进行联用的提取技术，但还需要进行进一步的深入研究。

第四节　分离与纯化技术

一、分离

用适当的方法分开固体-液体非均相体系的过程称为固-液分离。分离方法包括沉降分离法、离心分离法、滤过分离法、分子蒸馏技术、高速逆流色谱技术、吸附澄清技术等。

（一）沉降分离法

沉降分离法是指当固体与液体介质密度相差悬殊时，固体物质靠自身的重量自然下沉，用虹吸法吸取上层澄清液而达到固－液分离的方法。

（二）离心分离法

离心分离法与沉降离心法相似，利用混合物密度差进行分离，不同的是，沉降分离依赖的是重力，离心分离依赖的是离心力。

（三）滤过分离法

滤过分离法是指固－液混悬液通过多孔介质，使固体粒子被介质截留，液体流出，达到固－液分离的方法。滤过方法主要有：常压滤过、减压滤过、加压滤过、薄膜滤过。

（四）分子蒸馏技术

分子蒸馏在实际应用的过程中其最为显著的特点便是蒸馏物料分子由蒸发面到冷凝面行程的过程中并不会受到分子间碰撞阻力的影响，从而能够在该条件下蒸发面与冷凝面之间的距离小于蒸馏物质分子，实现分子运动的平均自由程，在实际操作过程中的特点为物料加热时间较短，且温度低。

分子蒸馏过程的影响因素主要包括蒸馏前样品的预处理、温度、真空度、转速和流速及携带剂的应用。分子蒸馏技术要求物料在系统中始终处于流体状态，且设备价格较高，因此更适合用于具有高附加值的热敏性物料的分离提纯和精制。

（五）高速逆流色谱技术

高速逆流色谱技术是一种依据流体动力学所改进的分离技术，该技术利用溶质在互不相溶的溶剂中的分配系数不同，从而实现对目标产物的分离。其工作原理如图2–12所示。

高速逆流色谱技术的优势主要包括使用范围广、样品回收率高、样品前处理简单、效率高和制备量大。在分离过程中，影响分离效果的因素主要包括仪器的转速、流速、温度、进样体积以及所选的溶剂系统。在这些因素中，溶剂系统的选择是决定分离效果的关键因素。一般溶剂的选择需要遵循以下原则：溶剂与被分离物不发生任何化学反应；被分离物在溶剂中具有良好的溶解性；被分离物在两相中具有理想的分配系数；溶剂在螺旋管柱中有较高的固定相保留率；上、下两相溶剂的体积比应尽量接近1∶1。

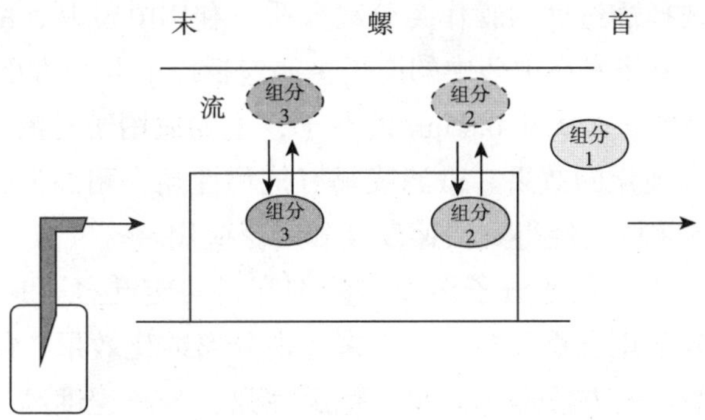

图2–12　高速逆流色谱分离原理示意图

（六）吸附澄清技术

吸附澄清又称絮凝澄清，是应用吸附澄清剂（主要是絮凝剂）对不稳定的胶体溶液或混悬液进行处理，通过澄清剂的电中和、吸附架桥等作用，除去体系中的悬浮物及胶体粒子，使之澄清稳定的一种分离纯化方法。吸附澄清技术在实际应用的过程中具有成本低、安全无毒、专属去杂以及操作简便等特点。

（七）制备型液相色谱法

色谱分离技术主要应用于制备高纯度生物活性物质。制备型液相色谱技术具有高分离效率、高回收率、进样量较大等特点，目前常用的色谱类型包括正相色谱和反相色谱。由于在正相色谱中，杂质会在固定相上可能产生不可逆吸附以及大的溶剂消耗，因此在制备标准品时，制备级的反相液相色谱成为优先考虑的技术。

制备型液相色谱法应用包括：①酚类化合物。香豆素类中的活性成分包括香柑内酯、欧前胡素、cnidilin，主要来自于白芷的活性成分；黄酮醇及黄酮类中的活性成分包括荭草苷、异荭草苷、牡荆素、异牡荆黄素，主要来自于竹叶；异类黄酮及新类黄酮类中活性成分包括异类黄酮葛根素，主要来自于葛根；三萜皂苷类中活性成分包括异类黄酮葛根素，主要来自于三七。②萜类化合物。烯醚萜苷类中的活性成分包括栀子苷、栀子糖苷、山栀苷、鸡矢藤苷甲酯、去乙酰基车前草酸甲酯、京尼平-1-β-D-龙胆双糖苷，主要来自于栀子。③有机硫化物类。活性成分包括异硫氰酸盐、异硫氰酸酯、异硫氰酸盐、氰基异硫氰酸盐，均来自于甘蓝。

（八）逆流色谱法

此种技术包括离心沉淀色谱和高速逆流色谱，主要是利用螺旋方向性与高速行星式运动相结合产生的一种独特的流体动力学现象，使相对移动的互不相溶的两相在螺旋管中实现高效的混合、接触、分配以及传递，并按照分配系数的不同依次洗脱而获得分离。对逆流色谱分离效率造成影响的因素主要包括两相溶剂种类、进样量以及流速等。由于逆流色谱法消除固定相载体带来的吸附、损失、污染现象，并且在实际应用中还具有高收率以及样品处理量大的特点，因而非常适用于制备规模的样品分离操作中。

二、纯化

采用适当的方法和设备去除中药提取液中的杂质的操作称为纯化。常用的方法有：水提醇沉法、醇提水沉法、大孔吸附树脂法、超滤法、盐析法、酸碱法、透析法、萃取法、膜分离技术、高速逆流色谱分离技术、大孔树脂吸附技术、分子印迹分离纯化技术、凝胶层析分离纯化技术等。

（一）膜分离技术

膜分离技术是利用具有选择透过性的膜作为分离介质，利用电位差、浓度差和压力差，对多组分进行分离纯化的方法。目前膜分离技术在中药中的应用主要包括以下几个方面（图2-13）。

1.微滤 能够有效过滤微粒直径大于0.05μm的粒子，主要适用于药液澄清过滤，通过成功分离水溶性成分与固态微粒来达到分离纯化的效果。微滤膜具有抗污性高、耐高温性强的特点，能够保持化学物质的原有特质，在生物制药等领域已经得到快速发展和广泛应用。

2.超滤 指在一定的压力下，使小分子溶质和溶剂穿过一定孔径（1~100nm）的特制薄膜的操作。通过在液体混合物中过滤高分子化合物及溶质分子来实现分离纯化效果，能够较大程度保持被分离物质活性，从而提升分离纯化效率。该方法操作简单、稳定性强、分离程度高。采用超滤膜技术，能够对混合药液中的大分子物质进行有效提纯。

3.纳滤 以压力差为动力，介于超滤和反渗透之间的截留水中粒径为纳米级颗粒物的一种膜分离技术。

4.反渗透 利用半透膜截留溶液中溶质，通过外在压力作用，促使溶剂在半透膜渗透、吸收，从而实现分离纯化的目的。

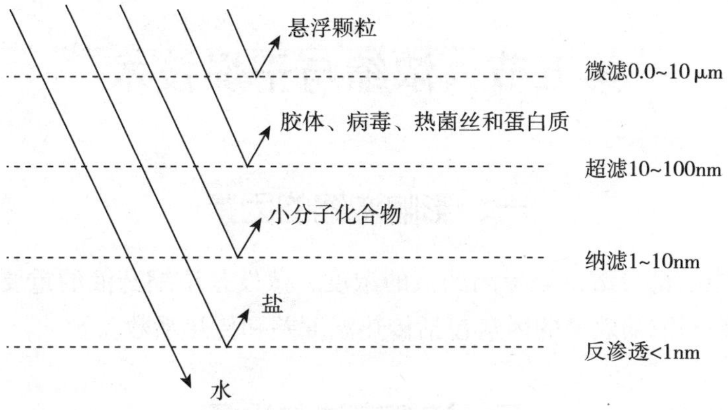

图2-13　膜分离技术示意图

（二）大孔树脂吸附技术

大孔树脂是一种聚合物，通过其本身存在的微观网状孔穴结构，选择合适的分子量物质，进而利用吸附和分子筛将药材中的有机化合物吸附出来，随后利用溶剂进行洗脱，便可以顺利地将需要的物质分离出来。大孔树脂具有选择性良好、平均孔径大和机械强度高等特点，并且所需溶剂量少、可重复使用、操作方便、生产周期短、产品纯度高、不吸潮。

（三）分子印迹分离纯化技术

分子印迹分离纯化技术是20世纪末出现的一种高选择性分离技术，模仿了生物界的锁匙作用原理，首先合成对已知结构的模板分子具有特定识别能力的分子印迹聚合物（molecular imprinted polymer，MIP），MIP能结合与模板分子结构相同或类似的分子，而对于与模板分子结构相差较远的分子只有较弱的表面吸附作用，从而将两者分离，富集得到目标化合物。分离原理示意图如图2-14所示。

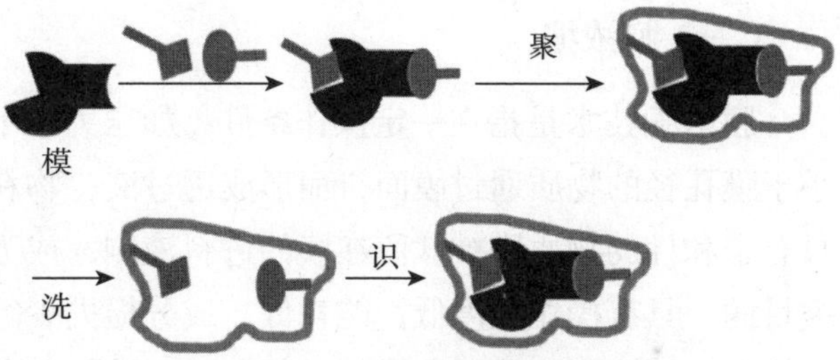

图2-14　分子印迹分离原理示意图

（四）凝胶色谱分离纯化技术

凝胶色谱主要是对黄酮类化合物进分析，其与传统的硅胶色谱模式相比，具有较大的吸附能力、荷载能力等，且对非特异性分子具有一定的阻抗作用，其内部流动相多以有机溶剂为主，可分离出多种化合物。分离原理示意图如图2-15所示。

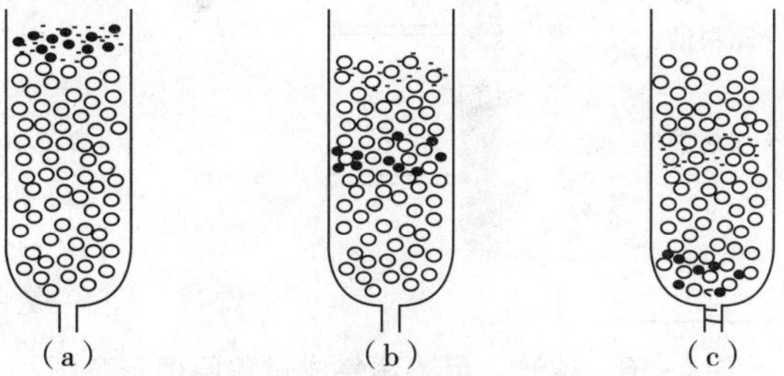

图2-15　凝胶色谱分离原理示意图

a.化合物进入层析柱；b.化合物中小分子物质进入凝胶颗粒网状结构，大分子物质被洗脱；c.化合物被分离纯化

第五节　浓缩与干燥技术

一、影响浓缩的因素

浓缩是指除去药液中的部分溶剂以提高药液的浓度，蒸发是浓缩药液的重要手段，反渗透法、超滤法也可以使药液浓缩。影响浓缩效率的因素包括传热温度差和传热系数。

二、浓缩方法与设备

传统浓缩方法包括常压蒸发、减压蒸发、薄膜蒸发、多效蒸发。蒸发浓缩是指通过加热，蒸发溶液中的溶剂，从而使溶质浓度增大。常压浓缩是指药液在大气压下的蒸发，该方法操作简单，但受热面积小，效率低，能耗大；减压蒸发是指在密闭环境内抽取真空以降低内部压力，生产效率高、操作条件好，适用于热敏性成分；薄膜蒸发是指药液在蒸发时形成薄膜以增加汽化表面积，药液受热时间短，蒸发快，特别适用于高浓度溶液；多效蒸发是指将两个或多个减压蒸发器并联组成蒸发设备。

近年来，膜浓缩技术、冷冻浓缩、离心浓缩、蒸汽机械再压缩和高真空热泵双效浓缩被应用于中药制剂的前处理。

（一）膜浓缩

膜浓缩技术是指在一定操作条件（如压力）下，以膜为介质，当物料溶液经过膜表面时，只允许水及小于膜孔径的物质通过膜面，而形成透过液；物料溶液中体积大于膜表面微孔、与膜孔相近或与膜材料不具有亲和性的物质则被截留在膜的进料液侧，成为浓缩液，进而实现对原溶液中溶质与水的分离，达到浓缩目的。具有操作温度低、能耗低、成分损失少等优势，适用于物料尤其是热敏性物料的浓缩处理。膜浓缩技术包括纳滤及其集成技术、反渗透及其集成技术、膜蒸馏及其集成技术，如图2-16和图2-17所示。

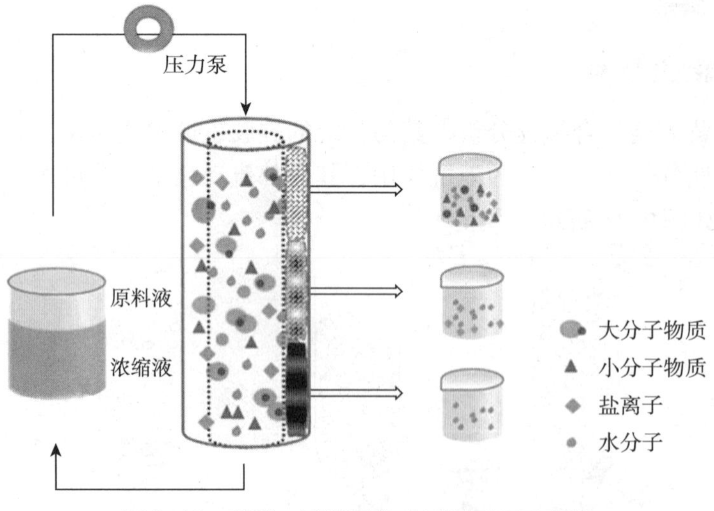

图2-16　纳滤、反渗透集成过程原理示意图

（二）冷冻浓缩

冷冻浓缩是将稀释的溶液进行降温，直到其处于结冰状态，并利用冰晶方式进行分离提取，从而增加溶液浓度，达到浓缩效果。因浓缩在低温条件下进行，可避免药液中挥发性成分的损伤和破坏，有利

于药液中有效成分的保存。但该工艺对液体的浓度要求较高，且分离冰晶和浓缩液时，部分浓缩液可能会被带走，需及时处理。

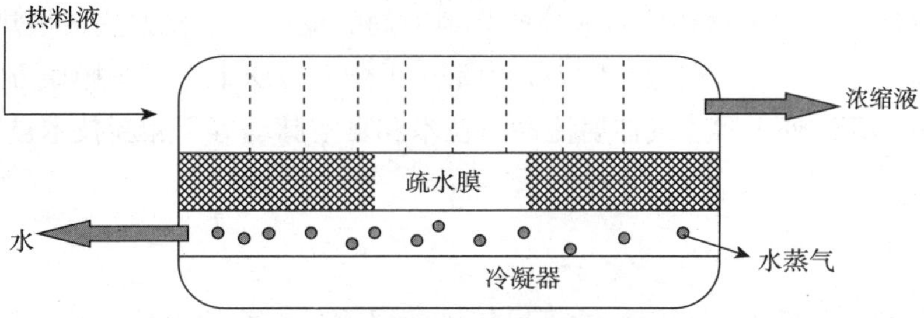

图2-17　膜蒸馏过程原理示意图

（三）离心浓缩

离心浓缩是指在负压条件下利用高速旋转产生的离心力使样品中的溶剂与溶质分离的浓缩方法。该方法可在室温条件下进行，特别适用于处理热敏感性的样品。离心浓缩的药液体积小，常与其他技术结合运用于中药提取液浓缩，如离心式薄膜蒸发浓缩，但离心浓缩在工业化生产中需要的仪器设备要求高，维护复杂生产成本相应增加，样品干燥比较困难。同时，离心不能很好地分离细菌等微生物，需要杀菌等工艺。

（四）蒸汽机械再压缩

蒸汽机械再压缩（mechanical vapor recompression，MVR）是重新利用蒸发系统自身产生的二次蒸汽的能量，从而减少对外界能源需求的一项节能技术。主要由压缩机、蒸发器、气液分离器、冷凝水箱、循环泵、储液罐、浓缩液罐等设备组成。该技术具有低耗能、低成本、系统稳定运行度较高、占地面积小、自动化程度高及安全性能高等优点，同时能有效地解决中药浓缩过程中易结垢的问题。其设备如图2-18所示。

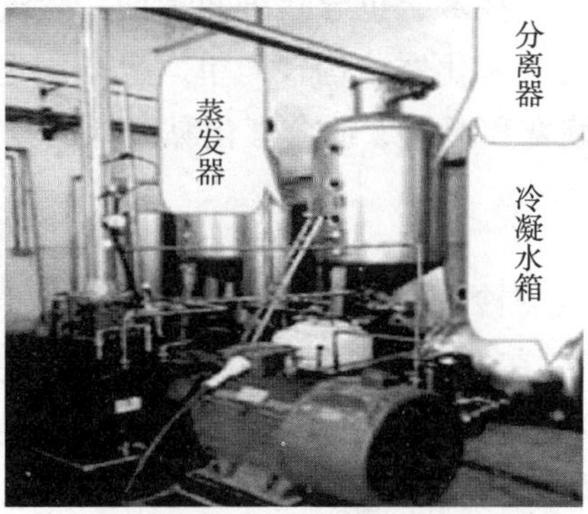

图2-18　MVR系统

（五）高真空热泵双效浓缩

高真空热泵双效浓缩是一种新型浓缩技术，其改变了传统浓缩的冷凝方式，采用改进后的热泵双效技术，特别适合皂苷类、糖类、热敏性等成分的浓缩，设备由高真空喷雾传质式冷凝器与热泵双效浓缩机相配套组成。

浓缩设备包括减压蒸馏装置、真空浓缩罐、升膜式蒸发器、降膜式蒸发器、刮板式薄膜蒸发器、离心式薄膜蒸发器、多效蒸发器。

三、干燥方法与设备

干燥是指利用热能除去固态物料中的水分或其他溶剂的操作。干燥方法按供热方式分为传导干燥、对流干燥、辐射干燥、介电干燥；按操作压力分为常压干燥和减压干燥；按操作方式分为间歇式干燥和连续式干燥。近年来，远红外干燥、气体射流冲击技术和真空脉动等干燥新技术被广泛应用于中药制剂的前处理。

（一）常压干燥

常压干燥是指在常压条件下，利用热的干燥气体使湿物料表面的水分汽化。但因其干燥时间过长、干燥效率较低，会导致温度过高而破坏不耐热成分，因此，常压干燥适用于对热稳定的含湿物料如固体粉末、浸膏、湿颗粒的干燥。常用设备包括箱式干燥器、带式干燥器等。

（二）减压干燥

减压干燥是指在低于常压的条件下，在较低温度下使物料中的水分汽化。减压干燥特别适用于热敏性成分，干燥效率高，缺点是操作复杂、费用高。减压干燥设备包括箱式真空干燥器、带式真空干燥器、双锥回旋真空干燥器、盘式真空干燥器、耙式真空干燥器等。

在实际操作过程中应根据被干燥物料的性质选择适宜的方法与设备，一般来说，中药浓缩液的干燥方法会影响其干燥成品浸膏粉的品质特征，包括外观、吸湿性、粒径等物理性质及有效成分含量等化学性质；干燥方法还会影响制剂成品的品质特征，包括制剂的外观性质、崩解时限、溶散时限及成分变化等。

（三）喷雾干燥

喷雾干燥是指采用雾化器将料液分散为雾滴并用热空气对雾滴进行脱水干燥的过程。根据雾化器的不同，喷雾干燥又分为旋转式、气流式和压力式三类。旋转式雾化器可以在较高的进料速率下正常工作，但其结构较复杂，需要较高的加工技术，也导致维修不便；气流式雾化器结构简单，适合雾化黏度较高的液态物料，但能耗较高；压力式雾化器结构较简单，生产制造价格低，维修更换方便，运行时无噪声，运行成本低，但喷嘴易出现堵塞和磨损，适合雾化黏度低的物料。

（四）冷冻干燥

冷冻干燥也称冷冻升华干燥或真空冷冻干燥，主要包括预冻、升华干燥及解析干燥等3个阶段。其工作原理是将被干燥的物料前处理后在低温下快速冻结，使其降到共晶点以下，然后在真空条件下加热，使冻结的水分子升华而逸出物料的过程。该方法所得产品脱水彻底，质地蓬松，色泽、气味等都能很好地保留，复水性好，可适用于热敏性成分，但其干燥时间长，能耗较高。

（五）远红外干燥

远红外干燥是指物料吸收了长波紫外线后粒子运动加剧，使物料温度升高而达到干燥目的的方法。该法穿透力强，热量损失少，干燥效率高，干燥均匀，无色泽的变化。

（六）气体射流冲击技术

气体射流冲击技术是指将具有一定压力的加热气体经一定形状的喷嘴喷出，借助喷嘴产生的高速气流直接冲击物料表面而携走水分的一种技术。该技术具有气流速度高、流程短，边界层薄，对流换热系数高，干燥速度快、能耗低等优点。

（七）真空脉动

真空脉动是指压力在真空和大气压周期性变化状态下进行的传质过程。干燥时将物料置于一个密闭容器内，在保持一定温度的同时，使容器内的真空度达到相应值并保持一段时间后恢复至常压，再保持一定时间，如此交替循环，使物料一直处于真空常压的交变状态下，直至物料含水率降至目标数值时干燥过程完成。该技术干燥效率高，干燥品质好，可以使物料内部组织形成蜂窝状孔隙结构。其原理如图2-19所示。

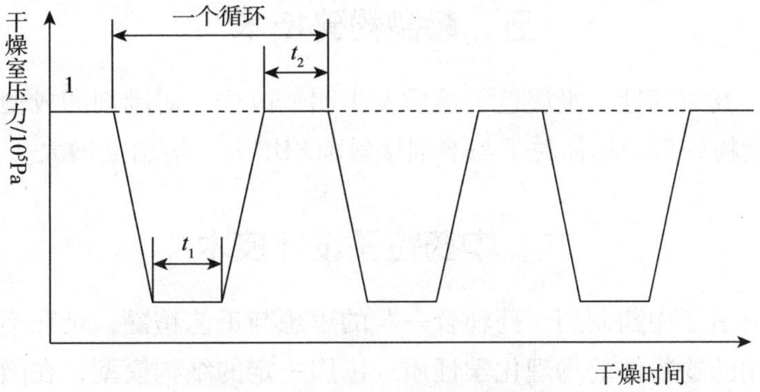

图2-19　真空脉动原理示意图

（八）微波干燥

微波干燥是指利用微波穿透、吸收、反射的性质，在干燥过程中，物料中的极性溶剂分子吸收微波，将微波能转化成热能，使物料水分蒸发。微波干燥具有干燥速率高、耗时少、干燥效果均匀、自动容易控制等特点，但其干燥效果易受微波频率、干燥温度、干燥时间等的影响。

第六节　中药提取物的特性与改性研究

中药提取物作为中药制剂生产的中间体，其质量对中药制剂成型工艺具有较大影响，中药提取物存在吸湿性强、流动性与压缩成型性差的问题。

中药提取物的吸湿性较强，导致制剂成型工艺操作困难。运用中药提取物物理改性防潮技术，改善中药提取物的吸湿性。下面以吸湿性为例介绍中药提取物的改性研究。

一、微囊化技术

对中药提取物进行微囊化能在提取物表面形成聚合物薄膜，从而阻止外界水分进入，防止吸湿，有利于固体制剂成型。

二、改性剂包覆技术

辅料通过搅拌桨的高速旋转受到冲击、搅拌和挤压的作用而黏附在中药提取物的表面，形成包覆粒子以降低提取物的吸湿性。

三、薄膜包衣技术

包衣液以细小液滴形式喷出，通过接触、铺展、接合与溶剂挥发等过程，物料被高分子成膜材料包裹，中药提取物表面包裹一层致密的包衣膜，吸湿性减弱。

四、相分散技术

利用相分散法处理中药粉末可降低吸湿性，而在防潮辅料中，细小颗粒以骨架型的结构分散在辅料中，达到减弱吸湿性的目的。

五、超微粉碎技术

超微粉碎后的物料，其流动性、吸湿性等性质发生明显改变，对制剂的成型和体内外性质产生显著影响。此外，药材经超微粉碎后，粉体粒子与溶剂接触面积增大，溶出度增大。

六、中药粒子设计技术

中药粒子设计技术继承了中药制药“药辅合一”的思想与工艺精髓，是在不外加物质、不改变物质基础的前提下，充分利用药物粉体的物理化学性质，按照一定的结构模型，在微观层面对组方粉体进行精密的分散与重组，构建分散均匀、质量稳定的重组粒子。该粒子包含了处方药物的全部成分，克服了粉体易聚集、易吸潮、色泽不均、口感气味差、挥发性成分易散失等不足，如图2-20和图2-21所示。

粒子设计技术的主要特点体现为：

（1）在微米级尺度对处方粒子进行精密分散与定向重组，所得复合粒子为最小释药单元包含处方所有药物，具有“小而全”的特点。

（2）微米尺度的分散有利于克服普通粉体混合过程中分散不均匀的缺陷，具有“小而匀”的特点，有利于保障制剂的均一性，使其稳定可控。

（3）微米尺度的定向排列组合，有利于改善制剂的宏观制剂学缺陷，如有目的地将吸湿性强、口感不佳或易挥发散失的中药粉体或提取物复合于粒子内部，可显著克服制剂易吸潮、口感差、挥发性成分易散失等不足。

（4）微米尺度下的粉体通常具有更大的比表面积，有利于有效成分溶解与扩散，进而提高生物利用度，节约药材资源。

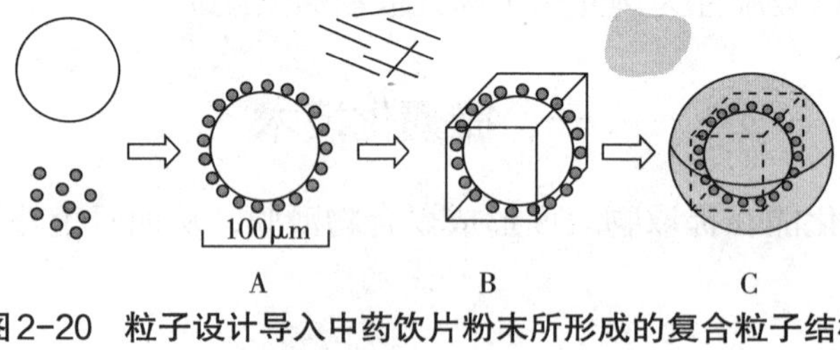

图2-20 粒子设计导入中药饮片粉末所形成的复合粒子结构

A.壳核式；B.框架式；C.复合式

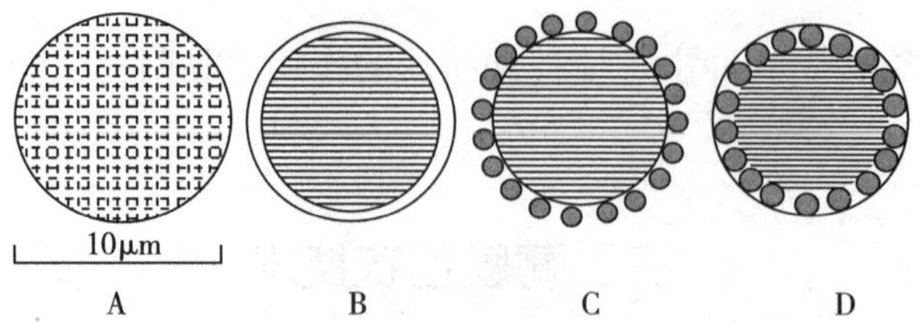

图2-21 粒子设计导入中药提取物粉末所形成的复合粒子结构

A.混合式；B.层包覆式；C.粒子包覆式（沉积型）；D.粒子包覆式（嵌入型）

思考

1. 影响提取效率的影响因素有哪些，各个提取方法有哪些注意事项？
2. 简述分离纯化方法优缺点及适用范围？
3. 不同材质中药对干燥过程的影响，以及如何选用适当的干燥方法。

药知道

穿心莲内酯的强疏水性，影响其在胃肠道的溶出和吸收，导致生物利用度低，影响疗效，将穿心莲内酯以PEG为载体制成固体分散体后再制成滴丸，明显提高了穿心莲内酯的溶出度。以超微粉碎技术制备穿心莲内酯的超微细粉，提高原料药的表面积，压片后得到穿心莲内酯分散片可以很好地提高药物的溶出度。

目标检测

1. 抗疟疾药青蒿素的开发过程中提取方法起到了关键性的作用，试述其所采取的提取方法及该提取方法的优点。
2. 浸提时中药不易粉碎过细，为什么？
3. 水提醇沉法主要可去除哪些杂质？操作时应注意哪些问题？
4. 浓缩与蒸馏有什么不同。
5. 物料中水的存在方式有几种？干燥过程除去何种水分？

（张　艺）

第三章　中药制剂技术

学习目标

通过本章学习，全面掌握现代中药制剂技术基础，熟悉现代中药制剂设计基本思路和原则，了解在中医药理论指导下，立足于中药传统制剂基础上与现代制剂技术相结合的中药制剂技术创新及发展趋势。具备中药的制粒、制丸，抗吸湿，微囊化，速释及增溶，口服消化道定位给药，原位凝胶技术等现代制剂技术理论及实践能力。能够对中药制剂在制剂技术层面进行解析、设计和创新。

第一节　制粒技术

一、概述

制粒通常是指粉末与适宜的辅料制成干燥颗粒，也可以是中药的提取浓缩液、浸膏、油状物与赋形剂混匀后经适宜方法制成干燥颗粒。

中药提取物粉末或药材粉末经制粒后，飞散性、附着性、聚集性、吸湿性减少，流动性增加，利于分剂量。制粒时选用不同的辅料可以实现增溶、矫味、掩味、缓释、防潮、着色等不同目的。

液状或油状中药提取物经固体化及制粒后方便携带、分装及运输。制成的颗粒除了直接作为颗粒剂外，还可以进一步加工处理，如包衣、压片、填充胶囊等。

二、常用制粒方法

（一）湿法制粒

湿法制粒是指在药物粉末中加入黏合剂（通常是一定浓度的乙醇与水的混合物），靠黏合剂的架桥或黏结作用使粉末聚结在一起而制备颗粒的方法。软材经挤压制粒、转动制粒或搅拌制粒后，经过干燥而得。

油脂类中药可以用多孔性辅料如多孔淀粉、介孔硅粉末吸附后固体化再制粒。挥发油类可以采用环糊精包合或者吸附性能好的辅料固体化后制粒。

1. 挤出制粒　挤出制粒是将药品粉末用合适的胶黏剂制成软材，然后用压力将其压入孔径一定的孔板或筛子中。这种类型的造粒装置有螺旋挤压、摇摆挤压、旋转挤压等。

挤出制粒工艺具有如下特征：①筛网的粒径可根据筛孔尺寸进行调整，使其呈圆柱形，且粒度分布较为狭窄。②挤出压力小，能制得柔软的微粒，适用于压片。③制粒需要经过混合、软材等多道工序，劳动强度高。挤出成型工艺的关键是制软材料，黏合剂的用量要合理，黏合剂比例大时，软材被挤压成条状，黏合剂比例小时，颗粒难以成型。

微粒中的黏合剂或润湿剂，应按能制造出适合软质材料的最低数量作为标准。通常与以下几个方面有关。①原料本身的特性：如粉末细、质地疏松、干燥、溶解程度低、黏度低、在水中溶解度低、黏稠程度低时，应使用较多。反之，使用较少。②胶水自身温度及搅拌时间：若胶水温度较高，则可降低使用次数；软质材料的混合时间越长，黏稠度越高，形成的颗粒越硬。

2.快速搅拌制粒　快速搅拌制粒技术是将药物粉末、辅料、黏合剂等混合到一个容器中，在高速转动的浆液作用下，使物料混合、捏合、翻转、分散，抛至器壁后向上移动，并通过切割刀片将大颗粒切割、粉碎，并与搅拌器的功能相互协调。通过强力的挤压、滚动，形成致密且均匀的微粒。与常规挤压制粒相比，快速搅拌制粒工艺具有密封、操作简单、快速、污染少、粒径均匀、流动性好、辅料用量少、压缩性好等特点。

3.流化喷雾制粒　流化喷雾造粒主要是以雾化溶液为黏合剂以中药干浸膏粉与适宜辅料为核心，粉体粒子相互接触附着凝集形成颗粒，属于湿法制粒。喷雾方式根据喷嘴安装位置不同可以分为顶部喷雾、切向喷雾和底部喷雾。顶部喷雾方法制备的颗粒多孔并具有较松的结构，在水中极易分散；底部喷雾最常用的是Würster流化床，即流化床内加入一个垂直圆管用于改善进床内颗粒的循环，中心处的颗粒向上运动而四周的颗粒向下运动，可有效地防止颗粒附聚，提高颗粒表面光滑度；切向喷雾流化床喷嘴安装在流化床造粒器的一侧，流化床底部安装可调速的旋转圆盘。造粒时圆盘旋转产生的离心力、空气通过圆盘间隙产生的举升力和重力等三种机械力使颗粒移动、混合并造粒。由切向喷雾制得的颗粒较顶喷制得的颗粒致密、脆性小、粒径大。

4.喷雾干燥制粒　喷雾干燥是将液体原料（浆料）喷洒到干燥器内，使之与通入干燥器的热空气接触过程中，水分瞬间蒸发，得到干粉（颗粒）的技术。喷雾干燥制粒是喷雾干燥技术的拓展应用，即通过控制和调节液体药物的喷雾粒径、喷雾速度而制备成不同粒度的颗粒。

喷雾干燥制粒可直接从浆料中获得颗粒，从而缩短浓缩、干燥、制粒过程。因为能在瞬间干燥，适用于热敏感物质的干燥制粒。通过调整颗粒大小有望提高粉末特性和功能。

5.喷雾冷冻造粒（冷冻造粒法）　冷冻颗粒化是通过在超低温环境下喷洒原料溶液，使冷冻颗粒瞬间冻结，然后冷冻干燥（升华），从而得到球形的颗粒。通过冷冻造粒获得的颗粒具有优异的流动性，可以保持高均匀性。

与喷雾干燥方法相比，冻结颗粒不会收缩颗粒和移动细颗粒，因此颗粒不易成为空心颗粒，从而获得高分散、低密度和均匀的颗粒。喷雾冷冻颗粒的粒度分布更广，密度等于或大于喷雾干燥方法。可以最大限度地减少材料的氧化（图3-1）。

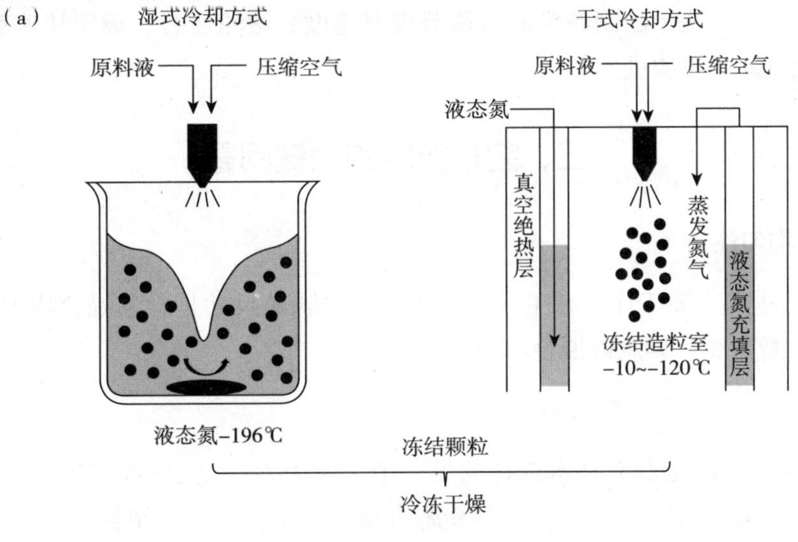

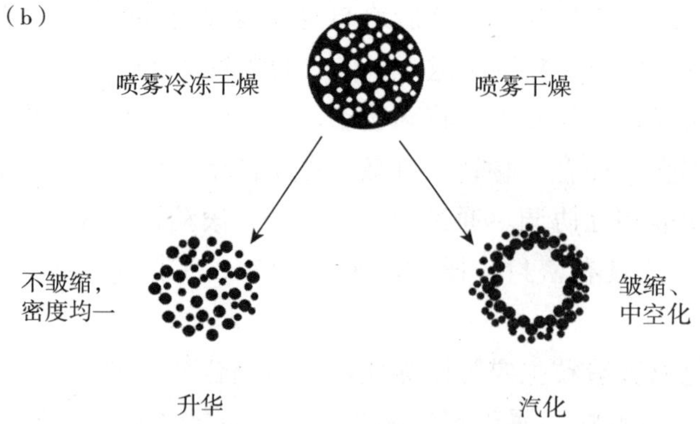

图3-1　喷雾冷冻造粒

a.喷雾冷冻造粒的冷却方式；b.喷雾冷冻造粒与喷雾干燥造粒的区别

喷雾冷冻造粒的特点：

（1）颗粒粒径范围为10~700μm，颗粒呈球形，流动性优异，颗粒变形小，不发生微粒或黏合剂迁移，能够得到无中空而均匀分散的颗粒。

（2）低温条件下操作，不易氧化，适用于热敏、易氧化的药物；固体密度调整可实现液体密度控制，几乎没有损失，产率高；均一性好；同一装置可处理多种品种或采取多种工艺。

（二）干法制粒

将干浸膏粉与适宜的干燥黏合剂等粉末物料通过挤压辊压成薄片再粉碎成颗粒，筛分收集目的颗粒。滚压式干法制粒过程如图3-2所示，物料从进料斗（A）由水平进料螺杆（B）传送到高速旋转的垂直螺杆（C）中，进行脱气和预加压。在压缩区挤压辊（D）碾压物料形成板状薄片，薄片通过旋转叶片（E）被击碎，通过筛子（F）筛选分级至合适的尺寸，并作为颗粒收集。采用滚压法制备颗粒时，片状物的孔隙率和细粉会随着滚轮压缩力的增加而降低；当压缩力上升到一定限度时会导致颗粒的可压性降低；在较低的滚轮速度下产生的颗粒往往具有更好的流动性，其脆碎度也出现降低的趋势。滚压法干法制粒的优点是不需要干燥过程、生产周期短、生产成本低。滚压法干法制粒可通过调节投料速度、滚轮压力、滚轮转速等参数，有效控制颗粒质量。

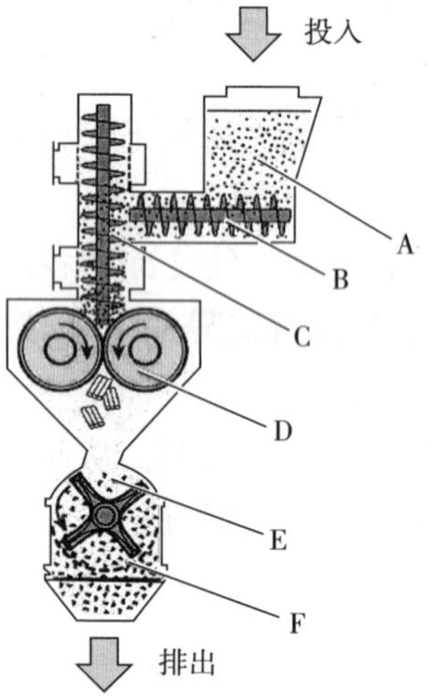

图3-2　滚压干法制粒过程

三、制粒技术的关键问题

（一）药物混合均匀性

混合是制剂工艺中的重要工序，在生产过程中，药物颗粒尺寸是影响混合均匀性的一个关键因素，如果颗粒太大，颗粒数量少，则难以混合均匀。

（二）湿热影响

药物的化学稳定性是决定制粒技术选择的另一个关键因素，化学不稳定的药物在湿法制粒时容易水解，在烘干时易因高温而损坏，因此，选择粉末直接压片工艺不需要制粒，不会受到温度和湿度的影响，能更好地保证药品的稳定性。

（三）颗粒溶化性

粉末细、质地疏松、干燥、黏度低、难溶于水的颗粒，应选择具有高黏度的黏合剂，并且需要适当加大用量。

易溶于水且原辅料自身黏度高的颗粒，应选择湿润或低黏度的黏合剂，并且需要适当减少用量。

易吸湿、易水解的颗粒，不能选择水作溶剂，可选择无水乙醇或其他有机溶媒代替。

（四）颗粒流动性

颗粒流动性影响装药（流入片剂模孔或胶囊）的精确度，从而影响片重差异或胶囊装量。

（五）颗粒性状与密度

粉体的粒径和粒径分布也会对其压缩性能产生一定的影响。一般情况下，细粉或尺寸分布均匀的微粒，其比表面积大，可压缩性好，所得片剂硬度高，片重差异小。另外，若粉体密度的不同、形态的不适应以及粉体含水率过高，也会造成粉体的混合困难。在生产过程中，散剂、胶囊剂、片剂等的分散剂通常采用体积法，即粉末自动充满计量容器，所以粉末的流动性和松密度对计量精度有很大的影响。粒径过大或粒径分布不均匀，会导致充模不匀，导致片材重量相差较大等质量问题。

（六）颗粒制备的复杂程度

工艺的复杂程度对制粒的影响是多方位的，需综合考虑以上因素。

第二节　制丸技术

一、概述

中药丸剂系指药材细粉或药材提取物加适宜的黏合剂或其他赋形剂制成的球形或类球形制剂。中药丸剂具有作用缓和持久、可掩盖不良气味、服用方便的特点。卫生学检查是直接使用药材粉末制备的丸剂需要重点注意的问题。

丸剂是一种球状或类球状的药物，由药材细粉或提取物加入合适的黏合剂及其他辅助材料制作而成。丸剂是我国传统中医方剂的一种，其历史源远流长。西汉《五十二病方》中有关于药丸的记载。宋代《太平惠民和剂局方》中有284种药丸。金元时期以来，我国已有药膏、明胶、川蜡。目前，中药丸剂仍是中药制剂的重要组成部分。在中药制剂现代化中，滴丸和浓缩丸是较为常用的剂型。

丸剂的主要特点是：①大多数药丸崩解缓慢，疗效慢，作用时间长，主要用于治疗慢性疾病，或调理身体虚弱，或减轻一些药物的不良反应。②一些新的药丸，如滴丸、药丸等，能迅速起效。③能容纳固体、半固体和黏性的液态药物，具有广泛的顺应性。④提高药物的稳定性，减少挥发性药物的释放。同时，丸剂也有以下缺点：①剂量过大。②不宜儿童使用。③微生物含量过高。④如果操作不当，可能导致溶化困难，从而降低治疗效果。

按赋形剂分类，丸剂可分为水丸、蜜丸、水蜜丸、浓缩丸、糊丸、蜡丸、滴丸等。

（一）常规丸剂的制备

1. 常规丸剂特点与分类　水丸是一种根据制备方法用黄酒、醋、稀药汁、糖液等传统黏合剂或水辅助药材细粉配制而成的药丸。解表剂、清热剂、消导剂等是临床上常见的剂型。

水丸具有下列特点：①赋形剂选用水或水性液体，不含其他固体赋形剂，含药量高。服用后在体内易溶散、吸收，较蜜丸、糊丸、蜡丸等药丸起效更快。②可以在内层中渗透一些易挥发、刺激性、性质不稳定的药物，以掩盖其异味，提高稳定性。也可将速释药物包至外层，缓释药物渗透到内层，或者分别包衣，达到择时释放或程序性定位释放效果。③水丸颗粒较小、表面致密、易于吞咽、不易吸湿、易于保存。④制造工艺简单，便于批量生产。但仍有限制，其配制周期长、污染严重，且难以控制主要药物的含量和溶散时限。

蜜丸是将中药细粉辅以蜂蜜作黏合剂制成的药丸。以丸重为标准，传统上把蜜丸分为大蜜丸（>0.5 g）和小蜜丸（<0.5g）。现代中药出现了“水蜜丸”，它与一般的“蜜丸”比较，可以通过“塑制”和“泛制”两种方法来制作，丸粒小、圆润、易于食用。同时可减少蜂蜜用量、节约成本、便于储藏，在南方较为常见。

浓缩丸也叫药膏丸、浸膏丸，是将中药或部分中药经浓缩后，配以适当的辅料或其他药材粉末，以水或蜂蜜为黏合剂制备而成。按辅料的不同，可将其分为：浓缩水丸、浓缩蜜丸、浓缩水蜜丸。其特点有：①体积小、容易吸收、提高药效、节约大量赋形剂。②便于携带、运输，满足中药的用药特征，适合大规模的机械化生产。③易于储存，不易发霉。④浓缩药片中的药物因加热时间过长，会对某些成分产生一定的影响，从而降低药效。

糊丸系指药材细粉以米粉、米糊或面糊等为黏合剂制成的丸剂。经干燥后糊丸质地较硬，在胃部溶解缓慢，能缓慢释放，延长药效，并能减轻对胃肠道的刺激。本品可用于具有强烈的毒性和刺激性的药品。

蜡丸是用蜂蜡作为黏合剂，将中草药的细粉制成的药丸。由于蜂蜡难溶于水，所以在制作成丸剂后，不会溶解，缓慢释药，可以延长药效，还可以预防药物的毒性和对胃肠道的刺激。此外，通过调整蜡剂用量，能够使丸剂不在胃中溶解，而是在肠道内溶散。

滴丸是将中药经过适当的提取、纯化、浓缩，再与合适的基质加热，混合均匀，滴入不能混合的冷凝液中，使其浓缩，形成一种球状或类球状的制剂。滴丸主要用于口服或外用，比如眼用滴丸、耳用滴丸等。中药滴丸分为两种，一种是通过滴制的方法，将油相组分分散于基质中，制成滴丸。二是利用固体分散法，将不溶于水、溶出速率慢、吸收不良的中药组分或有效部位制成滴丸。

2.泛制法 泛制丸是用泛制法配制的，即在合适的机器或容器内，将药粉和辅料交替润湿、撒布，使药丸不断滚动，逐渐变大成型。如水丸、蜜丸、糊丸、浓缩丸、微丸等。

3.塑制法 塑制丸系指用塑制法制备，即药材细粉加适宜的黏合剂，混匀制成软硬适度、可塑性较大的丸块，再依次制丸条、分粒、搓圆而成丸粒的一种丸剂。如蜜丸、糊丸、蜡丸、浓缩丸等。

4.滴制法 滴丸是用一种低熔点的脂质基质或水溶性基质，将主药溶解、乳化、混悬后，以合适的设备滴入其他不能混合的液态冷却液中，凝结而成的药丸。如速效救心丸。

5.压制法 压制丸系指用压制法制备，即将药材微粉化后，制粒，加适宜的黏合剂，直接压制成的丸剂。

6.挤出滚圆法 挤出滚圆法系将药物与辅料按比例混合后加入黏合剂制成软材，通过挤压机制成圆柱形颗粒或条状物、滚圆机滚圆成丸。

（二）微丸的制备

1.微丸特点与分类 微丸为球状或类球形，直径为0.5~1.0mm，可装入胶囊，或制成片剂等其他制剂，是一种多单元的口服制剂。可制成缓控释、肠溶等多种药物。按释药速率可分为速释微丸和缓释微丸两类。按其释放机制，可将其分为膜控微丸和骨架微丸。

2.微丸形成机制　微丸的形成机制分为成核、聚结、层结和磨蚀转移等四个过程。

成核是将液态物质加入到药粉中，通过液桥作用形成丸核，并使其数目随加入的固体颗粒和黏合剂的增加而增大。聚结是一种由颗粒间无规则撞击而产生的大颗粒，这一过程主要由颗粒的结合而实现，只有表层水分略多的颗粒会产生有效的撞击。层结工艺是将原粉添加到成核系统中，以促进其生长。磨损传递是由于颗粒之间的碰撞，颗粒从一个颗粒的表面脱落并附着到另一个颗粒上，随着时间的推移，颗粒的磨损传递变化逐渐减小。微丸是四个过程相互渗透、相互作用的产物。

在成形过程中，由于颗粒不断滚动、碰撞、摩擦、旋转、挤压等机械作用，因而需要有一定的机械强度，才能保持其形状。微丸力学性能与溶出度和生物利用度有关，力学性能差的微丸很容易发生松动，机械强度过高则导致溶解度降低，生物利用度降低。为了获得强度适宜的微丸，辅料的选用非常关键，如胶料的种类、浓度、包衣料的性质、辅料的配比等。

3.微丸制备技术　常用的微丸制备工艺有挤出滚圆法、热熔挤出（滚圆）法、球形聚结法、冷凝制粒法、冻干制粒法、粉末层积法等。

（1）挤出滚圆法　挤出滚圆法的基本工艺流程是将黏合剂与辅料粉混合均匀，然后用挤压机挤压成条柱，然后用滚筒机切割、滚成大小均一的球体，干燥即得。这一工艺可以概括为混合、制软材、挤出、滚圆和干燥。

（2）热熔挤出法　热熔挤出主要包括热熔软化、成型和固化等三个步骤。首先将所需要的物料加入到一个分段温控的机筒内，在螺杆的推动下，物料继续向前移动，在一定温度区段内融化或变软并随后在剪切和搅拌的作用下均匀的混合，最终以一定的压力、速度和形状从模具中挤压出来。挤出时，物料粒径不断缩小，并在一定程度上进行了空间位置的交换与渗透，最后实现了分子层面的混合，从入口的多相态向出口的单相态过渡。将挤压出来的材料放入滚筒机，然后在加热下滚圆，得到微丸。热熔挤出与挤出滚圆工艺的区别是挤压滚圆靠胶黏剂来确保材料的塑性，热熔挤出则是通过加热来确保材料的塑性。

（3）冷凝制粒法　冷凝制粒法是一种骨架型微丸的简便工艺方法。首先，将载体材料在高出其熔点5~10℃以上的高温下熔化，再将药物和载体充分混合，制成溶液或悬浮液，用喷嘴将其注入惰性液体中，使其与载体的结合凝固而成。

该工艺可分成两个阶段：成型阶段和固化阶段。其中，成型阶段在25~100℃之间，是一个加热－熔化的过程；后者在0~40℃的范围内，是一种冷却－固相反应。根据熔化混合物和惰性液体的密度，可以从顶部或底部喷射到惰性液体，以保证微球在沉淀和上升时得到足够的冷却。采用此方法制备的球形颗粒粒径分布狭窄、圆整度好。

（4）冻干制粒法　将含有药物的溶液、乳剂或悬浮液快速注入－160℃的液氮中，使之快速冷凝固化，然后用冷冻干燥法去除水分或有机溶剂即得。

冷冻干燥技术可以制得速释微丸和缓释微丸。速释微丸的辅料主要有：乳糖、甘露醇等填料、黏合剂（例如聚乙烯基吡咯烷酮等）；缓释丸除了黏合剂外，还需要加入阻滞物质。冷冻干燥法是一种适合于生产对湿热敏感的药物微丸的方法，所得微丸形状均匀，圆整度好，具多孔结构。

4.微丸技术在中药制剂中应用　由于中药实际使用时多用水煎服，服用药物剂量大，生物利用度低，胃肠刺激性强，而微丸是一种颗粒状或球状的药物释放体系，具有流动性好、释放稳定、质量均匀、药效可靠、生物利用度高、药物不良反应少等特点，具有良好的临床应用前景。五酯微丸、六灵丸、葛根芩连微丸等多种微丸均获批上市。

二、制丸技术的关键问题

滴丸作为固体分散体的一种形式，容易存在稳定性问题，基质选用不当、药物与基质比例不合适、贮藏温度过高、存放太久可能导致滴丸的硬度变大、析出结晶、溶出度降低等问题。通过良好的处方设计和基质选择可以提高滴丸的稳定性。

对于粒径较小的小丸，制丸难度较大，容易发生黏丸结块现象。离心流化法、流化床法、喷雾干燥法适合粒径较小微丸的制备。

挤出滚圆法制备微丸的关键问题是软材的挤出、切割、磨圆工序是连续且密集的，每个工序都会对其品质产生一定的影响，但难以准确地控制这些工序的每个步骤，技术难度大，时间成本高。滚圆法生产的微粒质量受滚筒机装料量、烘干方式等诸多因素的影响，需要对其配方及挤压工艺进行优化。由于在制作软材料时，需要添加大量的润湿剂，所以在干燥时容易产生药物的表面迁移，从而导致药粒的释放。需要强调的是，本方法并不适合于对温度和湿度敏感的药品。

热熔挤出法虽有诸多优势，但也有其不足之处，如：本方法的制备温度过高，不宜用于热稳定性差的药品；热熔挤出工艺对载体材料的熔点有严格的规定，熔点过高容易导致药物的再结晶或分解，而熔点过低会对熔化和剪切过程产生不利的影响。另外，本方法的生产工艺能耗高。

使用球状结聚法生产微丸时，主要有三种因素对其性能和质量产生影响。①溶剂体系：不同的溶剂系统所制得的微粒性能差别很大，所以要按其溶解性选择合适的溶剂系统。②搅拌速率：搅拌速率低会导致架桥剂的分散不均匀，对结聚物的外观粒度有一定的影响，必须在高速下进行搅拌。③系统温度：系统温度对药物和辅料的溶解度有较大的影响，由于药物和辅料的溶解在三元系统中进行，系统温度对其粒径和外观形貌有显著的影响。此外，采用球状结聚法所制微粒易碎，且在制备过程中难以去除有机溶剂的残留，制约了本法在工业化生产中的应用。

除了熔融载体和惰性液体不能互相溶解、需要根据介质和惰性液体的密度差异来选择适当的喷射方式之外，冷凝制粒还需要注意以下几个方面：①药物载体的黏度不宜过高，必须确保其不会在熔融状态堵塞喷嘴，同时也要使所形成的微丸粒径分布均一、形状均匀，圆整度好。②惰性液体的黏度是决定微丸圆度的主要因素，应视具体情况选用适宜的惰性液体；惰性液体的凝固温度要尽可能低，-10℃以下比较好。③载体与惰性液体界面张力、密度差以及喷嘴的直径。此外，由于制备的微球硬度低，且目前还没有成熟的工业化生产设备，所以该方法还没有真正的投入生产。

在使用冷冻干燥制粒过程中，由于液滴自身特性（如表面张力较低）的影响，所形成的颗粒也较少，故通常会通过添加表面活性剂来减少颗粒的表面张力。液滴的黏性和固相成分对制备的颗粒的性能和品质有一定的影响，例如溶液、乳剂或混悬液需要不同的冻结时间。所形成的颗粒形状也不同。颗粒尺寸受容器底部筛板尺寸和孔径的影响，颗粒直径减小。在接触液氮之前，液滴的下降距离太大或太短都会对微丸的成粒产生不利的影响。

第三节　抗吸湿技术

一、概述

（一）中药提取物吸湿原因

中药提取浸膏是一个多成分、典型的非晶体基质复杂体系，含有较多易吸湿的成分，如多糖、鞣质、胶质、黏液质等。物料吸潮后易导致外观颜色变深、变软、结块、流动性降低、霉变、影响药品的质量和疗效，给生产和储存带来较大困难。

（二）吸湿机制

物料在生产或贮存过程中或多或少会从空气中吸收一定量的水分，这种性质即吸湿性。亲水性成分的吸湿速度公式为：

$$\frac{dW}{dt}=KA\left(P_A-P\right) \tag{3-1}$$

式中，W为吸收水分的固体制剂重量；t为时间；dW/dt为吸湿速度；K为吸湿速度常数；A为固体制剂表面积；P为大气中水蒸气压；P_A为制剂中亲水性成分吸水所形成的饱和溶液的蒸气压。若$P_A>P$则发生吸湿，若$P_A<P$则发生干燥失水，$P=P_A$则达吸湿平衡，吸湿度为零，此时P所对应的大气相对湿度，称为该固体制剂的临界相对湿度（critical relative humidity，CRH），CRH值越小，越易吸湿。

二、抗吸湿制剂技术

由于中药成分复杂，传统的提取工艺如回流法、煎煮法、浸渍法提取成分的目标不明确，得到的提取物杂质含量多，吸湿性强，因此对提取、分离纯化工艺的优选是防止或减少中药提取物吸潮的首要操作。采用适宜的精制工艺可从源头上有效控制和降低提取物（浸膏）的吸湿性。除了在提取分离环节降低中药浸膏的吸湿性外，在辅料、制粒工艺、包衣技术以及产品包装环节采取有效对策也可在一定程度上降低中药浸膏及产品的吸湿性。

（一）选择防潮辅料

浸膏粉与适当的辅料混合，可降低吸湿性。选择辅料时应考虑辅料的吸湿特性，通常选择吸湿初速度与加速度小，且使物料达到吸湿平衡时吸湿量最小的辅料。常用的有乳糖、淀粉、糊精、微晶纤维素、微粉硅胶等。磷酸钙、磷酸氢钙、磷酸二氢钙、硫酸钙、碳酸钙等钙盐辅料本身具有较强的吸湿能力，吸水后能够形成不容易扩散的结晶水，从而减少对药物的影响，常用于吸湿性强的药物。不同辅料通过恰当的配伍应用也能减少药物的吸湿性。在选择辅料时还要综合考虑对制剂的溶散、溶出、崩解等影响。

将黄芪多糖粉末与10种常用的辅料配伍，在相对湿度75%的条件下放置7日，绘制吸湿曲线，结果表明吸湿性大小为甘露醇=$CaHPO_4 \cdot H_2O$<乳糖<β-CD<HPMC<MCC<微粉硅胶<糊精<CMC-Na，而综合吸湿性和成型性，以乳糖和MCC与多糖1∶1配比最好。

（二）包衣技术

包衣技术常用于颗粒剂、丸剂、片剂等剂型，通过包衣层对水分、光线的隔离能力，保障药物的稳定。早期对于中药制剂防潮主要用包糖衣，然而包衣过程复杂、工作量大、耗费时间长，片重增重过大（30%~50%），糖衣片稳定性较差。目前已基本上被薄膜包衣技术取代。薄膜包衣技术是采用高分子化合物在适当的溶媒及温和的条件下，通过喷雾方法均匀地喷于物芯表面，形成数微米厚的塑性高分子材料薄膜层。在包衣的过程中，当物芯在包衣设备中转动时，包衣液同时以细小的液滴被喷出到达物芯表面，通过接触、铺展、液滴间的相互接合，溶剂挥发，高分子成膜材料形成致密衣膜。

常用的水不溶性薄膜包衣材料有乙基纤维素、醋酸纤维素、丙酸纤维素、醋酸苯二甲酸纤维素、三乙酸纤维素、聚丙烯酸树脂、聚丙烯等。常用的水溶性薄膜包衣材料有聚乙烯醇、聚维酮、甲基纤维素、羟丙基纤维素、羟丙甲纤维素等。

欧巴代（AMB）200系列以及采用高含量的PVA为成膜材料，可以防止水蒸气直接向片芯的迁移，提高药品的物理和化学稳定性。POVACOAT（polyvinyl alcohol/ acrylic acid/ methyl methacrylate copolymer）是聚乙烯醇/丙烯酸/甲基丙烯酸甲酯的共聚物，可以作为黏合剂和包衣膜材，具有良好的隔绝氧气、隔绝湿气、防止中药成分挥发的作用。

（三）制粒技术

中药浸膏粉制备成颗粒或微丸后，不仅流动性好，而且减少了比表面积，改变了浸膏粉中吸湿性组分的空间分布，有利于改善吸湿性能。摇摆制粒的颗粒性状不规则、疏松呈多孔状；挤压制粒的颗粒呈不规则多边形，颗粒致密无空洞，表面粘有疏松的小颗粒；快速搅拌的颗粒呈椭圆的球状，致密无空洞，表面光滑；流化床制得的颗粒有较大的分散性，颗粒内空隙大，水分容易渗透。不同制粒方式制得的颗粒吸湿性为：快速搅拌制粒<挤出制粒<摇摆制粒<流化喷雾制粒。

（四）热熔技术

常见的热熔防吸湿技术包括热熔包衣技术和热熔挤出技术。

热熔包衣技术是采用合适的设备把热熔性包衣材料以熔融的状态覆盖于药物的表面，待冷却后在表面形成均匀包衣层的技术。常用热熔包衣材料为蜡类、硬脂酸、十八醇、聚乙二醇等熔点较低的药用辅料。

采用热熔挤出技术制备的药物以分子状态分散在防潮载体中，药物与载体的高分子链段紧密结合，被束缚、缠绕和固定在链节的某一局部，药物分子无法移动，从而防止聚集结晶，提高防潮稳定性和药物的释放性能。

（五）防潮包材

包装材料的防潮性能通常为玻璃瓶>塑料瓶>铝塑、双铝及泡罩包装。玻璃瓶包装封口材料防潮性能为木塞>塑料塞>蜡纸；塑料瓶包装封口材料防潮性能为双环套盖>旋钮胶垫单盖>旋钮塑盖。为强化防潮性能，也常在玻璃瓶、塑料瓶中放置干燥剂，将单板或几板泡罩包装或几袋铝塑包装的药物再封装于大的铝塑袋中。

泡罩包装又称为PTP包装（press through packaging），具有药品稳定性好，易于携带，便于小剂量和系列化包装的优点，而被广泛应用于片剂、丸剂、栓剂、胶囊等固体制剂的药品。泡罩包装封口材料95%以上采用铝箔材料，泡罩的发泡基材主要使用聚氯乙烯（PVC）硬片、聚偏二氯乙烯（PVDC）硬片以及其他复合材料等。药品实际存放环境温度并不完全是常温（15~30℃），有时会遭遇到高温环境，因此需要考虑温度是否会影响泡罩的透湿性，考察成型泡罩是否能够在变动的环境中始终保持良好的防潮性能。新型的包材也不断出现，新开发的基于三氟氯乙烯（CTFE）的聚合物薄膜防潮性能非常优秀。

第四节　微囊化技术

一、概述

微囊化是利用天然或合成的高分子材料、将固态或液态中药包裹而成膜壳型的微囊。中药微囊化目的有掩盖不良气味及口感，提高稳定性、防止药物受胃内环境的影响及减少胃刺激性、使液态中药固体化便于贮藏或制备其他制剂、提高生物利用度、可以缓控释及靶向释药、减少药物复方的配伍变化等。

二、微囊化的方法

根据药物和载体材料的性质和微囊粒径、释放性能以及靶向要求，可以选择不同的囊材及制备方法。常用的囊材有天然的明胶、阿拉伯胶、壳聚糖、海藻酸盐等，半合成的羧甲基纤维素盐、羟丙基甲基纤维素、乙基纤维素、甲基纤维素等，合成的聚乳酸、聚乳酸–聚乙二醇嵌段共聚物、聚羟基乙酸、乙酸–羟基乙酸共聚物、丙交酯–乙交酯共聚物等；常用的制备方法有物理化学法和物理机械法。可以直接制备成微囊，也可以先制备囊心（微球）再进一步包膜制备微囊。

物理化学法包括单凝聚法、复凝聚法、溶剂–非溶剂法、改变温度法、液中干燥法、乳化–交联法、共沉淀法。

物理机械法通常是将固态或液态中药在气相中进行微囊化的方法，需要一定设备条件，是微囊大生产最适宜的方法之一。包括喷雾干燥法、喷雾凝结法、流化床包衣法（空气悬浮法）、超临界流体法。

三、微囊中药物的释放

（一）微囊中药物释放的机制

微囊中药物释放的规律视微囊的种类和药物的性质而定，有的是零级释放，有的是一级释放，也有的符合Higuchi方程。要深入了解微囊释药的规律，应考虑释药机制，通常有以下三种。

1.扩散或沥滤　即微囊进入体内后，体液向微囊中渗透，使药物逐渐溶解而扩散或沥滤出囊壁，囊壁不溶解，这是物理过程。有的药物释放首先是已溶解或黏附在囊壁的少量药物发生短暂的快速释放，被称为突释效应，然后囊心物才溶解形成饱和溶液而扩散出微囊。

2.囊壁的破裂或溶解　囊壁可由压力、剪切力、磨损等因素而破裂，或囊壁可溶解于体液。破裂或溶解的速率主要取决于囊材的性质、体液的体积、组成、pH值以及温度等，不涉及酶的作用，亦属于物理化学过程。

3.囊壁的消化与降解　这是在酶的作用下的生化过程。当微囊进入体内后，囊壁可受胃蛋白酶或其他酶的消化与降解成为体内代谢产物，而使药物释放出来。但是一般用合成的可生物降解的聚合物作囊材的微囊，在降解之前，药物早已开始释放。

（二）影响微囊中药物释放的因素

1.微囊粒径　在厚度相同的情况下，囊径越小释药越快。

2.囊壁的厚度　囊材相同时，囊壁越厚，释药越慢。

3.囊材的理化性质　孔隙率较小的囊材，释药较慢。常用几种材料形成的囊壁释药速度的比较：明胶>乙基纤维素>苯乙烯–马来酸酐共聚物>聚酰胺。

4.药物的性质　在囊材等相同时，溶解度大的药物释药较快，药物在囊壁与水间的分配系数影响药物的释放速度，将药物制成溶解度小的衍生物，再囊化可使药物缓释。成囊时采用不同工艺，对释药速度有影响。

5.附加剂的性质　加入疏水性物质如硬脂酸、蜂蜡、十六醇等，可使药物缓释。

6. 工艺条件 成囊时采用不同工艺，对释药速度有影响。

7.pH值的影响 不同pH值对释药速度有影响。

8. 离子强度的影响 在不同的释放介质中微囊的释药速度不同。

四、微囊的质量评价

微囊的质量评定主要包括以下几个方面。

（一）形态、粒径及分布

微囊应是圆整球形或椭圆形的封闭囊状物。不同制剂对粒径大小有不同的要求，应符合相应剂型的要求。粒径测定时，至少需500个微囊的粒径，并将粒径范围划分为若干单元（如5~10μm、10~15μm、15~20μm等），求算术平均径d_{av}，公式为：

$$d_{av}=\Sigma\ (nd)\ /\Sigma_{n}=(n_1d_1+n_2d_2+\cdots\cdots+n_nd_d)\ /\ (n_1+n_2+\cdots\cdots+n_n) \qquad (3-2)$$

式中，n_1、n_2……n分别为具有粒径d_1、d_2、…d_n的粒子数；n为在某个粒径范围的粒子数；d为某粒径范围内的平均粒径。

处理测量到的粒径分布数据，以粒径作为横坐标，用频率（每个粒径范围内颗粒数量除以颗粒总数得到的百分比）作为纵坐标，可以绘制颗粒尺寸分布的直方图。

（二）载药量和包封率

对粉体状微囊，首先测量其含药量，然后再进行载药量（drug-loading rate）测定；对悬浮在液相介质中的微囊首先要进行分离，并在液相中分别测量药量、包封率和包封产率。

$$载药量=\frac{微囊内药量}{微囊总重量}\times 100\% \qquad (3-3)$$

$$包封率=\frac{微囊内药量}{微囊内药量+介质中药量}\times 100\% \qquad (3-4)$$

$$包封产率=\frac{微囊中含药量}{投料总量}\times 100\% \qquad (3-5)$$

包封产率与所用的技术有关。采用喷雾干燥法和空气悬浮法制备的微胶囊，其包封率可达95%以上，而物理化学方法制备的微囊通常在20%~80%。包封产率对评价微胶囊的品质影响较小，一般用来进行工艺评价。

（三）药物的释放速率

微囊中药物的释放速率可采用《中国药典》（2020年版）四部通则0931溶出度与释放度测定法中第二法（桨法）进行测定，亦可将试样置薄膜透析管内按第一法（篮法）进行测定。最初0.5小时内的释放量低于40%。

（四）有机溶剂残留

凡工艺中采用有机溶剂者，应测定有机溶剂的残留量，并不得超过《中国药典》2020年版规定的限量。

（五）稳定性

稳定性实验主要研究原料药物或制剂在温度、湿度、光线等影响下的变化规律。对药品的有效期进行研究，并为药品的生产、包装、贮存、运输条件提供科学依据。

稳定性试验的基本要求如下。

（1）稳定性试验包括影响因素试验、加速试验与长期试验。影响因素试验用1批原料药物或1批制剂进行；如果试验结果不明确，则应加试2个批次样品。生物制品应直接使用3个批次。加速试验与长期试验要求用3批供试品进行。

（2）原料药物供试品应是一定规模生产的。供试品量相当于制剂稳定性试验所要求的批量，原料药物合成工艺路线、方法、步骤应与大生产一致。药物制剂供试品应是放大试验的产品，其处方与工艺应与大生产一致。每批放大试验的规模，至少是中试规模。大体积包装的制剂，如静脉输液等，每批放大规模的数量通常应为各项试验所需总量的10倍。特殊品种、特殊剂型所需数量，根据情况另定。

（3）加速试验与长期试验所用供试品的包装应与拟上市产品一致。

（4）研究药物稳定性，要采用专属性强、准确、精密、灵敏的药物分析方法与有关物质（含降解产物及其他变化所生成的产物）的检查方法，并对方法进行验证，以保证药物稳定性试验结果的可靠性。在稳定性试验中，应重视降解产物的检查。

（5）若放大试验比规模生产的数量要小，故申报者应承诺在获得批准后，从放大试验转入规模生产时，对最初通过生产验证的3批规模生产的产品仍需进行加速试验与长期稳定性试验。

（6）对包装在有通透性容器内的药物制剂应当考虑药物的湿敏感性或可能的溶剂损失。

（7）制剂质量的“显著变化”通常定义为：①含量与初始值相差5%；或采用生物或免疫法测定时效价不符合规定。②降解产物超过标准限度要求。③外观、物理常数、功能试验（如颜色、相分离、再分散性、黏结、硬度、每揿剂量）等不符合标准要求。④pH不符合规定。⑤12个制剂单位的溶出度不符合标准的规定。

五、微囊化技术在中药制剂中的应用

在中药微胶囊研制的早期，主要选取挥发油类作为模型药物，例如：杜仲挥发油、藿香挥发油、陈皮挥发油等；其目的主要为矫臭、矫味、液态药物固态化等。相关研究多以单味或多味中药的挥发油为囊心，常采用复合凝胶法、喷雾干燥法制备。随着对微囊的深入研究，该技术已经发展到了现代药物研究的前沿，并出现了一些具有较高药用价值的药物。

（一）中药单体化合物的微囊制剂

秋水仙碱单体毒性大，为掩蔽其毒性并减少脱靶效应，张仲海等研制了一种用于乳腺癌的秋水仙碱微球。经临床观察，证明其对乳腺癌有良好的治疗效果和定位效果。

（二）单味中药提取物的微囊制剂

张彦青等通过复凝聚法制备出具有均一尺寸、高载药量和均一的骨架溶蚀特点的灯盏花素微囊。王家远等利用壳聚糖作为载体，利用乳交联法合成了三七总皂苷微胶囊，考察了其基本性质及体外溶出性，结果表明，三七总皂苷微囊具有较好的缓释作用。

（三）复方中药提取物的微囊制剂

复方微胶囊是目前我国中药研究的热点之一。中药复方是一种以多种中药为基础的中药组合而成，它能很好地反映出中医的辨证治疗特征，在临床上有很好的应用价值。但由于复方的化学组成比较复杂，其作用机制也不明确，因此，在药物载体材料选择、处方设计、质量监控指标及建立方法上存在着诸多问题。目前，我国中药复方的颗粒型制剂尚不多见。吴琴芳等用复方烈香杜鹃方制成中草药微胶囊，再将微胶囊制成颗粒状。邵广州研制出了复方五味子仁微囊片等复方微囊，拓宽了中成药的使用领域，为进一步开发新型复方制剂奠定了基础。

六、微囊化常见问题

粒径是微囊质量的重要指标，一般认为口服粒径小于200μm的微囊在口腔内无砂粒感。粒径还与药物的释放、生物利用度、载药量、有机溶剂残留量、体内分布及靶向性密切相关。一般微粒包衣制备微囊难度较大，球体的表面积与直径的平方成正比，颗粒粒径越小，单位质量的颗粒表面积越大，要制备囊膜厚度达标的微囊所需载体材料越多，导致药物含量下降，制剂成本提升（表3-1）。

表3-1 微囊化方法及其适用性和粒径范围

微囊化方法	囊心物类别	粒径范围（μm）
相分离	固态和液态药物	>2
空气悬浮法	固态药物	>35
喷雾干燥/喷雾凝结	固态和液态药物	>5

由于微囊的靶向和缓释等功能，可以很好地弥补传统中成药的缺陷，在中成药领域的应用越来越广泛。但目前国内对微囊化的研究大多限于传统的方法，且临床应用中也存在一定的问题，主要来自制备工艺和包封的药物。从工艺角度来看，成功制备粒径在 1~250μm的载药微囊，且要求其粒径分布均匀、囊形饱满、包封率稳定，这是非常难的一项制剂技术。其中，载药率低是限制其发展的最大难关。药物的选用也是一个亟待解决的问题，目前，中成药的微囊抑制剂都是以抗癌为主，但由于成囊过程复杂，靶位释放速率不易掌握，质量监控指标和评估方法也很难确定，给未来的科研成果转化带来一定的困难。所以，能否转变思路，寻求新的突破，还需要进一步的研究。

第五节 速释及增溶技术

一、速释技术

速释技术系指促使制剂给药后快速崩解或溶解，药物快速释放并通过口腔或胃肠黏膜迅速吸收的技术。以口服固体制剂为多，包括口腔速溶片、口崩片、舌下片、分散片、滴丸等。

（一）速释特点

速释制剂具有普通制剂所不具备的快速崩解、快速释药，吸收好，生物利用度高，胃肠道刺激性小以及服用方便、患者顺应性好等优点。但药物一般需要经过预处理，生产工序多；对崩解剂、包装材料的防潮效果和贮存条件要求高等。

（二）速释机制

1.速崩 采用一种或多种高效崩解剂联合使用，通过增加制剂的孔隙率和强的溶胀性能促使制剂的迅速崩解。低取代羟丙基纤维素在水中不溶解但有强吸水性和溶胀性，可辅助药物成型，增加崩解和崩解后颗粒的分散度；交联羧甲基纤维素钠、交联聚维酮、交联羧甲基淀粉钠被称为超级崩解剂，具有较强的吸水膨胀性，有优良的崩解性能。

2. 速溶　适用于溶解性好的药物及易溶解的乳糖、蔗糖、甘露醇、山梨醇、聚乙二醇等辅料。冷冻干燥法和固态溶液法制备的速溶片，虽无崩解剂，但具有极高的孔隙率，加之采用亲水性骨架材料，当遇到水分时可由空隙迅速进入制剂内部，溶解释放药物。

3. 辅料促进作用　通过辅料保障药物的高度分散性，提高药物的可润湿性以及抑制药物晶核的形成及成长，使药物成为非结晶性无定形状态分散，从而增加药物的溶出速率。

二、增溶技术

药物的溶解度除了与药物的分子结构、晶型、粒子大小等有关外，溶剂的种类、溶解温度、溶液的pH及添加成分对药物的溶解度也产生重要影响。

（一）影响药物溶解度与增加药物溶解度的方法

1. 药物分子结构、晶型、粒子大小的影响　从相似相溶的原则出发，如果药物之间的作用力比药物和溶液之间的作用力大，那么，药物的溶解性就会降低，相反的，它的溶解性就会增加；相同结构的药物，因其晶型的差异，其溶解程度也有差异，一般无定型的药物比晶体结构更大。对于可溶性药物，粒子大小对药物溶解度的影响不大；而对于难溶性药物，粒径>2μm时，粒径对药物溶解度几乎无影响，但粒径< 100nm时，溶解度随粒径减小而增大。这一规律可以用Ostwald Freundlich方程表示：

$$\lg\frac{S_2}{S_1}=\frac{2\sigma M}{\rho RT}\left(\frac{1}{r_2}-\frac{1}{r_1}\right) \tag{3-6}$$

式中，S_1、S_2分别为半径为r_1、r_2的药物粒子的溶解度，σ为表面张力，ρ为固体药物的密度，M为药物的分子量，R为摩尔气体常数，T为绝对温度。当药物处于微粉状态时，若$r_2<r_1$，r_2的溶解度大于r_1的溶解度。显而易见，通过减小粒径的办法可以增大难溶性药物的溶解度，微粉化技术提高难溶性药物的溶解度就是利用了这一原理。

2. 药物离子性质的影响　药物离子的性质与其水合作用密切相关，阳离子对水的作用力很大，所以在阳离子的周围形成一层水分子。离子的粒径和表面积是影响水分子极化的决定性因素，随着离子半径的增加，离子的水化率逐渐下降。在药物的结晶过程中，溶剂分子进入晶格使晶型发生改变，形成药物的溶剂化物。当溶剂为水时，则形成水合物。一般而言，溶解度最差的是普通的水合物，无水物次之，其他溶剂化物的溶解度比无水物高。例如：琥珀酸磺胺嘧啶水合物的溶解度为10mg/ml，无水物的溶解度为39mg/ml，戊醇溶剂化物的溶解度为80mg/ml。

3. 温度的影响　取决于溶解过程是吸热（$\Delta H>0$）还是放热过程（$\Delta H<0$）。当$\Delta H>0$时，溶解度随温度升高而升高；反之、溶解度随温度升高而降低。药物溶解过程中其溶解度与温度的关系如下：

$$\ln\frac{S_2}{S_1}=\frac{\Delta H_S}{\mathrm{R}}\left(\frac{1}{T_1}-\frac{1}{T_2}\right) \tag{3-7}$$

式中，S_1、S_2分别为在温度T_1和T_2下的溶解度，R为摩尔气体常数，T为热力学温度，ΔH为摩尔溶解焓（J/mol）。若已知溶解焓ΔH与某一温度下的溶解度S_1，则可求得T_2下的溶解度S_2。

4. pH与同离子效应

（1）pH的影响　很多难溶性药物如有机弱酸、弱碱及其这些药物在水中的溶解度受pH的影响很大。对于弱酸性药物，若已知pK_a和特性溶解度S，由式（3-8）即可计算任何pH下的表观溶解度。此式表明溶液的pH低于计算值pH时弱酸析出，即可计算出弱酸沉淀析出的最低pH以pH_m表示。

$$pH_m=pK_a+\lg\frac{S-S_0}{S_0} \tag{3-8}$$

对于弱碱性药物，若已知pK_a和特性溶解度S_0，由式（3-9）即可计算任何pH下的表观溶解度。此式表明溶液的pH高于计算值pH时弱碱析出，即可计算出弱碱沉淀析出的最高pH，以pH_m表示。

$$pH_m=pK_a+\lg\frac{S_0}{S-S_0} \tag{3-9}$$

（2）同离子效应（common-ion effect）若药物的解离性和分子型是限制药物溶解的组分，则在溶液中与药物相关离子的浓度是影响药物溶解度的决定因素，通常向难溶性盐类饱和溶液中加入含有相同离子的化合物时，其溶解度降低，这一现象称为同离子效应。例如：许多盐酸盐类药物在0.9%氯化钠溶液中的溶解度比在水中小。

（二）影响溶解速率及药物溶出度的因素

1.药物溶出速度的表示方法 溶出速度（dissolution rate）是指在一定条件下，在单位时间内药物溶解进入溶液主体的量。药物溶出过程分为两个相连的阶段，第一个阶段是溶质分子在固体中溶解，在固体中形成饱和层，再通过扩散作用穿过扩散层，最终通过对流作用进入到溶液中。固体药物的溶出速度主要受扩散控制，可用以下方程表示：

$$\frac{dC}{dt}=\frac{DS}{hV}(C_S-C) \tag{3-10}$$

式中，D为溶质在溶出介质中的扩散系数，V为溶出介质的体积，h为扩散层厚度。如果溶出满足漏槽条件（sink condition），即$C_S \gg C$、$C \rightarrow 0$，而且S（固体的表面积）在溶出过程中保持不变，则式（3-10）可简化为：

$$\frac{dC}{dt}=K \tag{3-11}$$

式中，K为特性溶出速度常数［$mg/(min \cdot cm^2)$］，是指单位时间、单位面积药物溶解进入溶液主体的量。一般情况下，当固体药物的特性溶出速度常数$<1mg/(min \cdot cm^2)$时，就应考虑溶解速度对药物吸收的影响。

2.影响药物溶解速度的因素及提高溶解速度的方法

（1）固体药物的粒径和表面积 相同质量的固体药物，其比表面积随粒径的减小而增大；类似的，固体药物体积相同时，其表面积随孔隙率增大而增大；对具有高疏水性的粉状或颗粒状的药物，可以通过添加润湿剂来改善分散程度，增大溶解界面，从而加快溶解速率。

（2）温度 温度升高，药物溶解度C_s增大，扩散增强，黏度降低，溶出速度加快。

（3）溶出介质性质 《中国药典》规定溶出介质应使用新鲜配制并经脱气的溶出介质。常用的溶出介质包括新鲜蒸馏水、不同浓度的盐酸、不同pH的缓冲液，或在上述溶出介质中加入少量表面活性剂。一般情况下，不推荐使用有机溶剂进行溶出度研究，当必须使用时，尽可能使用低浓度的低级醇，以防实验结果与体内实际情况出入太大。

（4）扩散系数 随着药物在溶出介质中的扩散系数增大，其溶解速率也随之加快；在特定的温度下，分散因子与溶液的黏度及药物的分子量有关。

（5）扩散层厚度 随着扩散层厚度的增大，溶解速率逐渐降低。扩散层厚度与搅拌强度相关。在测量溶解速率时，必须严格控制搅拌速率，提高搅拌速率可以加快药物的溶解速率，但是会使溶解速率减慢。

3.增溶作用及增溶剂 在药物制剂研发过程中，由于挥发油、脂溶性维生素、甾体激素等多种难溶性药物在水中溶解度较低，难以达到治疗所需浓度，因此，常通过添加表面活性剂来提高其水溶解度。

这种起增溶作用（solubilization）的表面活性剂称为增溶剂（solubilizer）。

（1）增溶作用机制　表面活性剂形成的胶束作用是增加难溶性药物溶解性能的主要原因。当表面活性剂在水中达到临界胶束浓度（critical micelle concentration，CMC）时，可以使某些水溶性或微溶性的药物形成一种透明的凝胶，从而显著提高溶解度。在胶束的内侧，是一个极小的由亲油基团排列而成的非极性疏水性空隙，其外部是亲水性基团所构成的极性区。由于胶团的粒径处于胶体溶液的范围，因此药物被增溶后仍能形成澄明溶液。非极性物质如苯、甲苯等能充分进入到胶束核心的非极性区域，从而使其溶解；具有极性基团的物质，例如水杨酸、甲苯、脂肪酸等，其非极性被插入到胶束的内部，苯环、烃链等极性基团则伸入胶束外层的极性区中；两端均含极性基团的物质（如酚羟基和羧基）则延伸到胶束外层的极性区；分子两端都包含极性基团的极性物质（例如对羟基苯甲酸），能被胶束外层的极性链完全吸附，从而增溶。

（2）影响增溶作用的因素　许多因素能影响表面活性剂对药物的增溶作用。

1）增溶剂的性质　在同系物增溶剂中，形成胶束的大小随碳原子数的增加而增大，CMC减小，胶束聚集数增加，增溶量随之增加；有支链结构的增溶剂的增溶作用小于相同碳原子数的直链结构的增溶剂；当增溶剂的碳链上含有不饱和键或极性基团时，增溶剂增溶作用减弱。由于不同类型的表面活性剂具有不同的分子结构和CMC，故其对药物的增溶作用存在差异。由于非离子型表面活性剂具有更小的CMC和更多的胶束聚集数，而阳离子型表面活性剂可形成更为疏松的胶束，因此具有相同亲油基的各类表面活性剂对烃类和极性有机物的增溶顺序为非离子型表面活性剂>阳离子型表面活性剂>阴离子型表面活性剂。此外，增溶剂的加入顺序也会影响其增溶能力。一般认为，将增溶质和增溶剂先行混合要比增溶剂先与水混合的增溶效果好。

2）增溶质的性质

①极性的影响：对强极性和非极性而言，非离子型表面活性剂的HLB值越大，增溶效果越好；对极性低的药物则正好相反。例如聚山梨酯类非离子型表面活性剂对非极性的维生素A的增溶作用随HLB值的增大而增强，但对弱极性的维生素A棕榈酸酯则相反。

②结构的影响：增溶质同系物随着烃链的增加，使其增溶剂的增溶能力降低；不饱和化合物比它们对应的饱和物更易溶解；增溶质的碳氢链支链对溶解度的影响较小，但环状化合物支链增加可使增溶量增加。

③解离度的影响：不解离的极性药物和非极性药物易被表面活性剂增溶，而解离型药物往往因其水溶性原因，进一步增溶的可能性较小，甚至可使溶解度降低。当解离型药物与带有相反电荷的表面活性剂混合时，在不同配比下可能出现增溶、形成可溶性复合物和不溶性复合物等复杂情况。解离型药物与非离子型表面活性剂的配伍很少形成不溶性复合物，但pH可明显影响药物的增溶量。对于弱酸性药物，在偏酸性环境中具有较大程度的增溶；对于弱碱性药物，在偏碱性条件下具有较大程度的增溶；对于两性药物则在等电点具有最大程度的增溶。

④多组分增溶质的增溶：制剂处方中存在多种组分时，对主要的增溶效果取决于表面活性剂的相互作用，如多种组分与主药竞争同一增溶位置可使增溶量减小；某一组分吸附或结合表面活性剂分子造成对主药的增溶量减少；某些组分也可扩大胶束体积而增加对主药的增溶等。如苯甲酸可增加羟基苯甲酸甲酯在聚氧乙烯脂肪醇醚溶液中的溶解性。

⑤其他成分的影响：抑菌剂或抗菌药物在表面活性剂溶液中因被增溶而降低其活性，该情况下须加大抑菌剂或药物的用量。在表面活性剂中的溶解度越高，要求抑菌剂的浓度就越大。例如羟基苯甲酸丙酯和丁酯的抑菌浓度比甲酯和乙酯低得多，但在表面活性剂溶液中前者却需要更高的浓度方能达到相同的抑菌效果，是因为丙酯和丁酯更容易在胶束中增溶。

3）温度的影响　离子型表面活性剂的温度升高，分子热运动增加，使胶束产生增溶的空间增大，因而增溶量增大。对聚氧乙烯醚类的非离子型表面活性剂，温度升高，聚氧乙烯基的水化作用减弱，CMC减小，胶束聚集数增加，使非极性有机化合物的增溶量增加，而极性有机物在温度低于表面活性剂的昙点时增溶量增大，若温度继续增高，造成聚氧乙烯基脱水，减小了极性有机物的增溶空间，致使增溶量减少。

4.助溶作用及助溶剂　在药剂学处方设计中，根据药物的性质和结构特点，有时通过在溶剂中加入第三种物质与难溶性药物形成可溶性的分子间络合物、复盐、缔合物等以增加难溶性药物的溶解度。增加药物溶解度的作用称为助溶，加入的第三种物质称为助溶剂。助溶剂多为低分子化合物（非表面活性剂），与药物形成络合物后可数倍甚至数十倍增加药物的溶解度。例如碘在水中的溶解度为1∶2950，加入适量的碘化钾（助溶剂）后可明显增加碘在水中的溶解度，可配成含碘5%的水溶液。其增加碘溶解度的机制是碘与助溶剂碘化钾形成了分子间络合物KI_3。

5.潜溶剂　为了提高难溶性药物的溶解度，常常使用两种或多种混合溶剂。在混合溶剂中各溶剂达到一定比例时，药物的溶解度出现最大值，这种现象称为潜溶，这种溶剂称为潜溶剂。可与水形成潜溶剂的有乙醇、丙二醇、甘油、聚乙二醇等。例如甲硝唑在水中的溶解度为10%（W／V），如果使用水-乙醇混合溶剂，则溶解度可提高5倍；再如醋酸去氢皮质酮注射液是以水-丙二醇为溶剂制备的。

三、速释及增溶的制剂技术

（一）固体分散体

固体分散体技术是将药物特别是难溶性药物，以分子、胶态、微晶或无定形态，高度分散在载体中，形成固体分散体。除了可以提高难溶性药物的溶出度，也可以使药物缓释、控释；还可以将液体药物固体化，掩盖药物的不良气味，提高药物的稳定性，延缓药物的水解与氧化等。

1.固体分散体常用载体　固体分散体的释药特性取决于载体材料的类型和特点，制备速释型固体分散体常用水溶性高分子材料和有机酸、糖类等小分子材料。

水溶性高分子材料载体有聚乙二醇类（PEG4000、6000等）、聚维酮类（PVP-K30、K60、K90等）、羟丙基纤维素类（HPC）、羟丙甲纤维素（HPMC）、聚乙烯醇类（PVA）、泊洛沙姆类（如Poloxamer-188）、聚乙二醇甘油酯类（gelucires）、明胶、右旋糖酐，天然多糖等。小分子材料包括有机酸（如枸橼酸、琥珀酸、胆酸、去氧胆酸等）、尿素、糖及糖醇类（半乳糖，蔗糖，甘露醇等）、季戊四醇等、磷脂、环糊精等。

2.固体分散体制备方法　固体分散体制备方法包括熔融法（热熔挤出法、超声波熔融法）、溶剂法（喷雾干燥法、旋转蒸发法）、溶剂-熔融法、研磨法等。基本原理是采用加热、溶剂或机械法使药物与辅料处于激烈热运动的无序混合状态，迅速冷却或者快速除去溶剂使药物与辅料保持高度的分散，处于非结晶的无定形状态。

3.固体分散在中药制剂中应用　固体分散技术目前已经成为中药制剂领域的研究热点，并取得了系列进展。单一载体的中药固体分散体处方组成简单，多载体的中药固体分散体则能够在改善中药有效成分生物利用度的基础上兼顾制剂的稳定性。此外，固体分散体技术在中药制剂领域还诞生了一种特殊剂型，即中药滴丸，复方丹参滴丸已经上市。

（二）口腔崩解膜

口腔崩解膜是指采用适宜材料制备的单层或多层膜片，放置在口中快速分散、溶解或崩解的膜剂。

具有剂量灵活和患者易于接受的优点。

（1）成膜材料　口腔崩解膜通常在一种或几种合适的成膜剂中加入了药物和增塑剂、可溶性和不溶性填充剂、超级崩解剂、表面活性剂和掩味剂等。成膜剂包括：羟丙甲纤维素（HPMC）、羟乙基纤维素（HEC）、羟丙基纤维素（HPC）、甲基纤维素（MC）、羧甲基纤维素（CMC）、麦芽糖糊精、预糊化羟丙基豌豆淀粉（PHPS）、粒状羟丙基淀粉（GHPS）、支链淀粉（Pullulan）、聚乙烯醇（PVA）、聚乙烯醇-聚乙二醇接枝共聚物（PVA-g-PEG）、聚乙烯醇与聚乙烯醇-聚乙二醇接枝共聚物（PVA-g-PEG with PVA）、聚维酮（PVP）、聚丙烯酸（PAA）、聚环氧乙烷（PEO）、果胶、高甲氧基果胶（HMPT）、明胶、透明质酸、海藻酸钠、壳聚糖等。为使制备的分散体具有更好铺展性，提高所得样品的机械性能以及增加药物的稳定性和降低薄膜黏性，在成膜材料中常加入卡波姆（CBM）、磷脂、淀粉、羧甲基纤维素钠盐（CMC-Na）、海藻糖和葡聚糖等。

增塑剂的添加可以提高膜的柔软性。常用的增塑剂有甘油、聚乙二醇（PEG）、丙二醇和山梨糖醇、木糖醇、d-α-生育酚聚乙二醇1000琥珀酸酯、甘油三乙酸酯、柠檬酸、甘氨酸、脯氨酸和赖氨酸等。

（2）制备方法　制备方法包括溶剂浇注（流延法）、热熔挤出、静电纺丝和2D或3D打印。

1. 口崩片

（1）含义与特点　口腔崩解片（oral disintegrating tablets，ODTs），是一种新型的固体速释制剂，它不需要水（或者只需要很少的水），只需要在唾液中就能迅速分解。药物可以通过口腔和食管黏膜的吸收，也可以通过吞咽的力量作用于胃肠。所以老年人、儿童、昏迷患者、精神病患者的依从性都很高。另外，口崩片可以经口腔或食管黏膜吸收，其生物利用率比常规制剂高，首过代谢率比常规制剂低。另外，服用方便，见效快，局部治疗效果好。

（2）辅料选用　口崩片处方由药物与至少一种崩解剂和适宜的填充剂等配伍组成。选择适当的辅助材料，并对药品及辅料颗粒大小进行控制是控制其品质的关键。其他的辅助材料可以按处方添加，如：润湿剂（乙醇）、着色剂（氧化铁）、防腐剂、抗氧剂、香料等。

口崩片辅料中最重要的是崩解剂，口崩片辅料多为水不溶性，多采用高效崩解剂，利用崩解剂的毛细管作用或溶胀性质使片剂迅速崩解。常用的有低取代羟丙基纤维素（L-HPC）、微晶纤维素（MCC）、交联羧甲纤维素钠（CMC-Na）、交联聚乙烯吡咯烷酮（PVPP）、交联羧甲淀粉钠（CCMS-Na）以及处理琼脂（TAG）等。

（3）制备方法

1）基于预混辅料的粉末直接压片法　粉末直接压片是目前口崩片的主要生产工艺。该方法不但操作简便，而且所制备的崩解片有较好的崩解性和一定的硬度。然而，直接压片法对原料、辅料的性能有很高的要求，而常规的单一辅料难以满足直接压片的需要，因此，采用预混剂作为原料的直接压片技术受到了研究者的广泛关注。

2）微波照射法　微波照射法是将甘露醇、木糖醇、聚合物崩解剂、吸水剂的湿模塑片。甘露醇经微波作用后，会产生水蒸气，使药片内的孔隙扩张，从而产生新的孔隙网络。这种新型的孔隙网络使得药物可以更好地吸收水分，大大减少了药物崩解的时间。另外，在微波照射过程中，产生的水蒸气，会使表面的甘露醇粒子溶解或沉淀，形成新的固体桥，使片剂的硬度大大增加，使其具有适中的硬度和良好的崩解性。

3）喷雾干燥法　喷雾干燥法制备口崩片的关键是获得多孔性颗粒作为支撑骨架，然后加入药物、填充剂、矫味剂、崩解剂及润滑剂等进行直接压片，最后得到的口崩片具有良好的崩解性能，水分可迅速进入片芯，在30秒内实现崩解。

4）其他方法　目前国际上采用固态溶液技术、3D打印技术、闪流技术、预处理法等技术用于口腔崩解片的研制，但往往技术较为复杂，对仪器设备的要求较高。

（4）影响因素

1）载药量问题　由于口崩片不需要用水直接给药，在配制过程中需要加入大量利于崩解的辅料。所以，单剂量大的药品不宜制成口崩片。但目前药品的发展趋势是低剂量、高药效。

2）药物硬度和易碎性　采用直接压片法生产的口崩片，其硬度与崩解时间密切相关。在一定的压力范围内，压强大、硬度高、崩解时间相应长，不能满足口崩片的崩解条件；如果压强太低，则无法使药片成形。所以，在生产口崩片的时候，要考虑压力和辅料的比例，在一定的硬度范围内，确保高孔隙率，也就是崩解的时限。冷冻干燥法制得的口崩片硬度低，脆性大，容易破裂，包装复杂，成本增加。为了提高冷冻干燥法的硬度，在不降低其崩解性的前提下，必须研制出一种能有效改善其硬度的方法，以提高其包装的易用性。

3）口崩片的口感　得益于矫味剂、掩味技术的迅速发展，口崩片的不良气味、原料药的苦味等问题得到了很大程度的改善，但是因辅料的用量大，导致其崩解后仍有砂砾感，有待改进和解决。通过缩小粒度、开发新型辅料、探索加工技术等途径，可以有效地解决这一问题。

（5）中药口崩片的研究与应用　尽管口崩片已有20多年的上市史，并属于技术成熟产品，但口崩片在我国仍属于相对较新的“舶来品”。目前，我国自行研制的口崩片不仅有大量化学药，也有不少是中药复方制剂或中药提取物制剂，包括苏冰口崩片、豆腐果苷口崩片、断血流总苷口崩片、灯盏花素口崩片、颠茄口崩片、黄杨宁口崩片、三金口崩片等。这正是我国与外国药企最大的不同之处。

2.分散片

（1）含义与特点　分散片是在水中能够快速分解并且能平均分布的一种片剂。相比于其他的片剂、胶囊剂，分散片具有服用简单、分解速度快、吸收速度快、生物利用度高等特点。分散片制作方法简单（除了必须使用高品质的崩解剂和膨胀剂之外，还可以按照相对简单的方法来制作），而且服用方法简单（可以在水里溶散，亦可吞服或咀嚼）适合老年人、儿童和吞咽困难的患者。此外，分散片可以减少药物的副作用，增加药物的生物利用率。

一般来说，难溶性药物或者是生物利用度低的药物才会做成分散片。制成中药分散片的药物主要要求：①分散片中要加入性能好的崩解剂，溶胀性辅料，填充剂等，中药分散片中的药物含量不能超过50%，要给辅料留有空间；②分散片一般适用于难溶于水的中药有效成分或提取物，不适于毒副作用大，易溶于水的药物；③中药提取时要尽可能除去杂质，保存有效成分，并且一般要进行微粉化处理。

（2）辅料选用

1）崩解剂的选择　分散片要求在19~21℃的水中3分钟内崩解完全。因此，选择合适的崩解剂对分散片来讲至关重要，一般选择溶胀度大于5ml/g的崩解剂。

①崩解剂的种类和用量：常用的崩解剂有羧甲基淀粉钠、低取代羟丙基纤维素、交联聚维酮、交联羧甲基纤维素钠等。羧甲基淀粉钠吸水后可膨胀至原体积的300倍，是性能优良的崩解剂。董丽宁等采用羧甲基淀粉钠为崩解剂制成的板蓝根分散片，崩解时间仅为70秒，其用量一般为片剂的1%~6%；低取代羟丙基纤维素是国内近年来应用较多的一种崩解剂，吸水膨胀率在500%~700%，崩解后的颗粒也较细小，有利于药物的溶出。一般用量为片剂的2%~5%；交联聚维酮在水中迅速溶胀150%~200%，不会出现高黏度的凝胶层，崩解性能优越，且流动性较好，可以改善颗粒的流动性，李勇等用交联聚维酮作为银杏分散片的崩解剂，获得了比较好的崩解效果。用量为片剂的1%~4%；交联羧甲基纤维素钠是羧甲基纤维素钠的交联聚合物，大约70%的羧基为钠盐，吸湿性较强，不溶于水，能吸收数倍于本身重量的水而膨胀，具有较好的崩解作用，当与羧甲基淀粉钠合用时，崩解效果更好，但与干淀粉合用时崩解作用会降低，对疏水性辅料压制的片剂，崩解作用更好，用量为片剂的0.5%。另外，微晶纤维素也可以作

为崩解剂，由于其流动性和可压性好，可以粉末直接压片。但微晶纤维素溶胀性不高，一般不能单独作为分散片的崩解剂，需要和其他溶胀性能好的崩解剂联合。

②崩解剂的联合使用：实验证明，崩解剂的联合应用效果一般优于单独使用。曾嵘等将MCC与低取代羟丙基纤维素配比用于雷公藤多苷分散片，效果评价较好。刘郁等将羧甲基淀粉钠与交联聚维酮联合用于复方双黄连分散片，崩解效果较好。陶华明等用羧甲基纤维素钠与低取代羟丙基纤维素制备妇炎康分散片，各项指标也均合格。

2）填充剂的选择

①水溶性填充剂：常用的有乳糖、甘露醇、山梨醇等。乳糖是一种性质优良的填充剂，压出的片剂重量差异小，很少出现黏冲、脱片，片剂外表光洁美观，溶出好，但乳糖不适用于黏性物料的填充剂。甘露醇的加入可以帮助改善口感。

②水不溶性填充剂：常见的有微晶纤维素、硫酸钙、磷酸氢钙等。硫酸钙无引湿性，不溶于水，对油类吸附能力较强，对药物无吸附，制成的片剂崩解度、硬度、外观均较好。

3）润湿剂与黏合剂　药材成分本身黏性较大时只需加入润湿剂如水、乙醇就可以产生足够黏性制粒；药材本身无黏性或者黏性较小的需要加入黏合剂制粒压片。分散片一般使用亲水性黏合剂，常用的有聚乙烯吡咯烷酮和羟丙甲纤维素等的稀醇或水溶液，一般不采用淀粉浆。

4）润滑剂与助流剂　分散片中一般采用亲水性润滑剂，如滑石粉、聚乙二醇等；为了改善流动性，分散片还经常加入助流剂，如微粉硅胶。硅胶表面的硅醇基有强亲水性，有利于水分渗入片剂，用量恰当的时候可以提高崩解和溶出速率，但是用量过多会延缓药物溶出。

5）其他赋形剂　为改善药物的溶出速率，分散片中还可以添加适量的表面活性剂以降低表面张力，增加药物和水的亲和力，促进水分渗入片剂，达到更好的崩解和溶出效果。常用的表面活性剂有吐温80、十二烷基硫酸钠等。为了改善口感，分散片中还可加入矫味剂，如糖精钠、高分子胶浆等。

（3）制备方法

1）药物预处理　有一些药物吃起来会苦涩或者挥发出臭的气味，如果直接制成分散片会让人无法忍受，所以要先将药物和水分散型黏合剂或者其他包衣材料混合包裹后，再进行稀释混匀压片。一般情况下药物要先展开微粉化处置，让其粒径达到100nm以内。但是有些时候会出现一些差错，比如随着一些微小药粉粒子的比表面积扩大，粒子会被一同进行重新组装，影响药物的溶解率。与水不相溶的药物大部分会处于结晶态，片剂在水里被分解后药物不能尽快地溶解形成分子状态，进而会影响到药物的摄取和分解。在遭遇这种情况的时候可以在制作成片剂以前，把亲水性配料和不溶或者难溶性药物一起研磨，就能够使结晶态药物转变成为非结晶状态，还能够组织粒子的汇集增强粒子表面润湿性，提高药物的溶出。分散片不但需要快速分解，更需要快速溶解。许多种类的分散片虽然分解速度快，但是它的溶解速度相对较慢，即使增加表面活性剂，如SLS、DS、PEG6000等，也未能有效地改善溶解速率。这样的情况下，可以考虑预先把药物制成固体分散体。

2）粉末直接压片　当辅料和药物混合均匀后，如果再增加一定剂量的助流剂，如滑石粉和微粉硅胶，也能达到较好的流动性，可以选用粉末直接压片。粉末直接压片制作流程简便，制得的分散片的崩解速度更快。

3）湿法制粒法　通常通过湿法制粒获得的湿颗粒粒径低于1mm（18目）、干颗粒低于0.6mm（30目）。如果使用流化床一步制造颗粒，可以大大增加颗粒的品质，制得的药片可以更好地进行分解、溶解。

（4）影响因素　应当让分散片在最短时间里以最快的速度进行分解与溶解，因为分散片的硬度远高于普通片，要保证其有充足的孔隙度来加速分解。为了让其表层保持光洁度并防止吸潮，对分散片进行薄膜包衣，这就要求分散片要有一定的硬度。所以，要反复推敲各种辅料和压片之间压力的搭配，从而得到崩解速度与硬度都能够满足要求的分散片。据阿基业对法莫替丁分散片的硬度以及其对崩解和溶解的作用展开研究，当硬度在3.0~7.5kg时，对崩解和溶出的作用不是特别大；当硬度相对比较大（9~10.5kg）时，则崩解的速度放缓，溶解会相对缩短。

（5）中药分散片的研究与应用　当前已经面市的有雷尼替丁等十多种种类的分散片，但中药分散片较少，如感冒灵分散片、麝香保心分散片等，分散片可以加水分散成混悬液后再口服，也可以直接吞服或吮服。

（三）微纳米化

微纳米化是提高中药中难溶性药效成分溶解度的方法之一。微纳米化药物比表面积的显著增加可以提高药物的溶出速率和溶解度。

1. 纳米晶

（1）含义与特点　纳米晶体制剂是通过分散法（top-down method）和凝聚法（bottom-up method）将药物粒径减小到亚微米或更小的晶体（表3-2，图3-3）。与原料药相比，纳米晶体药物因粒径小、比表面积大，可提高难溶性药物的溶解度和生物利用度，通过增加饱和速度与溶解速度、增加对表面/细胞膜的黏附性可改善难溶性药物的传递问题。作为中间体制剂技术，已广泛应用于口服、注射、眼部、肺部、透皮等多种给药途径，经表面修饰后还可选择性靶向给药，具有广泛的应用前景。

表3-2　微纳米化方法

分散法	凝聚法
湿法粉碎法	贫溶媒晶析法
干法粉碎法（气流粉碎）	超临界晶析法
高压均质法	喷雾干燥法
激光烧蚀法（laser ablation method）	

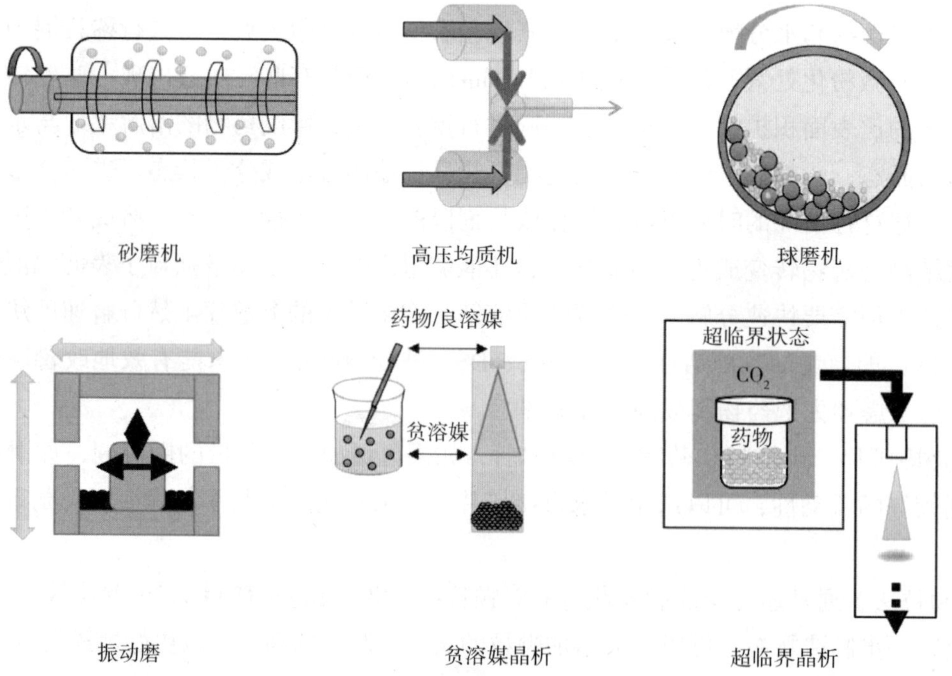

图3-3　常用微纳米化工艺及设备

如果药物晶体的尺寸可以减小到100nm或更小，除了溶出速率显著提高，根据 Ostwald-Freudlich 方程，药物溶解度也可能会提高。但过小的粒径会导致表面能增加，影响储存稳定性。目前纳米晶体制剂的平均粒径通常在100~300nm，但在此粒径范围内药物的溶解度一般不会有显著的增加。纳米尺寸的药物晶体配制成固体制剂，可以制备出具有更好储存稳定性的制剂。如果给药后药物纳米晶体的分散稳定性良好，则有望提高在吸收部位的黏附和保留。某些情况下药物纳米晶体可以在保持纳米晶体的状态下直接被吸收到人体内，如药物以纳米晶体形式由肠道表面派氏结经淋巴系统转运吸收，或者以纳米晶体形式经细胞间隙或跨细胞膜转运。纳米晶体制剂除了通过胃肠黏膜吸收的口服制剂外，还应用于注射剂和经皮给药制剂。

（2）制备方法

1）Top-down技术

①介质碾磨法：将药物、稳定剂和水按一定比例混合，加入装有研磨介质的封闭研磨腔内，在高速转动下使药物粒子之间、药物粒子与碾磨介质及器壁之间发生持续的强烈撞击和剪切力，从而制得纳米晶体粒子。该方法制备过程简单、操作性强、工艺稳定，制备的纳米晶体粒径分布窄，适用于水和非水溶剂均不溶的药物，且因制备过程可控制温度而适用于热不稳定性药物。

②高压均质法：首先将难溶性药物经微粉化预处理后制得粗混悬液，在高压匀质机高压泵的作用下高速通过匀化阀的狭缝，利用空穴效应、撞击效应和剪切效应制得纳米晶体混悬剂。制备的药物纳米晶体粒径主要与均质压力、均质循环次数、药物本身硬度、药物初始粒径和稳定剂类型等因素有关。该方法制备的纳米晶体平均粒径较小，粒度分布较窄，重现性好，适用于水和非水溶剂均难溶的药物。

③激光烧蚀和破碎技术：近几年出现的新破碎技术，已应用于纳米粒的制备。激光烧蚀中，固体靶受到辐照，被喷射出的物质在周围的液体中形成纳米颗粒，微粒的粗悬浮液被辐照后直接破碎成纳米颗粒。

2）Bottom-up技术

①微量沉淀法：在搅拌条件下将溶解难溶性药物的溶液加入到可混溶的不良溶剂中，通过控制析晶条件制备纳米晶体。该方法制得的粒子粒径小、分布窄，操作简单，可一步完成，对设备的要求不高、成本低。其中晶核的形成、成长是关键步骤，不稳定的粒子易发生重结晶，导致晶体的聚集、沉降，影响药物稳定性。由于制备过程中使用了有机溶剂，存在有机溶剂残留问题，需要加以控制。该方法不适用于既不溶于水又不溶于非水溶剂的药物。

②超临界流体法：将药物溶解在超临界液体中，通过微小孔径的喷嘴减压雾化时，随着超临界液体的迅速气化析出纳米晶体粒子。该方法技术简单，成本较低，使用了对环境无害的超临界液体为溶剂，可制备出无任何有机溶剂残留的纳米晶体，但超临界流体消耗大，且不适用于在超临界流体中不溶解的药物。

③酸碱汽化泡腾辅助沉淀法：是利用化学反应产生的外部能量来减小药物粒径的方法。利用酸碱溶液中和反应产生二氧化碳，利用汽化泡腾作用控制溶液药物微小晶体的形成而制备药物纳米晶体。制备时利用有机溶剂与有机酸和稳定剂混合溶解难溶于水的药物，将溶解的溶液旋转蒸发干燥得到酸相，加入碳酸盐水溶液，发生酸碱反应快速生成CO_2气泡，所生成的CO_2气泡起快速微观混合作用，稳定剂同时吸附在药物的疏水表面，能够抑制纳米晶的聚集，实现药物的纳米悬浮。该方法不需要特殊的能量输入设备，操作简单易行。

3）组合技术　组合技术是指将“Bottom-up”和“Top-down”的方法联用，以其中某一方法进行预处理，再采用另外一种方法制备纳米药物晶体。如在沉淀法预处理得到的混悬液中加入高压均质的高剪切力，不仅能够进一步破碎粒子，还可以避免沉淀法中粒子的生长；冷冻干燥法与高压均质法相结合，可以使原料药物更容易破碎。

2.微粉化

（1）中药材或饮片微粉化　微粉是指粒径1~45μm的粉体，亚微粉是指粒径100~1000nm的粉体，纳米粉是指1~100nm的粉体。微粉、亚微粉和纳米粉统称为超微粉。中药超微粉是中药材或饮片经现代超微粉碎技术加工，原有的活性成分被保留的粉末。对大多传统制剂而言，中药材或饮片一般粉碎达到细粉即可满足要求。《中国药典》对于中药超微粉没有明确的定义，也没有明确的粒径范围，一般认为超微粉的粒径应小于45μm（325目）。超微粉碎的加工方式主要有振动磨粉碎、球磨机粉碎、气流粉碎、超声波破壁法、温差破壁法、综合粉碎技术（伴有超声波、液氮、气流筛分的机械研磨）等。

中药材或饮片易受微生物污染，在粉碎前需要采用合适的方法灭菌中药材或饮片经超微粉碎后，药材利用率提高，但药材毒性物质释放也会增加。细胞破壁可能使潜在的特殊成分释放，产生毒副作用。对于中药超微粉安全性评价的本质问题和临床使用方法还需要大量实验进一步研究。

（2）药物微粉化　药物粉体颗粒的微粉化是一种快速有效的改善药物溶出度，提高生物利用度的技术。药物微粉化后可以增加药物的比表面积，增大药物的溶出速率，提高吸收速率，从而提高生物利用度。

微粉化药物的制备方法有气流粉碎法、球磨法、超声波粉碎法、高压均质技术、喷雾干燥技术、喷雾冷冻干燥技术、超临界溶液快速膨胀（RESS）技术、超临界流体抗溶剂（SAS）技术、液相沉淀法、水溶液蒸发沉积技术、聚合反应法、结晶法、微胶囊法等。

（四）囊泡类制剂

植物囊泡类最具代表性的为植质体（phytosome），也被称为磷脂复合物，是药物和磷脂分子通过电荷迁移作用而形成的较为稳定的化合物或络合物。"phyto"是指植物，而"some"是指囊泡样小体，phytosome是一种囊泡药物递送系统，可增强低溶性药物的吸收和生物利用度（图3-4）。植质体通过磷脂酰胆碱和植物提取物在非质子溶剂中的反应获得，可改变母体药物的理化性质，提高生物利用度，且制备方法简单，成本低廉。近年来在中草药制剂方面应用逐渐增多。

具有活性氢原子（—COOH、—OH、—NH_2、—NH等）结构的化学物质，容易整合到磷脂复合物的结构中，活性氢原子可以在活性成分和磷脂两亲分子的亲水部分之间形成氢键。有学者研究了20（*S*）-原人参二醇（PPD）磷脂复合物相互作用的分子对接模型。结果表明，PPD骨架的疏水部分被磷脂分子的两个疏水臂包围，其中一个亲水—OH基团与P=O部分的磷脂骨架形成氢键，氢键作用是植物磷脂复合物中的主要相互作用。

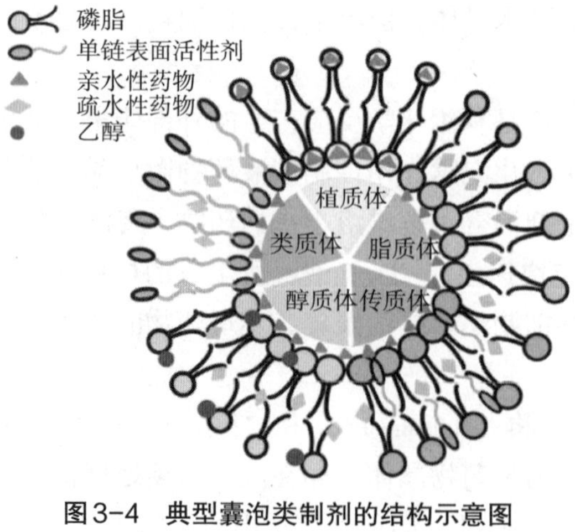

图3-4　典型囊泡类制剂的结构示意图

制备植质体的方法包括旋转蒸发法、喷雾干燥法、反溶剂沉淀技术、冷冻干燥共溶剂和盐析技术等。

其他类似的囊泡类制剂如脂质体（liposome）、醇质体（ethosomes）、传质体（transomes）和类质体（niosomes）也在中药制剂中广泛应用。

（1）脂质体　是由磷脂和胆固醇构成直径为0.05~5.0μm的双分子层膜的球形囊泡。具有生物相容性、可生物降解性、稳定性的特性，可以将亲水性成分包裹在内水相，亲脂性成分吸附在双分子层磷脂的疏水长链部分。

脂质体可增加药物渗透性、溶解度、靶向性和生物效应、防止药物降解、降低药物刺激性及毒副作用。紫杉醇脂质体、β-榄香烯脂质体等能有效提高患者对药物的耐受性，降低刺激性，提高药物在肿瘤组织的分布，增强药效。

脂质体表面经过修饰后会产生一些独特效应，比如PEG修饰的脂质体注射后可以显著延长体内的循环时间，通过EPR效应，即实体肿瘤的高通透性和滞留效应（enhanced permeability and retention effect），滞留在肿瘤组织的脂质体量增加，形成肿瘤组织被动靶向。在脂质体表面连接对肿瘤或某些组织具有亲和性的抗体或蛋白则使脂质体具有主动靶向性。但是，脂质体制备成本高，封装药物可能发生泄漏和融合。磷脂脂质体可能发生水解和氧化，导致药物半衰期缩短。

（2）类质体　由非离子表面活性剂和胆固醇组合而成的纳米层状囊泡。非离子表面活性剂通过物理搅拌和加热等在亲水系统中形成稳定的双层囊泡。用于制备类质体的表面活性剂应具有生物相容性、可生物降解性和非免疫原性。类质体在体内和体外的作用类似于脂质体，可延长封装有效成分的体循环，调整其器官分布并提高生物利用度。胆固醇浓度是囊泡渗漏的重要影响因素，与具有相同胆固醇含量的脂质体相比类质体制剂更易渗漏，因此类质体对药物封装效率低于脂质体。组成类质体成分的非离子表面活性剂通常不被认为是安全的，类质体比脂质体更具刺激性。

（3）传质体　是一种可变形或有弹性的纳米载体。常规脂质体不会渗透到真皮层，而是局限于外层角质层。传质体具有高度可变形的膜，可增强药物向更深层皮肤组织的转移。传质体由至少一种磷脂酰胆碱和用于囊泡柔韧性的双层软化剂（通常是表面活性剂）组成。当传质体成分应用于水性系统时，会自组装成脂质双层，最终闭合成脂质囊泡。传质体可用作肽、小分子、蛋白质及中药成分的药物载体。

（4）醇质体　主要由磷脂（磷脂酰丝氨酸、磷脂酰胆碱和磷脂酸）、高浓度乙醇和去离子水组成，是非侵入性载体，能够使药物进入深层皮肤层和全身循环。醇质体是柔软的囊泡，可用于改善活性成分的输送。醇质体中高浓度乙醇可以破坏皮肤脂质双层结构屏障，具备穿透角质层的能力。由于乙醇的存在，醇质体中的脂质膜比脂质体更不牢固，但这种特性提高了向角质层脂质中运输药物的能力。

（5）外泌体　也称细胞外囊泡（extracellular vesicles，EVs）。是近年最受关注的囊泡类制剂。外泌体最初被认为是从细胞中排出不必要物质的垃圾袋，并没有受到太多关注，但后来发现外泌体还是细胞间通讯的工具。外泌体的吸引力在于其多样化的内含物，不同的内容物负责不同生理现象和功能。外泌体中不仅包含蛋白质，还包含核酸，尤其是microRNA（miRNA），外泌体中的miRNA在接受外泌体的细胞中发挥作用，并引发了细胞间通讯。

开展外泌体研究面临的问题：①收集外泌体。常用的方法有超速离心法、低速离心沉淀、亲和纯化（免疫沉淀法）、粒度分级（过滤）、尺寸排阻色谱法等；②外泌体的多样性（异质性）和复杂性。每个细胞分泌的外泌体具有不同的功能和内含物。同一个细胞中分泌出不同的外泌体；③外泌体的功能和鉴定责任分子。在将外泌体添加到细胞中并分析外泌体的功能时，需要阐明哪种类型的外泌体负责该功能，排除不是来自外泌体的污染物影响。外泌体是分子的集合体，不只有一个分子起作用，可能有多个分子起作用。即使根据大小、特定标记蛋白等进一步细分为更小的集团，也是具有个体特征的粒子集团；④体内外泌体量与实验所用外泌体量的关系。需要注意实验中使用外泌体的数量。如果外泌体的量少，可能观察不到外泌体的作用，如果量过多，可能出现在体内不能发生的现象。

将几种生物分子包裹在外泌体样纳米囊泡中，需要重新部署外泌体和外泌体样颗粒的含量，以提高负载传递和靶向效率。植物外泌体样颗粒比动物外泌体样纳米囊泡含有更高的生物分子，植物来源的外泌体纳米囊泡除了内源成分外，还可以装载外源治疗分子，包括siRNA、DNA、蛋白质和表达载体，以确保最佳治疗效果。如载有吲哚菁绿（ICG）和紫杉醇（PTX）的芦荟外泌体制剂，通过近红外（NIR）光触发的化学/光热/光动力疗法组合可安全有效地治疗癌症。即通过简单的孵育，亲水性ICG和疏水性PTX在囊泡中实现了高度的双重药物包封。芦荟外泌体显著提高了ICG的光稳定性和细胞内化，增强了近红外光照射下乳腺癌细胞的光热效应和活性氧物质产生。

主动和被动药物装载方法通常用于外泌体样纳米囊泡的机械装载。在被动载药过程中植物外泌体衍生的纳米囊泡与药物分子在特定温度下孵育，这种药物包封技术是由药物分子与植物来源外泌体的脂质双层之间的扩散作用和亲脂性接触驱动的。应用超声处理方法会暂时破坏类外泌体的膜结构，使药物成功扩散到类外泌体的纳米囊泡中，药物载入内部后，外泌体样纳米囊泡的膜形态恢复到原始状态。与被动载药相比，载药能力提高达10倍以上。

（五）环糊精包合

环糊精是一类环状寡糖，具有6、7或8个通过α-1,4-糖苷键连接的葡萄糖单元，分别称为α-环糊精、β-环糊精和γ-环糊精（图3-5）。鉴于吡喃葡萄糖基团的椅子结构，环糊精的形状是一个空心截锥，具有疏水空腔和亲水外表面。这种结构排列允许将疏水性药物封装到环糊精的腔中，在不涉及复杂化学反应的情况下产生主客体包合复合物。环糊精和各种客体分子之间形成包合复合物是可逆的，不仅便于载药，也便于在所需部位释放药物。包合物的形成是在自由客体分子、未配合的环糊精和包合物之间的动态缔合/解离平衡下实现的，可逆过程的方向由K_f（络合常数）决定。K_f值越高，复合物越稳定，更不容易解离（图3-6）。

包合技术可以增加药物的溶解度，提高生物利用度；提高药物的稳定性；掩盖不良气味，减少刺激性；使油性药物固化，便于进一步制剂加工；调节释药速度；还可以用于手性药物的分离。环糊精的姜黄素包合物、藏红花酸的环糊精包合物可以显著提高中药活性成分的溶解度，提高稳定性；中药挥发油（如莪术油）的环糊精包合物提高挥发油的稳定性，防止氧化与挥散；中药蟾酥及其蟾毒配基类成分经环糊精包合后提高了溶解度，降低了刺激性。

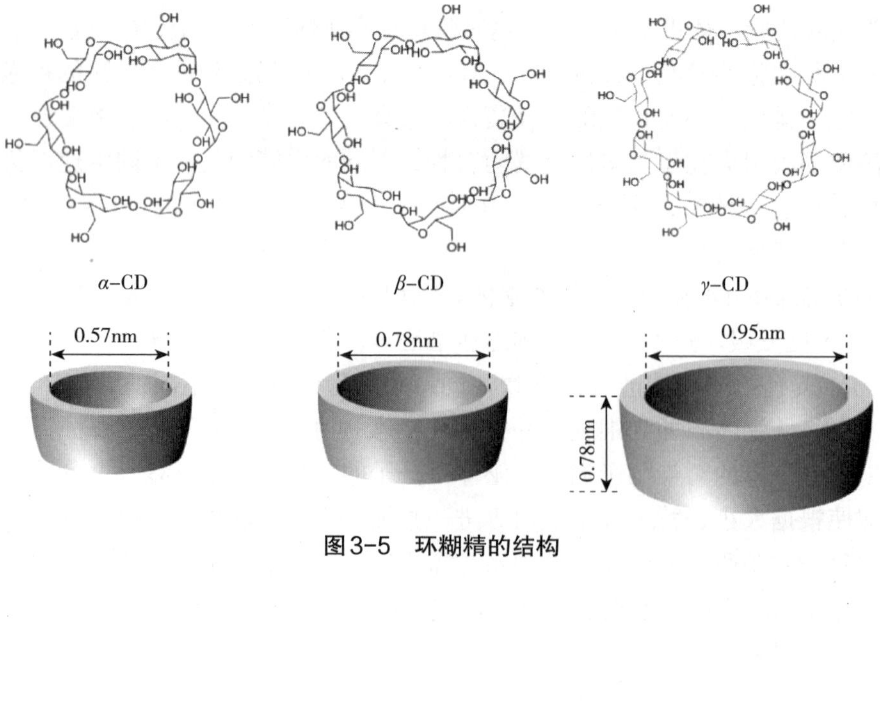

图3-5　环糊精的结构

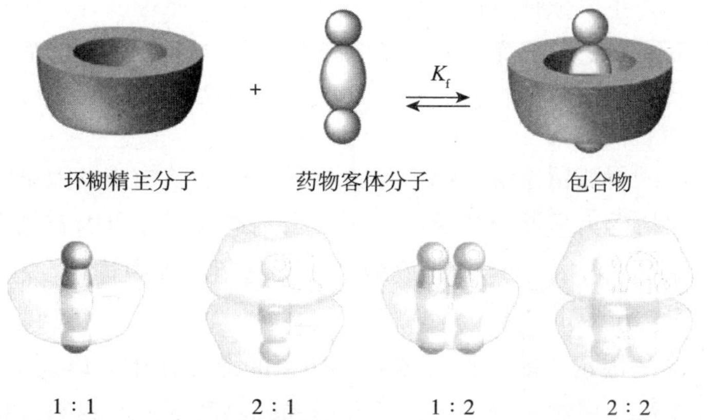

图3-6　环糊精包合的动态平衡及不同主客分子比的包合物结构示意图

环糊精包合物的制备方法常用的有饱和溶液法、研磨法、冷冻干燥法、喷雾干燥法、超声法、密封加热法等。

包合物的质量检查与评价方法常用的有显微镜法（普通光学显微镜、偏光显微镜和扫描电镜）、热分析法（差示扫描量热法、热重分析法）、红外光谱法、X射线衍射法、质谱法、核磁共振波谱法（液体核磁、固态核磁）等。

环糊精具备有利的化学结构、易于修饰、天然来源、生物相容性、低免疫原性和易于商业化。将β-环糊精结构修饰后可以增加溶解度，降低肾毒性等。β-环糊精衍生物分为水溶型支链环糊精、甲基化环糊精、羟乙基环糊精、羟丙基环糊精、环糊精聚合物；疏水型乙基环糊精、乙酰基环糊精等；离子型2,3,6-丁磺基-β-环糊精等。

第六节　中药口服消化道定位给药技术

一、概述

口服定位释药系统是将药物选择性输送到胃肠道某一特定部位后，利用制剂的物理化学性质以及胃肠道局部pH值、胃肠道酶、制剂在胃肠道转运机制等生理学特性，以速释或缓释形式释放药物的释药系统。口服定位给药可以提高局部治疗效果、改善药物吸收，提高生物利用度。

研究较多、应用广泛的是胃内滞留制剂及肠溶制剂。

二、胃滞留给药技术

胃滞留给药技术是依据胃局部的生理学与解剖学特点，利用物理与化学原理，使制剂滞留于胃中持续释药的技术，与传统剂型相比，胃滞留制剂在胃中停留的时间更长，可以提高药物在胃和十二指肠的吸收程度。药物的胃排空过程是变化的，胃在消化间隙的运动呈周期性循环模式，一般分为四个阶段：

第一阶段（基础阶段）持续40~60分钟，伴有偶尔的收缩。

第二阶段（爆发前阶段）持续40~60分钟，间歇性收缩，随时间延长，收缩强度和频率也逐渐增加。

第三阶段（爆发阶段）持续4~6分钟，短期内剧烈而规律的收缩，所有未消化的物质从胃中排到小肠。

第四阶段持续5分以内，胃活动减弱并进入下一个周期。

延长药物的胃停留时间，主要依据流体动力学平衡控释系统原理设计，包括胃内漂浮给药系统、膨胀和扩张系统、生物黏附系统、变形系统、高密度沉降系统和磁性滞留系统等。

（一）胃漂浮制剂

胃漂浮制剂是应用最广的胃滞留系统，结合浮力材料、中空结构或发泡系统使制剂保持自身密度小于胃内容物密度而在胃中保持浮力呈漂浮状态的制剂。当制剂漂浮在胃内容物上时，药物以所需的速率从系统中缓慢释放，不影响胃排空率。药物释放后，残留制剂从胃中排空。除利于胃部疾病的治疗外，可较好地控制血浆药物浓度的波动。

1.影响胃漂浮制剂性能的因素 能否在胃中起到理想的漂浮作用，以及能否延长胃中的滞留时间，是决定胃漂浮制剂成败的关键。胃漂浮制剂的漂浮性能和药物的释放受材料选择、制备工艺和生理因素等因素的影响。

（1）材料的选择 选取适宜的高分子材料是制备凝胶胃漂浮制剂的关键。先期研究表明，水凝胶材料的相对分子质量越大，水化速度越慢，漂浮性能越好，并建议选择相对分子质量大及疏水性能好的材料以提高漂浮性能。亲水凝胶有天然与合成两大类。常用的天然高分子材料有阿拉伯胶、黄原胶、壳聚糖等。合成的高分子材料有纤维素衍生物类，如甲基纤维素（MC）、羟丙甲纤维素（HPMC）、羧甲基纤维素（CMC）、羟乙基纤维素（HEC）等；另有丙烯酸类聚合物，如聚丙烯酸、丙烯酸树脂、卡波姆等。其中应用最广泛的是HPMC，用量在50%左右，它的黏度范围广且可调，能缓慢溶解于冷水中，在热水中发生溶胀。利用HPMC黏度高低可适当调节的特点，可控制水化作用的快慢及保持凝胶时间的长短。为了提高滞留能力，可加入疏水性而相对密度小的酯类、脂肪酸类等，如：单硬脂酸甘油酯、硬脂酸等。加入乳糖、甘露糖等可加快吸水速率从而使释药速度加快；加入十二烷基硫酸钠等表面活性剂增加制剂的亲水性；加入微晶纤维素等难溶性材料则使片剂吸水速率减慢；加入聚丙烯酸酯Ⅱ、Ⅲ则减缓释药。

（2）制备工艺 胃漂浮片的制作过程与普通的压制片基本相同，但在成形后要注意其是否有滞留作用。其物料的黏合性和流动性最好适合粉末直接压片或干法制粒等制备工艺。复方罗布麻片采用粉末直接压片，有效地控制了“漏药”现象。如果使用湿法制粒，将会对片剂的水化滞留产生不利影响。但是，最近的一些研究发现，湿法生产的漂浮片要优于干法。压力的大小也会对骨架片的密度、孔道率、孔隙率等产生一定的影响，从而影响药物的释放，且增加的压力会降低片剂的吸水性。另外，由于药片的大小、工艺过程对成型片剂漂浮效果的影响比较大，因此在开发过程中应根据具体的情况进行相应的调整。

（3）生理因素 进食后消化液增多和少量饮水都能延长药物在胃部停留的时间；仰卧位时，漂浮制剂有可能先于食物而被排出，故此类制剂不宜睡前服用。

2.胃漂浮制剂的制备

（1）胃漂浮小片 膜控释小片是将药物与辅料制粒，压成直径3mm左右的小片，然后用缓释薄膜包衣，装入硬胶囊中。每个胶囊可以装几个至二十余个小片，同一胶囊可以包覆不同缓释作用的衣膜或不同厚度的衣膜，在胃漂浮给药系统中，可以进一步改善药物的缓释性和悬浮性，是一种非常理想的口服缓释制剂。

（2）胃漂浮微丸 胃漂浮微丸的特点是流动性好、释放稳定、均匀、可靠。目前，使用最多的工艺是流化床层积式制丸和挤出滚圆压缩式制丸。

（3）胃漂浮中空微球 胃漂浮中空微球是一种直径10~300μm、壁厚1~4μm的无机或有机的空心薄壁微球。主要生产工艺有溶剂扩散法、溶剂挥发法、冷冻干燥法等。最常见的是乳化-溶剂挥发法，其操作简便，先将合适的聚合物物质溶于一种或多种有机溶剂中，然后将其溶解或分散于得到的溶液中，然后在含表面活性剂或乳化剂的水相中进行乳化，从而形成水包油（O/W）型乳状液。采用减压升温、持续搅拌等方法将有机溶剂汽化蒸发，有机溶剂的快速流失导致高分子聚合物在油水界面上沉积，在微球内形成孔隙，使微球中空而达到漂浮效果，这种漂浮微球已被认为是一种极具开发潜力的新型胃漂浮制剂。

（二）胃内膨胀型制剂

1.定义及特点　胃内膨胀型制剂是一种进入体内后，由于制剂本身的体积膨胀而使制剂不能通过胃幽门，从而延长胃内滞留时间（gastro retentive time，GRT）延长药物释放的制剂。

在胃内，胃胀片可通过溶胀和展开两种方式进行膨胀。溶胀型因渗透作用，膨胀剂或其他助剂持续膨胀，使药片在形状不变时体积增大；而展开则含有记忆材料，在胃内会将药片展开或延伸成易于滞留的形状。

2.释药原理与制备

（1）溶胀型膨胀系统　该药物递送的系统外层是一层弹性膜，内部含主药和膨胀剂的膨胀片。内部储药库A被含有膨胀剂的膨胀层B包裹，然后A和B都被有弹性的高分子层C包围。C层的作用是控制整个片剂的药物释放速率。由于渗透压的作用，膨胀剂B开始膨胀，药物透过C层释放出来。与常规剂型相比，可明显延长胃滞留时间。

（2）展开型膨胀系统　展开型胃内膨胀剂与溶蚀度、力学性质、大小、几何形状等有很大的关系。展开型膨胀能展开成多种形态，如：棒型、环形型、四边型等。以环形展开型膨胀剂为例，这种药物的中央是一个药物储库，四周则被一些纤维材料做成的滞留臂包围。口服之前，药片为圆柱形，滞留臂收缩。吞服后，滞留臂在胃内伸展，形成一条大约3cm长的悬臂，以在胃部滞留。滞留臂会随药物释放软化，最终从储库四周脱落。制造滞留臂的纤维材质兼具柔软和韧性，既不会刺穿肠管，也不会被胃排空。

3.影响因素　膨胀型胃滞留制剂的大小是决定胃滞留性能的主要因素，成年人幽门的平均直径为13mm左右，膨胀型胃滞留制剂膨胀后直径需超过13mm，使其不能通过幽门，停留在胃部，膨胀后的容积与处方成分有关。理想的膨胀型胃滞留制剂应能在较短的时间内水化并膨胀至适当的体积，并且有一定的机械强度，以保证在一定时间内不在胃壁挤压下变形。水化膨胀速率及程度与亲水性高分子聚合物的特性及用量有关。通常认为，同种聚合物间，具有较高的分子量、较大的黏度、较低的水化速率、较低的密度者，膨胀能力更强且膨胀后结构疏松，便于释药。

（三）胃内黏附型制剂

1.定义及特点　胃内黏附型制剂是一种通过添加具有膜黏附性的高分子聚合物材料，使其能够利用静电引力、氢键作用或与特定位置的特异性结合，达到附着于胃黏膜的目的，从而延长药物在胃液中停留的时间，促进药物的吸收，并改善药物的生物利用度。理想的生物黏附材料应具有以下特点：①生物相容性良好；②易黏附于组织黏膜表面；③与黏蛋白或上皮组织细胞的黏附作用较强；④不与药物发生反应、不影响药物释放；⑤价廉易得。

根据黏附机制不同，可分为特异性黏附材料及非特异性黏附材料。

2.释药原理与制备　传统的胃内黏附型制剂所使用的黏附性聚合物包括阴离子型、阳离子型和非离子型聚合物三类，其中阴离子型和阳离子型聚合物的应用较为广泛。研究表明，阴离子型聚合物，包括羧甲基纤维素钠、卡波姆、聚丙烯酸等，与胃黏膜的结合能力高于非离子型及阳离子型聚合物，而其中水不溶性聚合物与胃黏膜的结合力更优于水溶性聚合物。Tao等以乙基纤维素为骨架材料，以卡波姆974p为黏附材料制备了一种阿昔洛韦黏附微球，该微球在大鼠体内的AUC为［（6055.9±2587.6）$\mu g \cdot h \cdot L^{-1}$］，平均胃内滞留时间为7.2小时；而普通的阿昔洛韦混悬液在大鼠体内的AUC为［（2335.6±856.6）$\mu g \cdot h \cdot L^{-1}$］，平均胃内滞留时间为3.7小时。

第二代黏附材料包括凝集素、细菌和巯基聚合物。凝集素（如马铃薯凝集素）是一种蛋白或多糖蛋白，能改变细胞的通透性并抑制蛋白水解酶，特异性地识别细胞膜上的糖苷类似物并与之结合（即细胞黏附）。用此类凝集素与蛋白类药物结合制成前体药物或将凝集素作为包衣材料包衣脂质体或者微粒，可增加制剂的黏附度，从而达到药物在胃内黏附滞留的目的。Moghaddam等用谷胱甘肽修饰不同分子质量的壳聚糖，并用其包裹聚2-羟乙甲丙烯酸纳米粒。结果，在体外试验中，这些黏附纳米粒的表观渗透系数为$5.86 \times 10^{-6} cm \cdot s^{-1}$，而用未修饰壳聚糖制得的纳米粒为$3.5 \times 10^{-6} cm \cdot s^{-1}$。

3.影响因素 对于生物黏附型胃滞留制剂来说，黏附力是其重要指标，可通过体外黏附力测定，预测其在胃部的黏附状态和黏附持续时间。

（四）胃滞留给药技术在中药制剂中的应用

目前，国内对该制剂的研究报道也较多，但尚无中药复方胃内滞留制剂上市，究其原因主要在于缺乏适用于中药复方胃内滞留制剂研究的剂型设计理论、制备技术和质量评价方法，如何解决这些问题，是促进中药复方胃内滞留制剂发展及运用的关键所在。

三、肠溶制剂技术

肠溶性制剂是在规定的时间内在胃中不释放或是几乎不释放药物而到达肠道后在肠的某部位能大部分或全部释放药物的制剂。肠溶性制剂属于迟释制剂。

对于在胃内具有刺激性的药物或在胃中受到分解的药物较适宜制备成肠溶性制剂，肠溶性制剂也可以作为具有消化道内定位功能的制剂。目前以增加消化道深部的局部治疗和改善多肽类药物在消化道吸收为目标的大肠定位系统受到关注，并开发了利用消化道内的pH、制剂在消化道内移动时间、肠道菌群特异性酶活性的制剂技术。

大肠定位

肠溶性制剂按照通过大肠定位选择性地向大肠递送药物的目的分为对炎症性大肠疾病的局部治疗和改善口服药物吸收性两种制剂。前者针对溃疡性结肠炎和克罗恩病等远端消化道炎症性疾病的局部治疗（如固肠止泻丸肠溶制剂），后者是改善多肽类药物和吸收部位受限的药物生物利用度。特别是多肽类药物（如动物药中的肽类成分、胰岛素类等），口服时伴有胃内和小肠的酶分解和化学分解引起的失活，将酶活性低的大肠作为吸收部位的研究正在成为热点。

目前利用大肠内菌群的特异性酶分解的大肠输送系统有很多报道。具有特异性附着在大肠黏膜上的高分子材料，以及随时间制剂内部压力增大而在大肠内崩解的时滞型直结肠给药系统也受到关注。

1.释药原理与应用特点 口服结肠定位释药系统是20世纪90年代发展起来的一种定位释药体系。该体系通过合理的方式，防止药物在胃、十二指肠、空肠、回肠等部位释放，直接运送到患者回、盲肠等部位释放，从而起到局部或全身的效果。另外，结肠定位释放系统具有药物剂量小，副作用小，药理活性专一，很适合代替局部或全身给药。

2.结肠生理与药物吸收 结肠定位系统一般是基于胃肠道pH的差异、药物在胃肠道中的滞留时间、结肠蠕动所产生的压力、结肠复杂的内环境、特定的酶等的生理特征并结合现代制剂技术开发的。目前主要有：pH 依赖型释药系统；时间依赖型释药系统；肠压依赖型释药系统；菌酶触发型释药系统以及多触发型释药系统等。

3.结肠溶制剂的设计

（1）pH依赖型释药系统　由于健康人的回肠末端和结肠的pH高于上消化道，所以为了让药物能够顺利地进入结肠释放，需要既能抗酸又能溶于中性或碱性环境的包衣材料，研究人员通常会选择pH敏感的材料作为辅料来控制药物的结肠释放。常用的pH敏感材料有聚丙烯酸树脂类、虫胶等。

目前，已上市的产品如5-氨基水杨酸（5-ASA）结肠定位片就是基于pH敏感材料制作的。药理实验表明，中药黄芩的有效成分黄芩苷体外实验具有抑制结肠癌细胞增殖作用，但是由于其本身理化性质的限制，口服给药生物利用度差，药效不佳。严红梅等采用溶剂法制备出pH 依赖型黄芩苷-Eudragit100固体分散体，使其到达结肠定位释药。体外药物释放实验结果表明所制备的固体分散体在模拟结肠液中快速释药，并且提高了结肠部位黄芩苷的浓度，从而提高其药效。然而，单一的pH敏感材料仅能保护药物在上消化道不被溶解，当小肠末端到结肠之间的pH降低时会导致药物的提前溶解，从而难以达到比较严格的结肠定位释药要求。因此Kovacic等制备了“酸碱双重调控模式”的pH依赖型结肠定位释药系统，由于该释药系统简单易操作，成本低，目前仍作为结肠定位释药最简单的方法之一。

（2）时间依赖型释药系统　年龄、健康状况、食物等因素的不同引起的个体差异会极大地影响到药物在消化道中的滞留时间。因此，时间依赖型缓释系统的设计主要是利用难溶性辅料（HPMC等）作为载体制骨架片或作为膜材包衣，以克服胃排空的个体差异，防止药物在上消化道提前溶解、释放，达到药物在结肠定位释放的目的。Wu等采用湿法制粒并用HPMC来包衣5-氟尿嘧啶，旨在能够快速溶解释放药物，使用HPMC 制备包衣层既可以起到延迟时间的效果，又能借助材料的高黏度性保护片芯药物，从而达到结肠定位释药的效果。另外，齐美玲等也制备了以亲水性材料 HPMC 和疏水性材料乙基纤维素进行包衣的结肠迟缓制剂，结果显示HPMC的黏度会使药物释放滞后时间延长，并且利用 γ-闪烁扫描仪进行体内监测，发现该体系适用于结肠定位释药系统。

（3）肠压依赖型释药系统　根据结肠对水分的重吸收特性，研究人员设计出了肠压依赖型释药系统。其基本原理是：当水分被结肠重吸收后，肠道内容物的黏稠度会增大，此时结肠的收缩所带来的压力足以导致载体基质破裂，从而将药物从结肠中释放。Jeong等采用浸渍法制备了一种压力控制结肠释药胶囊，其内、外层分别包有水不溶性乙基纤维素（EC）膜和肠溶性HPMC或醋酸羟丙甲纤维素琥珀酸酯（HPMCAS）膜，以荧光素为模型药物制备压力控制结肠释药系统，并进行了体内药动学试验。结果表明，通过调节内外层衣膜的厚度来控制药物在结肠的定位释放，显著提高了难溶性药物的生物利用度。也有研究者根据此原理，利用聚乙二醇（PEG）溶解药物，灌入表面涂有EC层的明胶胶囊内，EC层可直接将胶囊转运至结肠，明胶层快速溶解，在肠压下破裂而释放出药物。然而，由于人体的结肠压力受很多因素的影响，肠压依赖型释药系统在临床应用中仍会面临很多问题。

（4）酶依赖型口服结肠定位给药系统　人体结肠在正常生理条件下存有大量微生物菌群，某些菌群可以产生特有的酶类如：β-葡萄糖苷酶、β-葡萄糖苷酸酶、纤维素酶、偶氮还原酶等，这些酶类可以催化降解多种高分子材料（果胶、α-环糊精，β-环糊精，γ-环糊精、直链淀粉、洋槐豆胶、葡聚糖、壳聚糖、偶氮聚合物和菊糖等），且上述高分子材料在胃和小肠难以降解，如以这些高分子材料做口服药物的载体材料，就可以实现口服药物的结肠定位给药。酶依赖型口服结肠定位系统就是根据这种机制来设计的，以实现药物对结肠的定位。酶依赖型口服结肠定位系统还可以细分成两大类，第一类是选取偶氮双键为基础的偶氮基化合物作为载体设计的。偶氮基是最早用于结肠定位的载体，用于治疗结肠炎的药物柳氮磺吡啶早在1942年便已经上市。随后，研究人员于20世纪70年代发现，柳氮磺吡啶的作用机制是通过结肠产生的一种特殊酶将其分解生成磺胺吡啶和5-氨基水杨酸。偶氮化合物不仅能作为药物载体，还能够作为膜材包衣。然而，偶氮化合物的载药量和相关产品的复现性都很差，且降解产物具有一定的毒性，应用受到限制。

另一类是以多糖类化合物为载体材料，多糖不仅来源广泛、价格低廉而且生物相容性和被改性能力都很好。可用的多糖类化合物较多，葡聚糖（右旋糖酐，Dextran，Dex）是其中的一种，它主要是由1,6-α-D-吡喃葡糖苷键连接而成，能溶于水。它的糖苷键能被结肠内的厌氧菌产生的葡聚糖酶酶解断裂，所以葡聚糖是较好的结肠定位给药基质材料。

4.结肠溶技术在中药制剂中应用 《中国药典》2020年版收录了中药肠溶片剂和中药肠溶胶囊剂，目前国内上市中药肠溶制剂有二十多个品种，片剂有虎地肠溶片、大蒜肠溶片、血塞通肠溶片、复方丹参肠溶片、美更肠片、复方红豆杉肠溶片等，胶囊有通利肠溶胶囊、明日地黄肠溶胶囊、标准桃金娘软胶囊等，国外研究较多的是薄荷油肠溶片、槲寄生肠溶制剂等。国内中药肠溶制剂方面申请的专利更是有几十种之多，中药肠溶制剂现在处于蓬勃的发展阶段。

随着肠溶材料由天然、单一的品种到现在的合成、半合成的多品种高分子材料的不断发展，广大的中医药科研人员对中药单体、作用部位、中药复方等进行了深入的研究。同时，中药肠溶制剂也层出不穷。相信以中医理论为指导，结合中药的特性，结合肠溶制剂的优势，必将有很好的发展前景。

第七节　原位凝胶技术

一、概述

原位凝胶（in situ gel）系统是聚合物制剂，在进入体内之前呈相对低黏度的溶胶形式，在生理条件下其物理形态迅速转变，会变为半固体凝胶形式。原位凝胶具有良好的组织相容性，在给药部位滞留时间长，同时可起到贮存药物，防止药物受环境影响等作用。

溶胶-凝胶转变取决于一种或多种不同刺激，如pH变化、温度调制、溶剂交换、紫外线照射以及特定离子或分子的存在。具有这种性质的药物递送系统可广泛用于制备生物活性分子的持续递送载体。优点是易于应用和减少给药频率，以及保护药物免受环境条件变化的影响。各种天然和合成聚合物经过原位凝胶形成，用于口腔、直肠、阴道、眼部、皮下或肌内注射、腹膜内和肠外药物递送。果胶、木葡聚糖、结冷胶、壳聚糖和海藻酸等一些天然聚合物可用于原位凝胶系统。原位凝胶制剂是一种有效的制剂形式，不但可以控制药物释放并且提高了患者的依从性。

二、温敏原位凝胶

温敏原位凝胶是药物递送研究最多的一类环境敏感聚合物。触发溶胶-凝胶转变的是环境和生理温度，使得临床操纵便利、适应性强，并且不需要身体以外的外部热源来触发凝胶化。温敏原位凝胶状态的改变是因为温敏原位凝胶的材料中同时含有亲水性和疏水性基团，当外界温度发生变化时，这些基团与其他分子间相互作用，影响凝胶内的网络结构，进而使之产生相变。

（一）分类

根据热响应溶胶-凝胶聚合物体系的设计主要有负温度敏感凝胶、正温度敏感凝胶和热可逆凝胶。

1.负温度敏感水凝胶 具有低临界溶液温度（low critical solution temperature，LCST），在加热到LCST以上温度时收缩。常用的是*N*-异丙基丙烯酰胺［poly（*N*-isopropylacrylamide），pNIPAAm］，大分子链上同时具有亲水性的酰氨基和疏水性的异丙基，使得线型PNIPAM的水溶液以及交联后的PNIPAM

水凝胶都呈现出温度敏感特性。在温度低于LCST是一种水溶性聚合物，温度高于LCST（约32℃）时，表现出疏水性而发生沉淀；泊洛沙姆（poloxamer）商品名为普兰尼克（pluronic），是一类高分子非离子表面活性剂，是聚氧乙烯-聚氧丙烯-聚氧乙烯（PEO-PPO-PEO）三嵌段共聚物，独特的疏水内核-亲水外壳结构使泊洛沙姆通过疏水相互作用而用于包裹疏水性药物。水溶性良好，毒性低，在低温下（4~10℃）是流体，随着温度升高，胶束由无序转变为有序堆积而发生热响应胶凝。

2.正温度敏感水凝胶 具有高临界溶液温度（upper critical solution temperature，UCST），这种水凝胶随温度冷却在UCST下方时收缩凝聚，如聚丙烯酸（PAA）和聚丙烯酰胺（PAAm）或聚（丙烯酰胺-甲基丙烯酸共丁酯）的聚合物网状结构具有溶胀的正温度依赖性。

3.热可逆凝胶 由聚氧乙烯-聚氧丙烯-聚氧乙烯（poloxamer）制备的凝胶，聚合物溶液在环境温度下是自由流动的液体，在体温下是凝胶。“蛋白质聚合物”ProLastins的长效给药系统，作为溶液注射到体内时，会在几分钟内形成牢固、稳定的凝胶，留在注射部位，提供从一周到几个月的吸收时间。

（二）温敏原位凝胶中药物释放

大部分凝胶中药物的释放包括初期快速释放、中间的缓慢释放和后期因崩解而造成的快速释放，呈现S型释放模式。药物主要通过凝胶骨架中的扩散、骨架材料的降解溶蚀而释放，药物和凝胶骨架的相互作用及药物在骨架中存在状态也会影响药物释放，如一些药物和凝胶骨架因静电吸附作用而释放缓慢。

利用温敏原位凝胶的特性可以实现药物较长时间的缓释，但要关注药物释放存在的问题。

（1）药物在溶胶中扩散速率远大于在凝胶中的扩散速率，因而在初期相变过程中常有大量药物释放，产生“突释”现象。小分子水溶性药物突释现象最为显著，可达到50%以上，大分子药物因扩散速度较慢，“突释”程度较小。因此溶胶-凝胶相变过程对药物初期释放有显著影响。可以通过交联等手段减少凝胶网络孔径和扩散系数，加快溶胶-凝胶相变速率提高凝胶网络致密程度的方式减少“突释”，也可以通过将药物包埋于微球、纳米粒、脂质体，再分散至溶胶中，形成复合体系，既能避免“突释”，也能显著延长药物释放。

（2）凝胶中含有的大量水分，使得凝胶的结构和组成不稳定。水分和聚合物的流失易造成释药的显著波动。水溶性好的药物随着水的流失而释放，同样造成“突释”；难溶性药物随着水的流失可能产生结晶，导致释放行为发生变化。

（3）溶胶-凝胶相变后往往形成不规则网络形态且具有较大弹性，溶胀时网络松散，压缩时网络致密，其边界和内部传质通道也随着不断变化；同时病人体质不同，凝胶边界形态和网络的变化也往往不同，会直接导致释药的变化。

（4）凝胶的溶蚀降解和给药部位生理环境及可能引起的炎性反应程度有关，也会导致释药的变化。

（三）常用温敏原位凝胶材料

理想的温敏原位凝胶材料应在室温下具有良好的流动性而在体温下迅速发生凝胶转变；材料本身及其降解产物无毒性，具有良好的生物相容性，不会引起给药部位的异物感和刺激性；具有良好的载药性能和足够的载药容量；较高的机械强度和丰富的网状结构；合适降解速率和降解动力学特征。

温敏原位凝胶材料是有机高分子物质利用分子间的氢键、π-π 作用、疏水作用及范德华力等形成。常用温敏凝胶的材料有人工合成和天然形成两类。人工合成材料包括泊洛沙姆类、聚*N*-异丙基丙烯酰胺类、聚乙二醇-聚酯类等；天然形成材料有木葡聚糖、壳聚糖、纤维素类等。

1.木葡聚糖 来源于罗望子种子等高等植物细胞壁的多糖，由（1-4）-*β*-D-葡聚糖主链组成，该链具有（1-6）-α-*D*-木糖分支，部分被（1-2）-*β*-D-半乳糖木糖取代，是具有生物活性的多聚糖或寡聚糖的来源之一。当木葡聚糖被*β*-半乳糖苷酶部分降解时，疏水性部分含量增加会导致聚合物相互作用的增加和分子构象的变化，所得产物通过棒状链的横向堆叠表现出热可逆凝胶化，溶胶-胶凝转换温度随着半乳糖基去除率的增加和聚合物浓度的增加而降低，在升温至体温时形成热可逆凝胶。口服给药中可利用其缓慢凝胶时间（几分钟），通过口服施用冰镇木葡聚糖溶液后在胃中进行原位凝胶化。木葡聚糖凝胶已用于口服、腹膜内、眼部和直肠药物递送。

2.壳聚糖 壳聚糖是由*β*-1,4-糖苷键连接的*N*-乙酰氨基葡萄糖基团和氨基葡萄糖残基组成的天然碱性氨基多糖，广泛存在于自然界。具有良好的生物相容性、低细胞毒性和可被生物降解等优点，广泛应用于生物医学领域。

单独的壳聚糖并不具有温敏性，通常是通过共混甘油磷酸钠，使壳聚糖上的氨基与甘油磷酸钠的磷酸根形成静电吸引，当温度升高时，静电吸引被破坏，壳聚糖链发生脱水而形成凝胶化；或接枝疏水性强的高聚物，当温度升高到一定程度时壳聚糖发生脱乙酰基，聚合物链上的亲水和疏水性成分发生相互作用，黏度上升形成凝胶。以壳聚糖为主体制备的温敏凝胶主要包括壳聚糖-甘油磷酸钠温敏凝胶、壳聚糖接枝凝胶、巯基壳聚糖水凝胶及壳聚糖/胶原水凝胶等。

壳聚糖温敏凝胶在室温下为液体状态，可通过喷涂方式覆盖整个创面并迅速凝胶化，具良好的组织相容性和固有的止血能力，能加速伤口处组织再生，预防和治疗伤口感染，高含水量具有一定保水作用而促进药物透皮吸收。多孔、互联的网状结构使壳聚糖温敏凝胶具有良好的生物学性能，能负载骨生长促进相关蛋白因子，引导骨再生，不仅生物相容性好、可降解，还具有一定的生物力学稳定性和骨矿化诱导能力。

3.纤维素 纤维素类衍生物是葡萄糖分子通过*β*-1,4-糖苷键连接成的生物大分子，纤维素分子中含有大量氢键，使得纤维素类温敏材料在低温下，在疏水基团周围只形成简单缠结而无聚合，温度上升后，氢键被破坏逐渐失去其水合作用，纤维素分子间强烈的疏水相互作用导致三维网络的形成，进而构成温度敏感型的凝胶。

以纤维素为基质的温敏凝胶由于其无毒、良好的生物相容性和生物降解性，已被广泛用作生物医学材料。甲基纤维素和羟丙甲纤维素是纤维素类形成温敏凝胶的代表性聚合物。甲基纤维素水溶液在40~50℃能形成凝胶，而羟丙甲纤维素在75~90℃之间发生相变。

化学修饰与调配是合成纤维素温敏性水凝胶的方法。壳多糖和藻酸盐这两种天然聚合物常常用于与温敏纤维素水凝胶混合，壳聚糖/羧甲基纤维素（CMC）水凝胶显示出pH与温度敏感双重特性。聚*N*-乙烯吡咯烷酮（PVP）与CMC混合形成的牛血清白蛋白（BSA）凝胶体系，具有pH与温度的双重敏感性，在酸性环境下（pH1.2）其热转变温度在24~29℃之间，但在基准条件下不具有热转变。随着pH从酸性增加，可观察到BSA的释放率是逐渐增加的，而降低温度则降低释放速率。

（四）温敏原位凝胶在中药制剂中应用

温敏原位凝胶（thermosensitive gel）自1975年被发现以来，受到了专家和学者的广泛关注。针对治疗骨关节炎的盐酸青藤碱注射制剂在体内消除较快、需频繁给药的问题，危红华等以泊洛沙姆407和泊洛沙姆188为凝胶基质，冷溶法制备盐酸青藤碱固体脂质纳米粒温敏凝胶，可用于关节腔注射给药，从而提高病患部位的药物浓度，减少给药次数，达到增加药物临床疗效的目的。为了提高鼻腔给药的生物利用度、延长药物在鼻腔停留的时间，可以将温敏性材料作为药物载体制备成温敏凝胶制剂，使制剂以液体形式滴入鼻腔后胶凝成半固体黏附在鼻黏膜上。卢浩扬等制备并优化芷芎散鼻用温敏凝胶的处方，并考察其体外释放机制和鼻黏膜渗透特性。对比口服芷芎散，鼻用温敏凝胶更好地发挥其治疗偏头痛的作用，为芷芎散新给药途径的制剂开发提供基础。尽管温敏原位凝胶的热度始终居高不下，但尚无商用制剂上市。温敏凝胶的液态存在时间过长，产生药物突释效应，且易引起药物流失等问题妨碍了该技术的发展。因此，改善温敏凝胶的胶凝性质，加大对温敏凝胶材料的研发力度，制备出在体内能安全降解，并且满足不同的医用需求的温敏凝胶剂，是今后研究的重点方向之一。

三、离子敏感型原位凝胶

离子敏感型原位凝胶是利用特定的离子诱导某些聚合物发生凝胶化。果胶、海藻酸盐和脱乙酰壳聚糖分别能够在加入二价和三价金属离子时形成凝胶。海藻酸钠可以与泪液中的 Ca^{2+}形成凝胶，用于药物在结膜囊中缓释。在含有海藻酸钠和钙离子的制剂中添加柠檬酸钠，口服后到达胃的酸性环境中才发生胶凝，延缓了药物的释放，具有离子和pH双敏感的特点。

（一）分类

离子敏感型原位凝胶是一种能响应不同离子的高分子材料，且它会随响应值的变化而改变其自身的物理状态。其基质材料与生理条件下的离子交联，产生溶胶-凝胶相变，从液态变为半固体的凝胶态。海藻酸钠、去乙酰结冷胶等常作为离子敏感型凝胶材料。

（二）离子敏感型原位凝胶中药物释放

进入体内后，凝胶随着离子浓度的变化发生相转变为凝胶态，形成局部药物储库，从而实现药物的缓释。

（三）常用离子敏感型原位凝胶材料

1.海藻酸钠　海藻酸盐是一类天然多糖，具有良好的生物相容性、亲水性及低毒性，其在溶液中可形成一种局部倾斜构象，稳定性较差，阳离子的存在可使其结构更稳定。海藻酸钠（Sodium alginate，SA）是最常用的海藻酸盐之一，由α-L-甘露糖醛酸（M单元）与β-D-古罗糖醛酸（G单元）依托14-糖苷键毗连而成的共聚物。它具备良好的凝胶特征，其水溶液在特定浓度金属离子中会产生凝胶化，构成半固体的凝胶态，高价离子和G嵌段上相邻葡萄糖醛酸残基间的二聚作用及链间螯合介入该行为。而凝胶特性则由G、M嵌段的比例及离子交联剂的价态和浓度决定。Laura pescosolido等曾用高碘酸盐与SA发生氧化作用，结果表明，SA的氧化度在5%时，能在生理条件（pH=7.4，37℃）降解，并能够在Ca^{2+}的作用下形成凝胶。海藻酸钠溶液在离子浓度发生转变时，快速发生凝胶化可在分散介质中形成具有一定缓释效果的可包裹或吸附药物的微球，从而传递药物。在药物制剂中得到普遍利用，如作黏合剂、崩解剂、微囊囊材和包衣材料等。

2.结冷胶　除海藻酸钠外，结冷胶（gellan gum）是一类常用的离子敏感型凝胶辅料，由β-D-葡萄糖葡萄糖醛酸和α-L-鼠李糖按2：1的比例构成的线性多聚糖，低温时以平行双螺旋的形式存在高温下具有无定形的线圈形式。可分为低酰基冷结胶（deacetylated gellan gum，DGG）和高酰基结胶（high acyl gellan gum）。研究表明，随着酰基含量降低，形成的凝胶强度和脆性更大，而弹性降低。DGG结构中酰全数或部分被去除，使得分子间空间阻碍作用显著削弱，构成凝胶能力增强，故在凝胶剂研究中应用较多。DGG溶于水后，溶液中的阳离子可聚合联双螺旋结构，加快双螺旋形成三维网状结构的过程，从而转变为凝胶态。凝胶的黏度与DGG的浓度呈正相关，其机制是随着DGG溶液浓度的增加，分子链间的距离更近，相互作用增强，从而三维状更为密集，溶液的黏度也随之增加。结冷胶常与黄原胶结合制成眼用缓释制剂，可有效延长药物在眼部保留时间，同时减少进入循环系统的药物的不良反应。

（四）离子敏感型原位凝胶在中药制剂中应用

随着国内生物技术和药学的迅速发展，离子敏感型原位凝胶在一些难以用传统给药方式给药的不稳定药物以及靶向定位制剂、长效控释制剂等方面具有良好的发展前景。尽管尚无产品面世，但最近有关离子敏感型原位凝胶在中药制剂领域的研究文章报道正逐渐增多，作为一种可制成不同给药途径的中成药新剂型，离子敏感型原位凝胶正在逐步引起关注。

四、pH敏感型原位凝胶

卡波姆（carbopol）是丙烯酸聚合物，在酸性pH下保持溶液形式，在碱性pH下形成低黏度凝胶。使用卡波姆和羟丙甲纤维素（HPMC）配制用于氧氟沙星眼部递送的原位凝胶。羟丙甲纤维素赋予了卡波姆溶液黏度，同时降低其酸度。

壳聚糖水溶液在pH超过6.2时形成水合凝胶，可产生沉淀，在壳聚糖水溶液中加入多元醇盐，带有单个阴离子，如磷酸葡萄糖盐，可以将阳离子多糖溶液转化为热敏pH依赖性凝胶。当注射到体内时，溶胶形式（在室温下）变成凝胶植入物。实际是将pH、离子和温度各因素综合考虑开发而成的原位凝胶系统，已成功用于组织工程领域。

（一）分类

pH敏感型原位凝胶是由于体内外pH的不同而发生相转变。由于体液具有一定的缓冲容量，能够通过改变聚合物周围环境的pH而诱发胶凝。此类体系的聚合物分子骨架中均含有大量的可解离基团，其胶凝行为是电荷间的排斥作用导致分子链伸展与相互缠结的结果。

（二）pH敏感型原位凝胶中药物释放

进入体内后，凝胶随着pH的变化发生相转变为凝胶态，形成局部药物储库，从而实现药物的缓释。

（三）常用pH敏感型原位凝胶材料

pH敏感型原位凝胶常用的聚合物包括醋酸纤维素酞酸酯（CAP）、丙烯酸类、聚合物（如卡波姆）、壳聚糖及其衍生物等。

卡波姆是一种水溶性凝胶基质材料，综合性能良好。卡波姆遇到水时浓度会增加，黏度会随着浓度增加而增加，增加到一定程度会发生胶凝化。周围环境pH与卡波姆黏度呈正比关系，pH增大时，黏度增大，因此可通过浓度变化或加碱来调节黏度。

壳聚糖是制备水溶性凝胶的首选材料。其分子内存在大量氨基，故只溶解在无水甲酸或浓无机酸等酸性溶液中。壳聚糖水溶液具有温敏凝胶的特性，根据壳聚糖分子的组成特性，其在凝胶过程中可发生解离，所以氢键和水之间的相互作用必须严格控制，才能保证其发生预期的温敏胶凝特性。

（四）pH敏感型原位凝胶在中药制剂中应用

pH敏感型原位凝胶作为一种新型的药物传递体系，根据其多样化的胶凝机制，可设计成不同途径的药物传递系统，因而其用药部位十分广泛。目前，多种不同给药途径的pH敏感型中药原位凝胶剂正得到日益广泛的研究。

思考

中药传统剂型是以中医药理论为基础在临床实践中发展起来的，经过了实践检验，是中医药文化的具体体现形式，是保障中华民族健康繁衍的坚实盾牌。随着靶向制剂、缓控释制剂、特殊人群制剂等递药系统的发展，中药制剂的现代化势不可挡，但存在剂型和技术的先进性与中医药理论支持的滞后性问题。中药制剂往往是多成分多靶点递药，多成分之间如何通过物理、化学及生物效应（转运体、代谢酶）在吸收、代谢及药效的发挥上相互影响还需要进行大量的研究。

药知道

各国药用辅料在规格、检验方法、杂质的限定等方面存在不同之处。辅料及制备过程中是否使用了转基因原料、限制性溶剂等各国的规定也不同。宗教习惯的不同也影响制剂的出口。

目标检测

1. 简述固体分散体的特点及应用。
2. 简述如何对中药固体制剂进行防潮处理。

（刘东春）

第四章　中药液体制剂

学习目标

通过本章学习，掌握中药液体制剂的特点、分类、常用附加剂、稳定性影响因素及设计思路等，具备不同类型中药液体制剂的处方设计与工艺研究的能力，增强对传统中药制剂传承创新的理解，培养一定的科研思维与人文素养。

第一节　概　述

一、中药液体制剂的含义与特点

中药液体制剂（liquid pharmaceutical–preparations）系指中药或其提取物分散于液体分散介质中制成的可供内服或外用的液态剂型，是中医临床应用最广泛的一类中药制剂，如中药汤剂、合剂、口服液剂、糖浆剂、酒剂、酊剂、洗剂等。广义的中药液体制剂涵盖口服、外用、注射、喷雾等剂型，鉴于注射、滴眼、滴鼻、喷雾的中药液体制剂制备方法与给药途径具有其特殊性，将另设章节论述。本章中药液体制剂涵盖了口服的合剂、糖浆剂、酒剂、酊剂、流浸膏剂、煎膏剂、芳香水剂等，外用的灌肠剂、冲洗剂、洗剂、搽剂、滴耳剂、滴鼻剂等。《中国药典》2020年版（四部）制剂通则中收载的中药液体剂型有合剂（口服液剂）、糖浆剂、酒剂、酊剂、流浸膏剂、露剂、滴眼剂、滴鼻剂、灌肠剂、涂剂、搽剂、涂膜剂、洗剂、冲洗剂等14种。《中国药典》2020年版（一部）成方制剂收载的品种中，液体制剂占比12.1%，其中口服液在液体制剂中占49%。

中药液体制剂的特点主要包括：分散度大，吸收快、起效迅速；服用方便，易于分剂量，尤其适用于婴幼儿及老年患者；给药途径广，可内服和外用，也可深入腔道给药等。但液体制剂也存在一些不足，如体积大，携带、运输、贮存不方便；水性液体制剂易发生成分的氧化、水解及微生物污染问题；溶液型液体制剂易出现澄清度问题；非均相液体制剂，具有较大的界面能，物理学不稳定，易出现聚集、分层、沉降、结块等现象。

中药液体制剂已在中医临床应用数千年，尤其以汤剂、酒剂的应用历史最为悠久，在防病治病方面发挥了重要的作用。随着现代科技的发展，新的制剂技术不断涌现，为中药液体制剂的创新和质量提升提供了技术手段。在中药液体制剂的设计与研发中，应坚持“传承精华，守正创新”原则，以中医药理论为指导，在尊重中医药传统和特色的基础上，融合现代科技成果和新技术进行科学设计，发挥其优势，克服其不足，提升中药液体制剂质量和临床疗效，满足临床用药的需要。

二、中药液体制剂的分类

（一）按分散系统分类

中药液体制剂的分散相可以分子、离子、胶粒、固体微粒、液滴的形式或多种形式共存的方式分散于液体分散介质中。根据分散相粒子大小及分散情况不同可分为均相液体制剂和非均相液体制剂。

1. 均相（单相）液体制剂　是指药物主要以分子或离子状态分散于液体介质中制成的液体分散体系，即溶液型液体制剂。根据分散相粒子的大小又可分为低分子溶液（真溶液）和高分子溶液（属于胶体溶液）。在中药液体制剂中，由于中药成分复杂，通过浸提方式制备的液体制剂除了含有大量的低分子有效成分外，也含有一些高分子成分，因此很难明确区分为低分子溶液或高分子溶液。

2. 非均相（多相）液体制剂　是指药物主要以微粒或液滴的形式分散于液体介质中所制成的液体分散体系，其中分散相为固体微粒的称为混悬剂（混悬型液体制剂）；分散相为液滴的称为乳剂（乳剂型液体制剂）。

（二）按给药途径分类

1. 内服液体制剂　如合剂、口服混悬剂、口服液剂、口服乳剂、糖浆剂、芳香水剂等。

2. 外用液体制剂　包括皮肤用液体制剂，如洗剂、搽剂等；五官科用液体制剂，如洗眼剂与滴眼剂、洗耳剂与滴耳剂、洗鼻剂与滴鼻剂、含漱剂等；直肠、阴道、尿道等腔道用液体制剂：如灌肠剂、灌洗剂等。

三、中药液体制剂的设计思路

（一）基本原则

1. 发挥液体制剂的优势　中药液体制剂具有起效迅速、服用方便、可多途径给药等特点，设计时应根据药物的性质、作用及临床用药需求等，首先分析药物制成液体制剂相比其他类型制剂（如固体制剂等）是否更具优势，这是液体制剂设计的基础；然后选择适宜的液体制剂类型（如溶液剂、乳剂或混悬剂等）进行系统的工艺研究，以便更好地提高药物的疗效和安全性，满足临床用药的要求。

2. 提高液体制剂稳定性　中药液体制剂在生产和贮存中易发生物理、化学和生物学方面的变化，包括产生沉淀、结块、变色、分层、酸败、霉变或药物成分发生氧化、水解等稳定性方面问题。因此，中药液体制剂在设计中应将解决上述问题，提高其稳定性作为研究的重点。

3. 兼顾液体制剂依从性　大多数中药液体制剂药液味苦、口感不佳或有不良气味，口服使用常存在患者用药依从性差的问题，使药物的使用和疗效受到影响。因此，在设计时应同时关注液体制剂的色香味，以便选用适宜的方法（如添加矫味剂等）来改善制剂的依从性。

（二）主要研究内容

1. 液体制剂类剂型的选择　中药液体制剂包含多种剂型，其特点和适用性各不相同，可根据以下几点进行选择。

（1）根据药物性质选择　重点考虑药物溶解度、挥发性及在溶媒中稳定性、配伍特性、抗微生物污染性能等。一般地，难溶性药物应制成混悬剂，可溶性药物制成溶液剂，不溶性液体药物可制成乳剂，芳香性药物可制成芳香水剂或乳剂等。

（2）根据治疗疾病性质选择　不同类型液体制剂中药物的分散程度不同，可影响药物的吸收速度与疗效发挥，其吸收速度快慢依次为：溶液剂>溶胶剂>乳剂>混悬剂。因此，急症疾病应选择吸收速度快、发挥疗效迅速的剂型如口服溶液剂；对于慢性病或长期用药者，可选择煎膏剂、混悬剂等剂型。

（3）根据用药部位选择　用药部位在皮肤则可选用外用液体制剂，如洗剂、搽剂等；用药部位在五官，可选用滴鼻剂、滴耳剂、滴眼剂等；用药部位在结肠，可用灌肠剂等。

2. 中药液体制剂的成型性研究 根据所选液体制剂的剂型，在对中药材（原料）进行必要的炮制、粉碎、提取、分离与精制、浓缩与干燥等研究并获得质量可控的半成品后，可开展相应的中药液体制剂成型性研究。

成型性研究主要包括处方设计和成型工艺研究。中药液体制剂处方设计的重点是确定合适的溶剂（分散介质）、药物与辅料配比、附加剂（或辅料）种类及其用量等，以获得符合临床要求的稳定制剂。不同的中药液体制剂可因制剂类型、药物性质及给药途径等的不同而选用不同种类的溶剂、附加剂或辅料。在处方设计中，可通过单因素试验或多因素多水平的试验设计（如正交设计、均匀设计、星点设计-响应面优化法、Box-Behnken设计-响应面优化法等）对药物与辅料的配比、附加剂或辅料的种类与用量等进行优化，其评价指标包括性状（色、香、味、澄明度等）、pH、含量、黏度、分层或沉降情况等。

成型工艺研究主要是选择合适的成型方法及成型工艺参数。不同类型的液体制剂在成型方法和成型设备方面均会有所不同，在一定的成型方法和设备条件下，成型工艺参数应结合处方设计进行优化。

第二节　中药液体制剂的矫味及掩味

中药制剂的原药材种类繁多、成分复杂，部分药物存在苦味、酸涩味、腥臭味等各种不良气味，常常使患者在用药过程中产生排斥。特别是需要长期服药的慢性病患者、对味道敏感的儿童患者及胃纳差的患者，药物的气味、味道和适口性是完成治疗的最大障碍。因此，对于有特殊异味的液体制剂，可采用矫味与掩味技术改善药物不良气味，提高患者依从性及用药效果。

一、矫味与掩味技术

人类的基本味觉是酸、甜、苦、咸、鲜，基本嗅觉有香、酸、糖味和腐臭。味觉的主要感受器是味蕾，味蕾细胞表面表达各种味觉受体。味觉受体机制有两大类：一是G蛋白偶联受体（GPCR）参与调节甜味、苦味和鲜味；二是离子通道受体，参与咸味和酸味的调节。化学物质与特定的味觉受体结合，使味蕾细胞产生神经冲动，经神经传导到达大脑皮层味觉中枢，形成味觉；嗅觉是由有气味的气体物质引起的，是一种由感官感受的知觉。由嗅神经系统和鼻三叉神经系统参与，当外界气味分子接触到位于鼻腔内由支持细胞、嗅细胞和基细胞组成的嗅上皮中的嗅感受器时，引发一系列的酶级联反应，实现传导，形成嗅觉。味觉和嗅觉密切相关，会整合和互相作用，均属于化学感受器，作为用药行为最重要的化学感受器，对不同的药物会产生不同的反应，从而影响人们用药的依从性。

药物的气味、味道与药物结构性质、不同个体对口味的敏感程度、服药方式、身体状况等有关。苦味是中药制剂最常见的药物不良口味和最主要的味觉特征之一，掩盖药物的苦味是配制液体药物制剂的主要挑战。目前对于液体药物制剂，主要可通过以下方法或技术矫味与掩味。

（一）添加矫味剂

添加矫味剂是掩盖药物不良味道最直观的方法，但对于具有强烈不良气味和味道的原料药效果不佳。目前常用的矫味剂有甜味剂、芳香剂、胶浆剂及其他化学调味剂等。

1. 甜味剂 甜味剂是通过甜味混淆大脑味觉，淡化对苦味感受的物质。常用的甜味剂按来源分为：①天然甜味剂，如蔗糖、葡萄糖、糖醇类、甜菊糖苷、甘草甜素、植物甜味蛋白等；②人工甜味剂，如糖精钠、三氯蔗糖、阿司帕坦、安赛蜜、糖精、纽甜等。一般甜味剂矫味效果与浓度有关，且不同的甜味剂对药物产生的掩味效果不同。不同甜味剂发挥甜味时间有所不同，如葡萄糖和山梨醇具有早发甜味，而奇异果甜蛋白晚发甜味，通常使用甜味剂的组合可以提供足够的甜味和强度。

2.芳香剂　芳香剂矫味的作用原理是通过干扰嗅觉来改善药物气味，常见的芳香剂有天然类芳香剂（如茴香、麝香、薄荷挥发油等）和人工合成类芳香剂（如苯甲醛、桂皮醛、柠檬香精、香蕉香精），其中水果味香精香味柔和，广泛用于药物制剂中。在使用芳香剂时，应注意天然类芳香剂如麝香、薄荷本身具有活性，需考察其是否对制剂药效产生影响。人工合成类芳香剂在生产中成分难以控制，需对其有害物质进行检测，以保证安全。

3.胶浆剂　高分子胶浆剂具有黏稠性，通过增加液体制剂的稠度，干扰味蕾的味觉而矫味，多用于矫正酸涩味，并能降低药物的刺激性。常用的胶浆剂有淀粉、明胶、西黄蓍胶、羧甲基纤维素、甲基纤维素、海藻酸钠、阿拉伯胶等。此外，胶浆剂与甜味剂联用，矫味效果更佳。

4.味觉抑制剂和阻断剂　味觉受体的有效阻断可以通过占据受体结合位点或在通道本身内竞争来实现，如磷脂酸（PA）和乳球蛋白（LG）组成的脂蛋白可显著地抑制苦味，这些脂蛋白通过与受体膜疏水区结合，抑制舌咽神经对苦味物质的反应。目前已开发的苦味阻滞剂有：咖啡酸、阿魏酸等苯乙烯酸衍生物，单磷酸腺苷（AMP）及其类似物、磷脂酸和蛋白-磷脂酸复合物，以及氨基酸及氨基酸衍生物等。但味觉阻滞剂通常只能针对一部分受体，且每个受体在达到一定结合量后会达到饱和状态。

5.其他　如麸氨酸钠能矫正鱼肝油的腥味，消除铁盐制剂的铁金属味。

（二）环糊精包合技术

环糊精包合技术是指采用适宜的方法，将某些小分子（又称客分子）全部或部分包入具有空腔结构的环糊精分子（又称主分子）中，形成环糊精包合物的技术。药物形成包合物后可避免药物分子与味蕾直接接触，减少暴露于味蕾的药物颗粒的数量。也有研究表明其可通过抑制药物与味觉细胞上T2R受体的结合从而减少对苦味的感知。不同的环糊精具有不同的特性，应根据药物性质和剂型选择应用，在制剂处方中应用的有α-环糊精、β-环糊精、γ-环糊精、甲基β-环糊精、羟丙基β-环糊精、羟乙基β-环糊精等。目前常用的环糊精为β-环糊精（β-CD），其对多种苦味中药具有良好的掩味效果。如用β-环糊精对盐酸黄连素进行包合（β-环糊精与盐酸黄连素为8∶1，加水量为1.2倍，包合时间为40分钟，采用研磨法以胶体磨制备），包合后的药物苦味，由味极苦变成味微苦，使口感得到明显改善。

（三）离子交换树脂吸附技术

该技术是通过溶液中的药物离子和不溶性离子交换树脂（IER）之间的静电相互作用将药物离子络合到IER的电离官能团上。IER由具有可离子化官能团（阳离子或阴离子）交联的水不溶性聚合物组成，通过静电作用或弱离子键与带相反电荷的药物分子形成不溶性的活性树脂复合物或树脂酸盐。在唾液pH（6.0~7.0）的环境中保持完整，当药物-树脂复合物进入胃肠内时，复合物中的离子型药物分子在低pH环境下与胃肠道中高浓度的H^+、Na^+和K^+进行置换，将药物释放出来，不溶性IER被排出体外，这种结合机制最大限度地减少了吞咽过程中口腔中药物的过早释放。近年来，IER已被广泛用作掩盖苦味的方法，特别适用于高溶解性、可电离的药物。如用Amberlite IRP69树脂制备具有掩味作用的盐酸克林霉素混悬液用于儿童患者，基于志愿者的苦味阈值评价，以盐酸克林霉素混悬液（含主药275mg）作为供试品，以盐酸克林霉素的30%蔗糖溶液（含主药75mg）作为对照品，由12名志愿者分别对供试品与对照品进苦味评价，以1为不喜欢，10为非常喜欢作为评分标准。结果显示，盐酸克林霉素混悬液的评分在8~10，而盐酸克林霉素蔗糖溶液的评分在1~3，表明以离子交换树脂为载体制备的盐酸克林霉素混悬液具有良好的掩味效果。

（四）溶致液晶纳米粒

溶致液晶纳米粒（lyotropic liquid crystalline nanoparticle，LLCN）具有脂质基质形成的高度有序的双连续立方体或蜂窝状水通道纳米结构，通常大小为100~200nm。与其他基于脂质的系统（如脂质体）相比，它们独特的结构提供了大的内部和外部表面积，可封装大量的药物。药物包裹在LLCN的水通道或脂质双层中，可以有效地与味蕾隔离，起到良好的掩味作用。然而LLCN的胶体不稳定性和粒径不可控性，可导致包封药物泄漏而掩味失败，在制备过程中可通过加入稳定剂及高压均质工艺获得可控的粒径，并提高药物的包封率。如用植烷三醇（phytantriol，PYT）等包载儿科用抗生素头孢泊肟酯（cefpodoxime proxetil，CFP）开发了一种基于LLCNs的掩味体系[平均粒径（187.29 ± 4.12）nm，包封率85.80%]，用于掩盖头孢泊肟酯的苦味。同时，加入Pluronic F127作为稳定剂避免颗粒聚集，并采用高压均质工艺获得可控的粒径，以防止因胶体不稳定性和不可控粒径导致封装在内的药物泄露而掩味失败。

（五）RLBN-SLM掩味系统

固体脂质微球（SLM）是一种广泛使用的用于掩蔽不良药物味道的系统，由生物相容性的脂质为材料制成的微球。由于唾液中不存在脂肪酶，该系统在口腔中保持完整，可以减少被包封的药物与味蕾之间的接触或阻止药物在口腔中释放。但由于其油基制剂的特点，SLM更适合封装亲脂性药物，不适用于亲水性药物。对于亲水性药物，可采用反向脂质纳米粒（reversed lipid-based nanoparticles，RLBN）技术制备SLM。RLBN具有反向结构，两亲性脂质材料（如鸡蛋卵磷脂、甘油三酯等）为RLBN的主要外壳材料，在配制SLM之前将亲水性药物分散在油性介质中，由于疏水力，磷脂通过在液体油中的自组装将亲水性分子捕获在其极性核心中，尾部形成非极性涂层，从而使RLBN能够以均匀的体系分散在液体油中，并可以很快地与SLM的赋形剂混合，形成RLBN-SLM系统。它可以阻止药物在口腔内快速释放，从而有效掩盖水溶性药物的苦味。如盐酸托莫西汀（atomoxetine hydrochloride，ATX）是目前美国FDA批准的唯一主要用于治疗儿童注意缺陷多动障碍的非刺激性药物，其味极苦，用RLBN技术制备盐酸托莫西汀SLM（即ATX-RLBN-SLM，粒径为（84.10 ± 3.24）μm，药物包封率和载药率分别为98.28% ± 0.59%和0.89% ± 0.04%），可以阻止药物在口腔内快速释放，有效地掩盖ATX的苦味，同时还能提高药物的生物利用度，为掩盖水溶性药物的不良味道提供了新途径。

二、矫味与掩味的评价

评价药物味道和检验掩味效果均涉及药物的感官评价技术。最常用的方法是组织志愿者口尝或鼻闻药物进行感官评价。在此基础上，也有一些其他方法可参考应用，如人工智能感官评价法（包括电子舌和电子鼻）、动物偏好实验、体外溶出试验等。

（一）志愿者感官评价法

此法是指招募志愿者对药物的味道或气味进行口尝或鼻闻评价的方法，通常由4~30名志愿者对测试样品进行打分或等级评定，再经过数据统计和分析得出结论。此法简单易行，但要注意参与实验的志愿者的饮食习惯、年龄、地域的差异性可能会导致他们对药物味道或气味判断有很强的主观性，从而影响感官评价结果的重复性。

（二）体外溶出试验

此法常用于初步评价制剂的掩味效果。国际药学联合会/美国药学科学家协会在《新型和特殊剂型的溶出/体外释放实验指导原则》中规定：如果掩味是制剂质量评价的重要一环，则需要在5分钟内多点检测药物的溶出。溶出限度需要根据药物的苦味强度或苦味阈值来制定（如5分钟累积溶出量≤ 10%）。但该指导原则并没有规定溶出实验的具体条件，且由于个体苦味感知差异大，很多药物的苦味阈值难以测定，故掩味溶出试验并没有统一的质量标准。

（三）动物偏好实验

此法是指利用动物趋利避害的生理特性设计偏好测试来评估食物或药物的味道。由于啮齿类动物的苦味受体与人类苦味受体高度同源，常选择小鼠作为实验动物。此类方法主要分为摄取法和双瓶法，前者是通过小鼠在相同的时间内对不同样品的摄取次数来反映掩味效果；后者是通过将不同样品加入到相同的 2 个或以上的饮水瓶中，通过比较相同时间内不同瓶中剩余水量以及小鼠饮水后的反应来评价掩味效果。

（四）人工智能感官评价法

在药物的矫味与掩味研究中，常用的人工智能感官评价技术包括电子舌和电子鼻。

1. 电子舌　是一种模拟人舌采集味觉数据并进行分析的化学分析仪。它由电子化学传感器阵列（相当于生物系统中的舌头）和模式识别系统两大部分组成，能够识别溶液中产生不同味道的化学物质，获得不同的响应电势，再经过对采集的不同信号信息进行前处理和模式识别后，可以客观、数字化地显示样品味道的整体信息（又被称作“指纹”数据），被广泛应用于食品和饮料、环境监测、医学诊断和生物过程控制等领域。目前，电子舌在中药矫味与掩味效果的评价方面也有应用，如有学者用电子舌评价了不同类型掩味剂对龙胆、苦参、穿心莲、莲子心等4种中药水煎液的抑苦效果及抑苦规律。但使用电子舌要求所测样品必须是澄清液体，不能含有机试剂，且脂肪含量不高于5%、乙醇含量低于20%，这些要求使电子舌在药物味道测定中的应用受到了一定限制。根据传感器分类，目前国内外用于苦味研究的电子舌主要有离子选择电极、多通道类脂膜传感器、伏安法式电子舌和Astree电子舌等四类。

2. 电子鼻　主要由样品处理器、气体传感器阵列、模式识别系统等3部分构成，工作原理是通过模拟人类和动物的嗅觉系统，将气味进行数字化、客观化表征，主要用于中药领域的药材性状鉴定、质量判别及对炮制品的质量评价等。目前电子鼻在中药矫味效果的评价中应用不多。

虽然人工智能感官具有客观性强、重复性好、抗疲劳工作能力强、检测响应快等优点，但是其不能完全代表人的真实感受，人工智能感官评价亦不能完全替代志愿者感官评价法。因此，实际研究中常将志愿者感官评价法与人工智能感官评价法结合使用。

第三节　中药液体制剂的增溶

许多体外药理活性很高而在水中溶解性差的中药成分，如丹参酮、大黄素、鱼腥草素、黄芩苷、挥发油等，因溶解度小，在中药液体制剂的制备中常易损失或给制备带来困难。另外，中药液体制剂在放置一段时间后可因一些难溶性成分的缓慢析出而产生色泽变深、混浊、沉淀等现象，使制剂澄明度不合格，并给制剂的疗效、安全性及使用等带来不良影响。因此，研究增加难溶性成分在中药液体制剂中的溶解性，对于提高药物的临床疗效和稳定性等具有重要的意义。

一、常用药物增溶技术

1. pH调节法　中药液体制剂中大多数药物分子是可以解离的弱酸或弱碱，如绿原酸、丹酚酸、甘草酸等弱的有机酸类成分，小檗碱、延胡索乙素、粉防己甲素等弱的有机碱类成分，其在水中的溶解度受pH的影响很大，所以调节溶液pH使难溶性药物解离是增溶的一种简单有效方法。在调节pH增加药物溶解性时，应兼顾pH对液体制剂的口感和药物成分稳定性的影响，通过试验筛选确定调节pH的无机或有机酸碱的种类与用量。

2.混合溶剂法 在水中加入一种或者几种有机溶剂可形成混合溶剂。此混合溶剂中各溶剂在某一比例时，药物的溶解度比在各单纯溶剂中溶解度增大的现象称为潜溶。通常将非水溶剂按一定比例与水混合，形成比单一溶剂更易溶解药物的混合（复合）溶剂，此非水溶剂被称为潜溶剂。潜溶是多溶剂分子与溶质之间相互作用的诸多因素综合作用的结果，遵循的是“相似相溶原理”。混合溶剂的应用发生了氢键缔合，调整了溶剂的介电常数、溶解性能、表面张力、分配系数等特性参数。常用的潜溶剂有：乙醇、丙二醇、丙三醇、聚乙二醇等。采用此法增溶，应注意潜溶剂种类、用量选择及患者用药的依从性。

3.表面活性剂增溶法 许多中药有效成分不仅在水中溶解度小，而且形成的溶液不稳定，药物成分容易沉淀，使人体无法充分吸收利用，因而达不到治疗的目的。为了达到治疗所需的药物浓度，利用表面活性剂形成胶束的原理，使难溶性有效成分的溶解度增加而溶于分散介质中。作为增溶应用的表面活性剂，应根据药物性质、剂型制备、给药途径与剂量、疗程等选择不同类型的表面活性剂，要了解和特别注意的是增溶剂的毒性、刺激性等。中药液体制剂中，常选用聚山梨酯 80（吐温 80）作为增溶剂来增加一些难溶性成分在水中的溶解性。一般认为，增溶剂在水溶液中达到临界胶束浓度后，才能使一些水不溶性或微粒性物质的溶解度显著增加，因此将增溶质与表面活性剂先行混合要比表面活性剂先与溶剂混合的效果好。

二、药物增溶新技术

1.药物纳米晶技术 即制备纳米药物晶体，是一种新颖的增加难溶性药物溶解度的药剂学途径。根据Noyes-Whitney和Friendly Ostwald方程，通过降低药物粒径至纳米级，可显著增加药物饱和溶解度和溶出速率。

药物纳米晶是指由药物晶体及少量稳定剂所形成的胶体分散药物传递系统，药物晶体的粒径处于纳米尺寸范围，通常为10~1000nm。纳米晶极小的粒径使得药物具有巨大的比表面积，因此可提高药物溶解度及溶出速度。与使用表面活性剂增溶及制备相比，纳米晶不使用大量增溶剂，具有良好的安全性；其几乎全部由药物组成，具有很高的载药量，且制备易于工业化。目前，纳米药物晶体制备方法主要可以归纳为2类：“Bottom-up”（从小到大）技术和“Top-down”（从大到小）技术。前者主要包括沉淀法和乳化法，是控制药物分子的结晶过程，以得到粒径处于纳米级别的药物晶体；后者主要包括介质研磨法和高压均质法，是将大的药物晶体颗粒破碎，以得到药物的纳米晶。

2.自微乳技术 自微乳化释药系统（self-microemulsifying drug delivery system，SMEDDS）是由油相、乳化剂和助乳化剂组成，外观均一透明，在环境温度及温和搅拌条件下，遇水自微乳化成水包油（O/W）型、粒径小于 100nm 的乳剂，是一种新型药物载体。其最重要的特征是，将药物包裹在油滴中，口服后遇体液在体温条件下（通常37℃），可通过胃肠蠕动自发形成O/W型微乳。其另一显著特点是，适宜用作亲脂性、溶解度低、难吸收、易水解药物的载体，以促进药物吸收，提高口服生物利用度。因此，应用此技术可解决一些亲脂性、难溶性药物成分的溶解吸收问题。

3.环糊精包合技术 环糊精不仅可以用于中药液体制剂的矫味掩味，也常用于增加难溶性药物的溶解。其原理及应用技术与矫味和掩味类似。一般认为药物溶解度越低，环糊精包合后药物溶解度增加的程度越大、甲基化程度较低的环糊精衍生物对药物增溶性较强、环糊精对离子型药物的增溶作用与pH有关。如叶黄素（别名类胡萝卜素）用β-环糊精进行包合（叶黄素与β-环糊精的质量比为1：2，包合时间为4小时，包合温度为35℃），包合后在水中的溶解度增大了97.4倍 增溶效果明显。姜黄素用甲基β-环糊精进行包合（姜黄素与甲基β-环糊精的质量比1：2，包合时间为2小时，包合温度为45℃），包合后在水中的溶解度提高了约500倍（姜黄素包合物的水中溶解度约为10mg/ml）。

4.中药配伍增溶法 中药饮片配伍增加中药组分溶解度的作用机制是多种因素综合作用的结果。一般认为与中药组分间的相互作用形成氢键、络合物、盐等以及与中药复方中含有的皂苷、甾醇、树胶、蛋白质、黏液质等多种天然表面活性剂有关。在制剂过程中通过助溶或形成胶团发挥增溶作用。如甘草中所含的甘草酸可显著增加青黛中有效成分的溶出；中药多糖类成分可以提高黄芩苷、槲皮素等难溶性黄酮类成分，以及生物碱类、蒽醌类、酚酸类等成分的溶解；人参中丙二酰人参皂苷对柴胡皂苷-b1有显著的增溶作用，对人参皂苷Ro也有一定的增溶作用。而中性达玛烷型人参皂苷本身不能增加柴胡皂苷-b1的水溶性，但它对丙二酰人参皂苷和人参皂苷Ro的增溶有显著的协同作用。其他类似研究还有吴茱萸与当归配伍可增加溶液中阿魏酸成分的含量，大黄与栀子配伍后大黄结合蒽醌的溶出显著增加等。

第四节　中药液体制剂的稳定性

中药液体制剂在制备和贮存过程中受溶剂、所含成分的性质、添加剂、包装材料、杂质、外界环境等因素的影响，常产生一些不稳定的现象，如药物含量下降、药效降低、澄清度变差、析出沉淀、颜色改变、乳剂分层及混悬微粒沉降结块等问题。因此，研究并提高中药液体制剂稳定性，对于保证临床用药的安全有效具有重要意义。

一、影响中药液体制剂稳定性的因素

1.药物成分的性质 中药液体制剂成分复杂，多含有鞣质、树胶、树脂、黏液质、果胶、色素、多糖等，随着贮存时间及温度、光线、pH等因素的变化，易发生凝聚、氧化，从而出现沉淀、药液色泽变化等稳定性问题。一些酯类、苷类、酚类、黄酮类、蒽醌类等成分在溶液中相比固体制剂更易发生降解。另外，一些中药难溶性成分在制备时可因某些中药成分的助溶作用等而少量溶解或分散于溶液中，但在长期贮存中因环境条件（如温度）等的改变可能会缓慢析出，产生浑浊、沉淀或黏壁等现象而影响制剂的澄明度。

2.溶剂 溶剂对中药液体制剂稳定性的影响较为复杂。含有酯类（包括内酯）、酰胺类（包括内酰胺）、苷类结构有效成分的制剂，以水为提取溶剂或配制溶液时，其有效成分在一些特定条件（如高温、pH不当）下易发生水解。酒剂、酊剂、流浸膏剂等含醇制剂，贮藏过程中会因挥发损失或与其他液体混合时，因乙醇浓度的变化而析出沉淀。

3. pH 许多酯类、酰胺类、苷类药物常受H^+或OH^-催化水解，其水解速度主要由pH决定。一些药物（如酚类）的氧化与pH也有密切的关系。pH还可影响弱酸弱碱类药物的溶解性。因此，在研究中药液体制剂的稳定性时，pH是一个重要的指标。许多液体药物制剂的稳定性试验研究表明，pH对药物含量、口感及澄明度等有显著影响。

4.温度 温度升高通常能显著增加药物的降解速率。根据Van't Hoff规则，温度每升高10℃，许多反应的速率增加2~3倍。Arrhenius指数定律定量地描述了反应速度与温度之间的定量关系，是药物稳定性预测的主要理论依据。提取、浓缩、灭菌等操作及贮存温度对含有热敏性有效成分的中药液体制剂稳定性影响较大。

5.光线 光是一种辐射能，其能量的大小与波长成反比。中药制剂成分均可因光线照射提供反应分子所需的活化能而引发光化反应，且常伴随氧化、水解、聚合等反应。某些药物（如挥发油）的自氧化反应可由光照引发并催化。因此，在制备与贮存中应注意光线对含光敏性成分的中药制剂的影响。

6.空气（氧） 空气中的氧是引起中药液体制剂氧化变质的重要因素。氧引入制剂中主要有两条途径：一是由水带入；二是容器内留存空气中的氧。对于易氧化的品种，除去药液或容器中的氧是防止氧化的根本措施。中药液体制剂中含有酚羟基或潜在酚羟基的黄酮、蒽醌及酚酸类成分，含有不饱和碳链的油脂、挥发油等，都容易在光线、氧气、金属离子的影响下产生氧化反应。

7.金属离子 中药液体制剂可因药材提取或生产过程带入微量的金属离子，它们的存在往往会加速制剂中某些化学成分的氧化分解，需要予以重视。

8.包装材料 包装材料与中药制剂稳定性的关系十分密切，特别是直接接触药品的包装材料。包装设计既要考虑外界环境因素，也要考虑包装材料与制剂成分的相互作用对制剂稳定性的影响。包装材料必须符合药用要求，其质量、安全及功能应该满足药品制剂的需要。需关注药物与包装材料的相容性，药物的稳定性等。

二、增加液体制剂稳定性的措施

1.选择适宜的溶剂 中药成分复杂，各成分的溶解性、化学稳定性差异较大。因此，对于中药液体制剂，应综合考虑中药有效成分的溶解性和化学稳定性，结合临床用药要求，选择适宜的溶剂或混合溶剂。

2.添加适宜的附加剂 表面活性剂是中药液体制剂常用的附加剂，在溶液型液体制剂中可作为增溶剂用于难溶性有效成分（如挥发油）的增溶，同时可因药物分散于胶束中而增加药物的稳定性；在乳剂型和混悬型液体制剂中，可分别作为乳化剂和润湿剂用于增加制剂的稳定性。抗氧剂（如亚硫酸钠）、金属离子络合剂（如EDTA）及惰性气体（如N_2）在液体制剂中常用于防止药物的氧化；防腐剂（如苯甲酸、羟苯乙酯、山梨酸）常用于避免液体制剂的霉变或酸败。助悬剂（如甘油、糖浆、阿拉伯胶、羧甲基纤维素钠）、絮凝剂与反絮凝剂（如枸橼酸盐、酒石酸盐等电解质）常用于增加混悬型液体制剂的稳定性。

3.调节制剂pH 许多药物的水解、氧化或溶解性均受pH的影响。调节适宜的pH是增加中药液体制剂稳定性的重要措施之一。

4.其他 如生产过程中控制药液的受热温度与时间，或在避光、避菌条件下操作；采用适宜的包材分装，密封低温避光保存；进行适当的灭菌处理防止药液的霉变或发酵等，均有助于提高中药液体制剂的稳定性。

三、举例

例4-1 复方甘草口服溶液

【处方】甘草流浸膏120ml，复方樟脑酊180ml，甘油120ml，愈创甘油醚5g，浓氨溶液适量

【制法】取甘草流浸膏，加甘油混匀，加水500ml稀释后，缓缓加浓氨溶液适量，调节pH至8~9，再加愈创甘油醚的水溶液（取愈创甘油醚，加适量热水溶解制成），不断搅拌，最后加复方樟脑酊，再加适量的水使成1000ml，摇匀，即得。

本品中需加适量的稳定剂。

【性状】本品为棕色或棕黑色液体；有香气，久置偶有沉淀。

【类别】祛痰镇咳药。

【贮藏】遮光，密封，在阴凉干燥处保存。

【注解】（1）处方中的复方樟脑酊（含吗啡）为制剂主要成分之一。吗啡具有还原性，可生成伪吗啡和*N*–氧化吗啡。因此，制剂中吗啡含量在有效贮存期间能被空气氧化下降到不合格范围内，导致产品不合格。《中国药典》中规定制备需加适量稳定剂，但未明确具体配方。

（2）针对制剂贮存中吗啡含量下降的问题，有报道通过加入0.4%亚硫酸钠与0.06%EDTA，同时采用棕色聚酯瓶替代白色高密度聚乙烯瓶，可明显提高制剂中吗啡在加速试验中的稳定性，其各项指标（包括吗啡含量、pH等）均无明显的变化，而按《中国药典》方法（未加稳定剂）制备的制剂在加速试验中则出现吗啡含量与pH的明显下降。亚硫酸钠为常用抗氧剂（宜在碱性环境中使用），本品pH为8左右，故选之；EDTA为常用金属离子络合剂，与抗氧剂配合使用有助于提高抗氧化的效果。棕色聚酯瓶比白色高密度聚乙烯瓶的透光性低，可减少光线引起的药物降解。

（3）本品按《中国药典》方法制备，有时制剂表面会出现一层油膜，这与处方中复方樟脑酊所含八角茴香油溶解不充分有关。若在配制复方樟脑酊时，加入适量聚山梨酯80作为增溶剂与八角茴香油混匀，可解决八角茴香油的溶解问题，从而避免本品表面出现油膜的现象。

第五节　中药溶液型液体制剂

中药溶液型液体制剂是指药材提取物以分子或离子状态分散于分散介质中形成的供内服或外用的澄清液体剂型，主要有溶液剂、口服液剂、酒剂与酊剂、芳香水剂、甘油剂和醑剂等。其药物成分的分散度高、吸收快，但在贮藏中易出现沉淀、浑浊、变色、霉变等问题。因此，在制备过程中需要选择合适的溶剂或附加剂（如防腐剂、抗氧剂等），来增加药物成分的溶解度，提高制剂的澄清度与稳定性。

一、中药溶液型液体制剂的处方设计

（一）溶剂的选择

中药溶液型液体制剂根据中医传统用药习惯和中药成分的性质，一般选择水作为溶剂进行提取和配制，其次选用的溶剂有乙醇（酒）、甘油、植物油等。

（二）附加剂的选择

为提高中药溶液剂的澄明度，改善其气味、口感，增加其稳定性，常需在配制成型时加入适宜的附加剂，主要包括增溶剂（如聚山梨酯80）、矫味剂（如蔗糖、甜菊糖苷）、防腐剂（羟苯乙酯、苯甲酸钠、山梨酸）、抗氧剂（如亚硫酸钠、亚硫酸氢钠）等。在使用附加剂时需注意药液pH的影响，如羟苯乙酯在pH 3~6的酸性溶液中较稳定，苯甲酸在pH大于5时防腐能力降低，亚硫酸钠适用于偏碱性药液。

为提高外用中药溶液剂的舒适感，减少刺激性等，常需在配制成型时加入适宜的附加剂，主要包括芳香剂（各种香精）、清凉剂（薄荷油、冰片等）、稠度调节剂（调节水相的阿拉伯胶、羟丙基纤维素、聚丙烯酸类聚合物等）、保湿剂（甘油、聚乙二醇、透明质酸钠、葡聚糖等）、pH调节剂（盐酸、氢氧化钠等）或止痛剂（三氯叔丁醇、盐酸利多卡因等）。

二、中药溶液型液体制剂的成型工艺

（一）成型工艺流程

原料药物+溶剂+附加剂→配液→过滤→分装→（灭菌）→成品

（二）成型工艺研究

1.原料药物的准备 通常情况下，除了芒硝、猪胆粉等可溶性药物，血竭等树胶药物，天然冰片与艾片、阿胶与鹿角胶、广藿香油与莪术油等提取加工品，麝香等贵重性药物外，中药处方中的药物大多需要经提取、纯化或精制后才能用于药物溶液的配制。常用的提取与纯化方法有：水提醇沉法、醇提水沉法、水蒸气蒸馏法、絮凝澄清法、超滤法、高速离心法、热处理冷藏法等，可根据处方中药材所含化学成分的性质来选择。一般要求在保留有效成分的基础上尽可能去除中药提取液中的杂质，这对于提高溶液型中药液体制剂的澄明度和稳定性十分重要。经提取纯化所得的中药提取物（中间体），多为具有适宜浓度的浓缩液（也常称为“清膏”），也可以是挥发油（芳香水）或者可溶性干浸膏。

2.配液 是将药物（或中间体）用适量溶剂溶解或稀释，并根据需要加入适量附加剂、调节溶液pH，加溶剂至全量的过程。在配液研究中，要注意以下几方面：

（1）药物的溶解与加入 通常量少的药物、附加剂或溶解度小的药物应先溶解；难溶性药物可加入适量增溶剂或助溶剂以增加溶解度；挥发性药物及液体药物应最后加入；易溶但溶解缓慢的药物，制备时应采用粉碎、搅拌或加热等手段提高药物的溶解度；易氧化的药物应将溶剂放冷后再加入，并添加适量的抗氧剂。

（2）药物溶液的稳定性 这是成型研究中应重点解决的问题。针对溶液型液体制剂在贮存中易出现的物理（如沉淀、浑浊）、化学（如含量下降）、生物学（如霉变、发酵）等不稳定性问题，可在配液中考虑调节pH和（或）加入不同的附加剂（如增溶剂、抗氧剂、防腐剂等）来提高稳定性。适宜的pH与附加剂（用量）可通过对比实验或优化设计予以确定。

（3）患者对药物溶液的感受 调节内服液体制剂适宜的气味、口感，调节外用液体制剂适宜的体感（清凉、温热、润滑、刺激性等），对于方便临床用药和提高患者（尤其是儿童）的依从性具有积极的作用。可根据需要加入适宜的矫味剂等附加剂进行调节，其种类与用量可通过试验的评价而定。

3.滤过 澄清度是中药溶液型液体制剂的重要指标，滤过是保证溶液澄清度的主要工艺。生产中可根据药液的具体情况，在配液后选用砂滤器、垂熔玻璃滤器、微孔滤膜过滤器等进行药液的滤过，以获得澄清的药液。

4.分装与灭菌 药液滤过后，应立即在洁净区将滤液分装于适宜的洁净干燥灭菌的容器（塑料或玻璃容器）中并密封。对于以水为溶剂的溶液型中药液体制剂，为提高其生物学稳定性，可在分装后进行灭菌处理。一般采用流通蒸汽灭菌法或热压灭菌法。灭菌工艺条件研究时，在保证灭菌效果的前提下，应注意灭菌对药液pH、澄明度及药物成分含量等的影响。在严格避菌且含防腐剂的条件下，溶液型中药液体制剂也可不进行灭菌。

（三）举例

例4-2 小儿感冒口服液

【处方】广藿香85g，连翘85g，板蓝根85g，地骨皮85g，薄荷56g，菊花85g，大青叶141g，地黄85g，白薇85g，石膏141g

【制法】以上十味，广藿香、薄荷、菊花蒸馏提取挥发油，蒸馏后的水溶液另器收集；药渣与其余连翘等七味加水煎煮二次（石膏先煎1小时），合并煎液，滤过，滤液与上述水溶液合并，浓缩至适量，加乙醇使含醇量为65%，冷藏48小时，滤过，滤液回收乙醇，浓缩至适量，加入单糖浆、山梨酸钾，加热使溶解，冷藏，滤过，滤液加入上述挥发油及聚山梨酯80，加水至1000ml，搅匀，灌封，灭菌，即得。

【性状】本品为棕红色的液体；气微香，味苦、辛、微甜。

【功能与主治】清热解表。用于小儿外感风热所致发热重、微恶风寒、头痛、有汗或少汗、咽红肿痛、口渴、舌尖红、苔薄黄而干、脉浮数。

【用法与用量】口服。一岁以内一次5ml，一至三岁一次5~10ml，四至七岁一次10~15ml，八至十二岁一次20ml，一日2次，摇匀服用。

【规格】每支装10ml

【贮藏】密封。

【注解】广藿香、薄荷、菊花中含挥发油类有效成分，故采用蒸馏法提取挥发油；连翘等七味采用水提醇沉法进行提取与精制，有助于去除杂质、减少服用剂量及提高口服液的澄明度；单糖浆为甜味剂，可改善口服液的口感，提高儿童患者用药的依从性；山梨酸钾为常用防腐剂，配合灭菌可提高口服液生物学稳定性，避免霉变、酸败等；聚山梨酯80作为增溶剂，可通过形成胶团使挥发油类成分分散溶解于药物水溶液中。

例4-3　元胡止痛口服液

【处方】醋延胡索267g，白芷134g

【制法】以上二味，粉碎成粗粉，用60%乙醇浸泡24小时，回流提取二次，第一次3小时，第二次2小时，滤过，合并滤液，滤液减压浓缩至相对密度为1.02~1.04（55℃）的清膏，离心，取上清液，加入倍他环糊精、蔗糖和甜菊素适量，在50℃下搅拌1小时，加水调整总量至1000ml，调节pH至4.0~5.5，搅匀，滤过，灌封，即得。

【性状】本品为棕黄色至棕红色的液体；气微，味微苦、甜、酸。

【功能与主治】理气，活血，止痛。用于气滞血瘀的胃痛，胁痛，头痛及痛经。

【用法与用量】口服。一次10ml，一日3次；或遵医嘱。

【规格】每支装10ml

【贮藏】密封，置阴凉处。

【注解】延胡索主含生物碱类有效成分，白芷主含香豆素类有效成分，均难溶于水，易溶于乙醇，故采用醇提；倍他环糊精（β-CD）可通过包合作用增加难溶性成分的溶解性，并可降低生物碱类成分的苦味；蔗糖和甜菊素均为甜味剂，可通过矫味改善口感；调节pH至4.0~5.5，可使药液呈弱酸性，既有助于延胡索生物碱类成盐而增加溶解性，又可配合甜味剂使口服液具有良好的口感。

第六节　非均相体系中药液体制剂

中药液体制剂的处方通常为复方，并采用提取纯化等工艺，因而分散系统较为复杂，可能存在多种分散状态，形成复合分散系统，大多情况下属于非均相体系。因此，在中药液体制剂的设计与制备中应注意多种分散状态并存的情形（如含挥发油、难溶性有效成分的复方中药液体制剂），综合利用溶液型、乳剂型和混悬型液体制剂的制备技术，来增加中药液体制剂的稳定性。本节主要介绍中药混悬型与乳剂型液体制剂的设计。

一、中药混悬型液体制剂的设计

混悬剂是指难溶性固体药物以微粒状态（一般为0.5~10μm）分散在液态分散介质中形成的非均相液态制剂，所用的分散介质大多为水，也可是植物油。包括口服、外用、注射、滴眼、气雾等多种给药方式。

药物制成混悬剂的情形主要包括：①难溶性的药物需制成液体制剂供临床应用；②药物的剂量超过了溶解度而不能以溶液剂的形式应用；③两种溶液混合时药物的溶解度降低而析出固体药物；④为使药物发挥缓释作用。值得注意的是，为了保障用药安全，一般毒剧药或剂量小的药物应避免制成混悬剂。

目前中药混悬型液体制剂（以下简称“中药混悬剂”）的品种很少，《中国药典》2020年版中未见有收载，已批准上市的中药混悬剂品种仅见“五妙水仙膏”（用于毛囊炎、结节性痒疹、寻常疣、神经性皮炎等的治疗）。

（一）中药混悬剂的处方设计

混悬剂属于动力学和热力学不稳定体系，容易出现分散微粒沉降与聚集等现象。而合格的混悬剂应是不沉降或沉降缓慢、不结块、易再分散，使用期间含量稳定。因此，混悬剂设计的重点是稳定剂的选用，以改善、减少或避免不稳定现象的发生。

1.稳定剂的选择 稳定剂包括助悬剂、润湿剂、絮凝剂与反絮凝剂，它们起稳定作用的原理各有不同，可根据实际情况加以选择。通常从减少药物微粒沉降速度、荷电与水化角度选择稳定剂。

（1）助悬剂（suspending agents） 其作用原理是增加分散介质的黏度或密度以降低微粒的沉降速度，或者被药物微粒表面吸附形成机械性或电荷的保护屏障，防止或减少微粒间相互作用或阻止晶型的转化，或使混悬剂有触变性，从而维持微粒分散均匀。常用的助悬剂有：①低分子助悬剂，如甘油（2%~10%）、糖浆、山梨醇等低分子溶液；②高分子助悬剂，如阿拉伯胶、西黄蓍胶、白及胶、海藻酸钠、甲基纤维素（MC）、羧甲基纤维素钠（CMC-Na）、羟丙基纤维素（HPC）、羟丙甲纤维素（HPMC）、卡波姆、聚乙烯吡咯烷酮等；③触变胶，如2%单硬脂酸铝植物油；④硅酸类，如胶体二氧化硅、硫酸镁铝、硅皂土等。助悬剂在选用时应注意产生的黏度，黏度太高会影响混悬剂的流动相，致使给药剂量不准确，在制备混悬剂时通常根据混悬液中药物的性质及含量进行选择。绘制流变曲线，判断流体特性，计算塑性黏度、表观黏度、致流值、触变指数等，可以为助悬剂的选择提供客观的定量指标。

（2）润湿剂 对于一些疏水性的药物如硫黄，由于水难以将其润湿，常见到药物在水中分散不均匀的现象，给制备混悬剂带来一定的困难，此时就需要加入润湿剂，使药物被润湿。润湿剂可分为两类，一类是能与水混溶、表面张力小的低分子溶剂，如乙醇、甘油等，但此类润湿效果不佳。另一类是可降低固-液二相界面张力的表面活性剂，常用的是HLB值范围在7~9之间，如聚山梨酯类、泊洛沙姆、聚氧乙烯蓖麻油、硫酸盐、磺酸盐等。采用测定接触角、界面张力、润湿点等方法评价润湿效能，用以指导选择适宜的润湿剂。

（3）絮凝剂与反絮凝剂 加入适量的电解质可使混悬液型液体制剂中微粒周围双电层所形成的 ζ 电位降低到一定程度，使得微粒间吸引力稍大于排斥力，而形成疏松的絮状聚集体，经振摇又可恢复成分散均匀混悬液的现象叫絮凝，所加入的电解质称为絮凝剂（flocculant）。絮凝剂可解决混悬剂出现的沉降结块的问题。而加入电解质后使 ζ 电位升高，阻碍微粒之间的碰撞聚集的现象称为反絮凝，能起反絮凝作用的电解质称为反絮凝剂，反絮凝剂可增加混悬剂的流动性，使之易于倾倒。同一电解质可因用量的不同而起到絮凝与反絮凝的作用。微粒分散体系中的絮凝与反絮凝现象，实质是微粒间的引力与斥力平衡发生变化所致。当斥力>引力，微粒单个分散，呈反絮凝态；斥力<引力，微粒以簇状形式存在，呈絮凝态。常用的絮凝剂与反絮凝剂多为低分子有机酸盐及其酸式盐如枸橼酸盐、枸橼酸氢盐、酒石酸盐、酒石酸氢盐、磷酸盐、氯化物等。通过测定 ζ 电位、絮凝度、沉降体积比等客观参数指导选择适宜的絮凝剂与反絮凝剂。

从稳定剂的性质来看，若要使混悬剂达到质量要求，可能使用单一的稳定剂还不够，需要多种稳定剂联合使用。如助悬剂可增加黏度，但黏度太大不利于混悬剂流动、涂布性差，且微粒一旦沉降不易分散。若与润湿剂、絮凝剂与反絮凝剂等配伍使用则可得到微粒细腻、分散均匀、流动性好，不下沉或下沉后轻摇又易分散的混悬剂。

2.处方筛选方法 处方筛选的目标是要设计出最佳的混悬剂配方，即确定适宜的药物（分散相）浓度、稳定剂种类及其用量等，使混悬剂具有良好的动力学稳定性和热力学稳定性（不易沉降、结块，且振摇后易分散）。筛选时，可以药物微粒的大小与沉降速度、沉降物的结块情况与再分散性等为评价指标，采用单因素筛选法考察药物（分散相）浓度、稳定剂种类及其用量等对混悬剂稳定性的影响。若同时考虑助悬剂、絮凝剂、润湿剂、防腐剂、矫味剂等诸多成型因素时，还可采用多因素多水平的试验设计进行筛选。另外，处方筛选时，还应注意温度、pH及药物性质（如溶解性、晶型及粒径分布等）的影响。

3.混悬剂的评价指标 在混悬剂的处方设计中，常用的评价指标包括微粒大小与分布、沉降容积比、絮凝度、重新分散性、ζ 电位、流变学性质等。这些指标既可用于混悬剂的处方筛选，也可用于混悬剂的质量与稳定性评价。

（1）微粒大小与分布 是评价混悬剂质量和稳定性的常用指标，与混悬剂的药效和生物利用度密切相关。可采用光散射法、显微镜法、浊度法、库尔特计数法、漫反射法等方法进行测定。

（2）沉降容积比（sedimentation rate） 是指混悬剂放置一定时间后沉降物的容积与沉降前混悬剂的容积之比，也可用二者的高度比表示。测定时，取适量已混匀的混悬剂放入量筒中，测定其总容积（V_0）或高度（H_0），静置，待沉降面不再改变时测定沉降物的容积（V）或高度（H），按下式计算沉降容积比（F）：

$$F=V/V_0=H/H_0$$

F值在0~1之间，其值愈大，表明混悬剂愈稳定。口服混悬剂的沉降容积比不应低于0.9。另外，沉降容积比（F）是时间的函数，以高度（H）为纵坐标，沉降时间（t）为横坐标作图，可得沉降曲线，其形状可用于判断混悬剂处方设计的优劣。一般地，沉降曲线比较平和缓慢降低，可认为处方设计优良。但较浓的混悬剂不适用于绘制沉降曲线。

（3）絮凝度（flocculation value） 是指加入絮凝剂后混悬剂的沉降容积比（F）与去絮凝混悬剂的沉降容积比（F_∞）的比值，即絮凝度，它表示由于絮凝剂的作用而增加的沉降物容积的倍数。比值愈大，表明絮凝效果愈好。因此，絮凝度可作为评价絮凝剂的效果及预测混悬剂稳定性的重要参数。

（4）重新分散性 是指混悬剂经过贮存后再振摇，其沉降物能重新分散均匀的情况。优良的混悬剂应能在较短时间内重新均匀分散，这样才能保证服用时的均匀性和分剂量的准确性。测定时，将待测混悬剂置于100ml量筒内，以20r/min 速度旋转一定时间，量筒底部的沉降物能重新分散均匀，说明其重新分散性良好。

（5）ζ 电位 混悬剂微粒可因本身解离或吸附分散介质中的离子而荷电，即具有 ζ 电位，其值大小反映微粒荷电的程度，并与混悬剂的稳定性与絮凝状态密切相关。一般地，ζ 电位增加，有助于增加混悬剂的稳定性。ζ 电位在25mV以下，混悬剂通常呈絮凝状态；ζ 电位在50~60mV时，混悬剂呈反絮凝状态。混悬剂的 ζ 电位，可用电泳法测定。ζ 电位与微粒电泳速度的关系为：

$$\zeta=4\pi\eta V/\varepsilon E$$

式中，η为混悬剂的黏度；V为微粒电泳速度；ε为介电常数；E为外加电场强度。采用电泳法测出混悬剂微粒的电泳速度，即可根据上式计算出 ζ 电位。

（6）流变学特性　可采用旋转黏度计测定混悬液的流动曲线，由其形状判断流动类型，评价混悬液的流变学性质。若其流动类型表现为触变流动、塑性流动和假塑性流动，则能有效降低混悬剂微粒的沉降速度。因此，在处方设计时，选择触变胶或具有塑性和假塑性流动的高分子化合物混合使用作为助悬剂，将有助于增加混悬剂的稳定性。

（二）中药混悬剂的成型工艺

1. 成型工艺流程

原料药物→粉碎→分散与配液→分装→（灭菌）→成品

2. 成型工艺研究

（1）药物的粉碎　选用适宜的方法（如水飞法等）将难溶性固体药物粉碎成符合混悬剂粒度要求的微粒，备用。

（2）分散与配液　系指将难溶性药物微粒与适量的处方中液体研磨至适宜的分散度，然后加入处方中其他成分和剩余的液体使成全量并混匀的过程。处方中的液体可以是水，也可以是其他液体成分。研磨时，一般是先将难溶性药物微粒与适量润湿剂（如甘油等）研成糊状，再加入适量的助悬剂溶液（如羧甲基纤维素钠）等研磨（或搅拌）至均匀混悬。小量制备可用乳钵研磨，大生产时可用胶体磨、高压乳匀机等机械研磨分散。研磨时间等参数应通过实验对比或优化设计进行确定。

在分散与配液过程中，应注意分散相（难溶性药物微粒）浓度、粒径、介质黏度及药液温度等对混悬剂稳定性的影响。一般地，同一分散介质中分散相的浓度增加，混悬剂的稳定性降低；粒径减小、介质黏度增加，混悬剂的稳定性增加。温度变化可改变药物溶解度、溶解速度及微粒的沉降速度，从而影响混悬剂的稳定性。

（3）分装与灭菌　混悬液配制后，应立即在洁净区于搅拌下分装到适宜的容器并密封，以免放置过久药物微粒沉降而影响分装的均匀性，并避免微生物的污染。对于用于注射或不含抑菌成分的混悬液，还需采用热压灭菌法等进行灭菌处理。

3. 举例

例4-4 复方硫黄洗剂

【处方】沉降硫30g，硫酸锌30g，樟脑醑250ml，甘油100ml，羧甲基纤维素钠5g，蒸馏水加至1000ml

【制备】取硫酸锌溶于250ml蒸馏水中，过滤备用；取羧甲基纤维素钠用放冷蒸馏水100ml浸泡，并在冰箱中冷藏，使其充分膨胀溶解形成胶浆，备用。取沉降硫于研钵中，分次少量加入甘油研匀，使其充分湿润、细腻，再少量分次加入羧甲基纤维素钠胶浆继续研匀，将硫酸锌滤液缓缓加入上述混合物中充分研匀，再缓缓细流加入樟脑醑，并急速研磨（或搅拌）至均匀混悬，最后加蒸馏水至1000ml，摇匀，即得。

【注解】（1）本品主要用于治疗痤疮、疥疮、皮脂溢出及酒糟鼻。

（2）硫黄因加工方法不同，分为升华硫、沉降硫、精制硫三种。其中以沉降硫的颗粒为最细，故本处方选用沉降硫为佳。

（3）硫黄为强疏水性药物，不易被水润湿，故先加甘油（润湿剂）与其研磨，使其表面润湿能在水中均匀分散；硫黄颗粒表面易吸附空气而形成气膜，聚集浮于液面上，加入羧甲基纤维素钠（助悬剂）可增加分散媒的黏度，并能吸附在微粒周围形成保护膜，从而降低混悬固体微粒的沉降速度，避免微粒聚集结块而使本品处于稳定。樟脑醑加入时应急剧搅拌，以免樟脑因溶剂改变而析出大颗粒结晶。若加入聚山梨酯80作润湿剂，可使成品质量更佳。但不宜用软肥皂，因为软肥皂能与硫酸锌生成不溶性的二价锌皂。

二、中药乳剂型液体制剂的设计

乳剂系指两种互不相溶的液体混合，其中一种液体以液滴状态分散于另一种液体中形成的多相分散的液体制剂。乳剂属于粗分散体系，热力学和动力学均不稳定，通常会发生分层、絮凝、转相、破裂、酸败等不稳定现象。乳剂构成三要素是水、油和乳化剂，将油和水混合再加上适当的乳化剂，并在外力的作用下即可获得稳定的乳剂。因此中药乳剂型液体制剂（以下简称“中药乳剂”）设计的关键是乳化剂的选用与乳化方法的选择。

（一）中药乳剂的处方设计

1.乳剂类型的选择 主要根据临床用药要求与给药途径来选择。一般口服或静脉注射的乳剂设计成O/W型乳剂；肌内注射设计成W/O型乳剂；延缓药物释放时，水溶性药物可设计成W/O型或W/O/W型；外用乳剂按药物性质和医疗需求进行选择，W/O型或O/W型均可。

2.油相的选择 若药物本身为油类成分（如鸦胆子油、蓖麻油、挥发油等），一般可将其直接作为油相；若油相仅作为药物的载体，可选择大豆油、橄榄油、花生油、麻油、液体石蜡等。

3.乳化剂的选择 乳化剂的种类及用量对于乳剂的稳定性起到重要的作用，选择合适的乳化剂有助于油相或水相分散更为充分、均匀。

（1）根据乳剂类型选择 对于表面活性剂类的乳化剂，其HLB值可决定乳剂的类型。一般制备O/W型乳剂应选择HLB值为8~18的乳化剂（如吐温类），制备W/O型乳剂选择HLB值3~8的乳化剂（如司盘类）。对于固体粉末乳化剂（如硅皂土、氢氧化钙等），其没有HLB值，乳剂类型取决于固体粉末与水相的接触角θ。制备W/O型乳剂，宜选用$\theta>90^{\circ}$的固体乳化剂（如氢氧化钙、氢氧化锌等）；制备O/W型乳剂，宜选用$\theta<90^{\circ}$的固体乳化剂（如硅皂土、氢氧化镁、氢氧化铝等）。

（2）混合乳化剂的选择 乳化剂合用可使乳化剂发挥更好的乳化效果。可通过调节混合乳化剂中乳化剂的种类及其配比，改变混合乳化剂的HLB值使其符合油相对HLB值的要求。在混合使用时应注意相互间的配伍禁忌，一般非离子型乳化剂之间可以合用，也可以与离子型乳化剂混合使用，天然乳化剂混合使用也有较好的效果，但阴离子型乳化剂和阳离子型乳化剂不能混合使用。

（3）根据乳剂的给药途径选择 一般口服乳剂应无毒、无刺激性，常选用能形成O/W型的天然乳化剂或亲水性高分子化合物类乳化剂；外用乳剂一般选用阴离子型或非离子型乳化剂，不宜选用高分子溶液作乳化剂；注射用乳剂应选择无毒、无溶血性的乳化剂，如磷脂、泊洛沙姆等；供肌内注射乳剂常选用非离子型乳化剂（如吐温80等）。

4.附加剂的选择 乳剂中有水相和油相，可滋生微生物，在制备时需添加防腐剂，常用的有苯甲酸、对羟基苯甲酸酯类、溴化十六烷基三甲胺和氯代百里酚等。对于不稳定的药物还需加入抗氧剂，水相的抗氧剂常选用维生素C、焦亚硫酸钠、亚硫酸氢钠、硫代甘油等；油相的抗氧剂常选用卵磷脂、没食子酸丙酯、维生素C棕榈酸酯等。对于外用乳液，为保持皮肤适宜的水分含量，使皮肤湿润、柔软等，可加入适量的保湿剂，常见的如甘油、丙二醇、山梨醇、乳酸钠、透明质酸钠、海藻糖、甜菜碱、神经酰胺等。另外，为调节乳剂适宜的黏稠度并增加其稳定性，可加入适量的流变调节剂，如西黄蓍胶、阿拉伯胶、卡波姆、羟乙基纤维素、汉生胶（也叫黄原胶）、羟丙基纤维素等常用于调节水相的黏度，硬脂酸、硬脂醇、蜂蜡、单硬脂酸甘油酯等常用于调节油相的黏度。

5.油相、水相和乳化剂配比的确定 油相、水相和乳化剂作为乳剂形成的三要素，其比例对乳剂的成型及稳定性起着关键作用。通常优化的方法是：根据文献，选择乳化时间、有无分层、外观形状、乳滴粒径大小等综合评价指标，拟定若干个不同配比的组别，用多因素设计法（如正交设计法、星点设计－响应面优化法、Box–Behnken设计－响应面优化法等）考察对上述指标的影响，以筛选出最适宜的乳剂配方。一般地，作为分散相的油相或水相的浓度控制在40%~60%，乳剂的稳定性较好；乳化剂用量通常为0.5%~10%，用量较多时乳剂易于形成且稳定。

6.乳剂的评价指标 在处方设计时，可根据具体品种情况选择乳剂粒径大小及分布、乳析（分层）程度、乳滴合并速度、黏度、稳定常数及加速稳定性等指标，对乳剂的质量与稳定性进行评价。

（1）乳剂的粒径大小及分布 乳剂粒径大小及分布是衡量乳剂质量的重要指标。不同种类或用途的乳剂对粒径大小有不同要求，而在放置中其粒径的变化情况则与其稳定性密切相关。常用于乳剂粒径测定的方法有显微镜测定法（可测粒径范围为0.2~100μm，测定粒子数不少于600个）、库尔特计数器（coulter counter）测定法（可测粒径范围为0.6~150μm）、激光散射光谱（PCS）法（可测定0.01~2μm粒子）、透射电镜（TEM）法（可测定粒子大小及分布，观察粒子形态，测定粒径范围为0.01~20μm）。

（2）乳析（分层）程度 可测定乳剂放置一定时间后的乳析（分层）程度，对其稳定性进行评价。乳析程度可用乳析容积比表示，即乳析那部分乳剂的容积或高度与乳剂总容积或高度之比。乳析容积比越大，说明乳剂越不稳定。

（3）乳滴合并速度 乳滴合并速度符合一级动力学规律，其方程为：

$$\lg N = -K/2.303+\lg N_0$$

式中，N、N_0分别为t和t_0时间的乳滴数，K为合并速度常数。

因此，测定不同时间（t）的乳滴数（N），将$\lg N$对t进行线性回归，由回归方程中的斜率（$-K/2.303$）可求出乳滴合并速度常数（K）。K可用以评价乳剂稳定性大小，其值越大，说明乳滴合并速度越快，乳剂越不稳定。

（4）稳定常数 乳剂离心前后吸光度变化百分率称为稳定常数，用Ke表示，其表达式为：

$$Ke=[(A_0-A)/A_0]\times 100\%$$

测定时，取乳剂适量于离心管中，以一定速度离心一定时间，从离心管底部取出少量乳剂，稀释一定倍数，以蒸馏水为对照，用分光光度法在可见光波长下测定吸光度A，同法测定原乳剂稀释液吸收光度A_0，计算Ke。离心速度和波长的选择可通过试验加以确定。Ke值愈小，表明乳剂愈稳定。

（5）黏度 乳剂处于稳定状态时具有相对稳定的黏度，故测定乳剂黏度随时间变化的情况可了解乳剂的稳定性。可采用圆锥－平板（cone–plate）型黏度仪定期测定乳剂的黏度，然后以黏度的对数对时间的对数作图。如黏度不随时间变化，表示乳剂稳定；如黏度呈急骤非线性增加，随后下降，表示乳剂不稳定。

（6）加速稳定性 为在较短时间内对乳剂的稳定性或乳剂不同处方的优劣做出评价，可进行加速稳定性试验。其试验方法常用的有离心法与高－低温循环法。

1）离心法 取乳剂适量，以4000r/min离心15分钟，如不分层可认为乳剂质量稳定。此法可通过比较离心后乳剂的分层情况，来评估不同乳剂间的稳定性。也有将乳剂置于10cm离心管中以3750r/min速度离心5小时，可认为相当于放置1年的自然分层的效果。

2）高－低温循环法 将乳剂在40℃放置1周，然后冷至结冰放置1周，如此反复直至出现不稳定现象；或将乳剂在24小时内由–5℃上升至40℃，反复24次；或从5℃升至35℃，12小时为一个循环，共10个循环，观察乳剂的稳定情况。

（二）中药乳剂的成型工艺

1.成型工艺流程

油相＋水相＋乳化剂＋原料药物＋附加剂→乳化与配液→分装→（灭菌）→成品

2.成型工艺研究

（1）原料药物准备 根据处方设计，选择质量符合要求的中药提取物、油相液体、乳化剂、纯化水及附加剂，备用。

（2）药物与附加剂加入 若药物溶于油或为油类液体，则将其溶于油相或直接作为油相；若药物溶于水或为水溶液，则将其溶于水相或直接作为水相；若药物在两相中均可溶解，则先溶于水相或油相中均可；若药物既不溶于油相也不溶于水相时，可用亲和性大的液相研磨药物，再将其制成乳剂，亦可将药物先用已制成的少量乳剂研磨至细后再与剩余乳剂混合均匀；挥发性药物或对热敏感的药物一般在临乳化前加入。附加剂亦可根据其溶解性，在乳化前先溶于油相或水相，或用少量适宜溶剂（如水、乙醇等）溶解并在形成初乳或乳剂后加入。

（3）乳化与配液 是指油相、水相在乳化剂存在下，于一定的温度通过研磨、搅拌等外力作用进行乳化，并加入附加剂，或调节适宜pH，配制成规定浓度乳剂的过程。若处方中含有室温下为固态的高熔点油相成分，一般需将油相加热到适当温度并保温使其熔化才能形成混合均匀的油相液体，此时作为水相的水溶液一般亦需加热至与油相接近的温度并保温，以便在乳化时避免因水相温度过低使高熔点成分析出而造成乳化不完全。乳化温度与乳化时间等工艺参数应视具体品种的处方组成、所选用乳化方法等情况通过实验研究予以确定。乳化操作是乳剂制备的关键。根据乳化剂与油相、水相的混合顺序或方式、乳化设备及乳剂类型等的不同，可以分别选用不同的方法进行乳化。主要的乳化方法如下：

1）机械法 系将油相、水相、乳化剂等置于适宜的乳化机械（如搅拌乳化装置、胶体磨、超声波乳化器、高速搅拌器、高压乳匀机）中，直接乳化成乳剂。乳化时，温度一般控制在50~80℃，非离子型乳化剂不宜超过其昙点。此法适合于表面活性剂类乳化剂制备乳剂，是目前生产中最常用的乳化方法。由于所用乳化剂的乳化力强，且乳化机械能提供强大的能量，故此法不仅制备乳液很容易，还可不必考虑混合顺序。

2）干胶法与湿胶法 干胶法系将作为乳化剂的胶粉（如阿拉伯胶、西黄蓍胶等）先与油相研磨混匀，然后加入一定量的水研磨乳化成初乳，再加水稀释至全量。湿胶法系将作为乳化剂的胶粉先溶于适量水制成胶浆，然后将油相分次加入胶浆中并用力研磨制成初乳，再加水稀释至全量。此二种乳化方法均适合于高分子化合物作为乳化剂制备乳剂。

3）两相交替加入法 系向乳化剂中每次少量交替加入水或油，边加边搅拌制成乳剂。此法适合于高分子化合物或固体粉末作为乳化剂制备乳剂。

4）新生皂法 系将油、水两相搅拌混合，以两相界面生成的新生态皂类作为乳化剂制备乳剂。此法适合于油相中含有硬脂酸、油酸等有机酸，同时水相含碱性成分（如氢氧化钠、三乙醇胺、氢氧化钙等）的情形，一般需在较高温度（如70℃以上）下进行乳化，以便酸碱皂化反应充分。

5）二步乳化法 此法第一步是将油相、水相、乳化剂等混合制成一级乳；第二步是将一级乳作为分散相，与含有乳化剂的水相或油相混合制成二级乳。此法主要用于复乳（O/W/O型或W/O/W型）的制备。

（4）分装与灭菌 乳剂配制后，应及时在洁净区分装于适宜的容器中并密封保存，以免被微生物污染。若乳剂用于注射或不含抑菌成分，则需进行灭菌处理（如热压灭菌、过滤灭菌、辐射灭菌等），可通过试验选择最佳灭菌方式及其参数，以不影响乳剂的稳定性为佳。除一些能够耐受灭菌温度的乳化剂如卵磷脂、豆磷脂、胆固醇及泊洛沙姆外，一般都不能采用湿热灭菌。此外，多数以聚氧乙烯型非离子表面活性剂为乳化剂的乳剂不能耐受灭菌。

3.举例

例4-5 香砂养胃乳剂

【处方】木香70g，砂仁70g，白术100g，陈皮100g，茯苓100g，半夏（制）100g，香附（醋制）

70g，枳实（炒）70g，豆蔻（去壳）79g，厚朴（姜制）70g，广藿香70g，甘草30g

【制法】以上12味，并另取生姜30g、大枣50g提取挥发油，蒸馏后的水溶液另器收集备用；药渣加水煎煮二次，每次1小时，合并煎液，静置滤过，滤液与上述水溶液合并，减压浓缩成相对密度1.14~1.18（75℃）的清膏，加乙醇使含醇量为80%，静置48小时，取上清液，滤过，滤液回收乙醇，药液加水适量，调pH为4，静置48小时，滤过，滤液加0.3%苯甲酸钠及甜味剂、阿拉伯胶适量，在搅拌下加入挥发油和聚山梨酯80适量，加水至1000ml，继续搅拌10分钟，分装，即得。

【性状】本品为棕黄色乳状液体，气芳香，味甘、微苦。

【功能与主治】温中和胃，理气燥湿。用于脾胃寒湿气滞，症见不思饮食，呕吐酸水，胃脘满闷，四肢倦怠。

【用法与用量】口服，一次10ml，一日2次。

【规格】每支装10ml。

【贮藏】避光、密封贮存。

【注解】（1）本品处方药味多含挥发油类成分，故先采用蒸馏法提取挥发油。药渣采用水提醇沉法进行提取精制，可除去药液中的淀粉、蛋白质及大量的多糖类成分，减少服用量；回收乙醇后药液再调pH 4并静置，可进一步使一些弱酸性成分游离析出。水提液经过上述精制可避免乳剂中水相成分在贮存中析出而影响其稳定性。

（2）本品制备中提取的挥发油可直接作为油相，精制水提液可直接作为水相。聚山梨酯80为非离子型表面活性剂类乳化剂，亲水性强，常作为增溶剂与O/W型乳化剂，由于其乳化力强，通过强力搅拌即可将挥发油乳化形成O/W型乳剂。苯甲酸钠为防腐剂，可溶于水，在pH 4以下时防腐作用较好，故上述药液调pH 4有助于其发挥抑菌防腐作用。本品含挥发油且水提液味苦，口感差，加入甜味剂可矫味改善口感。在水提液中加入阿拉伯胶可增加药液稠度，即可提高乳液的稳定性，又可起到一定的掩味作用，配合甜味剂可进一步改善口感。

思考

如何理解“传承精华、守正创新”原则，对传统中药液体制剂进行创新？

药知道

古代经典名方，是指目前仍广泛应用、疗效确切、具有明显特色与优势的清代及清代以前医籍所记载的方剂。显而易见，古代经典名方的“经典”体现在应用广泛、疗效确切、特色显著以及悠久的用药历史，这便是定义中最主要的几个关键词。

2008年，《中药注册管理补充规定》首次明确了古代经典名方制剂的注册要求，规定中强调，符合相关条件且来源于古代经典名方的中药复方制剂，可仅提供非临床安全性研究资料，并直接申报生产。为规范目录入选标准和明确申报管理要求，国家中医药管理局组织相关领域专家对符合要求的经典名方进行严格遴选，并于2017年10月9日发布注册管理意见征求稿。其间种种原因，第一批入选目录直到2018年4月13日才正式发布，简化注册管理规定于同年6月1日正式公布。

根据既定的遴选原则，首批经典名方涵盖了自汉代以来的100首方剂，收录自37种古代医籍，包括《伤寒论》《金匮要略》等；而剂型则包括了汤剂、煮散、散剂、膏剂等四种剂型，其中汤剂达73首；入选方剂囊括15种传统功用，包括解表、泻下、和解等。

目标检测

1. 试述矫味与掩味的评价方法主要有哪些?
2. 试述溶液型中药液体制剂在配液研究中应注意的主要问题?
3. 试述乳剂制备中常用的乳化方法?
4. 试述混悬剂与乳剂的评价指标主要有哪些?
5. 简述混悬剂中的絮凝和反絮凝现象。
6. 简述混悬液的制备方法。

（夏新华）

第五章　中药口服固体制剂

学习目标

通过本章学习，掌握中药口服固体制剂的处方工艺设计思路；口服速释及定位释放制剂的含义、特点、制备方法及影响因素；口服固体制剂的评价体系方法。具备开发中药口服制剂具体品种及解决技术问题的能力。

第一节　概　述

中药口服固体制剂是以中医药理论为指导，将中药材经过适当的前处理、提取纯化、浓缩干燥及制剂成型等工艺制成可以直接口服的各种固体制剂的总称。传统剂型以丸、散、锭等为主；现代剂型以胶囊剂、颗粒剂和片剂等为主。《中国药典》2020年版（四部）制剂通则中收载的中药口服固体剂型有片剂、胶囊剂、酒剂、颗粒剂、丸剂、散剂、锭剂、胶剂等8种。《中国药典》2020年版（一部）成方制剂收载的品种中，丸剂占25.64%、片剂占20.41%、胶囊剂占19.54%、颗粒剂占14.62%。四种剂型累计占总品种的80.21%，一定程度上反映了目前中成药制剂剂型以这四类为主。

一、中药口服固体制剂的分类和特点

（一）中药口服固体制剂的分类

按剂型分类可分为散剂、颗粒剂、丸剂、片剂、胶囊剂等；按药物的释放速率可分为普通固体制剂、速释固体制剂、缓控释固体制剂。

（二）中药口服固体制剂的特点

中药口服固体制剂具有质量稳定，体积小，服用、携带、运输和贮存方便，适于机械化生产，产量高，成本低，患者服药依从性好，可制成具有不同释药特性，不同给药途径的制剂等，其中胶囊剂不仅可以填充药物粉末、颗粒、小片、小丸等固体药物，也可以填充半固体、液体药物；制备成滴丸的原料药物既可以是固体也可以是液体。但也存在儿童、老年人及危重患者服用不便，以及常常需要加入辅料，可能存在辅料与药物相互影响等问题。

二、中药口服固体制剂的设计思路和常见单元操作

（一）中药口服固体制剂的设计思路

中药口服固体制剂的设计，应从方药的性质及所对应病证的治疗需求出发，选择合适的剂型以实现效应的最优化。满足“证–剂–效”和“方–剂–效”的对应关系，使制成的剂型在最大程度上满足治疗病证的需要。中药口服固体剂型设计的目的是要充分发挥中药口服固体制剂的优势，因此需要考虑临床

疾病情况、制剂中间体性质、辅料选择、混合均匀性及固体制剂多相体系的特点等。

1.临床疾病需求　根据临床患者病变部位、治疗需求等需要采用不同的技术与方法制备中药固体制剂。一般而言，病势急迫，宜选易溶、吸收快、能迅速达到药效的散剂、颗粒剂、口崩片、舌下片、分散片、滴丸等剂型；对慢性病需长期服药患者，多选蜜丸、水丸、片剂、胶囊剂等剂型；为避免对胃的刺激、药物在胃内分解及在肠内定位释放，宜选肠溶或结肠溶胶囊或片剂等。

2.制剂中间体性质　制备中药固体制剂的中间体包括一定相对密度的稠膏或固体粉末（处方中部分贵重饮片的细粉，提取分离与纯化、浓缩与干燥、粉碎后的提取物、有效部位或单体成分）。中间体的特性直接影响固体制剂的制备与质量，需要对中间体的性质进行全面的考察。

（1）稠膏　主要的质量指标有相对密度、黏性、流动性、含水量、固形物含量等。含黏液质、多糖、果胶、树胶、蛋白质等成分较多的药材制得的稠膏，黏性大，制粒困难，软材不易混匀且难以通过筛网。可向其中加入一定量乙醇降低黏性。稠膏相对密度小，固形物含量少，制粒时需加入更多辅料，导致成品剂量大。《中国药典》规定中药颗粒剂中辅料用量不应超过浸膏量的5倍，应根据需求浓缩。生产上需根据药材性质确定合适的相对密度，湿法制粒用稠膏相对密度一般在1.30~1.35，如采用喷雾制粒，则浸膏相对密度宜控制在1.1~1.2。

（2）原料粉体特性　主要的特性指标有粒径、粒度分布、粉体密度、流动性、充填性、吸湿性、润湿性、黏附性、凝聚性、压缩性、含水量等。这些特性对粉体在中药成型过程及临床使用中产生影响。粒度分布不均匀，吸湿性强的粉末流动性差，会造成制剂装量差异；质轻的药材粉末润湿性差，溶出度降低；含水量高的药材粉末容易发生霉变，引发质量风险。超微粉碎技术、表面包覆技术以及粒子设计等通过粒子改性，克服了目前中药制剂生产过程中的粉体学缺陷，展现出明显的优势和广阔的应用前景。

3.辅料选择　中药部分散剂是由处方中饮片粉碎后混合即得。如六一散、参苓白术散、九分散等。但大多数情况下需要辅料的加入，用以弥补药物稳定、溶出等问题以及满足成型的需要。辅料的选用首先应满足药用要求，同时要考虑以下特殊性。

（1）用以制备中药固体制剂的中间体占比较高，一般在50%以上，加入辅料的空间小，因而需要用量少而性能强的辅料。

（2）药辅合一。注重从处方中选择可以改善药物性能并满足成型需求的饮片作为辅料应用。通常选择含热敏性成分、挥发性成分、淀粉较多的饮片及贵重细料药粉碎后作为辅料使用，既最大程度地保留了药物成分，又可以发挥稀释剂或崩解剂等作用。如七味榼藤子丸处方中以榼藤子和毛叶巴豆茎叶粉为赋形剂泛丸，具有解痉止痛的功效，半浸膏片中中药生粉起到崩解剂的作用。

4.混合均匀性　混合是保障中药固体制剂单位剂量均匀性的重要环节。中药固体制剂处方组成包括饮片细粉、水提物或醇提取干膏粉、提取的稠膏、挥发油、赋型剂、矫味剂等，这些组成物质在质地、比例量、稳定性等物理与化学特性方面差异明显，给混合带来了挑战。对毒、剧等服用量小的药物，常用“等量递增法”混合，如：九一散；如处方中存在质重的药材如朱砂、雄黄，为防止其沉底宜采用“打底套色”法，将质重药材逐步、少量加入处方中，直至加完混匀。

5.多相体系　与液体制剂相比，中药固体制剂除固相外，还含有气相（空气和水蒸气）、液相（吸附的水分），在药物制备、贮存过程中，受温度、光线等影响，这些相的组成和状态会发生变化；药物在固体制剂中相对稳定，其变化一般比较缓慢，且表里往往不一致，需要较长时间的观察和更为精准的分析；制备过程中难以实现完全的均匀一致，会存在批次之间、规格之间药物成分的差异。

（二）中药口服固体制剂的常见单元操作

中药口服固体制剂较为共性的单元操作包括粉碎、混合、制粒、压片、包衣、防潮等，其中防潮是中药固体制剂面临的最大挑战。

1. 常见单元操作

（1）粉碎与筛析　中药口服固体制剂粉碎与筛析的药物包括直接以不同粒度加入的药材或饮片、中药提取物、辅料等。

通过研磨、挤压、劈裂等作用将大块物料破碎到所需粒径颗粒或粉末的操作称为粉碎。粉碎的主要目的是：提高药物有效成分溶出，便于混合与制剂操作。粉碎方法包括干法粉碎、湿法粉碎、低温粉碎、超微粉碎。粉碎常用设备有柴田式粉碎机、万能磨粉机、球磨机、振动磨、流能磨等。

筛析指将不同粒径的固体粉末分离的技术。筛析可以避免物料过度粉碎，降低能耗；对不同组分和物料有一定混合作用；通过筛析可以将不同粒径物料进行分级，供不同剂型用。筛析常用设备有筛网（手工筛、振荡筛）和离析器（旋风分离器、过滤袋）。

（2）混合　将两种以上组分的物质混合均匀的操作统称为混合。混合操作以含量的均一性为目的，是保证制剂产品质量的重要步骤之一。

生产中多采用搅拌或容器旋转方式完成混合。混合设备主要包括容器旋转性混合机和容器固定型混合机。容器旋转性混合机有水平圆筒型混合机、V型混合机、双锥型混合机等；容器固定型混合机有搅拌槽型混合机、锥形垂直螺旋混合机、高速搅拌制粒机等。部分容器旋转性混合机，也配备了搅拌桨，实现搅拌、容器旋转双重混合。

混合机制主要包括对流混合、剪切混合、扩散混合。混合的影响因素主要有：

1）物料粉体学性质　例如粒径分布、密度及堆密度、含水量、黏附性、团聚性等。

2）混合设备及操作条件　设备的性状、尺寸，混合时的充填量、混合比、混合速度及时间等。

混合均匀度直接影响中药的有效性和安全性。《中国药典》在制剂通则的“散剂”项下规定了“外观均匀度”检查，未对中药制剂的“含量均匀度”进行规定，相应的研究较为薄弱。红外光谱指纹图谱技术和以“辩状质论”为核心思想发展出的机器视觉技术是中药制剂含量均匀度控制方法发展的新方向。

（3）制粒　中药固体制剂中颗粒剂、填充胶囊内容物、颗粒压片、丸剂颗粒起模的共性操作单元。

将药物粉末中加入适宜的润湿剂或者黏合剂加工制备成颗粒物的操作称为制粒。制粒的目的在于防止粉尘飞扬，改善物料流动性，降低物料分层风险，提高后续压片、填充等工序操作性。中药制粒方法主要有干法制粒、湿法制粒（高剪切湿法制粒、喷雾干燥制粒、双螺杆挤出制粒等）。其中干法制粒、高剪切湿法制粒、喷雾干燥制粒是目前工业化生产中应用最广泛的制粒技术。

（4）包衣　中药固体制剂中颗粒剂、片剂、丸剂的共性操作单元。

包衣可掩盖制剂的苦味或不良气味，起到防潮、避光、隔离空气以增加稳定性，改善制剂外观，防止配伍变化，调节药物在体内的释放部位及速度等。常见的包衣方法有滚转包衣法、流化包衣法及压制包衣法等。滚转包衣法是常用的包衣方法，可以包糖衣和薄膜衣。常用设备有普通包衣机、埋管包衣机、高效包衣机等；流化包衣法也称沸腾包衣法，通过气流使物料上升悬浮，黏附在物料表面的包衣液迅速挥发实现包衣上料，适用于颗粒、小丸或者小片；压制包衣法也称干法包衣法或干压包衣法。一般将包衣材料制成干颗粒，利用包衣机把包衣材料的干颗粒压在片芯的外层，形成一层干燥衣。该法可以避免水分和温度对药物的影响。包衣生产流程短，劳动条件好，能量损耗低。但本法设备复杂，且精度要求高，应用时须根据实际情况合理选用。

根据包衣材料不同，包衣可以分成糖包衣及薄膜包衣。糖包衣在实际应用中越来越少，并向薄膜包衣转变。薄膜包衣可以分成普通薄膜包衣，肠溶以及胃肠道不溶的功能型包衣。羟丙甲纤维素、羟丙基纤维素、丙烯酸树脂，苯乙烯–乙烯共聚物以及聚维酮等是常用的普通薄膜包衣材料，其理化性质稳定，可隔绝空气、水分、光线，提高制剂稳定性，避免吸潮，掩盖不良气味，方便患者服用；邻苯二甲酸醋酸纤维素、醋酸纤维素酯以及羟丙甲纤维素邻苯二甲酸酯等肠溶型包衣材料或者胃肠不溶的乙基纤维素材料，可实现中药制剂的缓控释或定位释放。

包衣薄膜的形成是一个复杂的过程：

1）润湿阶段，聚合物以不连续粒子存在。

2）随着包衣液雾滴产生并从喷枪向物料（颗粒、片、丸）移动，雾滴在物料表面撞击、润湿、铺展以及聚集。

3）干燥过程中水分的减少，物料（颗粒、片、丸）表面聚合物粒子距离变小，接触、变形、扩散、凝聚，最终相互融化形成连续的薄膜。此过程中包衣液密度、表面张力会影响雾滴形成和其在物料的铺张、黏附，可通过喷头到物料（颗粒、片、丸）的距离调节；物料表面越光滑、包衣锅转速低，包衣液附着力越好；干燥温度低、雾化量过大或者片子物料（颗粒、片、丸）滞留不动，可能出现黏附；温度过高或雾化压力过大，分子扩散速度不及，衣膜完整性不佳，影响成品质量。因此包衣过程中应综合考虑包衣液性质、包衣温度、雾化压力、喷液速度、包衣锅转速等各个参数，优化影响包衣质量的条件。

2. 防潮

（1）药物吸湿性能的评价　吸湿性是影响中药制剂及中间产品成型操作，质量稳定的重要物理参数。常见评价中药制剂吸湿性的指标有吸湿量、吸湿曲线、临界相对湿度（CRH）和吸湿速率等。吸湿速度和平衡吸湿量对制剂生产操作时间限制和包装材料筛选等具有指导意义。如吸湿速度由生产条件下（25℃，RH 65%）的颗粒吸湿增重曲线获得，该条件下获得的平衡湿度如果大于制剂法定水分含量则说明该制剂有水分超标的风险。

（2）吸湿过程与机制　中药固体制剂通常是含多成分的复杂体系，其中很大一部分为水溶性成分和一些易吸湿的物质。当空气湿度小于制剂或中间体的CRH时，吸湿过程很快达到平衡，吸湿性显示不明显；当环境空气湿度大于CRH时，通过表面或毛细作用，水分被吸收进入制剂或中间体，与易溶性成分溶出形成水合物，当吸收的水分足够多时发生表面溶解现象，形成液体桥从而出现粘连。根据水溶性药物混合物的CRH约等于各成分CRH乘积的规律可知，中药固体制剂整体CRH较低，在较低的空气湿度下即可吸湿，且吸湿速度快，饱和吸湿量高。吸湿过程可能的机制包括：制剂处方成分中存在能与水分子中极性羟基形成氢键的极性基团，或处方中呈无定形态的化学成分易吸湿形成水合物，无水晶型物吸水后转变为水合晶型；水分子与中药粉体间通过分子间作用力相互吸引，或毛细管作用，形成表面或孔隙中吸附。吸湿导致中药固体制剂水分增加，影响中药固体制剂的成型、外观、安全性、有效性及稳定性。

（3）防潮技术与方法　中药固体制剂的防潮可以从中药提取物、中间体、处方组成、制剂、包装等各环节来着手优化，从热力学、动力学以及二者联用的角度来降低粉体和制剂本身吸湿性，或利用包装和干燥剂对易吸湿的成分进行隔离保护。①中药提取物处理：去除中药提取物成分中蛋白质、多糖、淀粉、黏液质、无机盐等吸湿性强的无效成分，提高整体CRH，来减少中药固体制剂的吸湿程度。常用技术方式包括高速离心技术、膜分离技术、大孔吸附树脂技术和吸附澄清技术等。②中间体制备及处理：利用表面改性技术、微囊化技术和制备工艺优化等方式，来改变中药中间体的吸湿性。中药浸膏作为中药制剂生产过程的重要中间体，其物理特性如孔隙率、粒径、粒子表面性质等会影响到吸湿性，相较于传统烘箱干燥法，采用喷雾干燥技术进行中药浸膏制备，所得颗粒孔隙率更低，整体的比表面积更小，降低了其吸湿速度。③处方辅料组成优化：药物与辅料混合后的CRH低于各组分CRH，吸湿性增加。选择合适的辅料来改变浸膏粉体的吸湿性是目前普遍应用的方法。常用的辅料有淀粉、糊精、蔗糖以及微晶纤维素、微粉硅胶、磷酸氢钙、磷酸二氢钙等。除辅料种类外，在应用过程中也要注意辅料用量的影响。④制剂包衣：选择防水聚合物材料如羟丙甲纤维素（HPMC）、乙基纤维素（EC）、聚丙烯酸树脂等材料对中药固体制剂包衣，可以起到阻隔湿气的作用。⑤采用防潮包装：选择低透湿度的材料或容器将制剂产品密封包装，或在包装容器内加入适量干燥剂，来减少中药固体制剂的吸湿。应结合对产品性质及贮运环境充分了解的基础上，确定防潮包装的等级以及采用的防潮包装方法与种类，选择合适的包装材料、干燥剂种类及用量和包装容器形式。

第二节　中药口服速释固体制剂

一、概述

（一）含义、特点及分类

中药口服速释固体制剂主要指服用后药物能够快速崩解、释放或快速溶解的固体制剂。适用于需要快速发挥作用的药物及某些具有吞咽性障碍或不配合服药的患者。

中药口服速释固体制剂品种众多，剂型涉及散剂、口崩片、舌下片、分散片、滴丸等剂型，具有崩解快、释放快、易溶、吸收快、能迅速达到药效的特点。

中药口服速释固体制剂按药物溶出与崩解方式的不同，可分为口服速崩型固体制剂，如口腔崩解片、分散片；口服速溶型固体制剂，如舌下片、滴丸；按制备方法的不同分为压制片、冻干片、打印片和滴制丸。

（二）常用制备方法

1.常规方法　普通制剂中的干法/湿法制粒、粉末/颗粒压片、粉末直接压片等方法均可应用。为了保障中药口服速释固体制剂服用后能够快速崩解或快速溶解，通常需要加入较强可压性及崩解性的辅料，如微晶纤维素、交联羧甲基淀粉钠及交联聚维酮等。

2.冷冻干燥法　该法可以加速药物的溶解和吸收，常用于制备口崩片。制备的片剂质地疏松、孔隙丰富，能够快速吸收水分达到快速崩解的目的。同时冷冻过程中可以使某些药物的结晶形貌发生改变，使结晶颗粒的粒径减小，比表面积增大；也会使某些药物产生亚稳态或无定形态。

为了在保障药物具有疏松多孔状态基础上，尽可能减少药物的破碎、吸潮，提高成型性，使冻干后的制剂具有一定的强度和形状，同时促进药物的均匀分布，常加入甘露醇、聚乙烯醇、海藻酸类、右旋糖酐、卵磷脂、吐温等。

3. 3D打印法　3D打印的固体制剂具有丰富的孔洞和很高的内表面积，可以在短时间内迅速被少量的水溶化。2015年全球首个采用3D打印技术制备的SPRITAM（左乙拉西坦）速溶片得到美国食品药品管理局（FDA）上市批准。标志着3D打印技术在制药领域的应用，具有精准控制药物释放，满足多种临床需求；凭借高度灵活性，可实现个性化制药；生产流程简洁，按需制造潜力大等优势，对未来实现个性化制药、精准性制药、针对性制药有重大的意义。

在制剂领域中使用的3D打印技术主要有熔融沉积成型（FDM）技术、选择性激光烧结（SLS）技术、立体光刻（SLA）技术及热喷墨打印（TIJ）技术。基本原理是熔融挤出，沉积成型。3D打印药物制剂中常用的辅料有共聚维酮VA64和AffinisolTM15混合物、羟丙甲纤维素、聚己内酯、乙烯–醋酸乙烯共聚物（EVA）和聚乙烯醇（PVA）等。

（三）常用辅料

同普通制剂一样，中药口服速释固体制剂辅料一般包括填充剂、润湿剂和黏合剂、崩解剂及润滑剂等，还可加入表面活性剂以增加原辅料与溶液的亲和力，有助于制剂被水润湿、崩解，常用的表面活性剂有十二烷基硫酸钠、泊洛沙姆等。

为达到迅速崩解与释放的目的，在中药口服速释固体制剂中常用具有海绵状的多孔管结构，可压性好，适合于直接压片的微晶纤维素；具有较强吸水性能，吸水后膨胀大的交联羧甲基纤维素钠、交联聚维酮、交联羧甲基淀粉钠、处理琼脂、低取代羟丙基纤维素等。

二、舌下片

（一）含义、特点

舌下片指置于舌下能迅速溶化，药物经舌下黏膜吸收发挥全身作用的片剂。舌下片主要适用于急症的治疗。原料药应易于直接吸收，药物理化性质影响其口腔黏膜吸收，特别是与油水分配系数有直接关联。药物的油水分配系数大，黏膜吸收较好，反之则吸收缓慢甚至不吸收。一般油水分配系数大于30的原料药适于制成舌下片。例如硝酸甘油的油水分配系数高达1820，所以特别适于制成舌下片使用。

舌下片主要适用于心绞痛、肾绞痛、胆绞痛等急症患者。舌下片最大的特点是作用快、效果明显，仅需20~30秒或2~3分钟即可发挥作用。同时舌下片经口腔黏膜发挥药效，避免了肝脏的首过作用和胃肠影响，可提高药物的生物利用度。舌下片的缺点是使用时不能饮水、进餐及谈话。

（二）常用制备方法

湿法/干法制粒压片、粉末直接压片均可用于舌下片制备。为实现快速溶化、快速吸收、快速发挥疗效的目的，采用的湿法/干法制粒压片、粉末直接压片时需特别关注辅料的溶解性、压力、片剂的硬度与崩解时间，采用冷冻干燥法、膜制法制备舌下片很好地避免此问题。

（三）影响因素

1.药物性质　为了达到经舌下黏膜迅速吸收并发挥药效的要求，药物应当是易溶性的。一般认为舌下给药时，非离子型药物的油水分配系数在40~2000之间吸收较好，超过2000的药物，因脂溶性过高而不溶于唾液中，低于40则跨膜透过性差，不容易吸收。

相对分子量小于100的亲水性药物可迅速透过口腔黏膜，随着药物分子量的增大，药物的透过性能迅速下降。解离成离子型的药物在口腔黏膜中几乎不能被吸收。

一般剂量在10mg以下的才可考虑制成舌下片；药物的嗅味、刺激性也是需考虑的因素。

2. pH　研究表明，当小于pH 5时药物的吸收较好，因此在舌下片处方的设计时应考虑pH。

3.辅料性质　辅料的溶解性能影响舌下片的溶化、吸收，常用易溶解的辅料，如乳糖、葡萄糖、蔗糖、甘露醇、山梨醇、聚乙二醇等。

（四）质量要求与评价

舌下片应在舌下能迅速溶化，药物与辅料应是易溶性的；符合《中国药典》对片剂的通则要求。

1.通则要求　应符合《中国药典》2020年版对片剂外观、片重差异、硬度和碎脆度等要求。

2.崩解时限 按《中国药典》2020年版崩解时限检查法检查。除另有规定外，应在5分钟内全部崩解并溶化。

3.生物利用度 生物利用度是最终评价舌下片吸收速度与程度的最直接指标。可以反映舌下片较普通片剂的明显优势。

三、口崩片

（一）含义、特点

口崩片是指在口腔内不需要用水即能迅速崩解或溶解的片剂。一般适合于小剂量原料药物，常用于吞咽困难或不配合服药的患者。

口崩片的特点包括：①可改善患者的顺应性。口崩片服用时不需用水或只需用少量水，便于老年人、婴幼儿及儿童服用，也适合一些特殊吞咽困难患者（精神病、老年痴呆症、癫痫患者等）和特殊环境下取水不方便的患者用药。②吸收快。口崩片遇唾液迅速崩解成细小颗粒，药物溶出速度快。特别是增加难溶性药物溶解速率。③减少首过效应和胃肠道的破坏作用。口崩片中的一部分药物经口腔黏膜吸收，可减少首过代谢作用和胃肠道对药物的破坏。

（二）常用制备方法

1.冷冻干燥法 将主药和辅料定量分装在模具中，冻干去水，制得高孔隙率的固体制剂。相对于其他制剂工艺，冻干制品溶出更快，但缺点是产量低，生产成本高。

2.固态溶液技术 制备时采用两种溶剂，用第一种溶剂将载体物质完全溶解，冷冻后加入第二种溶剂，将第一种溶剂置换出来，获得高孔隙率的载体骨架，经一定的方法固化，直接压片。

3.湿法制粒和直接压片法 为制备口崩片的常用工艺，多采用具有较强可压性、有崩解性的MCC作为填充剂，再加入崩解性能较强的崩解剂。

4.喷雾干燥法 将含有静电荷的聚合物及增溶剂、膨胀剂等加入乙醇及缓冲液等，以喷雾干燥的方法制得多孔性颗粒作为片剂的支持骨架，骨架中聚合物所带的静电荷与增溶剂和膨胀剂、填充剂、矫味剂等直接压片。该技术制成的口崩片遇唾液后，水分可迅速进入片剂内芯，由于颗粒中同性静电荷的排斥而立即崩解，一般崩解时间在20秒左右。

5.预处理技术 先将药物用高分子聚合物进行微囊包衣，加入辅料，压片。可解决口崩片砂砾感口感的问题。

6.闪流（cashflow）技术 包括闪热（flash heat）及闪切（flash shear），是一种新型制备技术。将葡萄糖、蔗糖等载体物质采用闪流技术，制成棒状剪切骨架结构，此时载体物质以无定形态存在，而后在结晶引发剂的作用下使剪切骨架和添加剂形成流动性好、适于直接压片的微小颗粒，再以较小的压片力进行压片，达到口腔速溶的目的。

（三）影响因素

1.崩解性能 口崩片中崩解剂的选择很关键，决定了产品是否可以快速崩解。常选用高效崩解剂，高效崩解剂的毛细管作用或溶胀性质可使片剂迅速崩解。

2.口感 选择药物及辅料时，口感是一个关键考虑因素，需要做到口感良好、无砂砾感，对口腔黏膜无刺激性等。所以矫味剂的选择很关键。常用的矫味剂有甜味剂（如蔗糖）、芳香剂（各种香料或香精），还有麦芽糖醇、糖精钠、赤藓醇和薄荷脑等。采用药物–离子交换树脂形成的复合物是较成功的矫味技术，该复合物通过药物与离子交换树脂在一定的pH条件下进行喷雾干燥而得到。在唾液近中性的pH环境下，药物不易从交换树脂置换，但在胃酸中，通过氢离子的交换作用而使药物脱离交换树脂游离出来，从而较好地解决药物口感问题。

3.包装和贮藏　通常口崩片的硬度较小，容易脆碎和引湿。为防止在包装、运输和贮藏过程中的振动及环境湿度可能引起的影响，多需要对包装进行改进，强化减震、防潮性能。

（四）质量要求与评价

口崩片应在口腔内迅速崩解或溶解、口感良好、容易吞咽，对口腔黏膜无刺激性。

1.崩解时限　按《中国药典》2020年版崩解时限检查法检查。除另有规定外，应在60秒内全部崩解并通过筛网。采用冷冻干燥法制备的口崩片可不进行脆碎度检查。除冷冻干燥法制备的口崩片外，其余口崩片应进行崩解时限检查。

2.溶出度/释放度　难溶性原料药物制成的口崩片应进行溶出度检查；肠溶材料包衣颗粒制成的口崩片，应进行释放度检查。

3.口感　在口腔内迅速崩解、口感良好、无砂砾感，容易吞咽。不应对口腔黏膜产生刺激性。

四、分散片

（一）含义、特点

分散片系指在水中能迅速崩解并均匀分散的片剂。1980年始载于《英国药典》，《中国药典》2000年版收载。国家药品监督管理局批准上市近50个中药分散片。

分散片可以解决难溶性药物不易溶出和吸收的问题，具有便于携带和贮存运输、服用方便、吸收快、生物利用度及稳定性高等特点，是目前将难溶性药物开发成口服片剂的首选剂型。

分散片可加水分散后口服，也可将含于口中吮服或吞服。提高了患者的依从性。

（二）常用制备方法

分散片的制备工艺与普通片剂相似，一般采用湿法制粒压片法或粉末直接压片法。但由于分散片的特殊质量要求，在制备过程中应注意以下问题：

1.中药原料药的用量及粒径　一般中药原料药在处方中所占的比例在50%以下为宜，宜采取新工艺、新技术提取分离出中药有效部位，以尽可能地减少片剂原料的用量；同时，为加速药物的溶出并使分散片遇水崩解后形成均匀的分散体，药物在制备成分散片前最好要经微粉化处理。

2.原辅料的含水量　中药提取物具有吸湿性，当含有一定的水分时，提取物易结块而影响崩解效果。

3.崩解剂的选择及加入方式　选择崩解剂时，需综合考虑崩解剂的品种、用量、加入方法，有的药物应用一种崩解剂效果不好，可以考虑几种崩解剂联合应用，从而达到理想的崩解、溶出效果。

4.压片工艺参数　在保证片剂外观、硬度、脆碎度的情况下，应适当减小压力，保证足够的孔隙率，以减少崩解时间、加速溶出。

5.新技术的应用　可采用环糊精包合技术、粉末/颗粒包衣技术改善口感，采用固体分散技术提供药物溶出速度。

（三）影响因素

1.药物及辅料粒度　将药物进行微粉化，能够使原辅料粒径减小，表面积增大，加速药物的溶出并可以得到更加细腻、更均匀的分散体。较小的粒度也可以避免吮服应用分散片时可能存在的砂砾感。

2.崩解剂 选择优质的崩解剂是保证分散片质量的关键。中药分散片崩解度与崩解剂的性能、用量与用法密切相关。崩解剂选择时，需要对分散片的抗张强度、崩解时间、分散程度等进行分析。常用交联聚维酮、交联羧甲基淀粉钠、低取代羟丙基纤维素、交联羧甲基纤维素钠等。

3.矫味剂 分散片除了可以加水分散后服用，亦可在口中吮服后吞服。加水分散及吮服应用时，则需要考虑口感问题，通常加矫味剂。

（四）质量要求与评价

分散片应符合片剂的质量要求，包括外观、片重差异、硬度和碎脆度等，但还应进行溶出度和分散均匀性检查。其中，分散均匀性照崩解时限检查法检查，6片供试品，置15~25℃水中，应在3分钟内全部崩解并通过内径为710μm的筛网，如有少量不能通过筛网，则需已软化成轻质上漂且无硬心。

五、滴丸

（一）含义、特点

滴丸系指原料药物与适宜的基质加热熔融混匀，滴入不相混溶、互不作用的冷凝介质中制成的球形或类球形制剂。《中国药典》1977年版收载，目前国家药品监督管理局批准上市近100个中药滴丸。

滴丸为固体分散体，因基质载体对药物具有湿润、阻碍聚集、增溶和抑晶作用，药物在基质中主要以分子、微晶或胶体状态存在，使药物总表面积增大，具有溶解速度快、作用迅速、生物利用度高等优点，为中药急症治疗的良好剂型。此外，还可增加易水解、易氧化分解和易挥发药物的稳定性。

中药滴丸剂，可分为速释滴丸、缓释滴丸、肠溶滴丸、结肠靶向滴丸、脉冲控释滴丸等。在临床上，广泛地用于心绞痛、慢性充血性心力衰竭、脑供血不足及脑梗死、哮喘、肺癌等疾病的治疗。

（二）常用制备方法

滴丸主要采用滴制法。滴丸载药量小，一般需对中药进行前处理，将有效部位或有效成分投料制丸，一些贵重药物也可直接粉碎投料。

此外，将滴制法与丸剂包衣技术相结合，可进行缓控释滴丸的制备。

（三）影响因素

1.基质 聚乙二醇类聚合物（PEG）为水溶性基质，化学稳定性好，易溶于水，熔点低，具有良好分散力和较大内聚力，是速释滴丸的常用基质；硬脂酸为一种内源性的长链饱和脂肪酸，常作为缓释骨架材料，用于缓释滴丸的制备。近年来，对水溶性基质的研究出现了由单一基质向复合基质发展的趋势，使用混合基质可增大药物溶化时的溶解量，调节溶出时限或溶散时限，有利于滴丸成形。

2.冷凝剂 滴丸成形的好坏取决于丸滴的内聚力能否大于药液与冷凝液间的黏附力。

二甲基硅油以其特有的表面张力低、黏度较大，利于滴丸成形和改善滴丸的圆整度等优点，被广泛应用于滴丸的研究和生产中。近年来，有将玉米油作为冷凝剂的报道，其表面张力近似于二甲基硅油，但因其黏度较小，故作为冷凝剂时常与二甲基硅油合用。

3.工艺参数 滴制温度、滴速、滴距、滴管口径、冷凝温度等均可影响滴丸的成型及质量。一般情况下，滴速过快易使滴丸相互粘连，硬度及圆整度均较差；滴速过慢，虽然圆整度和成型效果好，但是容易增加丸重差异，更不符合实际生产的需要。滴距主要影响滴丸的圆整度，滴距过小，液滴来不及收缩，滴丸不圆整；滴距过大，液滴容易成扁形或因重力作用被跌散成小丸。滴制温度可影响滴丸滴制时料液的黏度、流动性及滴出时料液的瞬间内聚力。温度过低，易出现拖尾现象，圆整度差；温度过高则可能发生局部焦糊现象，且易使滴丸表面褶皱严重，圆整度降低。

因此，在滴丸的制备工艺中，需要运用合理的试验设计方案对这些因素进行考察，基质的选择及比例、滴制温度、冷凝温度常为考察的重点，在实际工作中，通常使用正交实验法、平行实验法、均匀设计法，以滴丸的硬度、圆整度、拖尾、粘连、成型率为筛选指标，优选滴丸的制备工艺。

（四）质量要求与评价

滴丸应符合丸剂的质量要求，包括外观、重量差异、微生物限度等，还应进行溶散时限检查。其中，溶散时限照崩解时限检查法片剂项下的方法检查，滴丸不加挡板检查，应在30分钟内全部溶散，包衣滴丸应在1小时内全部溶散。

此外，药物成分的分散状态（分子、微晶或微粉态）评价是滴丸形成固体分散体质量评价的重要项目。主要的评价方法有：平衡相图法、X射线衍射法、差示扫描量热法、红外光谱测定法、显微镜法或电镜扫描等。通过设备对滴丸的观察能清楚看到分子的分散和被包合状态，利于分析有效成分的溶出方式和原理。

第三节　中药口服定位释放固体制剂

一、概述

随着现代制剂技术以及新型功能性辅料的不断发展，定位释药技术在中药固体制剂的应用日渐成熟。中药口服定位释放固体制剂是指通过特殊的设计和工艺将中药或提取物制成的固体制剂，在胃肠道的特定部位释放药物，达到增强局部疗效或提高全身吸收的目的。

中药口服定位释放固体制剂经口腔进入胃肠道，根据药物在体内释药部位的不同，可分为口腔、胃部、肠道（小肠、大肠）等定位释放制剂。制剂设计时，需综合考虑人体生理环境、中药的治疗理念、药物起效部位及适合的剂型、中药复方组分性质及释放的同步性或异步性等。

与普通中药制剂相比，定位释放可以实现以最小剂量发挥最大局部药效的目的，减少服药次数，对于需长期治疗的慢性病患者来说更易接受。部分中药组分具有一定的刺激性或在体内局部生理环境中稳定性差，口服定位释放可以保护有效成分，血药浓度平稳并在有效范围内。

中药口服定位释放固体制剂具有改善生物利用度、延长作用时间、减少不良反应等优点，但也存在辅料、设备及工艺要求高、质量评价体系及体内外相关性的研究方法不够成熟、发挥治疗作用的物质基础不清等问题。因此，需要进一步加强创新性研究和临床评价，促进中药口服定位释放固体制剂技术发展与应用。

二、胃部定位固体制剂

（一）胃部定位固体制剂的含义及特点

胃部定位固体制剂系指根据胃局部的生理学和解剖学特点，利用物理学和化学原理制成的可滞留于胃中持续释放药物的制剂，又称胃内滞留制剂。

对于需要优先在胃部吸收的药物，常规口服制剂不能有效应对胃排空过程，导致药物的不完全释放。胃部定位固体制剂选择性地输送到胃部后，以速释或缓释的形式持续释放药物。对于经胃部或十二指肠等部位吸收后进入系统循环的药物，或肠道环境下溶解度低或稳定性不佳的药物，胃部定位固体制剂可延长药物在胃内滞留和释放时间，增加在吸收部位的转运时间和药物吸收。对于局部治疗的药物，胃部定位固体制剂可以增加药物与病灶接触时间，提高局部药物浓度，增强药效。

中药胃部定位固体制剂具有独特的优势：①发挥持续释药作用，延长吸收时间，提高生物利用度；②减少给药剂量和给药次数，同时药物的缓慢释放可以降低对胃部的刺激性等不良反应；③根据治疗胃部疾病的特点进行胃部靶向给药，提高药物的局部治疗效果。

（二）影响因素

胃排空导致药物滞留在胃肠道上部的时间很短，一般只能持续2~3小时。胃排空速率慢、滞留时间延长时，药物与胃黏膜接触面积及时间增加，通过胃部吸收的弱酸性药物或难溶性药物将会增加。影响胃排空速率的因素包括制剂因素（骨架材料、制剂尺寸、密度、表面性质等）、生理因素和药物自身性质等。

（三）分类及制备方法

根据药物释放原理，胃定位固体制剂可分为胃内漂浮型、胃内膨胀型和胃内黏附型，包括片剂、胶囊剂、丸剂等剂型。制备工艺与缓控释制剂基本相同，但需要考虑胃部定位的特性。

1. 胃内漂浮型定位固体制剂 系指口服后可维持自身密度小于胃内容物密度，于胃液中呈漂浮状态而实现胃内定位释药的固体制剂。胃内漂浮型定位固体制剂常通过选用低密度辅料或采用特殊的结构使其密度降低而漂浮在胃液表面。①选用低密度辅料如酯类、脂肪醇类、脂肪酸或其他蜡质材料实现胃内漂浮，并使制剂具备一定的强度以抵抗胃蠕动。胃内漂浮型片剂可采用干法制粒压片或粉末直接压片，湿法制粒压片不利于片剂的水化和胃内滞留；②选用泡腾成分（如碳酸盐、碳酸氢盐）遇胃酸产生的气体保留在制剂中，或选用挥发性液体辅料，通过降低制剂密度从而漂浮在胃液之上；③选用亲水性骨架成分，口服后制剂遇胃液水化形成比胃内容物密度低的凝胶层，该凝胶层经胃酸的溶蚀可调控药物的释放和自身密度。

2. 胃内膨胀型定位固体制剂 系指口服后可在胃内因体积快速膨胀，以至于无法通过幽门而实现胃内定位释药的固体制剂。胃内膨胀型定位固体制剂可通过增加其体积或改变形状来延长胃滞留时间，故需要有合适的尺寸便于患者吞咽，到达胃部之后的大小需要大于幽门括约肌；药物释放后的残留部分应易于排出体外。

目前膨胀型定位固体制剂包括吸水膨胀型和折叠舒展型。吸水膨胀型可在口服接触胃液后发生膨胀，膨胀程度足以阻止其经过幽门从胃部直接排出，从而增加药物的胃滞留时间。当药物完全释放后体积缩小，顺利排入肠道；折叠舒展型将生物相容性好且具有漂浮特性的聚合物折叠并包封在胶囊等载体中，当药物进入体内后载体降解，折叠的聚合物展开恢复至其初始几何形状，实现阻隔通过幽门，并进行药物释放。

3. 胃内黏附型定位固体制剂 系指口服后通过氢键、范德华力和静电作用等黏附在胃黏膜或上皮细胞表面而实现胃内定位释药的固体制剂。多选用天然或合成的生物黏附聚合物，通过生物黏附作用结合在上皮表面。制备时可将生物黏附性材料包衣或部分包衣于缓控释的药芯外侧，或将药物直接分散于生物黏附性聚合物材料中。胃内环境（pH、胃液、黏液、食物等内容物及黏度等）会影响制剂与胃壁的接触。胃内黏附型定位固体制剂不能有效地克服胃壁收缩运动所产生的表面张力，且不适用于对胃黏膜有刺激性的药物，一定程度影响了其应用。

胃内黏附型定位固体制剂还包括胃内沉降型、磁导向等类型的定位固体制剂。胃内沉降型定位固体制剂口服后可以迅速沉降于胃底部的幽门附近，经胃褶皱包裹后可避免受胃肠道中食物流动、胃肠蠕动等生理状态的影响而过早排出胃部，从而增加药物的胃滞留时间。但由于临床研究较少，并且生产难度较高，实际应用仍有一定的限制。

（四）质量要求与评价

理想的胃部定位固体制剂应达到如下设计要求：①制剂在规定的时间可滞留于胃中不被排出；②滞留期间，制剂应按要求的释药模式释放药物，累积释放药量应能达到或接近90%以上；③胃中滞留时间和释药速度有良好的重现性；④对胃的正常生理功能无明显不良影响；⑤下次给药前，释药系统应通过溶蚀或降解被胃排空。

胃部定位固体制剂除应满足普通制剂或缓控释制剂的相关质量要求外，还可采用以下指标进行体内外评价：

1.胃滞留性能评价　体外评价常通过溶出度或释放度方法，考察胃内漂浮型、胃内黏附型定位固体制剂在稀盐酸或人工胃液介质中体外漂浮或黏附时间；采用膨胀测定装置，测定胃内膨胀型制剂在稀盐酸或人工胃液介质中一定时间内的体积膨胀值。体内滞留性能可通过X射线（硫酸钡掺入制剂中并以X光透视观察）、γ闪烁技术（同位素标记）、内镜观察、磁标记法等方式评价。

2.体外释放度或溶出度试验　与固体制剂一致，可采用桨法、转篮法或流通池法等进行体外释放度或溶出度试验。

3.体内药动学评价　常用的大鼠、小鼠、家兔、犬等动物胃的位置与人体有很大差异，使胃部定位固体制剂的开发难度增加。对于局部起效且药物组分难以通过胃肠道吸收的药物，可在体外试验、非临床试验、药效学等基础上，开展体内胃滞留性能评价或相关临床试验。

三、中药肠溶及结肠定位固体制剂

（一）含义、特点

肠溶制剂系指根据肠道局部的生理学和解剖学特点，利用物理学和化学原理制成的可于肠道内持续释放药物的给药释放系统。结肠定位制剂系指在胃肠道上部基本不释放，在结肠内大部分或全部释放的制剂。

中药肠溶及结肠定位固体制剂的特点：①迟释制剂，剂型包括片剂、胶囊、颗粒、丸剂等，制备成肠溶或结肠定位固体制剂后不但保留了原有剂型的特点，而且避免了药物遇胃液变质或对胃产生刺激性；②可用于时辰发作性疾病如哮喘、心血管疾病的预防、缓解和治疗；③对于进入系统循环的药物，当药物在胃部环境下溶解度低或稳定性不佳时（如穿心莲内酯类药物、灵芝孢子粉等），肠溶制剂和结肠定位固体制剂可减少在胃内的释放，增加药物吸收；④增加局部治疗药物与肠道病灶的接触时间，提高局部药物浓度，增强药效。五味苦参肠溶胶囊用于治疗溃疡性结肠炎，其到达小肠末端和结肠部位后开始释药，可直接作用于病患局部。

（二）小肠及结肠的生理与药物吸收特点

小肠由十二指肠、空肠和回肠组成，全长2~3米。小肠是药物的主要吸收部位和药物主动转运吸收的特异性部位。由于存在环状皱褶、绒毛和微绒毛，小肠黏膜具有较大的表面积（约200平方米），有利于药物的吸收。

大肠由盲肠、结肠（升结肠、横结肠、降结肠、乙状结肠）和直肠组成。大肠较小肠粗而短，黏膜上有皱纹但没有绒毛，有效吸收面积较小肠小，通常药物吸收弱于小肠。结肠是特殊的给药部位，黏液分泌量少，物质通过结肠的速度较慢，因此药物释放后可以实现较高的浓度梯度，有利于药物的吸收。此外，结肠处大量的消化酶已失活，对酶敏感的药物中药组分或生物大分子适宜制备成结肠定位制剂。

（三）制剂设计

根据释药原理，中药肠溶及结肠定位固体制剂可分为pH依赖型、时间依赖型、酶依赖型和压力控制型等。

1. pH依赖型　胃肠道内不同部位的pH具有差异性，胃内pH为0.9~1.5，小肠pH为5~7.5，结肠的pH为7.5~8.0。制备肠溶制剂或结肠定位固体制剂时，可选择合适的pH敏感型材料对药芯进行包衣，或制备固体分散体。理想的pH敏感型材料应在期望给药部位溶解并释放药物，而在前段的胃肠道部位不溶。三七通舒胶囊的药效成分三七三醇皂苷在胃酸中容易降解，口服吸收差，生物利用度低。原有工艺将药物填充于胃溶胶囊壳外包肠溶衣的肠溶胶囊中，整粒胶囊到达肠道，胶囊壳崩解后释药。改进工艺将药物制备为微丸并外包肠溶衣后填充于普通胃溶胶囊中，胶囊壳在胃中崩解，肠溶微丸进入肠道后释药。工艺改进后，药物活性成分可在肠道内良好稳定地释放并与肠道充分接触和吸收，与原制剂具有生物等效性，生物利用度提高了约10%。

2. 时间依赖型　制剂口服后到达给药部位的所需时间不同，通过小肠的时间为3~4小时，在结肠中可滞留20~30小时。根据胃肠道的转运时滞效应，在制剂外侧包裹疏水性或亲水性的溶蚀层，通过控制溶蚀层辅料的配比和厚度设计时间依赖型结肠定位固体制剂。

3. 酶依赖型　利用结肠中的酶降解反应和较长的滞留时间，将结肠酶可降解的材料与药物制备成骨架或包衣制剂等，达到结肠定位释药目的。

4. 综合依赖型　由于病理状况、肠道菌群影响下胃肠道pH出现的变化及个体差异，胃排空时间的较大差异导致到达靶部位的时间变异，可设计综合pH、时间和酶依赖的定位制剂。

5. 压力控制型　结肠部位大量水分被吸收，内容物黏性大，结肠蠕动收缩产生的压力会促使释药系统破裂而释放药物。因而可以利用结肠压力进行结肠定位制剂的设计。

（四）质量要求与评价

理想的口服肠溶或结肠定位固体制剂应达到如下设计要求：①口服后完整地到达小肠或结肠部位；②在靶部位，应按要求能迅速释放药物，或符合缓释、控释制剂的释药模式缓慢释放药物；③在规定的释药时间内累积释放药量应能达到或接近90%以上；④释药部位与释药速度应有良好的重现性；⑤对胃肠道的正常生理功能无明显的不良影响，释药完成后应能正常排出体外。

1. 体外评价　应尽可能模拟消化道的pH、菌群、酶的种类及活性，消化道内容的状态等，以最大程度反映药物在体内的情况。

（1）药典法　肠溶制剂和结肠定位固体制剂应满足普通制剂及迟释制剂的相关质量要求。《中国药典》2020年版规定，肠溶制剂在规定的酸性介质（pH 1.0~3.0）中不释放或几乎不释放药物，而在要求的时间内，于pH 6.8磷酸盐缓冲液中大部分或全部释放药物。

结肠定位固体制剂，一定时间内在规定的酸性介质与pH 6.8磷酸盐缓冲液中不释放或几乎不释放，而在要求的时间内，于pH 7.5~8.0磷酸盐缓冲液中大部分或全部释放的制剂。中药多为复方药物，成分复杂，用于检测的有效成分含量相对较低，对药物释放度测定带来一定困难。

（2）酶解法　用于酶依赖型制剂的体外评价。直接采用动物结肠内容物溶液，或在人工肠液中加入动物结肠内容物，或在人工肠液中加入淀粉酶、果胶酶等作为介质，将药物加入孵化后测定释放度。

（3）肠道模拟系统法　采用泵将模拟十二指肠、空肠、回肠、升结肠、横结肠、降结肠的各个室相连接，评价药物在各个室及最终的释放、变化等情况。

2.体内评价　与胃部定位固体制剂相似，除上述释放度、溶出度等的体外评价外，还可采用药动学参数或其他分析技术（如γ闪烁技术）进行体内评价。建立与中药复方量效有关的体内外综合评价指标和方法，能使中药肠溶及结肠定位固体制剂的合理性得以科学的验证。

选择与人类具有类似解剖和生理特征的动物，常用的有大鼠、豚鼠及犬。其中大鼠肠道中偶氮还原酶、豚鼠结肠中糖苷酶和葡萄糖苷酸酶的活性与人肠道相近，分别适用于评价采用偶氮聚合物及多糖材料制备的结肠制剂。

（1）血药浓度法　通过检测各时间点的药物浓度，可以获得药物药-时曲线、药动学参数，显示药物动力学情况，但难以判断药物的释药部位。

（2）γ闪烁技术　可以实现释药系统的“可视化”，了解结肠制剂的胃滞留和小肠转运时间、开始释药和完全释药的时间和部位、药物分布、制剂到达结肠时间等。但难以反映释药机制、药物吸收入血情况及与相互作用等。

第四节　中药口服固体制剂的评价

药物口服吸收的速度和程度（口服生物利用度）是口服固体制剂评价的关键，生物利用度的高低往往决定给药剂量、临床疗效及给药途径的选择等。对于中药口服固体制剂来说，首先需要优化的是提高口服吸收。有必要在充分解析影响生物利用度的各种因素基础上，建立体外、在体和体内的评价技术、评价方法和预测模型。

一、体外评价

药物经过胃肠道上皮细胞的转运机制有被动转运、载体转运、膜动转运和细胞旁路通道转运。药物的转运是一个非常复杂的过程，转运形式可能是一种，也可能是多种。

肠道渗透性实验方法有动物离体和在体、Caco-2细胞模型等。这些实验方法和吸收模型的影响因素比较少，实验周期比较短，实验费用比较低，数据处理比较简单，可以初步评价或预测药物的口服吸收，在药物研发的早期阶段应用十分广泛。

（一）定性、定量评价

1.多指标、多成分评价　复方中药口服固体制剂的治疗作用是通过多种药材中的多种有效成分在体内崩解、融变、溶出（释放）、吸收及相互作用实现的。药材及生产工艺的不同，往往反映其有效成分在体内溶出情况的差异，而体外溶出与体内溶出具有一定程度的相关性，因此可以用多指标、多成分的体外溶出度来评价体内溶出行为，反映中医用药的辩证原则，并能够更有效地控制复方中药口服固体制剂的产品质量。

2.溶出/释放　药物溶出度是指有效成分从片剂、胶囊剂、颗粒剂等固体制剂在规定的介质中溶出的速度和程度。药物溶出度直接影响有效成分在体内的吸收和利用，是评价药物质量的关键指标。

测定中药口服固体制剂的体外溶出度主要是为了反映其在人体内的吸收情况。中药口服固体制剂溶出度的检查方法包括桨法、转篮法和小杯法等。中药口服固体制剂多为复方制剂，成分繁多复杂，建立多成分的溶出度检测方法时需要对溶出介质进行认真的筛选。溶出介质通常选择水、各种浓度的磷酸盐缓冲液、盐酸溶液、醋酸盐缓冲液等。对于难溶性的有效成分，通常可以加入一定量的表面活性剂在溶出介质中，通过降低溶出介质的表面张力，增加有效成分的溶解度，提高溶出速率，从而易于检测。目前使用较多的有0.3%聚山梨醇的水溶液、0.25%~1%的十二烷基硫酸钠等。

3.体外吸收模型 体外吸收模型，是利用人源性的培养细胞，或以人体、动物得到的离体肠道组织作为生物模型，评价药物的胃肠道黏膜渗透性质。采用生物模型方法的优点包括：①比较通过载体介导药物吸收的转运能力；②比较以被动扩散机制转运药物的渗透性质。生物模型方法还可用于考察添加剂（如增溶剂等）对膜转运的影响等。

中药固体制剂的稳定性是评价药品质量的主要内容，在药品的开发和生产中占有重要地位。对合理组方、工艺设计，减少药品变质损失，保证用药的安全性及有效性，推动中药制剂的整体提高具有重要意义。通过揭示稳定性过程中药物的变化情况，可以分析影响因素，便于采取有针对性措施以提高药品的稳定性并确定其有效期。

固体制剂一般属于多相体系，其化学变化可能包括有固相、液相和气相参与的反应，且在反应的同时还可能发生相变。药物分子在固体制剂中相对固定，化学反应一般始于表面，内部分子受到已发生反应的外部分子保护，使反应速度逐步减慢，需要较长时间的观察和较精确的分析方法。药物分子在固体制剂中的均匀性远差于液体制剂，试验条件难以保持严格一致，检测结果重现性较差。固体制剂中常加入赋形剂，反应可能发生在药物本身也可能发生在药物与赋形剂之间，影响反应速度的因素比较复杂。

固体制剂稳定性受温度、湿度（水分）及光线的影响较大。体外吸收评价应充分考虑介质的种类、pH、温度、溶液稳定性等关键因素对体外吸收模型的影响。

介质种类的筛选与药物溶解度、药物在溶液中的稳定性有关，应尽量与生理条件接近，如选用PBS缓冲液（pH 7.4）等，同时需满足漏槽试验要求。一般水溶性好的药物选择水溶性溶液，而水溶性较差的药物可考虑适当加入乙醇等有机溶剂或表面活性剂。水浴温度应优先模拟生理条件的温度。

应充分开展溶液稳定性考察，主要考察在正常实验条件下对照品溶液及供试品溶液在检测和放置过程中的稳定程度。通过溶液稳定性考察可得出样品溶液存放在一定条件下的稳定性情况，获知其相对科学的贮存时限、保存条件等确保体外评价数据的准确性和可靠性，也为后续结果判断、异常调查等提供数据支持。

根据体外吸收模型试验方法产生的时间顺序，体外生物学试验方法包括：组织流动室法、外翻肠囊法、外翻环法、Caco-2细胞模型法等。

（1）扩散池（组织流动室） 该法是一种应用非常广泛的扩散装置，使用两个电极和一个电压钳以监测上皮细胞的短路电流和电位差。短路电流和电位差能考察电驱动力对溶质转运行为的影响，也能通过电参数数据验证试验过程中及试验结束时组织的生物活性。

扩散池（组织流动室）可以分别测定经细胞通道和细胞旁通道，药物被动扩散在透过肠壁吸收过程中的贡献程度，也可以研究药物的细胞旁路转运。

将动物离体肠段（2~3cm）剪开，分离黏膜，夹在两个装满缓冲液的扩散池中间。保持缓冲液温度在37℃，不断往膜两侧的缓冲液中通入混合气体（95%氧气，5%二氧化碳）以维持离体肠道组织的生物活性。实验中可单独更换缓冲液，通过改变缓冲液的组成来研究转运过程中离子及pH对转运和吸收的影响。对浆膜和黏膜两侧的缓冲液取样，测定黏膜侧至浆膜侧，以及浆膜侧至黏膜侧的流量，以确定载体介导转运或被动转运的生物特征。

将药物加入黏膜侧或浆膜侧的扩散池（供给池）中，药物在膜另一边的扩散池（接收池）中累积，累积量是时间的函数。在满足漏槽条件下，药物的渗透系数，可通过如下方程计算获得：

$$Papp=\frac{dQ}{dt}\times\frac{1}{A\times C_0}$$

$$\text{或}Papp=\frac{dC}{dt}\times\frac{V}{A\times C_0}$$

式中，dC/dt：单位时间内接收池中药物浓度的变化值；dQ/dt：单位时间内的药物转运量；C_0：供给池中的药物浓度；V：接收池体积；A：转运或扩散的面积；$Papp$：单位通常以cm/s表示。

（2）外翻肠囊法　实验前将大鼠禁食过夜（不禁水），用25%的乌拉坦溶液腹腔注射进行麻醉（1g/kg）后，沿腹中线打开腹腔，取出小肠。将小肠置于台氏液冰浴中，持续通入氧气。除去肠系膜，分别取十二指肠、空肠、回肠处各约10cm离体肠段，用冰冷的台氏液清洗，除去肌肉和脂肪。用玻璃棒将肠段翻转，使小肠黏膜侧向外，浆膜侧向内，结扎肠肛侧端，将小肠上端固定于取样口。用注射器从取样口处向肠内注满空白Krebs-Ringer营养液，作为受药体系。再将肠囊垂直放入含有药物溶液的试管中，保持受药体系液面高于供液体系液面，同时在试管中持续通入氧气，将整个装置置于37℃恒温水浴进行实验。实验结束后，将浆膜侧的溶液进行检测。

如果将动物断颈处死后再取肠段，在最初几分钟内转运将显著下降。如果以适当的方法麻醉动物后分离得到肠段，再将动物处死，可避免组织生物活性变质。

外翻肠囊法有三个优点：①暴露的黏膜细胞在实验过程中能够得到充足的氧气供应；②肠体外翻小囊中浆膜侧溶液较少。黏膜侧的药物经过小肠吸收后浓集于浆膜侧溶液，浓度较高，从而易于检测，适用于难吸收药物；③离体法实验周期短，可同时考察同一动物体不同肠段的药物吸收，有利于减少实验动物数量。此外，小肠黏膜上分布大量的P-gp，外翻肠囊法也是考察P-gp对药物吸收影响的一个较好的实验模型。

与外翻肠环法、切片和细胞制备法相比，外翻肠囊法可综合反映药物是通过跨细胞扩散还是细胞旁路扩散，同时还可以用于研究药物代谢。采用外翻肠囊法考察化合物的小肠吸收转运，可以比较客观地反映药物的体内吸收情况。

（3）外翻肠环法　将动物麻醉后立刻分离出一段肠段，通常取空肠、回肠和结肠处。在冷的缓冲液中漂洗除去肠道碎片和消化物后，将肠的一端用手术线系住，然后用玻璃棒小心地推动系住的肠端，穿过肠腔，将肠段翻转，再切成小环，一般每段2~4mm宽（30~50mg重）。将肠环放在含有待测药物的缓冲液中充氧孵育，并在37℃水浴中振摇。经过一段时间后将肠环从溶液中取出，化合物通常使用放射性标记，然后用放射性闪烁技术测定肠环摄取的药量。

将肠组织外翻可使组织与溶质的接触达到最大程度。如果肠段在使用前保存在含有葡萄糖的生理缓冲液中，则外翻肠段的活性能保持30~60分钟。在适宜的条件下，药物在体外摄取入环的药量与药物已知的体内吸收结果具有相关性，而且摄取与组织来源和潜溶剂无关。

肠环摄取的药量是时间的函数，大多数情况下需要考虑水浴的振摇速率。从渗透通量对振摇速率的曲线可得到膜通量J_0。

$$J_0=P_0C<cf>$$

式中，P_0：渗透系数，单位为cm/s，由J_0计算得到；C：孵育介质浓度；$<cf>$：暴露在药液中的肠环组织质量与表面积之间的转化因子，单位为cm^2/g。引入该转化因子，可方便地评价肠组织有效表面积上的渗透性。

使用外翻肠环法可以同时研究药物的主动转运和被动转运（经细胞和细胞旁路）。外翻肠环法的缺点包括：溶质并不仅仅从肠腔黏膜转运，而是从与孵育溶液接触的所有区域转运入切片。在摄取实验中，由于非特异性组织结合，数值往往需要进行校正，而且使用外翻肠环法不能判断是经细胞旁路转运还是经细胞转运途径。

（4）Caco-2细胞模型法　结肠癌细胞Caco-2是研究化合物转运最常用的培养细胞模型。应用培养细胞的优点之一是当Caco-2培养成单细胞层时，会自动分化成为极化的单层细胞。可模拟肠内的实际情况，如Caco-2细胞在适当的培养条件下可自发进行上皮样分化，其形态学、标志酶的功能表达、渗透特征与小肠相似，包括刷状缘酶的活性及微绒毛结构；可表达几种活性转运蛋白，包括氨基酸转运蛋白，胆汁酸、小肽、葡萄糖、维生素B_{12}的转运蛋白，P-gp外排泵等。

虽然Caco-2细胞系来源于结肠癌细胞系，但这些活性载体的存在是小肠细胞的典型特征。由于Caco-2细胞能够方便地被大量重复培养，药物分析方法简单快速，能够控制温度，实验所需药量少，模拟体内复杂生理条件，渗透实验的结果重现性较好等，因此细胞模型法已经被广泛应用于指导先导化合物的合成级药物高通量筛选。

以Caco-2细胞系为基础培养的细胞也具有明显的不足：Caco-2细胞是以结肠细胞系为基础分化形成的类似小肠组织，因此Caco-2细胞的紧密连接与结肠中的紧密连接更为相似，其紧密连接比小肠中实际存在的紧密连接更为紧密，可能会导致亲水性化合物的体内预测值偏低。虽然Caco-2细胞表达部分活性转运蛋白系，但Caco-2细胞中的酶、转运蛋白的种类、数量与机体内肠细胞仍有一定差别。比如，葡萄糖转运蛋白在培养细胞上的表达相比体内要少得多。各实验室间，甚至批与批之间在表达水平上也有差异，可能导致对通过载体介导转运和细胞旁路转运化合物的渗透性预测变差。

因此，只有充分了解每种转运蛋白系的特点以及引入适当的转化系数，以补偿载体在Caco-2细胞中的表达后，才能以Caco-2细胞模型得到的数据为基础，定量预测人体中载体介导的药物转运速率。

（二）制备过程控制与评价

中药口服固体制剂的制备一般包括中药饮片前处理、提取分离、纯化精制、浓缩干燥、剂型制备等环节，是中药饮片固有物质属性发生整体分化，进而引起新物质的发生、发展和变化，并最终形成新集合体的过程，在此过程中各原料药物、溶剂、辅料之间存在着相互融合与排斥。其中工艺参数与质量参数是在制剂形成过程中建立起来的两个互为关联、相互制约的要素，二者的对立统一性，反映了过程控制的作用，体现出如何由原料药物变为药品的特殊历程。该历程充满着无数不确定性，存在着诸多尚无法解释的变化。质量源于设计（quality by desogn，QbD）及过程控制理论应用于中药制药过程，重新揭示了独具中药特色的工艺参数与质量参数的关系，有利于丰富中药药剂理论体系和技术体系。

ICH Q8（R2）将制药QbD定义为：一种用于药品开发和生产的系统方法，该方法以预先定义的目标为起始，采用科学原则和质量风险管理，强调对生产过程的理解。因此明确中药制剂关键质量属性（critical quality attributes）、关键物料属性（critical material attribute）、关键工艺参数（critical process parameters）、设计空间（design space）等概念，采用中药QbD“四全”模式，即全局设计、全息分析、全面控制和全程优化。QbD的原则和方法，有助于提升产品质量、优化成本效益。全面理解工艺参数与质量参数的关系、协调二者的作用，构建出反映工艺过程变化特征及其对质量影响的数学模型，是建立生产过程控制策略的核心，是保障中药制剂质量的重要手段。

二、体内评价

（一）胃肠吸收实验

1.在体实验法　测定药物经过在体肠段后，从灌流液消失的药量是估算药物渗透系数P_{eff}的最常用方法。灌流方式可分为振动灌流法、循环灌流法和单向灌流法。一般情况下，通常采用单向灌流法。当药物溶解度较高，且渗透量相对于药物初始浓度又很低时，可采用循环灌流法。

原位灌流实验是将动物处于麻醉状态下进行的。在不影响血流供应和神经支配的前提下，量取所需肠段并进行两端插管，用生理盐水冲洗肠内容物后灌流，定时取灌流液检测药物浓度。实验中所选用的大鼠体重一般为200~350g。对于5~30周的大鼠，不论药物是通过葡萄糖转运蛋白介导的转运还是被动扩散，大鼠年龄对其空肠P_{eff}没有影响，因此通常选用7~10周的大鼠。但是对于年龄很小或很大的大鼠，肠P_{eff}可能与大鼠年龄有关。

（1）大鼠肠段原位单向灌流实验（急性实验） 将实验前禁食的大鼠称重，腹腔注射麻醉后，将背位固定于手术台板上，保持37℃体温，沿腹部正中线切开腹部（约3cm长）。对需要考察的部位，在两端剪切后插管结扎。先用37℃生理盐水以恒定速率冲洗肠管，经充分洗涤后，再以空气排出生理盐水。用含有待测药物的灌流液以恒定速率进行单向灌流，灌流速度通常维持在约0.2ml/min。定时取样以测定灌流液的药量。考察不同肠段的药物吸收量时，肠段区间长度为约10cm，各肠段区间：十二指肠自幽门2cm处开始；空肠段自幽门15cm处开始；回肠段自盲肠上行20cm处开始；结肠段从盲肠后段开始。

（2）大鼠肠段在体单向灌流实验（慢性插管） 暴露小肠，在不影响血流供应和神经支配的前提下，分离出6~8cm的小肠，肠段部分首尾相连缝合。穿透皮肤插入两根聚四氟乙烯插管并通过结扎与腹壁相连。在体外，将硅灌流管与插管相连。在体内，确保肠段被缝线固定。用分离肠段模型进行单向灌流，速率维持在约1.0ml/min。在灌流实验间隙大鼠可自由活动，实验时将大鼠置于特制笼中以限制其活动。

肠段灌流法可保持肠道神经和内分泌的完整性以及肠道内容物中酶的活性，也保证了血液及淋巴液供应不变，生物活性有所提高，能够综合反映药物在肠道中的综合吸收情况。

（3）肠道的血管灌流技术

1）肠道的血管灌流 对供给小肠段营养的两侧肠系膜血管，或肠系膜上动脉及门静脉进行插管，使整个小肠参与回流。肠腔插管可收集肠腔液，或进行肠道灌流以收集灌流液。在肠道的淋巴管处插管可收集淋巴液。在该实验中，小肠段的淋巴和动脉神经均保持完整，可测定药物吸收量，建立质量平衡，分析载体介导的转运过程。

2）肠-肝血管灌流 将动物麻醉后，打开腹腔，对肠系膜上动脉及肝动脉插管，并以含红细胞的灌流液进行灌流；对幽门部静脉和肝静脉插管，分别取门静脉和系统静脉血样；对胆道插管以收集胆汁。该方法可直接测定小肠吸收与肝脏的首过效应，阐明药物的肠-肝循环与代谢行为。

血管灌流技术的主要不足是由于缺少激素和神经控制，导致大量液体流入肠腔，模型的制备以及在动物麻醉状态下保持肠段组织的生物活性相对比较困难。

2.体内试验法 是通过将药物口服后以血药浓度或尿中原型药物的排泄量建立药动学模型，估算药动学参数从而推算药物的生物利用度和吸收程度。

（二）口服固体制剂一致性

生物利用度试验和生物等效性试验是评价口服固体制剂质量一致性的关键指标。生物利用度试验和生物等效性试验在药品研发的不同阶段具有不同的重要作用。

在新药研究阶段，为了确定新药处方及工艺合理性，通常需要比较改变上述因素后的制剂能否达到预期的生物利用度；已上市药品更改剂型，需对拟上市剂型进行生物利用度研究以确定剂型的合理性；通过与原剂型比较生物利用度来确定新剂型的给药剂量，也可通过生物等效性研究来证实新剂型与原剂型是否等效。

在临床研究阶段，可通过生物等效性研究验证同一药物的不同时期产品的一致性，如：早期和晚期的临床试验用药品，临床试验用药品（尤其是用于确定剂量的试验药）和拟上市药品等。

生物利用度和生物等效性研究的目的在于：为原料药、制剂以及给药方案等方面的变更和优化，提供体内的生物药剂学数据支持；为不同制剂之间体内的安全性、有效性试验数据的桥接，用法用量、给药方案的调整，提供药代动力学数据支持；阐述新制剂的人体药代动力学特征。因此，生物利用度和生物等效性研究是新药研发或仿制药开发过程中评价药物质量、安全性、有效性数据的重要手段。

1.生物利用度试验 是指药物活性成分从制剂释放并被吸收后，在作用部位可利用的速度和程度，通常用血浆浓度－时间曲线来评估。分为绝对生物利用度和相对生物利用度。中药口服固体制剂的生物利用度数据提供了该制剂与溶液、混悬液或静脉剂型的生物利用度比较，以及吸收进入系统循环的相对分数的估计。此外，生物利用度试验提供关于分布和消除、食物对药物吸收的影响、剂量比例关系、活性物质以及某些情况下非活性物质药动学的线性等其他有用的药动学信息。

生物利用度试验反映药物活性成分到达体内循环的相对量和速度，是新药研究过程中选择合适给药途径和确定用药方案（如给药剂量和给药间隔）的重要依据之一。以提高生物利用度为目的研发的新制剂，需要进行生物利用度研究，了解变更前后生物利用度的变化。

2.生物等效性试验 是指用生物利用度研究的方法，以药代动力学参数为指标，比较同一种药物的相同或者不同剂型的制剂，在相同的试验条件下，其活性成分吸收程度和速度有无统计学差异的人体试验。

生物等效性是指生物效应的一致性，主要包括临床应用的安全性与有效性。仿制药的研究开发与临床药品应用的替换，其基本要求都是不同制剂间具有生物等效性。目的是通过比较不同制剂对药物吸收的影响及药物不同制剂之间的差异，推测其临床治疗效果差异的可接受性，判定不同制剂之间的可替换性。因此，生物等效性试验在药品研发中具有非常重要的地位和作用。药物制剂间的生物等效性评价，虽然可以通过临床对照试验，用临床指标判断两种或两种以上制剂是否具有生物等效性，但临床效应测定结果的影响因素众多、变异大、样本量要求大，因此并不是首选的评价方法。

在仿制生产已有国家标准药品时，可通过生物等效性研究来证明仿制产品与原创药是否具有生物等效性，是否可与原创药替换使用。药品批准上市后，如处方组成成分、比例以及工艺等出现一定程度的变更时，研究者需要根据产品变化的程度来确定是否进行生物等效性研究，以考察变更后和变更前产品是否具有生物等效性。

思考

1.如何结合中医药理论和现代科学理论来设计中药口服固体制剂新剂型？

2.中药口服定位释放固体制剂开发工作中，应重点从哪几个方面进行设计和评价？

3.中药产业化是我国在国际上独具特色和优势的少有产业之一，当前确实有一大批临床疗效显著的中药品种，因历史因素有比较模糊的临床定位，药效物质和药效机制不清晰，质控工艺落后，生产工艺粗放等问题十分突出。在治疗领域部分功能相似品种较多，缺乏一定竞争优势和自身特色。针对此类中药品种如何进行二次开发解决这些问题？

药知道

张伯礼院士是当代中医中药领域的代表人物，是第一批国家级非物质文化遗产项目中医传统制剂方法代表性传承人。他开发了淫羊藿素软胶囊、桑枝总生物碱片等多个中药口服固体制剂新药。“淫羊藿素软胶囊上市是中医药创新的成功代表，是我国新药创制的重大成果。”张伯礼院士说，淫羊藿素源于中药、又高于中药，是守正创新的优异实践。对于中药现代化研究，既支持开展复方、饮片、经典名方等“原汁原味”的中药研究，也鼓励从中药中提取有效组分进行单体化合物或重新配伍研究。

目标检测

1. 片剂湿法制颗粒压片常用辅料及举例?
2. 试述影响滴丸成型的因素?
3. 试述湿法/干法/粉末直接压片法的方法及特点?
4. 试述片剂需要进行溶出度测定的情况及溶出度测定方法?
5. 试述滴丸形成的机制。
6. 滴丸为什么是目前新药开发中首选的剂型之一?

（王　勇）

第六章　中药黏膜给药制剂

学习目标

通过本章学习，掌握中药黏膜给药的途径及各类黏膜给药制剂的代表剂型及制备方法。熟悉黏膜给药的含义及特点、各类黏膜给药的特点及影响因素。了解各类黏膜给药制剂的质量检查及黏膜给药的新剂型。掌握各类黏膜给药制剂代表剂型的制备能力及针对不同方剂设计黏膜制剂的能力；具备对不同黏膜给药制剂进行质量评价的能力。

第一节　概　述

一、黏膜给药的含义

黏膜是由上皮组织和结缔组织构成的膜状结构，作为生物体免疫系统的第一道防线，存在于人体的多个腔道，可利用的黏膜部位包括直肠黏膜、肺黏膜、眼黏膜、口腔黏膜、鼻黏膜、阴道黏膜、膀胱黏膜等。黏膜通常具有非角质化结构，毛细血管丰富，酶活性较低。不同部位的黏膜具有不同的结构特点，如黏液与黏膜层结构厚度、微环境等的差异。

黏膜给药（mucosal drug delivery，MDD）系指将药物与适宜的载体施用于腔体黏膜部位，起到局部或全身作用的给药方式。

二、黏膜给药的特点

黏膜给药具有以下特点：①药物由黏膜毛细血管直接吸收，可有效避免肝脏的首过效应；②黏膜抗机械刺激性强，修复更新速度快；③既可实现药物的局部定位给药，也可发挥全身治疗作用。黏膜给药可延长药物在特定给药部位的滞留时间，且由于黏膜不易角质化，黏膜下毛细血管丰富，较透皮吸收有更好的生物利用度。此外，黏膜给药还具有便捷、无创的优点，为儿童、老年患者和对侵入性给药不耐受的患者提供了可接受的治疗方案。

但黏膜给药系统仍存在一定的局限性。如黏液与黏膜的屏障作用使得黏膜给药途径往往无法达到理想的吸收效能，需增强对黏液的穿透能力，促进药物到达上皮细胞。此外，黏膜的自洁作用，如口腔中唾液的连续分泌作用、鼻腔黏膜纤毛清除作用、阴道的自我清洁作用等，导致药物快速被清除，难以实现持久的作用效果。

第二节　中药直肠黏膜给药制剂

直肠给药（rectal drug delivery）是一种将药物塞入或注入直肠内，发挥全身或局部治疗作用的给药方法。直肠给药历史悠久，东汉张仲景首创了肛门栓剂和灌肠术，东晋葛洪首创灌肠器械筒。药物经直肠给药后，可避免口服给药胃酸和酶对药物的影响和破坏，同时减轻药物对胃肠道的刺激，降低肝脏的首过效应。中药制剂多为复方组成，成分复杂且味道苦涩，中药直肠给药是一种无创、简便而有效的给药途径，在口服困难和非必须静脉给药的情况下，亦是优选的治疗方式。目前临床上常用的直肠给药方法主要有栓剂塞入法、保留灌肠法、直肠点滴法。直肠给药常用的剂型有栓剂、灌肠剂、凝胶剂等，随着现代药剂学发展，出现了微型灌肠剂、热敏性直肠凝胶等直肠给药新剂型。

但直肠给药的普及受限于给药器械的舒适性和给药部位的特殊性，患者直肠用药的依从性尚有待提高。此外，中药直肠给药在药物之间的合理配伍、提取方法、pH、吸收促进剂的加入与否、给药剂量以及药液的澄明度、黏度对直肠给药疗效的影响等方面尚有待进一步研究。

一、直肠的生理结构

直肠位于消化道末端，向上与大肠末端的乙状结肠相连，向下与肛管相连，长12~20cm，最大直径为5~6cm。直肠液体量为2~3ml，pH为7.3左右。直肠黏膜由上皮、黏膜固有层、黏膜肌层等三部分构成。上皮由排列紧密的柱状细胞组成，上皮细胞下分布着许多淋巴结，黏膜固有层中分布有浅表小血管，黏膜肌层由平滑肌细胞组成，分布有较大血管。与小肠黏膜相比，直肠黏膜无绒毛与微绒毛，且褶皱少，吸收面积较小（200~400cm^2）。

二、药物的直肠吸收及影响因素

（一）药物吸收途径

药物注入直肠或乙状结肠内，经肠壁周围丰富的血管、淋巴管进入体循环，从而发挥局部或全身治疗作用。药物经直肠黏膜吸收，主要通过以下两条途径：一条是经直肠上静脉经门静脉进入肝脏，肝脏代谢后进入体循环；另一条是通过直肠中、下静脉和肛门静脉，经髂内静脉绕过肝脏进入下腔静脉，直接入大循环起全身作用。直肠中下静脉吸收直接进入体循环，可避免肝首过效应。研究表明，直肠淋巴系统也是药物（尤其是大分子药物）吸收的一条途径，但因淋巴流量低，吸收的药量少。

（二）药物吸收的影响因素

1.生理因素　①直肠pH及直肠液缓冲能力：通常直肠液pH为7.2~7.4，直肠液缓冲能力较低，药物溶解可显著改变直肠pH。直肠pH变化可影响药物的解离状态，从而影响药物的吸收。②内容物：直肠内如果存在粪便，药物的吸收要比无粪便时少。在无粪便的情况下，药物能更好地接触直肠的吸收表面从而有利于其扩散。腹泻、肠梗阻等均能影响药物在直肠部位吸收的速度和程度。③保留时间：通常药物在直肠的保留时间越长，吸收越趋于完全。一般中药灌肠可保留30分钟左右，最长可保留1小时。

2.药物理化性质　①溶解度：直肠给药制剂应具有足够的亲水性可溶于直肠液，并具有足够的亲脂性以穿过上皮细胞。难溶性药物可制成溶解度大的盐类，使用表面活性剂或制成纳米制剂以利于吸收。②粒度：以混悬、分散状态存在于制剂中的药物，其粒度越小，分散度越大，越有利于吸收。③脂溶性与解离度：大多数用于直肠给药的原料药具有较高的油水分配系数，并且分子量较小（<500Da），有助于药物通过直肠黏膜吸收。研究表明，脂溶性药物比水溶性药物更易吸收，非解离型药物比解离型药物容易吸收。

此外，直肠给药不宜用刺激性较强的药物和含有大量蒽醌类衍生物而具有强烈泻下作用的药物。直肠缺乏重要的消化功能，不能吸收含蛋白质和多糖类的药物，在应用该类药物时，应先水解，以避免有效成分的损失。如止痉汤和清瘟败毒散中全蝎、蜈蚣、水牛角等3味含蛋白质较多的饮片，采用5%HCl

调pH后煮沸的方法，通过酸水解达到促进蛋白质在直肠中吸收的目的。

3. 基质和附加剂 对于发挥全身作用的直肠黏膜制剂，药物首先要从基质中释放出来，然后分散或溶解于分泌液，才能在给药部位被吸收。由于基质种类和性质的不同，药物释放的速度也不同。一般应根据药物性质选择与药物溶解性相反的基质，有利于药物释放，增加吸收。水溶性药物分散于油脂性基质中，药物能较快释放或分散至分泌液中，故吸收较快。如果药物是脂溶性的，则通常选择水溶性基质。

直肠给药时，直肠黏膜充当物理屏障，因大多数药物相对分子质量较大，不具有较好的亲脂性，难于达到有效血药浓度，可适当加入吸收促进剂增加药物的吸收。部分常用的吸收促进剂及作用机制见表6-1。通常应根据吸收促进剂的种类、与药物的配伍关系、用法用量等进行全面考察，筛选出最安全、有效的吸收促进剂。例如小儿哮喘药液中加入丙烯酸树脂等高分子聚合物后，药液中麻黄碱、伪麻黄碱的直肠吸收与未加辅料组相比有显著性差异，这一结果与高分子材料的加入使制剂与直肠黏膜的黏附性能增加有关。

表6-1 部分常用的吸收促进剂及作用机制

种类	作用机制	举例
表面活性剂	增加细胞膜通透性	聚山梨酯80、月桂醇硫酸钠、牛磺胆酸钠
水杨酸盐	增加内皮细胞的流动性和细胞运输通透性	水杨酸钠、5-甲氧基水杨酸
生物黏附性聚合物	通过调节紧密连接孔径作用 通过内吞作用主动转运	壳聚糖 外源凝集素

4. 其他 直肠给药的固体剂型在吸收前，需经过崩解、液化和溶解的过程，因此，相比于液体剂型，固体剂型吸收通常较慢。给药剂量会影响直肠药物的滞留时间，大于80ml的容量会刺激排便，故量大时可采用分次给药或肛滴。肛周神经末梢丰富，对刺激敏感，因此直肠给药温度通常应控制在35~40℃，以利于药物保留。此外，栓剂插入肛门的深度会影响药物的生物利用度，一般要达到全身给药的目的，栓剂塞入距肛门口2cm处为宜，灌肠时插管深度以15~20cm为宜。

三、常用中药直肠黏膜给药制剂

（一）直肠栓剂（肛门栓）

1. 肛门栓的含义、特点 肛门栓是直肠黏膜给药最主要的剂型，形状有圆锥形、圆柱形、鱼雷形等，每颗栓重约2g，长3~4cm，以鱼雷形较为常用。肛门栓在常温下为固体，纳入肛门后在体温下能迅速软化熔融或溶解于分泌液，逐渐释放药物而产生局部或全身作用。作为局部应用的栓剂应用历史悠久，可在腔道起润滑、收敛、抗菌、消炎、止痛、止痒等治疗作用，临床多用于内痔、直肠炎的治疗。张仲景的《伤寒杂病论》、葛洪的《肘后备急方》中有栓剂处方和应用的明确记载；《备急千金要方》《证治准绳》《本草纲目》中亦有栓剂的制备与应用的记述。栓剂通过吸收入血可发挥镇痛、镇静、兴奋、扩张支气管和血管等全身治疗作用。

2. 新型肛门栓 近几十年来，栓剂的研究有了新进展，开发了双层栓、中空栓、泡腾栓、微囊栓、凝胶栓、骨架控释栓、渗透泵栓、热敏液体栓等多种新型栓剂，新型栓剂的制备工艺和释药特点均不同于普通栓剂，拓展了栓剂的应用范围，部分新型栓剂的示意图如图6-1所示。

（1）双层栓 双层栓由两层组成，可分为内外双层栓剂和上下双层栓剂。内外双层栓剂由内、外两层组成，通常各含有不同药物，可实现药物的先后释放。上下双层栓剂通常有三种形式，第一种是将两种理化性质不同的药物分别分散于水溶性基质和脂溶性基质中，制成上、下两层，有利于药物的吸收或避免药物的配伍禁忌。第二种是将同一种药物分别分散于水溶性基质和脂溶性基质中，制成上、下两层，同时发挥速释和缓释作用；第三种是用空白基质和含药基质制成上下两层，当空白基质熔化后，形成的液态基质屏障层可有效阻止后端所释药物向上扩散，减少药物自直肠上静脉吸收，可提高药物生物利用度，减少不良反应。

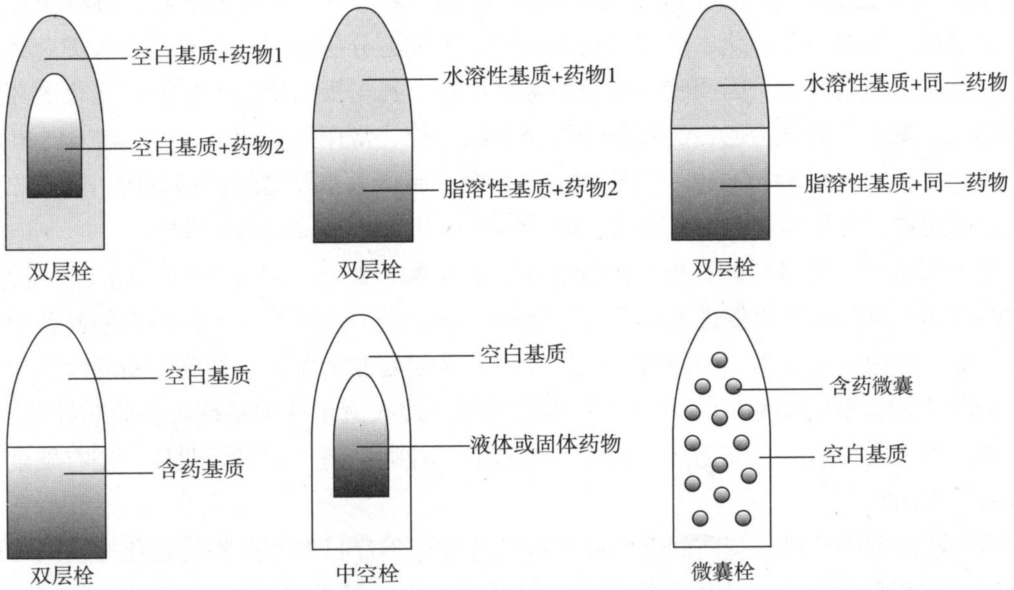

图6-1　部分新型栓剂的示意图

（2）中空栓　中空栓由外壳和内容物两部分组成，外壳由纯基质制成，内部的空心部分可填充不同类型的药物如液体、固体和混悬液等。中空栓的外壳基质通常为油脂性基质，纳入人体后栓壳融化或溶解，内部的药物可快速地释放出来。相比于普通栓剂，具有释药速度快、生物利用度高、制剂稳定性好等优点。

（3）泡腾栓　泡腾栓的基质中加入了发泡剂，遇到体液后可产生泡腾作用，有利于栓剂熔融和药物释放。发泡剂多由碳酸氢钠或碳酸钠与不同的有机酸组成，常用的有机酸有枸橼酸、柠檬酸、酒石酸等。

（4）热敏液体栓　热敏液体栓采用了热敏聚合物，可在直肠生理温度下融化形成热敏凝胶，黏度、胶凝时间和温度阈值是热敏液体栓制备的主要考虑因素。

（5）其他缓释、控释栓　微囊栓是将药物微囊化后与基质混合而制成的栓剂，与普通栓剂相比，具有血药浓度稳定、维持时间长的特点。骨架控释栓系利用高分子物质为骨架材料，与药物混合制成的栓剂，具有控释作用。骨架材料在体内不溶解，体液渗入骨架内部，药物缓慢地溶解，从骨架材料中扩散、释放出来。渗透泵栓是利用渗透泵原理制成的一种长效栓剂，由微孔膜、渗透压活性物质、半透膜及药物组成。纳入人体后，水分进入栓剂产生渗透压，药物透过半透膜上的微孔慢慢释放出来，可在一定时间内保持血药浓度稳定。凝胶栓是利用凝胶为载体的栓剂，在体内逐渐吸收水分，缓慢膨胀，对生物黏膜具有黏合力，可延长药物的停留和释放时间，且柔软有弹性，无异物感。

3. 栓剂的基质与附加剂　栓剂主要由药物与基质组成。药物加入后可溶于基质，也可混悬于基质。基质不仅有助于药物成型，且对药物的释放和吸收有重要影响。此外，为改变栓剂的物理性状或改善药物的吸收、提高稳定性，栓剂中往往要加入一些附加剂，如吸收促进剂、乳化剂、增塑剂、防腐剂等。

（1）基质的种类　常用的栓剂基质分为油脂性基质和水溶性基质两大类。

油脂性基质包括天然油脂、半合成与全合成脂肪酸甘油酯、氢化植物油。可可豆脂是最早应用的天然栓剂基质。常温下为白色或淡黄色脆性蜡状固体，可塑性好，无刺激性，熔点为31~34℃，在体温下能迅速融化。可可豆脂具有同质多晶性，其中 β 晶型较稳定。可可豆脂产量少，价格较贵，其代用品有香果脂、乌桕脂等。半合成脂肪酸甘油酯是目前取代天然油脂较理想的栓剂基质，具有不易酸败、化学性质稳定、具有适宜的熔点、成型性好等优点。主要产品有半合成椰油酯、半合成山苍子油酯、半合成棕榈油酯等，已广泛应用。全合成脂肪酸甘油酯的品种有硬脂酸丙二醇酯等。氢化植物油的性质稳定、无刺激性、不易酸败，但释药能力较差，品种有氢化棉子油、氢化椰子油、氢化花生油等。

水溶性基质主要包括甘油明胶、聚乙二醇类、聚氧乙烯（40）硬脂酸酯类、泊洛沙姆等。甘油明胶具有很好的弹性，体温下不融化，但可软化并缓慢溶于腔道分泌液中，释放药物缓慢。其溶解速度与水、明胶、甘油三者用量有关。因明胶是胶原的水解产物，凡与蛋白质能产生配伍变化的药物均不能用甘油明胶作基质。聚乙二醇类为乙二醇高分子聚合物的总称，常用的如PEG1000、PEG1540、PEG4000、PE6000。通常用不同分子量的PEG以一定比例加热熔融，制得适当硬度的栓剂基质。聚乙二醇类能缓缓溶于体液而释放药物，对黏膜有一定刺激性，加入约20%的水，可减轻其刺激性。

（2）栓剂的附加剂　除基质外，栓剂的处方中常根据需要加入一些附加剂。用于全身作用的栓剂，为增加药物的吸收，可加入吸收促进剂如聚山梨酯80、脂肪酸、氮酮等。缓释栓剂的制备中可加入吸收阻滞剂如海藻酸、羟丙甲纤维素、硬脂酸、蜂蜡等。当栓剂处方中含有与基质不相混溶的液相时，可考虑加入适量的乳化剂如聚山梨酯80、十二烷基硫酸钠等。加入适量的增塑剂可使脂肪性基质具有弹性，防止栓剂破裂，如聚山梨酯80、脂肪酸甘油酯、蓖麻油、甘油、丙二醇等。此外，还有硬度调节剂、抗氧剂、防腐剂等附加剂。

（3）基质与附加剂的选用　基质的选用通常可结合临床治疗目的及药物的理化性质来考虑，用于局部作用的栓剂可选用融化或溶解速度慢的基质，但基质液化时间不宜过长，否则不利于药物释放完全；用于全身作用的栓剂要求释药迅速，可选用融化或溶解速度快的基质。常用基质纳入人体腔道后的液化时间，见表6-2。此外，药物在基质中的溶解情况直接影响药物的释放与吸收。一般而言，药物在基质中的溶解度越大，越不利于药物释放。通常应选择与药物溶解性相反的基质，即一般水溶性药物选择脂溶性基质，脂溶性药物选择水溶性基质。含有稠浸膏的栓剂，可考虑选择水溶性基质或采用适量羊毛脂吸收后与油脂性基质混合，以利于药物的分散。在确定基质种类和用量的同时，以外观、色泽、光洁度、硬度、稳定性或体外释放度等为指标，选择适宜的附加剂，以筛选出适宜的栓剂处方。

表6-2　常用基质纳入人体腔道后的液化时间

基质	液化时间（分钟）	基质	液化时间（分钟）
可可豆脂	4~5	甘油明胶	30~50
半合成椰油酯	4~5	聚乙二醇	30~50
一般脂肪性基质	10		

4. 栓剂的制备

（1）一般栓剂的制备　栓剂的常用制备方法有两种，即冷压法与热熔法。其中热熔法最为常用，水溶性基质与油脂性基质均可采用该法制备，热熔法工艺流程如图6-2所示。

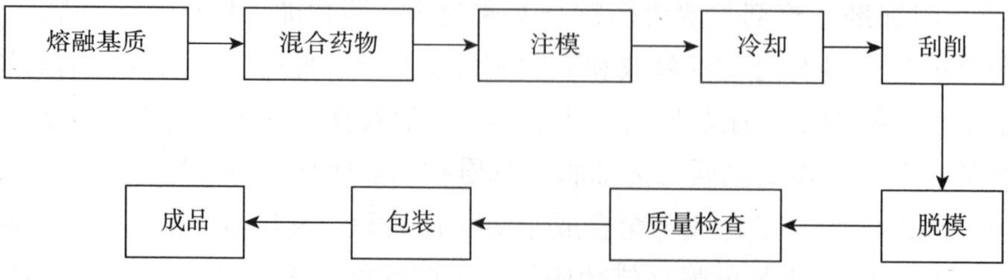

图6-2　热熔法制备栓剂的一般工艺流程

冷压法仅适用于油脂质性基质，可避免加热对主药或基质所产生的稳定性影响，目前生产上已较少采用。

肛门栓制备常用的模具如图6-3所示。为了使栓剂冷却成型后便于脱模，制备时常在模孔内侧涂布少量润滑剂，常用的润滑剂通常有两种。① 用于油脂性基质的润滑剂：如软肥皂、甘油各1份与90%乙醇5份混合制成的醇溶液。② 用于水溶性基质的润滑剂：如液体石蜡或植物油等油类物质。有的基质不黏模，如可可豆脂、聚乙二醇等，可不用润滑剂。

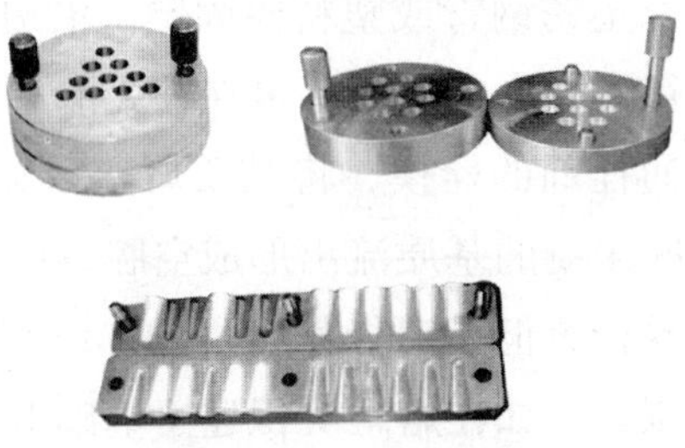

图6-3　肛门栓模具

在栓剂制备过程中，药物与基质混合方法及混合前药物的处理十分重要，以免混合不均匀影响栓剂的内在品质和制剂的外观。通常油溶性药物，如樟脑、中药醇提物等可直接混入已熔化的油脂性基质中，使之溶解。若添加的药量过大使基质的熔点降低或使栓剂变得过软，可加入适量液体石蜡或蜂蜡调节硬度。水溶性药物如水溶性稠浸膏、生物碱盐等可直接溶解于已熔化的水溶性基质中或用少量水制成浓溶液，用适量羊毛脂吸收后与油脂性基质混合。难溶性药物如中药细粉、某些浸膏粉、矿物药等，应研制成最细粉，过七号筛后，再采用等量递增法与基质混合。含挥发油的中药如果所含的挥发油量大时可考虑加入适宜的乳化剂与水溶性基质混合，制成乳剂型栓。

栓剂的成型，一般小量制备采用手工灌模的方法。大量生产采用自动化制栓机，填充、冷却、排出、清洁模具等操作均可自动化完成。

例6-1　化痔栓

【处方】次没食子酸铋200g，苦参370g，黄柏92.5g，洋金花55.5g，冰片30g

【功能与主治】清热燥湿，收涩止血。用于大肠湿热所致的内外痔疮、混合痔疮。

【制法】以上五味，苦参、黄柏、洋金花加水煎煮二次，第一次4小时，第二次2小时，合并煎液，滤过，静置12小时，取上清液浓缩至相对密度为1.12（60~65℃）的清膏，干燥，粉碎成最细粉；将2.6g的羟苯乙酯用适量乙醇溶解；另取混合脂肪酸甘油酯、蜂蜡适量，加热熔化，加入次没食子酸铋、上述最细粉、冰片以及16. 8g聚山梨酯80、羟苯乙酯乙醇液，混匀、灌注，制成1000粒，即得。

【注解】本品为暗黄褐色的栓剂；方中次没食子酸铋具有收敛作用；为保证与基质混合均匀，浸膏粉应粉碎成最细粉；非离子型表面活性剂聚山梨酯80的加入，可增加药物的亲水性，有助于药物与基质的混合。

（2）特殊栓剂的制备

1）双层栓剂　双层栓由两层组成，可分为内外双层栓剂和上下双层栓剂。上下双层栓剂的制备可将同一药物或不同药物，分别分散于水溶性基质和脂溶性基质中，制成上、下两层；也可用空白基质和含药基质制成上下两层。实验室小量制备的内外双层栓剂，栓模由圆锥形内模和外套组成，如图6-4所示。先将内模插入模型外套中固定好，将外层的基质和药物熔融混合，注入内模与外套之间，待凝固后，取出内模，再将已熔融的基质和药物注入内层，熔封而成。

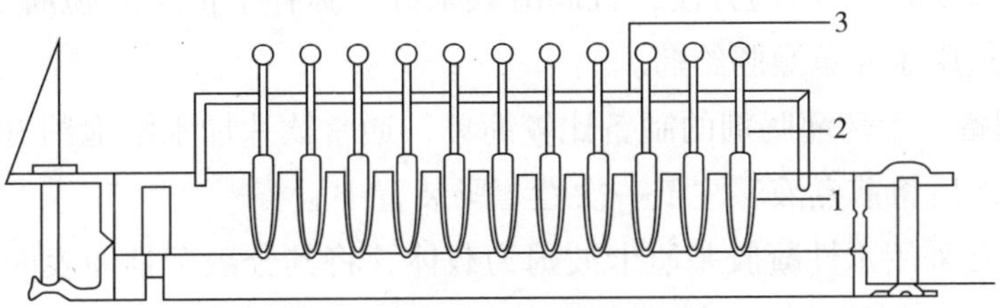

图6-4　双层栓模型

1. 外套　2. 内模　3. 升降杆

2）中空栓剂　中空栓剂的空心部分可填充药物，外层为基质制成的壳，制备过程中通常先将基质制成栓壳，再将药物封固在栓壳内。实验室小量制备时有两种方法，一种方法可在普通栓模上方插入一个不锈钢管或塑料棒固定，沿边缘注入熔融的基质，待基质凝固后拔出钢管或塑料管，削去多余部分，得到中空的栓壳，再在栓壳的中空部分注入药物，最后用基质封好尾部即得。另一种方法是直接采用普通栓剂的栓模，将基质熔融后加入普通栓剂模具中，固定一段时间，待模具边缘凝固后翻转模具使中间未凝的基质流出形成空腔，而后在空腔中填充药物，尾部同样是用相应的熔融基质封好。此工艺简单易行，但是对操作人员的熟练程度要求较高。此外，亦有研究报道采用3D打印技术实现中空栓剂壳的制备，如在熔融沉积建模基础上使用水溶性材料聚乙烯醇单纤维来制备不同厚度和不同内部结构的栓剂壳，以实现适合某一种或者两种药物的特定溶出行为，具有良好的个性化治疗应用前景。

5. 栓剂的质量检查

（1）外观　栓剂的外形应完整光滑，色泽均匀，无裂缝，无变形、霉变等现象。有适宜的硬度，塞入腔道后能熔化、软化或溶化。

（2）重量差异　除另有规定外，按照现行版《中国药典》（四部）通则重量差异项下方法检查，应符合规定。凡规定检查含量均匀度的栓剂，一般不再进行重量差异检查。

（3）融变时限　除另有规定外，按照现行版《中国药典》（四部）通则融变时限检查法检查，应符合规定。

（4）微生物限度　除另有规定外，按照现行版《中国药典》（四部）非无菌产品微生物限度检查法检查，应符合规定。

（二）中药灌肠剂

1. 中药灌肠剂的概述　中药灌肠剂是在中医理论指导下，将中药或中成药制成能直接灌入或滴入直肠而起全身或局部治疗作用的液体制剂。作为中医药传统治法中经典的治法之一，中药灌肠法应用历史悠久，东汉张仲景所著的《伤寒论—辨阳明病脉证并治》中记载“大猪胆汁一枚，泻汁，和少许醋，以灌谷通内，如一食顷，当大便出宿食恶物，甚效”，开创中药灌肠给药的先河。

现代研究表明，中药灌肠剂在发挥局部治疗作用的同时还具有全身治疗作用。中药灌肠剂注入直肠后，可直达直肠病变部位，与栓剂相比，载药量较大，药物局部浓度高，可对直肠黏膜产生抗炎、消肿止血、生肌，促进愈合等治疗与保护作用，且不良反应少；另一方面，直肠肠壁周围有丰富的血管和淋巴管，药物混合于直肠液中，可通过直肠黏膜直接吸收进入体循环，起效较快，且避免了肝脏首过效应。目前广泛应用于临床，既可采用单纯中药灌肠，亦可配合其他途径联合给药，在治疗慢性盆腔炎、输卵管堵塞、前列腺炎、溃疡性结肠炎、慢性肾衰竭、小儿外感发热、细菌性痢疾等方面取得了较好的疗效。

此外，近十几年来研制的中药微型灌肠剂，系采用高分子化合物为载体制备的高浓度的小剂量液体制剂，灌肠体积小（≤5ml），给药方便，且润滑效果好，弥补了传统灌肠剂使用体积大、被褥率高、使用不便等缺点，尤其适用于儿童灌肠给药。

2. 中药灌肠剂的制备　中药灌肠剂的制备比较简单，通常饮片加水浸泡约30分钟，煎煮2次，合并煎液，过滤，浓缩，放冷后将煎煮液灌注于一次性灌肠装置中。

中药微型灌肠剂通常采用水性凝胶基质卡波姆为载体，将其分散于甘油表面，充分研磨，再加入适量蒸馏水充分溶胀，另取处方量浸膏加水溶解后，加入上述溶胀好的卡波姆基质中，充分研磨，加入适量的防腐剂、透皮吸收促进剂等，并调节pH至7.0，加蒸馏水至全量，混合均匀，超声脱气即得。

例6-2　复方灌肠液

【处方】穿心莲10g，马齿苋10g，白头翁10g，黄连10g，黄柏10g，苦参6g，秦皮5g，牡丹皮5g，炒山栀5g，生大黄3g（后下）

【制法与给药】以上药味（除生大黄）加水500ml浸泡约30分钟，煎煮30分钟后，加入生大黄（后下药）煎煮5分钟，煎煮2次，合并滤液，过滤，浓缩至150ml左右。使用时，将药汁吸入可伸缩挤压的空瓶（约20ml），患儿取俯卧位，将瓶颈涂以润滑油后插入肛门内，注入药汁。每隔1小时注药1次。药液温度以接近体温为宜，给药3~4次后，患儿5分钟左右排便再用药则可保留至次日大便排出。

【注解】小儿细菌性痢疾以湿热疫毒与宿食并结腑间者居多，痢疾初期当以导滞逐邪为先。本方以生大黄通腑导滞，穿心莲、马齿苋、黄连、黄柏、苦参燥湿泄热，白头翁、秦皮、牡丹皮、山栀凉血解毒，运用灌肠法，使药物直达病所，作用迅速，使湿热积滞立除，气血调和，其痢自止。

3. 灌肠装置　中药灌肠液常采用直肠推入装置给药。装置通常为上面有刻度、内有芯杆和活塞的硬质圆柱体一次性储药器和材质柔软的注药肠管组成，如图6-5（a）所示。注药肠管通常边角圆润，前端开有侧孔（避免操作时粪块堵塞），使用时可用液体石蜡润滑，增加舒适感。也有简易一体的可伸缩挤压的弹簧液体瓶（一次性储药器），如图6-5（b）所示。这两种装置简单，操作方便，单剂量给药成本低，广泛用于直肠给药。

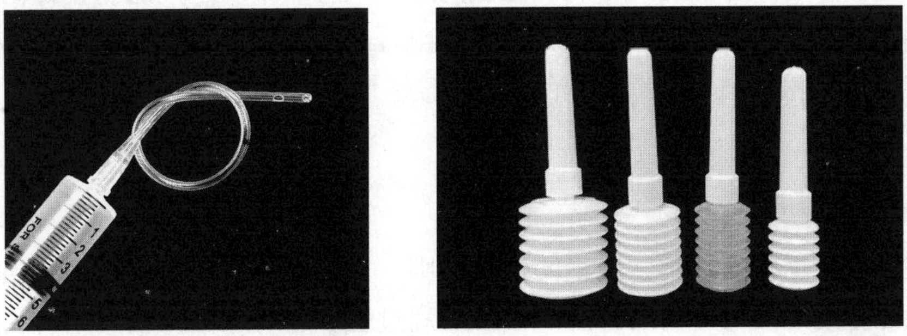

（a）直肠给药注射器接灌肠管装置　　（b）直肠给药器弹簧液体瓶装置

图6-5　常用灌肠装置

（三）其他直肠给药剂型

1. 直肠泡沫剂　直肠泡沫剂是一种胶体剂型，具有含发泡剂的亲水性液体连续相和气态分散相。直肠给药后，在黏膜表面从泡沫状态转变为液体或半固体状态，具有给药方便、不适感小，不易渗漏的特点。主要用于治疗痔疮、肛裂和远端直肠结肠炎等，目前市售品种不多。

2. 直肠自乳化给药制剂　自乳化给药系统是一种无水的液体或半固体剂型，在给药部位与水性介质接触时，形成水包油型乳剂。直肠自乳化给药制剂作用于直肠后，可与直肠黏膜充分接触，增强药物吸收，提高生物利用度。

3. 凝胶剂　凝胶剂系指原料药物与能形成凝胶的辅料制成的具有凝胶特性的稠厚液体或半固体制剂。中药凝胶剂是新型外用制剂，符合中医“内病外治”的理念，同时可容纳中药极细药粉、提取物等，具有良好的黏附性和生物相容性。

目前，中药凝胶剂根据凝胶类型可分为普通凝胶和原位凝胶。二者区别在于，前者以半固体形式给药，而原位凝胶是液态形式给药。原位凝胶可在生理条件下立即在用药部位发生相转变，形成非化学交联的半固体。此类凝胶是由环境敏感的聚合物组成，在特定条件如pH、温度和离子强度下，聚合物结构可发生微小变化，与普通凝胶剂相比，原位凝胶剂给药方便，且剂量准确，给药后在用药部位滞留时间长，且具有良好的药物缓释性能。直肠给药多采用热敏性聚合物为基质制成的温敏型原位凝胶，使用前为液态，在直肠腔道温度下可形成半固体凝胶，缓慢释放药物。加入黏膜黏附性聚合物，具备一定的黏性，有助于延长制剂在直肠中的保留时间，并增强与直肠黏膜的接触从而促进药物吸收。亦有研究者将纳米微粒与凝胶结合制成纳米凝胶制剂用于直肠给药。

四、中药直肠黏膜给药制剂的临床应用

（一）直达病所治疗肠胃病、前列腺病和妇科疾病

直肠给药时药物直达病位的直肠和乙状结肠，并在病灶维持较高的药物浓度而达到抗炎、消肿、止血等治疗的目的，用于慢性结肠炎、菌痢、阿米巴肠病、下消化道出血、肠易激综合征等。如附子芩连汤（熟附子、黄芩、黄连、罂粟壳、赤石脂、枯矾）保留灌肠治疗慢性结肠炎。此外，可通过直肠给药局部渗透至临近部位，治疗前列腺病和妇科疾病，如采用红藤、蒲公英、地丁草、败酱草、制乳香，随症加减，煎汁灌肠，治疗慢性盆腔炎。

（二）通腑祛邪

将药物注入传导之官的大肠，可加速通腑祛邪。按通腑泻下的目的，大致可分为通腑排毒、通腑去滞、通腑利尿等三类。如对尿毒症腑气不利、湿浊内阻、呕恶频繁者，用通腑排毒汤（大黄、黄芩、丹参、赤药、槐花、白头翁、枳实），保留灌肠，使水毒和氨加速从肠道排出，改善临床症状，缓解病情。中药灌肠液（承气汤及增液承气汤化裁），治疗中风急性期患者效果好，具有开窍启闭、清热祛邪、凉血解毒等作用。

（三）表里同治，上病下治

肺与大肠相表里，根据上病下治、表里同治的原则，直肠给药法用于呼吸系统疾病，在临床上也取得良好疗效。急性加重期喘证可见于多种急、慢性疾病过程中，对兼夹大便闭结者，可在抢救的同时加用通腑泻下中药保持大便通畅，使邪有出路，以达腑气通则肺气降的目的。

第三节　中药肺黏膜给药制剂

肺部给药（pulmonary drug delivery）是指药物采用特殊给药装置，通过口腔吸入，经呼吸道递送至肺部，发挥局部或全身治疗作用的给药方式。肺部吸收面积大、肺泡上皮细胞膜薄、通透性高、物质交换距离短，吸收部位的毛细血管网丰富，可使药物迅速起效；且能避免肝脏首过效应；肺部生物代谢酶的活性低，蛋白质和多肽类药物经肺部给药仍可保持生物活性，可显著提高生物用度。

肺部给药剂型包括定量吸入气雾剂（MDI）、吸入粉雾剂/干粉吸入剂（DPI）、供雾化器用的吸入液体制剂、可转变成蒸气的制剂、吸入喷雾剂（sprays）等。肺部给药多用于肺部感染、哮喘、肺气肿、慢性阻塞性肺疾病、肺癌等疾病的治疗，随着研究的深入，肺部给药适宜的药物范围也在不断扩大。但肺黏膜给药存在肺部药物清除快、给药次数频繁、局部药物浓度瞬间增大，可能存在临床用药安全性隐患等问题。开发能够提高药物疗效、提高患者顺应性的肺部缓释制剂具有良好的前景。微球、纳米脂质体、纳米粒、固体脂质纳米粒等是非常有潜力的肺部缓释载体。

一、肺部的生理结构

人体的呼吸系统由鼻、咽、喉、气管、支气管、细支气管、终末细支气管、呼吸细支气管、肺泡

管、肺泡囊及肺泡组成。正常人的肺部有3亿~6亿个肺泡，肺泡是气体与血液交换的部位，由单层扁平上皮细胞构成，厚度仅0.1~0.5μm，细胞间隙存在致密的毛细血管。肺泡腔至毛细血管腔仅约1μm，是气体和药物快速扩散部位。巨大的肺泡表面积、丰富的毛细血管和极小的转运距离，使得药物吸收迅速，而且吸收后的药物直接进入血液循环，不受肝首过效应的影响。

二、药物的肺部吸收

到达肺部的药物粒子首先与肺泡表面活性物质发生作用，再扩散至上皮细胞。上皮细胞是药物转运的主要屏障，药物在肺部的吸收主要以被动扩散的方式进行。脂溶性药物一般以跨细胞途径吸收，而水溶性小分子物质通过细胞连接处微孔进行扩散。另一方面，被动扩散较差的药物，溶质载体转运体（SLC转运体）能促进药物入胞过程，相反ATP-结合盒转运体（ABC转运体）对药物出胞过程起促进作用，两类转运体共同决定细胞内的药物浓度。

三、药物粒子在肺部的沉积

肺部给药的药物吸入粒子在气道中的沉积主要受三方面因素的影响：吸入制剂的特性、肺通气参数和呼吸道生理构造。药物粒子在气道内的沉积机制包括惯性碰撞、沉降、扩散等三种。粒子大小也是决定肺部沉积与治疗作用的关键因素。通常在气道上部，大粒子的沉积主要与气道壁的惯性碰撞有关，通过增加吸气后暂停时间可显著增加肺下部的沉积，但在外周气道中，沉降是其主要机制。

四、影响药物肺部吸收的因素

1. 生理因素　黏液纤毛清除、肺巨噬细胞的吞噬、肺表面活性物质作用是药物肺部吸收主要存在的三大屏障。肺部大的支气管处纤毛数多、运动快，气管壁上的纤毛运动可使停留在该部位的异物在几小时内被清除；药物到达肺深部的比例越高，被纤毛运动清除的量越小。呼吸道表面黏液层是药物吸收屏障之一，黏液利用本身的黏性对药物产生黏附，并通过纤毛的摆动使药物被排出。在呼吸道腔道中，药物首先要溶解在黏液中才能进一步吸收，尤其对于难溶性药物，黏稠的黏液是药物吸收的限速过程。呼吸道黏膜中存在巨噬细胞和多种代谢酶，肺巨噬细胞能清除进入肺泡和肺泡间质的异物，发挥重要的免疫防御作用。肺部的药物代谢酶种类全，但含量低，代谢酶使药物代谢失去活性。此外，呼吸道的直径对药物粒子到达的部位有较大的影响。支气管病变的患者，其呼吸道腔道往往较正常人窄，故在使用治疗药物前，应使用支气管扩张药。

2. 药物的理化性质　呼吸道上皮细胞为脂质双分子膜，所以药物吸收多为被动过程。脂溶性强的药物易被吸收，生物利用度高。药物的分子量也是影响其肺部吸收的因素之一，小分子药物吸收快，大分子药物吸收相对慢。由于肺泡壁很薄，细胞间存在较大的孔隙，大分子药物可通过这些间隙被吸收，因此肺部可能成为一些水溶性大分子药物较好的吸收部位。因呼吸道环境的湿度，吸湿性强的药物以粉末形式给药，粒子的粒径因聚集或吸收水分而增大，易在呼吸道截留，阻碍药物进入肺深部。

3. 制剂因素　肺部给药制剂的处方组成、给药装置产生的雾滴或微粒的粒径大小、药物微粒喷出的速度等均可影响药物的肺部吸收。

药物在呼吸系统沉积形式及部位主要受微粒直径的影响，如图6-6所示。吸入型气雾剂微粒的粒径一般控制在0.5~5μm为宜。粒径小于1μm的粒子易随呼吸排出体外；1~5μm的粒子主要以重力沉积形式到达呼吸道深部，沉积在支气管、细支气管和肺泡，易吸收进入血液循环发挥全身治疗作用；而粒径大于10μm的微粒基本沉积在咽喉及上呼吸道，并很快通过咳嗽、吞咽和纤毛运动排出体外。为提高药物的生物利用度，增加药物的肺部吸收，可在处方中加入吸收促进剂、酶抑制剂、采用脂质体等新型给药载体或对药物进行修饰等方法。

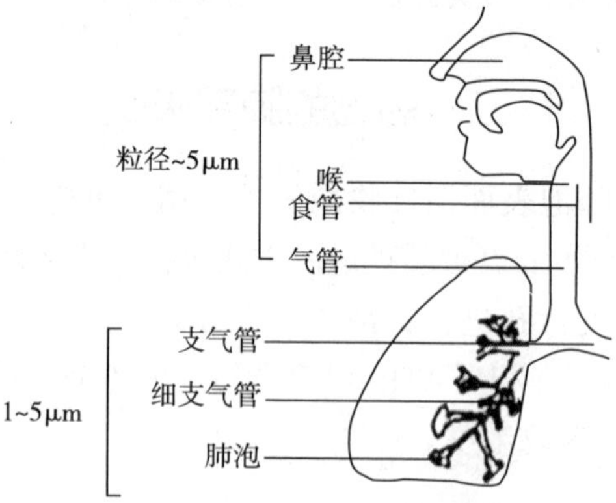

图6-6　人呼吸系统微粒沉积形式及部位示意图

五、常用中药肺黏膜给药制剂

（一）吸入气雾剂

1. 吸入气雾剂的含义及特点　吸入气雾剂（metered dose inhaler，MDI）系指含药混悬液、乳液或溶液，与抛射剂共同装封于具有一定压力和定量阀门系统的耐压容器中，使用时借助抛射剂的压力，将内容物呈雾状物喷出，用于肺部吸入的制剂。吸入气雾剂是目前全球吸入给药中使用最广泛的剂型。定量吸入气雾剂使用时可通过定量阀门控制剂量，具有稳定性好、速效和定位作用。但吸入气雾剂在使用时激发装置的同时患者配合呼吸，部分患者尤其是老年人和儿童常难以达到协调性要求，导致药物损失在空气中或沉积在咽后壁，肺部递送量减少。

目前，中药吸入气雾剂临床应用品种很少，原因在于中药气雾剂要求药物活性强、剂量小，且气雾剂生产操作技术高；而中药气雾剂大多数是由复方组成，药味多，剂量较大，成分复杂，其中芳香类中药占较大比例，质量控制相对较难。此外，中药吸入气雾剂由于依靠特殊装置给药后使药液进入呼吸道深部，装置对疗效有一定影响。

2. 吸入气雾剂的分类

（1）按分散系统分类　气雾剂可分为溶液型、乳剂型、混悬型。溶液型气雾剂目前主要用于吸入治疗，是气雾剂中应用最广的类型，溶液型气雾剂通常可以喷出更细的粒子，能获得较好的沉积效率，剂量均一性好。混悬型气雾剂指药物的固体微粒分散在抛射剂中形成混悬液，喷射时随着抛射剂挥发，药物的固体微粒以烟雾状喷出。凡在抛射剂及潜溶剂中不溶解的药物可制成混悬型气雾剂，但吸入用气雾剂一般不使用药材细粉。乳剂型气雾剂的药物呈泡沫状喷出，通常不适用于吸入治疗。

（2）按相组成分类　可分为二相气雾剂、三相气雾剂。二相气雾剂是由抛射剂的气相和药物与抛射剂混溶的液相组成。三相气雾剂有三种类型：①药物的水溶液与抛射剂互不混溶而分层，包括气相（含部分气化抛射剂）、溶液相和液化抛射剂相；②固体药物和附加剂等的微粉混悬在抛射剂中，包括气相、液化抛射剂相、固相；③药物的水溶液与液化抛射剂制成乳浊液，包括气相、乳浊液的内相和外相。

3. 吸入气雾剂的组成　气雾剂由抛射剂、药物与附加剂、耐压容器和阀门系统等四部分组成。

（1）抛射剂　抛射剂是气雾剂喷射动力的来源，同时可兼作药物的溶剂或稀释剂。抛射剂的沸点应低于室温，常温下蒸气压大于大气压。抛射剂的沸点和蒸气压对制剂的成型、雾滴的大小等起着重要作用。药物在抛射剂中的溶解度通常是处方设计过程中考虑的第一步。

1）抛射剂的分类　过去常用氟氯烷烃类又称氟利昂（CFC），由于其破坏大气臭氧层，现在应用较少。新型抛射剂氢氟烷烃类（hydrofluoroalkane，HFA），是目前国际上主要的氟氯烷烃的代用品。四氟乙烷（HFA-134a）和七氟丙烷（HFA-227）是最有应用前景的两种氢氟烷烃。HFA类抛射剂在低温下才能呈现液体状态，在一般条件下化学性质稳定，室温及正常压力下以任何比例与空气混合不会形成爆炸性混合物。HFA 替代 CFC 后，定量吸入气雾剂疗效增强，且能够产生更细的雾滴，减少药物在口咽部的截留。但HFA也存在不足，如对部分药物溶解度差，可能造成药液堵塞喷嘴、结块和沉淀以及悬浮不均匀等问题。HFA抛射剂虽然对臭氧层没有破坏，但其依然是温室气体。2016年针对《蒙特利尔议定书》进行的基加利修订案，要求2019 年开始逐渐淘汰HFA，这也对气溶胶行业提出了新的挑战。氢氟烯烃（hydrofluoroolefins，HFOs）具有与HFA-134a相似的溶解能力和低毒性，有可能成为新一代的抛射剂。

2）抛射剂的用量　气雾剂喷射能力的强弱取决于抛射剂的用量及自身蒸气压。一般来说，抛射剂用量大，蒸气压高，喷射能力强，反之则弱。为了达到理想的蒸气压，常采用混合抛射剂。

（2）药物与附加剂　在中药吸入气雾剂的处方设计中，除了选择合适的抛射剂，还需要根据药物性质以及处方要求等筛选适宜的附加剂。常用的附加剂有潜溶剂、增溶剂、助悬剂、润湿剂、抗氧化、防腐剂、矫味剂等。吸入气雾剂中所有的附加剂应对呼吸道黏膜和纤毛无刺激性、无毒性。

（3）耐压容器　气雾剂的容器应能耐压，各组成部件均不得与药物或附加剂发生理化作用。国内生产的气雾剂以传统的铝、不透钢和马口铁为材料，内涂保护层，涂层无毒且不能变软、溶解和脱落。

（4）阀门系统　阀门系统是气雾剂的重要组成部分，阀门系统既能有效地使内容物定量喷出，又能在关闭状态时有良好的密封性能。阀门系统一般由推动钮、阀门杆、橡胶封圈、弹簧、定量室和浸入管组成，如图6-7所示。定量室的容量决定每揿的剂量，一般的定量阀门能喷出0.05~0.25ml的药液，适用于剂量小、作用强的吸入气雾剂。

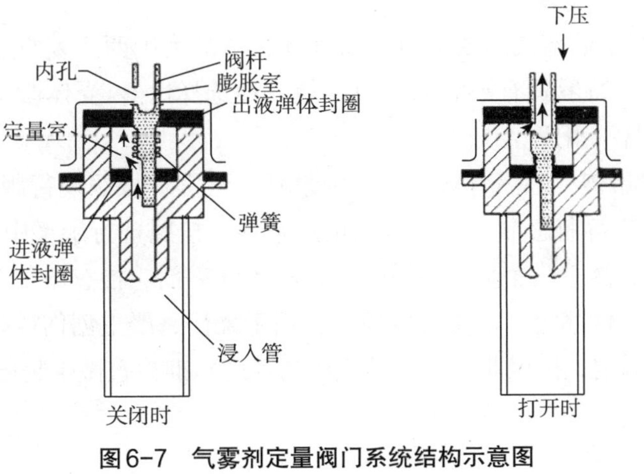

图6-7　气雾剂定量阀门系统结构示意图

4. 吸入气雾剂的制备

（1）中药原料药的处理与附加剂的选用　中药饮片、挥发油、中药提取物（总提取物、有效部位、有效成分）均可作为中药气雾剂制备的原料。中药饮片应采用适当溶剂和方法进行提取、纯化、浓缩，制成药液，并按照溶液型、混悬型、乳剂型气雾剂的不同要求，选择适宜的附加剂进行配制。

1）溶液型气雾剂　将挥发油或中药提取物与附加剂溶解于抛射剂中，制成澄清、均匀的溶液。中药溶液型气雾剂处方设计时主要考察药物溶液的均匀度、澄明度。采用浓度较高的乙醇溶液提取的中药复方制剂，其配制液中乙醇含量的高低影响药液与抛射剂的相容性，在进行处方设计时需要有所考虑。此外，还需根据药物在抛射剂中的溶解度确定是否加入潜溶剂或表面活性剂。气雾剂常用的表面活性剂包括油酸、山梨坦三油酸酯（Span-85）及氯化十六烷基吡啶。如大蒜油复方气雾剂加入了0.86%的Span-85作为表面活性剂，增加了药物在氢氟烷烃类抛射剂中的分散效果和溶解性，并起到润滑阀门的作用。

2）混悬型气雾剂　将药物粉碎至10μm以下的微粒，加入附加剂充分混匀研细，制成稳定的混悬液。注意严格控制水分含量在0.03%以下，以免贮存过程中药物会相互凝集出现黏壁现象，从而影响药物喷出剂量的准确性。

3）乳剂型气雾剂　按乳剂制备的方法制成均匀、稳定的乳浊液。乳剂型液滴在液体介质中应分散均匀。

（2）药物的分装与抛射剂的充填　抛射剂的充填主要有压灌法和冷灌法。

1）压灌法　目前国内多用此法。在室温下将药液灌入容器内，将阀门系统装上并用封帽轧紧，抽去内部空气，再用压装机填充抛射剂。压灌法在室温下操作，设备简单，因抛射剂是在安装阀门后高压灌装，损失较少。国外气雾剂生产主要采用高速旋转压装抛射剂的工艺，该工艺集容器输入、分装药液、抽空气、加轧阀门、压装抛射剂、产品包装输出于一体，生产效率高。

2）冷灌法　借助冷却装置将药液冷却至低温（-20℃左右），然后将冷却至低温的液化抛射剂（-20~-60℃）灌装到气雾剂的耐压容器中；也可将冷却的药液和液化抛射剂同时灌装，立即装上阀门并轧紧，操作必须迅速完成，以减少抛射剂的损失。冷灌法对阀门系统无特殊要求，由于是开口灌装，抛射剂可能有一定损失，且需要制冷设备与低温操作。含水分的气雾剂在低温条件下水分会结冰，不宜采用此法灌装。

例6-3　止喘灵气雾剂

【主要成分】每1ml药液含洋金花总生物碱1.3mg、盐酸克仑特罗0.4mg

【功能与主治】本品具有舒张支气管作用，用于治疗支气管哮喘、哮喘型支气管炎等病症。

【制法】取洋金花总生物碱和盐酸克仑特罗用乙醇溶解，滤过，稀释至定量，灌装于特制阀门系统的耐压容器中，分装，封口，压装二氯二氟甲烷，即得。

【注解】贮于耐压容器中的药液为淡黄色澄清液体；本品为中西药复方制剂，方中洋金花总碱具有平喘、解痉作用，盐酸克仑特罗具有平喘的功效，是一种选择性β_2受体激动剂，可通过刺激支气管平滑肌上的受体来松弛支气管平滑肌。

5. 吸入气雾剂的质量检查　除另有规定外，定量吸入气雾剂按照现行版《中国药典》（四部）通则吸入制剂相关项下方法检查每瓶总揿次、递送剂量均一性；按照现行版《中国药典》（四部）通则定量气雾剂相关项下方法检查每揿主药含量、每揿喷量；吸入气雾剂应检查微细粒子剂量；吸入用混悬型气雾剂若不进行递送剂量均一性测定，应做粒度检查；用于烧伤、严重创伤或临床必须无菌的气雾剂，照无菌检查法检查，应符合规定；按照非无菌产品微生物限度标准检查微生物限度，应符合规定。

（二）吸入粉雾剂

1. 吸入粉雾剂的含义及特点　吸入粉雾剂，又称干粉吸入剂，是将微粉化药物单独或与合适的载体混合后以胶囊、泡囊或多剂量贮库形式，采用特殊的干粉吸入装置，由患者主动吸入雾化药物至肺部的制剂。

与气雾剂和喷雾剂相比，吸入粉雾剂由患者主动吸入药粉，易于使用；无抛射剂，可避免对大气环境的污染；不含防腐剂、乙醇等溶剂，对病变黏膜无刺激性；药物呈干粉状，稳定性好，更适合蛋白质和多肽类大分子药物。目前上市的吸入粉雾剂品种逐渐增多，在治疗呼吸道疾病方面发挥着越来越重要的作用。但吸入粉雾剂产生气溶胶的动力来源于患者的主动吸气，由于患者的年龄、气道功能受损等原因，可能存在吸气能力不足，吸气曲线变异度大，将导致激发药量不足，剂量递送不均一，这是其临床使用存在的主要问题。我国目前尚未有中药干粉吸入剂上市，分析原因与中药成分复杂、吸湿性强，缺乏粉雾剂可吸入中药微粒的先进制粒方法；中药剂量往往较大，缺乏高剂量中药粉雾剂制剂技术等有关。

2. 吸入粉雾剂的药物微粉化　肺部的生理结构要求进入肺部的药物粒子非常微细，吸入气雾剂的药物微粒大小应控制在10μm以下，其中大多数应在5μm以下。一般粒径小于5μm的微粒具有良好的流动性，有利于吸入粉雾剂的精确定量和提高药物的肺部递送效率。改变微粒的空气动力学直径的方法是把药物微粉化，药物微粉化制备技术已成为吸入粉雾剂制备工艺中的一项关键技术。传统的微粉化为研磨粉碎，但所制备的粒子电荷高，黏附性大。目前较为成熟的微粉化技术有气流粉碎技术、喷雾干燥技术、喷雾冷冻干燥技术、超临界流体技术、重结晶技术、高重力控制沉淀技术等。

3. 吸入粉雾剂的载体和附加剂　粉末因具有较大的表面自由能和聚集倾向，贮存后易聚结，为改善粉末的流动性，可加入适宜的载体或附加剂。常用粒径为50~100μm的载体与粒径为0.5~5μm的药物微粉混合，使药物微粉吸附于载体表面形成疏松的聚集物。粉雾剂常用的载体有乳糖、甘露醇、赤藓糖醇、木糖醇、阿拉伯胶、富马酰基二酮哌嗪、二棕榈酰磷脂酰胆碱等，其中粒径60~80μm的乳糖是常用载体，也是目前FDA批准的唯一的粉雾剂载体。在经吸入器吸入时，药物从乳糖表面分离，混悬于吸入气流中，有利于药物的吸收，但乳糖不适合蛋白质和多肽类药物。粉雾剂的附加剂主要包括表面活性剂、分散剂、润滑剂和抗静电剂。附加剂均应为生理可接受物质，且对黏膜无刺激性。

4. 吸入粉雾剂的装置　吸入粉雾剂由干粉吸入装置（dry powder inhaler，DPI）和供吸入用的干粉组成。吸入粉雾剂的效能、临床有效性不仅与处方及药物的理化性质有关，还与给药装置密切相关。

干粉吸入装置（DPI）种类较多，且在不断优化，目前已有多种产品上市。装置按剂量可分为单剂量给药装置（如Spinhaler®、Rotahaler®）、多剂量给药装置（如Diskus®）、贮库型多剂量给药装置（如Turbuhaler®、Click- haler®）；按药物的储存方式可分为胶囊型、泡囊型、贮库型装置。传统的吸入装置完全依赖患者的吸气气流实现药物颗粒的分散，造成经肺递送效率低且不稳定。主动型吸入装置不需要借助呼吸气流，而是利用外加能量，如压缩空气或马达驱动的涡轮或利用电压来分散和传递药物。这类主动吸入装置可达到与呼吸气流和频率无关的、准确定量的药物传递，且重现性良好。

目前DPI的改进主要体现在进一步简化操作步骤，改善装置的易操作性，降低吸气峰流速要求，提高剂量均一性，增加吸入反馈功能等。葛兰素史克研发的Elipta®，仅有“开—吸—关”3个步骤，与Handihaler®、Diskus®、Turbuhaler®和Brezhaler®等吸入装置比较，患者接受度更高，剂量均一性较好，目前使用Ellipta®的双支扩吸入剂已经在国内上市。意大利凯西公司研发的NEXThaler®，除吸气峰流速要求低，剂量均一性高外（吸气流速30~90L/min，剂量递送81.1%~88.2%），还具有全剂量反馈系统，即在全剂量被吸出后，装置会发出提示声音。MEDA制药公司研发的 Novolizer®有一个可视化、声音和味觉提示的吸入反馈系统，当吸气流速达到阈值后，药物即可从装置中释放，此时指示窗颜色变化并发出提示音，患者可尝到乳糖的甜味，提醒患者完成了一次药物吸入。

此外，针对患者依从性差的问题，研究者开发智能吸入装置，通过智能手机 App对患者吸入药物进行用药提醒和管理，分为外接式和自身集成式两种类型。如3M公司于2016 年推出的Intelligent Control Inhaler 吸入装置，操作简便，并具有呼吸驱动功能，患者不需接受培训，通过屏幕提示进行吸气流速控制即可完成吸入过程，降低了患者吸入操作和吸气曲线的变异度。同时该设备还具有记录和管理功能，可将患者使用吸入药物的信息远程传递给医务人员。

5. 吸入粉雾剂的质量检查　除另有规定外，吸入粉雾剂应按照现行版《中国药典》（四部）吸入制剂相关项下的方法检查递送剂量均一性和微粒剂量，检查多剂量吸入粉雾剂总吸次，微生物限度按照《中国药典》非无菌产品微生物限度检查，应符合规定。

（三）吸入液体制剂与可转变成蒸气的制剂

1. 供雾化器用的液体制剂 吸入液体制剂包括吸入溶液、吸入混悬液、吸入用溶液（需稀释后使用的浓溶液）或吸入用粉末（需溶解后使用的粉末）。

吸入液体制剂的处方简单，所用溶剂或分散介质通常为注射用水，常添加有等渗调节剂、缓冲盐、金属离子络合剂、pH 调节剂等，必要时可加入少量的乙醇或丙二醇增加药物的溶解度。对于药物水溶性较低而需要制备成吸入混悬液的，处方中通常需要加入适量的表面活性剂（如吐温类）作为稳定剂和分散剂。相较于气雾剂、粉雾剂，吸入液体制剂可以将含有药物的混悬液或溶液雾化成大剂量的小液滴，且不受患者呼吸行为的影响，在治疗患有慢性阻塞性肺疾病、哮喘的老年人及儿童患者时，疗效优于气雾剂和粉雾剂，目前，中药吸入液体制剂已广泛应用于临床。例如研究报道，细辛、川芎、香附、沉香等经水提纯化制成通脉液，通过雾化吸入治疗心绞痛，总有效率可达90.6%。但传统的吸入液体制剂在雾化过程中容易造成二次暴露，造成患患和医患之间的交叉污染，且因雾化器体积的限制（局限在医院），治疗时间较长，患者依从性较低。

处方因素对吸入液体制剂的影响较小，而雾化器的雾化效率对其影响较大。近年来，雾化器正逐渐向便携化、智能化发展。雾化器类型较多，按照工作原理大致可分为喷射雾化器、超声雾化器和振动筛雾化器等。喷射雾化器的雾化量适宜，不易造成缺氧、呛咳。雾化的颗粒也更细，可以深入下呼吸道的治疗，现国内临床大多采用喷射雾化器。但其存在残留体积大、噪音大的不足。超声雾化器可能会破坏蛋白质等生物大分子以及热敏性药物的结构，对于黏度较大的药液以及微米混悬液雾化效果不佳，现已基本被淘汰。振动网雾化器将超声振动传递至激光打孔的筛网，产生大量细小、均匀的液滴，通过改变筛孔大小调整粒径。相比于超声式雾化器和喷射式雾化器，振动网雾化器能雾化小体积的剂量（最低达0.5ml），且药液残留低，药物利用率高，雾化过程中药液温度无显著变化，更适于雾化生物大分子等稳定性差的药物，但其技术复杂，成本相对较高。如Pari 公司的 eFlow 型雾化器是振动网孔式雾化器，如图6-8所示。

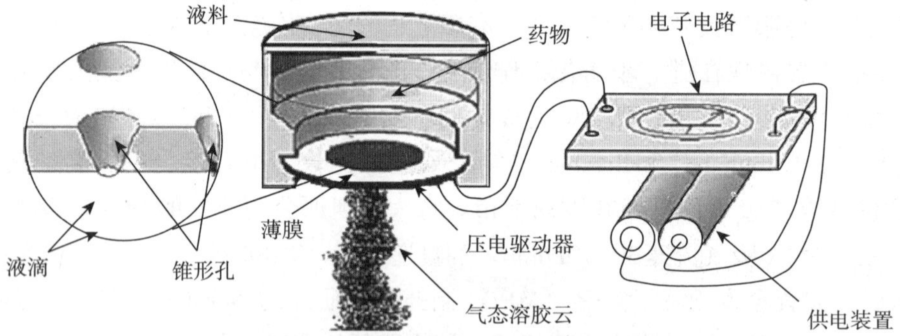

图 6-8 Pari公司的eFlow型雾化器

2. 可转变成蒸气的制剂 系指可转变成蒸气的溶液、固体或混悬液制剂，通常是将其加入热水中，产生供吸入用的蒸气。该类制剂不涉及使用其他辅料，目前仅3个产品（商品名为活宁、优宁、悦坦）在市场流通，且均用于麻醉。

（四）吸入喷雾剂

吸入喷雾剂系指原料药物或与适宜辅料填充于特制的装置中，使用时借助手动泵的压力、超声振动、高压气体或其他方法将内容物呈雾状物释出，可使一定量的雾化液体以气溶胶的形式在一次呼吸状态下被吸入。吸入喷雾剂既有雾化给药的特点，又避免了使用抛射剂，成本较低、起效迅速、使用方便且安全可靠，但因喷出的雾滴较大而需要的药液量大。

喷雾给药装置通常由容器和雾化器两部分组成。吸入喷雾剂与吸入溶液所用的雾化器原理一样，但设备较简便易携带，患者可以通过喷雾给药装置的入口端直接吸入药物。喷雾剂的装置、制备等内容参见中药鼻黏膜给药制剂的鼻用喷雾剂，此处不一一赘述。

六、中药肺黏膜给药制剂的临床应用

中药复方经提取、精制后的中药提取物或有效成分可制成气雾剂、喷雾剂、雾化吸入液等，经呼吸道吸入，使药物达到有效浓度而发挥局部或全身治疗作用，主要用于治疗心绞痛、哮喘、上呼吸道感染等疾病。

冠心病、心绞痛归属传统医学“胸痹”“心痛”“厥心痛”等范围，研究报道，红参、芦头、川芎、苏合香、冰片经提取、浓缩制备成的救心气雾剂，用于治疗老年心绞痛，其疗效与硝酸甘油相当。方中采用红参、芦头“强心固脱”为主，川芎“活血行气、祛瘀止痛”为辅，佐以苏合香、冰片芳香开窍，全方具有速效止痛之功效。黄芪、丹参、降香等的水提液经醇沉精制后制成了健脑喷雾剂，临床表明该制剂可活血化瘀，改善机体应激能力，促进脑功能恢复，适合于老年性痴呆、小儿智能低下等疾病的治疗。

第四节　中药眼黏膜给药制剂

眼黏膜递药制剂可直接作用于眼内病灶部位发挥局部治疗作用，也可经眼部吸收进入体循环达到全身治疗效果。滴眼剂、眼膏剂在眼黏膜给药中应用较多，此类制剂易到达眼部患病部位，作用直接且使用方便。眼部组织与其他组织或器官相比，对于免疫反应不敏感，适用于口服吸收不理想的蛋白质类、肽类等具有严重首过效应的药物。但因眼部生理结构存在一定的屏障，导致了眼黏膜给药方式的生物利用度较低，这也是目前眼黏膜给药制剂研发主要面临的问题。

中药眼用制剂是指由提取物、饮片制成的直接用于眼部发挥治疗作用的制剂。

一、眼部的生理结构

人的眼睛由眼球及眼附属器两部分构成，具有其独特的解剖学和生理学特点。眼球由眼球壁和眼内容物组成，眼球壁分为三层，外层主要由角膜、巩膜组成；中层自前向后分为虹膜、睫状体和脉络膜等三部分；内层为视网膜。眼内容物则包括房水、玻璃体、晶状体等三部分。角膜和虹膜与晶体之间的间隙称为前房；虹膜和睫状体与晶状体赤道部之间的环形间隙称为后房。

二、药物的眼部吸收途径及特点

药物的眼部吸收途径包括角膜途径和非角膜途径。

1. 角膜途径　角膜表面积较大，角膜途径是眼部吸收的最主要途径。脂溶性药物一般经角膜途径吸收。

2. 非角膜途径　又称“结膜渗透”。药物经结膜吸收，并通过巩膜转运至眼球后部。结膜和巩膜上皮的细胞间隙比角膜上皮的细胞间隙大，有利于亲水性药物、多肽蛋白质等大分子药物通过细胞旁途径吸收进入眼部。

药物经何种途径吸收进入眼内，很大程度上取决于药物本身的理化性质、剂型及给药剂量。

三、影响药物眼部吸收的因素

（一）生理因素

眼黏膜给药存在各种屏障，使得局部给药的药物不能在眼部实现有效的递送。其中，阻止药物透过角膜的主要屏障是角膜上皮细胞层和基质层。角膜上皮对于大多数亲水性药物构成扩散限速屏障，亲脂性强的药物则难以透过角膜基质层，因此药物分子必须具有适宜的亲水亲油性才能透过角膜。此外，人眼正常泪液容量为7μl，结膜囊最高容量为30μl，一般滴眼剂每滴50~70μl，滴入后大部分溢出眼外，部分药液经鼻泪导管从口、鼻流失或经胃肠道吸收进入体循环，只有小部分药物能透过角膜进入眼内部。黏蛋白在角膜和结膜表面形成屏障层，起到保护作用，通常也被认为是一种渗透屏障，限制眼部药物的吸收。

（二）药物制剂的理化性质与剂型因素

1. 药物理化性质 溶解度、分子大小及形状、荷电量及离子化程度等理化性质均对药物在角膜中的转运途径及速率有影响。由于生理条件下，角膜上皮荷负电，亲水带正电的化合物比带负电的更容易渗透通过角膜。此外，药物亲脂性也对眼黏膜药物渗透递药有影响。

2. 剂型因素 眼用制剂角膜前流失是影响其生物利用度的重要因素，采用纤维素衍生物和聚乙烯醇等亲水性高分子材料可增加药液的黏度，延长药物在眼部的保留时间，减少流失。减少滴入体积，适当增大滴入药物的浓度，能够提高药物的利用率。制剂的pH、渗透压和表面张力亦对药物的吸收产生影响，等张溶液不引起流泪和不适，通常生物利用度较好，药液的表面张力越小，越有利于泪液与滴眼剂的充分混合。通过使用能延长药物眼部滞留时间的剂型，如眼用即型凝胶、眼膜剂或脂质体、纳米粒、微乳等新型储库型制剂增加药物的吸收。

四、常用中药眼黏膜给药制剂

（一）滴眼剂

1. 滴眼剂的含义 滴眼剂系指由原料药物与适宜辅料制成的供滴入眼内的无菌液体制剂，可分为溶液、混悬液或乳状液。临床常用的中药滴眼剂有麝珠明目滴眼液、鱼腥草滴眼液、四味珍层冰硼滴眼液、熊胆滴眼液等，主要用于角膜炎、结膜炎、白内障和假性近视等的治疗。

2. 滴眼剂的附加剂 滴眼剂中可加入调节渗透压、pH、黏度以及增加原料药物溶解度和制剂稳定性的附加剂，所有附加剂不应降低药效或产生局部刺激性。

3. 滴眼剂的制备

（1）药液的配制与过滤 滴眼剂的配制与注射剂的工艺过程几乎相同。滴眼剂要求无菌，小量配制可在无菌操作柜中进行，大量生产则要按注射剂的工艺要求进行。所用的器具须洗净后干热灭菌，或用抑菌剂（75%乙醇配制的0.5%度米芬溶液）浸泡灭菌，用前再用新鲜蒸馏水洗净。

饮片中有效成分的提取是中药滴眼剂制备的关键。在中医药理论的指导下，考虑药物的理化性质、传统用法、临床功能主治，对饮片进行提取和纯化处理，制成可供制备滴眼剂的原液。目前常用的制备方法如下。①蒸馏法：本法适用于挥发性成分的提取。②水提醇沉法、醇提水沉法：利用有效成分在水中或乙醇中具有不同溶解度的特性，实现有效成分的分离。③双提法：本法将蒸馏法和水提醇沉法相结合，可同时保留药物中挥发性成分和非挥发性成分。④超滤法：利用超滤膜，在常温常压条件下将中药提取液中不同分子量的物质加以分离以纯化药物，可缩短生产周期，降低成本，最大程度保持原方的成分。

对热稳定的药物，配液、过滤后装入适宜的容器中灌装灭菌；对热不稳定的药物，可用已灭菌的溶剂和用具在无菌柜中配制，操作中应避免细菌污染。药物、附加剂用适量溶剂溶解，必要时加0.05%~0.3%活性炭处理。经滤棒、垂熔滤球或微孔滤膜过滤至澄明，加溶剂至足量。眼用混悬剂的配制先将微粉化药物灭菌，另取表面活性剂、助悬剂加少量灭菌蒸馏水配成黏稠液，再与主药用乳匀机搅匀，添加无菌蒸馏水至全量。

（2）容器及附件的处理　滴眼液灌装的容器分为玻璃瓶和塑料瓶两类。玻璃瓶一般为中性玻璃，配有滴管和滤盖。中性玻璃对药液的影响小，透明度高且耐热，遇光不稳定者可选用棕色瓶，利于延长滴眼剂的保存时间。玻璃瓶的洗涤方法与注射器容器相同，可用干热灭菌法。塑料瓶分为软塑料瓶、硬塑料瓶两种，硬塑料瓶常配有带滴管的密封瓶盖，使用方便。塑料瓶体软而有弹性、不易破裂、容易加工、价廉、轻便，是目前最常用的滴眼瓶。但塑料与药液间可能会有相互作用，塑料瓶具有一定的透气性，不宜盛装对氧敏感的药物溶液。橡胶塞、橡皮帽的处理方法与输液橡胶塞的处理方法类似。采用全自动胶塞清洗机进行封闭式清洗、灭菌。多采用121℃、30分钟湿热灭菌，如需采用干热灭菌应不超过2小时。

（3）药液的灭菌和灌装　主药性质稳定的滴眼剂药液通常先进行灭菌，抽样进行定性鉴别和含量测定，符合要求方可分装于无菌容器中。

例6-4　四味珍层冰硼滴眼液

【处方】珍珠层粉水解液350ml（含总氮0.10g），天然冰片0.50g，硼砂1.91g，硼酸11.20g

【功能与主治】清热解痉，去翳明目。用于肝阴不足、肝气偏盛所致的不能久视、轻度眼胀、眼痛、青少年远视力下降；青少年假性近视、视力疲劳、轻度青光眼见上述证候者。

【制法】以上四味，硼酸、硼砂加入适量水中，再加氯化钠适量，加热，搅拌使溶解，趁热加入适量的苯氧乙醇及上述珍珠层粉水解液，搅匀，加热至100℃并保温30分钟，冷却；天然冰片用适量乙醇溶解，在搅拌下缓缓加入上述溶液中，搅匀，加水至1000ml，混匀，滤过，即得。

【注解】本品为近无色至微黄色的澄明液体、气香。珍珠层粉水解液是通过生物化学反应、分解提取，在珍珠粉中脱除了大量碳酸钙，提取其有效成分氨基酸和多种矿物质。

（二）眼膏剂

眼膏剂系指由原料药物与适宜基质均匀混合，制成溶液型或混悬型膏状的无菌眼用半固体制剂。由于眼膏剂基质黏度增大，可使药物在眼角膜表面滞留时间长，药物在眼部的吸收及生物利用度会相对提高。但由于眼膏剂基质的作用，会使眼部有异物感、油腻感，透明度较差，且对视力有影响，部分制剂需在闭眼或睡眠状态下使用。临床常用的中药眼膏剂有马应龙八宝眼膏、复方炉甘石眼膏、消朦眼膏、拨云眼膏等，主要用于眼红肿、痛痒、刺痛、沙眼、角膜炎症、角膜溃疡等的治疗。

一般先制备眼膏剂基质，再用适宜方法加入药物制成眼膏剂。制备眼膏剂时药物与基质必须保持纯净，常用基质由凡士林、液体石蜡、羊毛脂（8∶1∶1）组成，取无水羊毛脂、液体石蜡、凡士林至适宜容器内加热融化后趁热过滤，滤液于150℃干热灭菌1小时即得。眼膏剂基质应过滤并灭菌，不溶性原料药物应预先制成极细粉。如主药溶于水且性质稳定，可用适量的注射用水溶解，加灭菌眼膏基质，研磨混合使水吸收，吸尽水后以倍量稀释加入其余基质研磨均匀。如药物不溶于水或不宜用水溶解，需在无菌条件下将药物研细至可通过九号筛，过筛后再与基质混合研匀，无菌分装，质量检查合格后包装。

（三）洗眼剂

洗眼剂系指由原料药物制成的无菌澄明水溶液，供冲洗眼部异物或分泌液、中和外来化学物质的眼用液体制剂。洗眼剂的用量相对滴眼剂、眼膏剂较大，且应与泪液等渗、pH相近。若洗眼剂剂量较大，则应加入适当的抗菌剂，并保证在使用期间也能发挥抗菌效用。除另有规定，一般洗眼剂装量不应超过200ml。

（四）其他眼黏膜给药制剂

1. 眼用膜剂 膜剂是将药物溶解或均匀分散在适宜的成膜材料中加工成的薄膜制剂。眼用膜剂的成膜材料主要为聚乙烯醇（PVA），它成膜性能好，调节它的分子质量和醇解度可满足不同释药速度的需求，无毒、无刺激性，其水溶液不仅对眼睛无刺激性，而且还是一种良好的眼球润湿剂，能在眼球上形成一种保护膜，不影响视力也不妨碍角膜再生。眼用膜剂可以克服滴眼剂的药物生物利用度低、给药频繁的缺点。

2. 眼用凝胶剂 眼用凝胶剂是由原料药物与适宜辅料制成的凝胶状无菌眼用半固体制剂。与滴眼液相比，眼用凝胶剂可黏附在黏膜表面，滞留时间较长，可增加药物在眼部的吸收。常由卡波姆、泊洛沙姆、水、丙二醇、聚乙二醇、纤维素衍生物等制成水性基质凝胶，基质应均匀、细腻、无刺激性，易涂布于眼部。近年来研究者开展了丹酚酸B原位眼用凝胶剂、温敏型眼用葛根素原位凝胶、千里光温敏眼用凝胶、复方洋地黄叶提取物离子敏感型眼用原位凝胶等眼用凝胶剂的研究。也有研究者将眼用凝胶剂与脂质体、纳米乳等新型给药系统制剂相结合，一定程度上克服了传统眼黏膜制剂的不足，提高药物的生物利用率、降低药物的不良反应，显示出良好的应用前景。

五、中药眼黏膜给药制剂的质量检查

除另有规定外，眼用制剂应进行以下相应检查，应符合规定。

滴眼剂照现行版《中国药典》（四部）通则滴眼剂项下可见异物检查法检查，应符合规定；含饮片原粉的眼用制剂和混悬型眼用制剂照现行版《中国药典》（四部）通则眼用制剂粒度和粒度分布测定法测定，应符合规定；混悬型滴眼剂（含饮片细粉的滴眼剂除外）照现行版《中国药典》（四部）通则眼用制剂的沉降体积比方法检查，沉降体积比应不低于0.90；眼用半固体制剂照现行版《中国药典》（四部）通则眼用制剂金属性异物检查；单剂量包装的眼用固体制剂或半固体制剂、单剂量包装的眼用液体制剂照现行版《中国药典》（四部）通则眼用制剂装量方法检查装量差异、装量；水溶液型滴眼剂、洗眼剂和眼内注射溶液按各品种项下的规定，照现行版《中国药典》（四部）通则渗透压摩尔浓度测定法测定；照现行版《中国药典》（四部）通则无菌检查法检查。

第五节 中药鼻黏膜给药制剂

鼻腔给药（nasal drug delivery）是一种将药物与鼻黏膜表面接触，通过该处上皮细胞进入循环系统起全身或局部作用的给药方法。鼻腔给药方式在《黄帝内经》中已有记载："以草刺鼻，嚏而已"，《伤寒杂病论》亦记载："薤蒜汁，灌鼻中"。鼻腔给药可减少口服药物引起的不良反应，且由于鼻黏膜表面积较大，皮下血管丰富，血流量大，药物吸收迅速；同时药物从鼻腔毛细血管进入体循环，可避免肝脏的首过效应、胃肠液降解及胃肠道的代谢作用；鼻腔给药方便易行，一部分药物可经嗅觉神经绕过血-脑屏障直接进入脑组织，增加药物向脑内递送，特别是可为肽类和蛋白质类药物提供一条非注射的有效给药途径。经鼻腔给药的制剂类型主要有滴鼻剂、鼻用喷雾剂、鼻用粉雾剂、鼻用凝胶剂等。

尽管鼻腔给药优点众多，但由于鼻纤毛的摆动清除机制，药物溶液在鼻腔内滞留时间仅为20~30分钟，延长药物在鼻黏膜上的滞留时间是增加药物吸收的关键。此外，制剂可能对鼻黏膜存在毒性和刺激性等安全问题。

一、鼻黏膜的生理结构

人鼻腔的长度为12~15cm，容积为15ml，鼻上皮细胞下有丰富的毛细血管和淋巴管，鼻黏膜的总表面积约为0.015m^2。鼻腔黏膜的黏液呈弱酸性，pH为5.5~6.5。黏膜表面含大量的纤毛，以约1000次/分的频率向后摆动，对黏膜表面物质的平均清除速度为6mm/min，对鼻腔内保持清洁具有重要作用，同时也是影响药物在鼻腔内保留时间的重要因素。

二、药物的鼻黏膜吸收及影响因素

（一）药物吸收途径

药物经鼻黏膜的吸收主要通过两种途径：一条是细胞、细胞间隙途径，脂溶性的药物转运方式为浓度依赖型的被动扩散、受体或载体介质和囊泡转运机制，极性药物经细胞间隙或小孔穿透表皮。另一条是鼻–脑给药途径，药物分子可通过嗅部黏膜沿着包绕在嗅神经束周围的连接组织或嗅神经元的轴突到达脑脊液或脑部，因而可绕过血–脑屏障进入中枢神经系统，靶向递送至脑部，发挥治疗作用。

（二）影响药物鼻腔吸收的因素

1.生理因素　鼻腔黏膜表面覆盖着一层柱状纤毛，正常情况下纤毛协调一致的摆动，将黏液和黏附在鼻黏膜表面的物质排到鼻咽处，最后进入胃肠道，这是鼻腔抵御异物入侵的防御机制。同时纤毛的清除功能会影响药物在鼻黏膜的滞留时间。鼻黏膜的酶屏障能产生一种“伪首过效应”。多肽、蛋白类药物可由于鼻黏膜的肽酶和蛋白酶活性作用而使吸收降低。

2.药物理化性质　药物的分子量影响其鼻腔吸收，通常分子量小于1000的化合物鼻腔给药后吸收较好；鼻腔黏膜对药物的吸收与其他生物膜吸收机制相似，脂溶性的药物容易被鼻内吸收；鼻黏膜带负电荷，一般带正电荷的药物能与之结合，容易经鼻吸收。

三、常用中药鼻黏膜给药制剂

（一）滴鼻剂

1.滴鼻剂的含义、特点　滴鼻剂是指专门滴入鼻腔内使用的液体制剂。该剂型配制简单，无需特殊的给药装置。以水、丙二醇、液体石蜡、植物油为溶剂，多制成溶液剂，也有的制成混悬剂和乳剂使用。

滴鼻液与鼻腔内分泌物混合，易分布于鼻腔黏膜表面，但维持药效短。为促进吸收，防止黏膜水肿，应适当调节渗透压、pH和黏度。油溶液刺激性小，作用持久，但不与鼻腔黏液混合。正常人鼻腔pH为5.5~6.5，滴鼻剂的pH应为5.5~7.5，应与鼻黏液等渗，不改变鼻黏液的正常黏度。临床常用的中药滴鼻剂有鼻塞通滴鼻液、滴通鼻炎水、苍夷滴鼻剂、通达滴鼻剂等，主要用于慢性鼻炎、过敏性鼻炎、鼻窦炎的治疗。

2.滴鼻液的溶剂和附加剂

（1）溶剂　滴鼻剂常用的溶剂有水、丙二醇、液体石蜡、植物油等。

（2）附加剂

1）渗透促进剂　当鼻用制剂的吸收效果不明显或是达不到理想的吸收效果时，则需加入渗透促进剂。但渗透促进剂的选择必须考虑对鼻生理功能的影响。应选择对鼻黏膜的损伤或刺激性较小的渗透促进剂，如壳聚糖、β-环糊精和磷脂等。

2）稳定剂　药物的水溶性常是鼻用制剂的一个限制条件，常规溶剂或共溶剂如乙二醇、少量乙醇、中链甘油酯等能增强药物的稳定性。表面活性剂、环糊精与亲脂性渗透促进剂联用可作为生物相容性增溶剂和稳定剂，但同时必须考虑其对鼻腔刺激性的影响。

3）缓冲剂　鼻腔给药剂量较小，通常为25~200μl。鼻内分泌物可能改变滴鼻液的pH，须加入缓冲剂以维持原药的pH。

4）抗氧剂及防腐剂　鼻用制剂中需加入少量抗氧剂以防止药物氧化，常用的抗氧剂有焦亚硫酸钠、亚硫酸氢钠、丁羟甲苯及维生素E等。多数鼻用制剂为液体制剂，需加入防腐剂以防止细菌生长，常用防腐剂有苯扎氯铵、苯乙醇、EDTA等。

3.滴鼻剂的制备　滴鼻剂制备工艺简单，通常将其制备成溶液剂、混悬剂和乳剂使用。

（1）工艺流程图（图6-9）

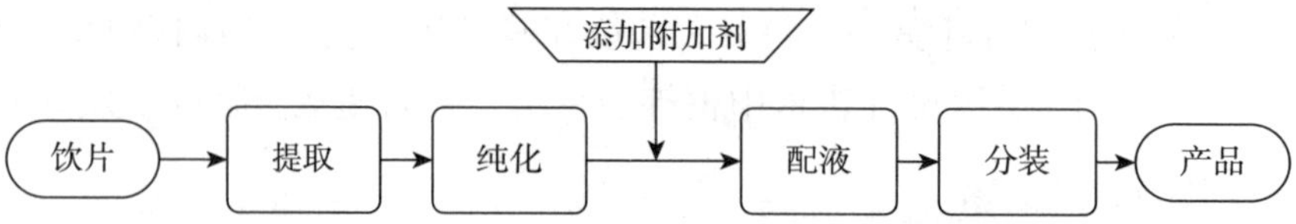

图6-9　中药滴鼻剂的制备工艺流程图

（2）制法

1）提取　通常采用水提醇沉法、渗漉法、蒸馏法、超临界萃取法等方法对滴鼻剂的药材的提取或萃取进行前处理。

2）纯化　将提取过滤后的溶液通过简单萃取法或沉淀法、大孔树脂分离法等方式进行纯化，去除杂质。

3）配液　纯化后的溶液，酌情加入适当的附加剂，必要时需调节pH，用溶剂将药液体积稀释至规定量，配液应在无菌的环境中进行。

4）分装　将配置好的溶液按剂量分装于滴鼻液的容器中，即得。

例6-5　复方苍耳子滴鼻剂

【处方】苍耳子提取液500ml（相当于原生药2g/ml），辛夷挥发油5g，吐温80 15ml，氯化钠5g，蒸馏水加至1000ml

【功能与主治】用于伤风感冒鼻塞、鼻炎、鼻窦炎。

【制法】精选苍耳子、辛夷去除杂质，浸泡后采用水蒸气蒸馏法提取。苍耳子2000g，第一次收集蒸馏液1500ml，第二次重蒸馏收集500ml；辛夷提取挥发油5g并加入吐温80搅匀，加入苍耳子蒸馏液充分搅拌，依次加入氯化钠溶解，最后加蒸馏水至1000ml，过滤分装即得。

【注解】苍耳子主要有效成分为苍耳子油，具有散风通鼻窍之功效；辛夷主要含有挥发油，具有消炎通鼻窍和收缩鼻黏膜血管作用。吐温80作为增溶剂，可增加中药挥发油在水中的溶解度，提高产品的澄明度。

（二）鼻喷雾剂

1.喷雾剂的含义、特点　喷雾剂系指原料药物或与适宜辅料填充于特制的装置中，使用时借助手动泵的压力、高压气体、超声振动或其他方法将内容物呈雾状物释出的制剂。相比于滴鼻剂，鼻用喷雾剂喷出的雾滴较细，在鼻腔内分布均匀、不易流失、吸收快、生物利用度高。

临床常用的中药鼻喷剂有复方熊胆通鼻喷雾剂、益鼻喷雾剂、鼻炎通喷雾剂等，主要用于急性鼻炎、过敏性鼻炎引起的鼻塞、流涕，或因鼻塞所致的头昏、头痛等症状。

2. 喷雾剂的分类　喷雾剂通常可以分为三种类型：溶液型喷雾剂、乳状液型喷雾剂、混悬液型喷雾剂。

3. 喷雾剂的装置　喷雾剂的装置通常由容器和雾化器两部分组成。一般选用不锈钢或镀锡铁制的金属容器，在镀锡铁制容器的内壁上以聚乙烯树脂作为底层、环氧树脂作为外层进行涂抹形成复合型防护膜，可在一定程度上有效地提升其耐腐蚀性。

雾化器使用氧气、加压空气、超声振动或其他方法将药物溶液、乳状液或混悬液分散为小雾滴喷出，患者可以通过该装置的入口端直接吸入药物。喷雾剂的装置可以分为两种类型，一种是以压缩气体为动力的喷雾剂，阀门系统与气雾剂相似，由封帽、橡胶封圈、阀门杆、弹簧、浸入管和推动钮等部件组成，通常阀杆内孔较大，以便于药液的流动。另一种是利用机械或电子装置制成的以手动泵为动力的喷雾剂，这种装置的结构较为简单，通过手动按压产生压力，将喷雾器内药液以雾滴、乳滴等形式释放。由于其结构简单、使用方便、制作成本低而得到广泛的应用。

4. 喷雾剂的制备

（1）工艺流程图（图6-10）

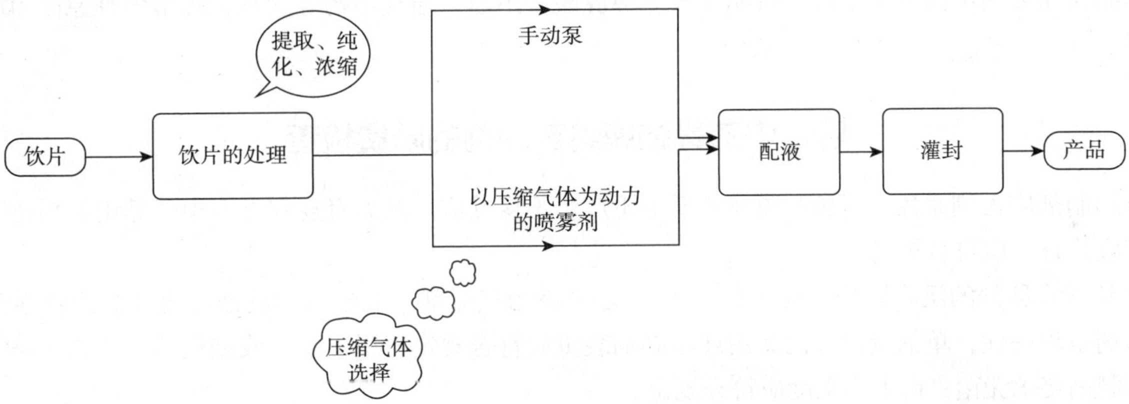

图6-10　中药喷雾剂的制备工艺流程图

（2）制法

1）中药饮片的处理　通过提取、纯化、浓缩等方式对饮片进行处理。中药提取物通过纯化处理后可以避免因药物沉淀或小颗粒堵塞喷嘴，同时能减少杂质的析出、增加药物的稳定性。对于难溶或不溶性药物，可以通过超微粉碎将药物粉碎成粒径较小的微粉，并将其制备成混悬型喷雾剂。

2）压缩气体的选择　以压缩气体为动力的喷雾剂，在其制备时需对气体施加较高的压力，一般为61.8~686.5kPa表压的内压，以保证能充分地将所有内容物喷出。常用的压缩气体有二氧化碳、氮气等。其中氮气的化学性质稳定且无异臭，但其溶解度相对较小。二氧化碳的溶解度相对较高，但其会改变溶液的pH。因此在选择压缩气体时应充分考虑药物的性质等因素。

3）配液　配液过程应在洁净干燥的环境中进行。应用于开放性伤口的喷雾剂应采用无菌操作或进行灭菌处理。

4）灌封　配液后经质量检查合格后，将药液灌封于灭菌后的干燥容器中，装上阀门系统等。

例6-6　鼻炎通喷雾剂

【处方】盐酸麻黄碱5g，黄芩苷20g，山银花300g，辛夷油2ml，冰片1g

【功能与主治】散风清热，宣肺通窍。用于风热蕴肺所致的鼻塞，鼻流清涕或浊涕，发热，头痛；急、慢性鼻炎见上述证候者。

【制法】以上五味，黄芩苷加水适量，搅匀，加40%氢氧化钠溶液适量使溶解，用稀盐酸调节pH至6.5~7.5，药液备用。山银花加水煎煮两次，滤过；合并滤液，浓缩至相对密度约为1.05（50℃）的清膏，放冷，加20%石灰乳，调节pH至12，滤过；沉淀物加乙醇适量，用50%硫酸溶液调节pH至3.5~4.0，搅匀，滤过；滤液用40%氢氧化钠溶液调节pH至6.5~7.0，密封，冷藏2~3天，滤过；滤液回收乙醇，浓缩至约25ml，加水搅匀，用活性炭处理，滤过，滤液备用。盐酸麻黄碱加水溶解备用。冰片、辛夷油加乙醇溶解，再加入21g吐温80，搅匀，加入上述药液，再加入亚硫酸氢钠0.8g、苯甲醇10g，混匀，加水至近总量，搅匀，调节pH至6.0~7.0，滤过，加水至1000ml，搅匀，灌装，即得。

【注解】本品药液为黄棕色至棕褐色的澄清液体。制备过程中黄芩苷加40%氢氧化钠溶液可促进其溶解，活性炭的加入有脱色、助滤作用。

（三）其他鼻黏膜给药制剂

除中药滴鼻剂、鼻喷雾剂，还有鼻用半固体制剂如鼻用软膏剂、鼻用乳膏剂、鼻用凝胶剂等。如上市的复方木芙蓉涂鼻软膏是由木芙蓉叶、地榆、冰片、薄荷脑组方制成的中药鼻用软膏，用于感冒引起的鼻塞、流涕、打喷嚏、鼻腔灼热。鼻通凝胶是由辛夷蒸馏萃取成分、薄荷脑、对羟基苯甲酸、高分子物质等制备而成的中药鼻用凝胶，可明显改善鼻腔酸胀不通、通气不畅等症状，缓解多种原因引起鼻腔的不适。

四、中药鼻黏膜给药制剂的质量检查

鼻用制剂应无刺激性，对鼻黏膜及其纤毛不产生不良反应。除另有规定外，中药鼻用制剂还应进行以下相应检查，应符合规定。

混悬型滴鼻剂的沉降容积比应不低于0.9；定量鼻用气雾剂、混悬型和乳液型定量鼻用喷雾剂应符合递送剂量均一性；单剂量包装的鼻用液体制剂装量应符合规定；用于手术或创伤的，或临床必须无菌的鼻用制剂要求无菌；微生物限度应符合规定。

第六节　中药口腔黏膜给药制剂

口腔黏膜给药（oral transmucosal drug delivery）指药物经口腔黏膜吸收进入体循环而发挥药效。药物经口腔黏膜给药时，直接由内静脉进入颈静脉再进入体循环，可避免肝脏首过效应和胃肠道内酶代谢，有利于提高药物生物利用度。与其他非口服给药途径相比，口腔黏膜给药途径还具有口腔黏膜部位血流丰富、渗透性好；口腔黏膜对于外界刺激有较强的耐受性；用药方便，患者依从性高等特点。口腔黏膜给药的剂型通常有口腔贴片、口含片、舌下片、口腔喷雾剂、口腔膜剂等。

一、口腔黏膜的生理结构

口腔黏膜总面积约为100cm^2，不同组织的黏膜结构、血流供应情况均有不同，根据角化程度可将口腔黏膜分为非角质化区域和角质化区域。非角质化区域包括颊黏膜和舌下黏膜，这两个部位血流丰富、

渗透性好，是口腔黏膜给药途径的主要给药部位。

口腔黏膜解剖结构由外到内依次为口腔上皮层、基底层、固有层和黏膜下层。口腔上皮由口腔黏膜外1/4~1/3处排列紧密的鳞状上皮细胞组成，是口腔黏膜的保护屏障，同时也是口腔黏膜给药的主要渗透屏障。口腔上皮细胞可进一步分为角化和非角化细胞，其中非角化的上皮细胞具有较高的渗透性，主要分布在颊、舌下、软腭和舌头腹面等被覆黏膜处，对于口腔黏膜给药具有重要意义。黏膜下层包含丰富的血管，是药物吸收入血的主要部位，经此吸收的药物可绕过肝脏的首过效应。

唾液pH为5.8~7.4，口腔黏液是唾液的一部分，覆盖在口腔黏膜表面，厚度在40~300μm不等，起润滑及保护口腔上皮的作用。

二、口腔黏膜给药的途径及特点

药物经口腔黏膜给药后，可通过口腔黏膜下的毛细血管吸收，到达颈内静脉注入全身循环；也可以通过口腔黏膜吸收而产生局部治疗效果。目前口腔黏膜主要给药部位可以分为三类（图6-11）。①舌下给药：药物通过舌下黏膜进入体循环。虽然舌下黏膜的表面积较小，但舌下黏膜具有较高的药物渗透性，加上其部位具有丰富的血管使其特别适合进行快速全身给药。②颊黏膜给药：药物通过颊黏膜进入体循环。颊部组织同样具有较高的药物渗透性。③局部给药：药物到达黏膜、牙组织、牙周袋起局部治疗作用，如口腔溃疡、牙周疾病等的治疗。

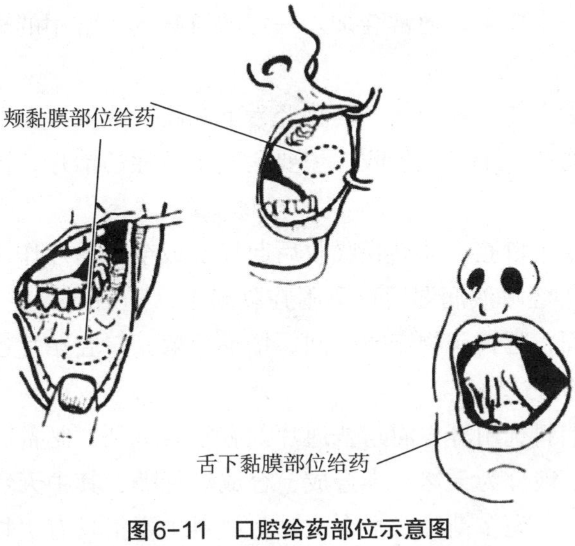

图6-11　口腔给药部位示意图

作为一种较常见的给药方式，口腔黏膜给药方便、不会产生疼痛感，对给药操作要求不高，并且可以随时撤去药物，因此患者依从性较好。特殊或紧急情况下，对无意识或配合度低的患者也可以进行给药操作。但同时存在一些不足，如药物易因“唾液冲洗效应”而吞咽进入胃肠道；对药物的口感滋味有一定要求；部分剂型对患者的说话、进食有一定影响。

三、影响药物口腔黏膜吸收的因素

1.生理因素　口腔黏膜的结构与性质具有分布区域差别，给药部位不同，药物吸收速度和程度也不同。渗透性能最强的为舌下黏膜，其次是颊黏膜，齿龈黏膜和腭黏膜的药物渗透最慢。生理屏障为影响药物在口腔黏膜吸收的主要因素，包括口腔上皮细胞组成的渗透屏障、口腔内黏液和唾液组成的扩散屏障及酶屏障。

2.药物的理化性质 药物经口腔黏膜给药的渗透能力与药物脂溶性、解离度和分子量大小有关。小分子物质能快速通过黏膜，通透性随分子量增大而急速下降。对于未电离的化合物，它们的相对通透性与其油水分配系数有关。脂溶性大的化合物有较高的通透性。

3.渗透促进剂的使用 加入渗透促进剂可以改善口腔黏膜的通透性。渗透促进剂的作用机制主要是作用于组织的蛋白质区域特别是联结部位，如细胞间桥小体，从而改变脂质的流动性。在渗透促进剂的作用下，细胞-细胞交联发生改变，细胞间隙变宽，从而促进药物渗透。另外，渗透促进剂与肌纤蛋白丝的结合也能增加药物在细胞间的渗透。

常用渗透促进剂如下。①金属离子络合剂：如依地酸盐（EDTA）、水杨酸钠；②表面活性剂：如十二烷基硫酸钠、聚氧乙烯十二烷基酯；③胆盐：如脱氧胆酸钠；④脂肪酸：如油酸、辛酸。

四、常用中药口腔黏膜给药制剂

（一）口腔片剂

1.口腔片剂的种类 片剂是目前通过口腔黏膜进行给药的常见剂型。可分为口含片、舌下片、口腔贴片。

（1）口含片 系指含于口腔中缓慢溶化产生局部或全身作用的片剂。含片多用易溶性原料药物，主要起局部消炎、杀菌、收敛、止痛或局部麻醉等作用，多用于口腔及咽喉疾患的治疗。口含片比一般的口服片大而硬，且对滋味有一定要求，通常会加入一定的矫味剂。常用的矫味剂有蔗糖、糖醇类（如甘露醇、山梨醇）等。

（2）舌下片 系指置于舌下能迅速溶化，药物经舌下黏膜吸收发挥全身作用的片剂。可避免肝脏首过效应。舌下片中的原料药物应易于直接吸收，主要是用于急症的治疗，因此辅料应是易溶性的，且应在5分钟内全部崩解溶化。

（3）口腔贴片 系指粘贴于口腔，经黏膜吸收后起局部或全身治疗作用的片剂。经口腔黏膜给药的口腔贴片为口腔生物黏附片，经唾液润湿后可黏附在黏膜上，随后向口腔黏膜或唾液中缓慢释放药物，能长时间黏附在口腔黏膜表面，延长药物滞留时间，增加疗效。口腔贴片也能通过口腔黏膜下毛细血管吸收进入体循环，避免肝脏的首过效应。

口腔贴片在制备工艺、辅料选用等方面与普通片剂有较大差别，制备时需要添加有较强黏着力的赋形剂，即黏附剂。黏附材料一般分为天然、半合成、合成等三类，其中天然黏附材料具有毒性低、生物相容性好等特点，如透明质酸、壳多糖等；半合成黏附材料主要指具有生物惰性的纤维素衍生物，如羟丙基纤维素、羧甲基纤维素等；合成的黏附材料一般价廉易得，其中卡波姆应用最广泛，也有同时使用几种不同类型黏附剂的制剂。

例6-6 复方草珊瑚含片

【处方】肿节风浸膏30g，薄荷脑0.5g，薄荷素油0.3ml

【功能与主治】疏风清热，消肿止痛，清利咽喉。用于外感风热所致的喉痹，症见咽喉肿痛、声哑失音；急性咽喉炎见上述证候者。

【制法】以上三味，肿节风浸膏系取肿节风，加水煎煮二次，第一次2小时，第二次1.5小时，合并煎液，滤过，滤液浓缩至相对密度为1.15（80℃），加乙醇至含醇量达65%，静置24小时，滤过，滤液减压回收乙醇，并浓缩成相对密度为1.24~1.26的清膏。取肿节风浸膏，加入辅料适量，制成颗粒，干燥；将薄荷脑与薄荷素油混合使溶解，与上述颗粒混匀，压制成1000片，或包薄膜衣，即得。

【注解】本品为粉红色至棕色的片，或为薄膜衣片，气香、味甜、清凉。方中肿节风浸膏性平偏寒，有清热解毒，祛风止痛之功，为主药。薄荷脑味辛发散，性凉而清，通利六阳之会首，为辅药。薄荷油辛凉，疏风清热，以疏散上焦风热之邪，为佐药。三味药既能清热解毒，在里清泄邪热，又能疏风散热，使在表之热邪从外而解，共奏清热解毒，祛风止痛之效。制剂制备过程中考虑到薄荷油与薄荷素油的挥发性，在颗粒干燥、整粒后再加入。

（二）口腔喷雾剂

口腔喷雾剂是一种通过一定压力将含药液体喷射到口腔黏膜上的制剂，具有分布广、吸收快、药物降解少的特点。其根据临床需要，可配制成溶液、乳浊液、混悬液等不同类型。

（三）其他口腔黏膜给药剂型

1. 口腔膜剂　膜剂系指原料药物与适宜的成膜材料经加工制成的膜状制剂。口腔膜剂如颊黏膜黏附膜能够迅速黏附在颊黏膜处，保持较长时间释药。由于有限的载药量，要求原料药药理活性高，剂量一般≤25mg，口服半衰期短。颊黏膜黏附膜由原料药、渗透促进剂、成膜材料、增塑剂等组成。理想的辅料应无毒，无刺激性，不导致继发感染。膜剂的制备方法分为匀浆制膜法和热塑制膜法。

2. 口腔凝胶剂　口腔凝胶剂一般用作口腔局部给药，生物黏附控释凝胶可使药物准确到达体内特定位置，以提高人体对药物的吸收，其黏附性、流变性等性质受生物环境特性及药物本身性质影响。

部分中药口腔黏膜给药制剂及应用，见表6-3。

表6-3　部分中药口腔黏膜给药制剂及应用

剂型	制剂	处方组成	功效
口含片	金嗓子喉片	薄荷脑、金银花、西青果、桉油、石斛、罗汉果、橘红、八角茴香油	疏风清热，解毒利咽，芳香辟秽
	西瓜霜清咽含片	西瓜霜、西青果、罗汉果、麦冬、南沙参、乌梅、陈皮、甘草、桉油、薄荷素油、薄荷脑、冰片	清热解毒，消肿利咽
	利咽含片	黄芩苷、水溶性珍珠粉、人工牛黄、人工麝香、薄荷脑、冰片	清热解毒，消肿止痛
口腔喷雾剂	口洁喷雾剂	金银花、菊花、板蓝根、薄荷脑、桉油	清热解毒
	口腔炎喷雾剂	蜂房、蒲公英、皂角刺、忍冬藤	清热解毒，消炎止痛
口腔膜剂	蜂胶口腔膜	蜂胶膏、薄荷脑	清热止痛
含漱液	金栀洁龈含漱液	山银花、栀子、薄荷、黄芩、苦参、黄柏、茵陈、地肤子、石菖蒲、独活、蛇床子、艾叶	清热解毒，消肿止痛

第七节　中药阴道黏膜给药制剂

阴道给药（vaginal drug delivery）是指将药物置于阴道内，通过黏膜吸收发挥局部或全身作用的给药方式。阴道黏膜给药在我国应用历史悠久，张仲景在《金匮要略》中有相关记载。阴道黏膜给药不仅可直达病灶部位而发挥局部治疗作用，还可发挥全身治疗作用，用于杀菌消毒、避孕、引产、流产，治疗子宫内膜异位症、子宫肌瘤、癌症等，阴道血管分布丰富，可避免肝脏对药物的首过效应，通过阴道黏膜吸收进入全身血液循环可以实现蛋白质、多肽类药物或疫苗给药。

阴道黏膜给药剂型包括阴道栓、阴道片、阴道胶囊、阴道凝胶、阴道膜剂、洗剂等常规剂型，随着医药行业的发展，阴道黏膜给药的剂型不断丰富，脂质体、微乳、纳米粒等制备新技术也不断应用其中。

一、阴道的生理结构

阴道位于盆骨腔内，前邻尿道，后邻直肠，长10~15cm，正常生理条件下阴道呈酸性环境（pH 4~5）。阴道是由黏膜和肌肉组织构成的富有弹性的管状结构，阴道血管分布丰富，血流经会阴静脉丛流向会阴静脉，最终流向腔静脉，可绕过肝脏的首过效应。阴道黏膜为复层鳞状上皮，表层细胞含有透明胶质颗粒但无角化层。阴道黏膜形成阴道黏性横向皱褶，并存在少量分泌物以保持湿润。阴道黏膜黏液中存在多种肽代谢酶、过氧化酶和磷酸酯酶以及能代谢药物的微生物群。

二、药物阴道黏膜吸收及影响因素

（一）药物吸收途径

阴道的吸收药物包含两个重要的步骤：药物溶解于阴道内和药物透过阴道膜。药物通过阴道黏膜吸收的途径包括细胞转运通道、细胞外转运通道和受体介导的转运。细胞转运通道为脂溶性通道，细胞外转运通道为水性通道，阴道黏膜对药物转运以脂溶性通道为主。药物在阴道黏膜的吸收除与其脂溶性及剂型有关外，还可能随月经周期而变化。

（二）药物吸收的影响因素

1. 生理因素 影响药物在阴道吸收的生理因素包括阴道的pH、分泌液量和黏度、宫颈黏液、阴道壁的厚度和孔隙率、特异的胞质受体等。阴道的渗透性大于直肠、口腔、皮肤但小于鼻腔和肺。宫颈黏液是药物吸收的屏障，但也有利于提高药物的黏附性。此外，排卵周期、妊娠期和绝经期时阴道上皮及阴道内pH的变化也会导致阴道壁的厚度随之发生变化，进而影响药物的吸收。

2. 药物的理化性质 影响药物在阴道吸收的药物理化性质包括分子量、亲脂性、离子化程度等。阴道上皮的渗透系数随药物脂溶性的增大而增大，药物必须具有足够的亲脂性，才能以扩散形式通过脂质膜，但也要求有一定程度的水溶性以保证能溶于阴道液体。分子型药物容易通过阴道黏膜吸收，而离子型药物难以吸收。

3. 剂型因素 阴道剂型必须适应阴道的生理结构，在阴道滞留时间长，能渗入黏膜皱褶，才有利于药物发挥药效。临床用药目的不同，所选择的剂型亦不同。如需发挥全身作用时，可根据药物性质选择与药物溶解性相反的基质，促进药物释放，增加吸收。

三、常用中药阴道黏膜给药制剂

（一）阴道栓

1. 阴道栓的含义、特点 阴道栓是指将提取物或饮片细粉与适宜基质混合后制成供阴道给药的固体制剂。阴道栓有球形、卵形、鸭嘴形等形状，每颗重量2~5g，直径1.5~2.5cm，以鸭嘴形较为常用，如图6-12所示。阴道栓剂在常温下为固体，塞入腔道后，在体温下能迅速软化熔融或溶解于分泌液，逐渐释放药物而产生局部或全身作用。阴道栓具有操作简便、疗效确切、患者易于接受等优点。马王堆出土的《养生方》和《杂疗方》分别记载了3种和6种阴道栓，这是我国关于阴道栓最早的记载，李时珍的《本草纲目》中对阴道栓应用也有明确记载。目前常通过优化阴道栓的制备工艺或结合新技术制备出药效更高、作用时间更持久的新型阴道栓。

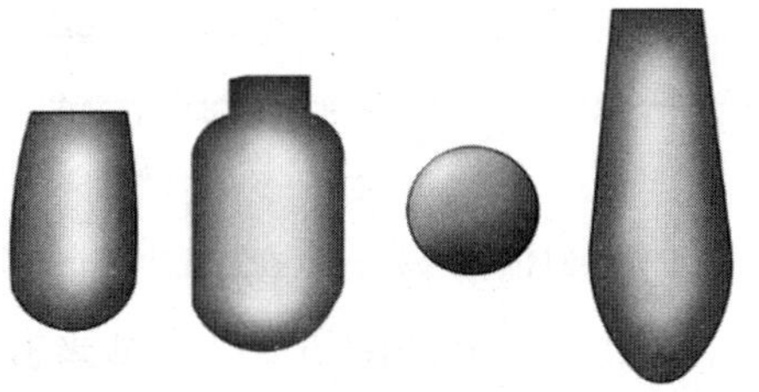

图6-12 阴道栓外形

2. 新型阴道栓

（1）海绵栓 海绵栓是指海绵状栓剂，多为阴道用。其常用基质为明胶，所制得的栓剂在体内可以通过酶解吸收。此类栓剂可持久分散于腔道黏膜表面，药效维持时间长。

（2）泡腾栓 泡腾栓的原理是在制备过程中加入了酸碱发泡剂，置入腔道的湿度环境后能快速产生二氧化碳，发挥泡腾作用。与普通栓剂相比，增加了与阴道和宫颈黏膜的接触，有利于药物渗入到黏膜皱褶深部，提高局部药物浓度。

（3）缓释阴道栓剂 通常以硬脂酸聚烃氧酯、羟丙甲纤维素等水溶性高分子材料作为缓释阴道栓剂基质，延长阴道栓在给药部位的滞留时间，促使药物与吸收黏膜的紧密接触，从而延长药效减少给药频率达到缓释的目的。

3. 阴道栓的基质和附加剂 甘油明胶系用明胶、甘油与水以一定比例加热融合，滤过，放冷，凝固而成。本品具有很好的弹性，不易折断，体温下不融化，但可软化并缓慢溶于腔道分泌液中，释放药物缓慢。其溶解速度与明胶、甘油及水三者用量有关，通常水：明胶：甘油的比例为10：20：70，甘油与水含量越高越容易溶解，通常水分含量控制在10%以下。

甘油明胶多用作阴道栓基质，因明胶是胶原的水解产物，凡与蛋白质能产生配伍变化的药物如鞣酸、重金属盐等均不能用甘油明胶作基质。此外以本品为基质制备的栓剂在贮存时应注意其失水性和霉菌污染，需添加适量抑菌剂。

泡腾栓若处方中含有的饮片或提取物的有效成分呈酸性或碱性，应考虑在酸碱中和反应时其酸或碱发挥作用的大小。此外，应考虑制剂pH对阴道自身弱酸性环境的影响。正常健康妇女阴道pH在4.0~5.0，若药物改变了阴道酸碱度，长期使用将对正常菌群产生影响，使条件致病菌增殖而产生疾病。

4. 阴道栓的制备 阴道栓的制备与肛门栓的相同，采用热融法进行制备。应考虑中药原粉入药的影响，阴道栓的制备工艺中如有饮片生粉入药，用药时可造成生药粉的残留，影响妇女局部生理功能和使用的舒适度，需考虑将饮片进行适当的提取。

（二）阴道片

1. 阴道片的含义、特点 阴道片为置于阴道内使用的片剂，进入阴道后易溶化、溶散或融化、崩解并释放药物，通过阴道黏膜吸收进入局部或全身血液循环。与阴道栓相比，阴道片克服了栓剂基质受体温作用熔融后连同药物一起流失而影响疗效、污染衣物等缺点。

2. 阴道片的分类

（1）阴道泡腾片 阴道泡腾片是指在阴道内遇水可产生气体而呈泡腾状的片剂。阴道泡腾片中加入了泡腾崩解剂，阴道泡腾片可以快速崩解，起效快，在阴道内偏酸性的环境下药效稳定性好。但阴道泡腾片易吸湿，对生产和保存环境的要求较高。

（2）生物黏附性阴道片 生物黏附性阴道片是采用水溶性的生物黏附性高分子聚合物为辅料制成的阴道用片剂。生物黏附性阴道片能增强药物与黏膜接触的紧密性与持续性，能黏附于阴道黏膜上缓慢释放药物，达到局部或全身治疗作用，提高了制剂的抗排出能力，延长了其阴道内的滞留时间，有利于提高生物利用度。常用的黏附性材料包括明胶、阿拉伯胶、海藻酸钠、壳聚糖、卡波姆、聚卡波菲、羟丙甲纤维素、羟乙基纤维素等。

（3）其他阴道片　包括普通阴道片、阴道缓释片、双层阴道片等。双层阴道片中通常每层含有不同的药物或辅料，可避免复方制剂中不同药物之间的配伍变化；或者其中一层先释放，另一层作为缓释部分延后释放，延长药物在阴道内的作用时间，减少用药次数。

例6-7　妇必舒阴道泡腾片

【处方】苦参120g，蛇床子180g，大黄120g，百部120g，乌梅120g，硼砂90g，冰片15g，白矾15g，甘草120g

【功能与主治】清热燥湿，杀虫止痒。主要用于妇女湿热下注证所致的白带增多、阴部瘙痒。

【制法】以上九味，硼砂、白矾分别研磨成细粉，备用；冰片粉碎，加等量乙醇溶解，备用；蛇床子粉碎成粗粉，备用。其余大黄等五味加水煎煮二次，每次1小时，合并煎液，滤过，滤液浓缩成相对密度为1.05~1.10（70~80℃）的清膏；加入蛇床子粗粉，搅匀，干燥，粉碎成细粉；加入上述硼砂、白矾细粉及羧甲基淀粉钠60g、枸橼酸180g、碳酸氢钠160g，混匀，以10%的聚维酮K30乙醇溶液制粒，干燥；加入上述冰片乙醇溶液，搅匀，密闭；加入硬脂酸镁4g，混匀，压制成1000片，即得。

【注解】处方中枸橼酸、碳酸氢钠为泡腾崩解剂，制备过程中应分开制粒、干燥。

（三）其他中药阴道给药制剂

1. 阴道胶囊剂　阴道用胶囊剂外形美观，使用时舒适方便、清洁卫生且药物以微粉或微粒状态分散，剂量准确。

2. 阴道膜剂　膜剂是指将药物溶解或分散于成膜材料中，制成的单层或双层膜状制剂。普通膜剂存在着黏附性不足的缺点，以致药物容易流失体外，可以通过添加生物黏附材料来增加制剂与阴道黏膜的黏附力，使药物滞留时间延长。

3. 阴道凝胶剂　凝胶剂具有良好的黏附性和生物相容性，同时凝胶本身有一定的缓释作用，具有制备工艺简单、易于涂布、局部给药后易吸收、不污染衣物等优点。目前我国批准上市的中药黏膜凝胶剂仅有5种（苦参凝胶、椿乳凝胶、康妇凝胶、舒康凝胶剂、保妇康凝胶），均为阴道凝胶剂。

中药黏膜凝胶剂由药物与基质组成。药物多为有效成分、有效部位和中药提取物。基质作为药物的载体，影响制剂的成型和药物的释放。凝胶剂根据基质的不同，可分为水性凝胶剂与油性凝胶剂。而中药黏膜凝胶剂由于给药于黏膜，大多选用水性凝胶基质。水性凝胶基质包括水、甘油、丙二醇、卡波姆、泊洛沙姆和羧甲基纤维素钠等，水性凝胶基质具有舒适不刺激、稳定性好、无污染等优点。

近年来，一些新技术如固体分散体、包合物和微乳等被应用于中药黏膜凝胶剂。先将药物制成固体分散体、包合物、微乳和纳米粒等，再与凝胶系统结合制成新型递药系统，可增加中药黏膜凝胶剂的载药量，同时可提高黏附性、透过性和缓释性能。

思考

通过本章的学习，总结并思考如何结合各类黏膜给药的特点，来进行合理的剂型选择和处方设计。

药知道

传统中药冰硼散出自明代陈实功《外科正宗》，由硼砂、冰片、玄明粉、朱砂等中药组成，具有清热解毒、消肿止痛等功效，适用于咽喉肿痛、牙龈疼痛、口舌生疮等病症。方中冰片为君药，苦寒归心经，清热止痛，泻火解毒。辅以朱砂甘寒，清心安神解毒，兼助冰片清热解毒止痛之用；硼砂甘咸性凉，清热解毒，消肿防腐，为喉科常用之药。佐以玄明粉咸寒软坚，清热，导热下行，以助君、臣清热逐邪之力。四药相合，共奏清热解毒、消肿止痛之功。近年来，临床医生经实践发现了它外用治病的新疗效，例如：治感冒鼻塞、治痛风性关节炎、治湿疹、治脓疱疮、治痤疮、治脂溢性皮炎等。

目标检测

1.雷公藤双层栓的处方为：

空白层：PEG10000 356.7g，PEG4000 356.7g，甘油170ml

含药层：PEG10000 356.7g，PEG4000 356.7g，甘油170ml，雷公藤提取物80g

雷公藤具有激素样作用，含雷公藤甲素等毒性成分，制成栓剂相比口服给药有何优势？制备的雷公藤双层栓的上端为空白层，对药物的吸收有何影响？

2.宽胸气雾剂具有理气止痛的功效，临床多用于缓解心绞痛的症状，请查阅该制剂的使用方法，并思考它是否属于肺黏膜给药制剂。

（颜　红）

第七章　中药经皮给药系统

学习目标

通过本章学习，全面掌握中药经皮给药系统的概念、特点以及制备与评价方法，具备结合中医药理论进行制剂经皮渗透性整体评价的能力。能够运用书本知识，积极思考、拓展，解决实际综合问题。

第一节　概　述

经皮给药系统与口服给药系统、注射给药系统，并称为三大给药系统。清代吴尚先所著《理瀹骈文》是中国医学史上第一部外治专著，对中医外治法进行了系统的整理和理论探索，提出了“外治之理即内治之理，外治之药即内治之药，所异者法耳。医药药理无二，而法则神奇变幻。外治必如内治者，先求其本，本者何明阴阳识脏腑也……虽治于外，无殊治在内也”，这一“内病外治”的论断，被后世誉为“外治之宗”。

一、经皮给药系统的概念

经皮给药系统（transdermal drug delivery system，TDDS）也称透皮给药系统，临床上又称经皮治疗系统，是指药物通过皮肤吸收递送至作用部位，以达到局部或全身治疗作用的一类给药系统或制剂形式。狭义的经皮给药系统特指透皮贴剂，即原料药物与适宜材料制成的供贴敷于完整皮肤表面能将药物输送透过皮肤进入血液循环系统起全身作用的贴剂。而广义的经皮给药系统包括经皮给药发挥局部或全身作用的软膏剂、乳膏剂、贴膏剂、涂膜剂、外用气雾剂等多种经皮给药制剂。

随着中药各学科的技术进步和知识积累，中药经皮给药系统的研究取得了一定的进展，但中药复方药味多、成分复杂、有效成分多种多样且含量较低，中药经皮给药系统的开发仍面临诸多挑战。

二、经皮给药系统的特点

经皮给药系统具有独特的药物传递及作用特点：①可避免肝脏首过效应，提高药物生物利用度；②可避免胃肠道对药物稳定性以及食物对药物吸收的影响，减少药物对胃肠道的刺激性；③可实现持续稳定的药物输送，维持平稳的血药浓度，避免口服给药所导致的血药浓度“峰－谷”现象，降低相关不良反应；④使用方便，并可随时中断给药，提高了用药安全性；⑤可延长给药间隔，降低服药频率，提高患者顺应性。TDDS特别适合老人和小孩等不能自主服药的患者以及吞咽困难的患者，对于需要长期维持治疗的慢性病，比如阿尔兹海默病、高血压、糖尿病等，TDDS也具有显著的临床应用优势。

经皮给药也存在局限性：①易引起皮肤的刺激与过敏；②皮肤的天然屏障作用，限制了大部分药物的透过；③药物及辅料的性质、皮肤状况等均影响治疗效果；④药物透皮剂量的控制难度大；⑤经皮给药制剂是“吸收不完全”产品，易造成药物的损失和污染。

三、经皮给药制剂的吸收

（一）皮肤结构

皮肤是人体最大的器官，其主要功能是在身体和外部环境之间提供屏障。皮肤由表皮层、真皮层和皮下组织三部分组成，还包括毛囊、汗腺、皮脂腺等附属器（图7-1）。表皮的最上层是角质层（stratum corneum，SC），是药物透皮递送的最大屏障。真皮层位于表皮下，含有丰富的毛细血管、淋巴以及毛囊、汗腺等皮肤附属器，药物可以由此递送至全身。真皮层之下还存在一层几毫米的皮下组织，主要功能是为身体保温，也可成为脂溶性药物的有利储库。对药物的经皮渗透行为进行评估时，主要考虑表皮层对其的阻碍作用。

（二）药物经皮吸收的路径

药物经皮吸收的主要路径包括表皮和皮肤附属器（图7-2）。

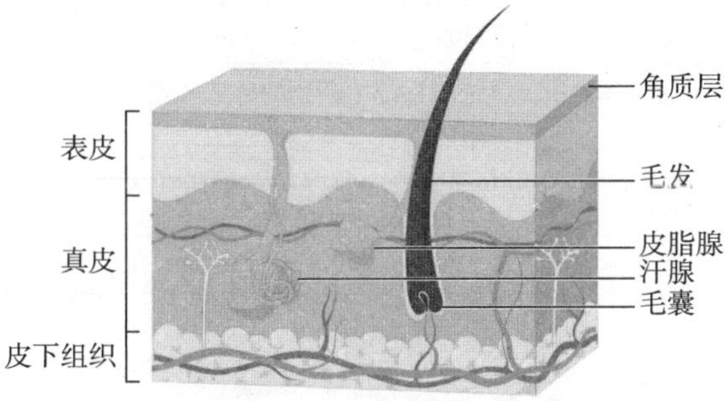

图7-1　皮肤组织结构

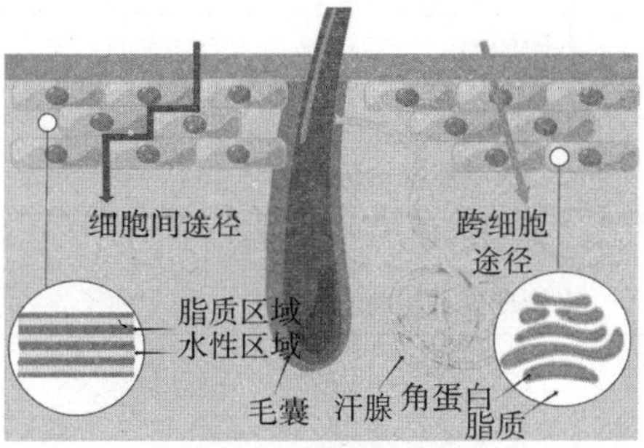

图7-2　经皮渗透路径

1. 完整的表皮　药物透过完整的表皮是药物经皮吸收的主要途径。药物通过细胞间隙、细胞膜和细胞扩散来实现。其中细胞间隙的总面积虽然比细胞膜总面积小很多，但因结构较为疏松而成为药物扩散的主要途径。亲脂性的小分子药物可以通过跨膜扩散途径进行经皮渗透，其渗透能力取决于药物的跨膜扩散能力。细胞间隙由纤维蛋白形成基本骨架，角质层细胞膜由致密的交联蛋白形成网状结构，均镶嵌着大量类脂质双分子层，成为药物渗透的主要阻力，使得表皮呈现出类脂质性质。脂溶性较强的药物以非解离型与角质层脂质相溶，能够达到透过目的。

2. 皮肤附属器　皮肤附属器包括毛囊、皮脂腺和汗腺。开口于表皮，药物通过它们到达真皮或皮下组织的速率高于透过表皮途径。但皮肤附属器在皮肤表面所占面积很小（约0.1%），因此不是药物经皮吸收的主要途径，特别是当药物在达到稳态后，此途径可忽略不计。皮脂腺分泌物是油性的，有利于脂溶性药物的穿透，汗腺则是大分子药物、极性药物、离子型药物渗透的主要途径。采用离子导入等物理方式促进离子型药物吸收时，主要通过的是皮肤附属器。

四、影响药物经皮吸收的因素

限制药物透皮吸收最大的障碍就是皮肤的屏障作用，药物只有透过皮肤屏障，在体内达到治疗的有效剂量才能发挥作用，影响药物经皮吸收的因素见表7-1。中药为多组分复杂体系，存在小分子和大分子、弱酸性和弱碱性以及具有促进透皮吸收的成分等，其经皮吸收过程受到多因素及多维度的相互作用影响。

表 7-1　影响药物经皮吸收的因素

	影响因素	作用特点
皮肤生理	种属与个体差异	不同种属之间皮肤渗透性具有差异性
	皮肤部位	不同部位角质层的厚度差异较大。角质层薄，毛孔多易渗透
	皮肤的病变	皮肤破损时，屏障减弱，易吸收。角质层水化可促进吸收；角质层钝化，降低渗透
	皮肤的温度与湿度	温度升高，湿度增大，利于吸收
	皮肤清洁	去除部分角质层及堵塞物，利于药物的透过
药物性质	油水分配系数与溶解度	既有一定脂溶性又有一定水溶性的药物易于透过
	分子大小与结构	分子量<500Da的药物易透过
	pK_a值	药物以分子型存在时易于透过
	熔点	熔点越高，渗透越慢
基质性质	基质组成与类型	药物与基质的亲和力不同，会影响药物在基质和皮肤间的分配
	基质pH	基质pH小于弱酸性药物的pK_a或大于弱碱性药物的pK_a时，药物分子型增加，利于吸收
	基质对皮肤的水合作用	油脂性基质封闭性强，增加水合作用，增加渗透性
	附加剂	加入表面活性剂或透皮促进剂可增加渗透性
其他因素	药物剂型	一般半固体制剂中药物的释放较快，骨架型贴剂中药物的释放较慢
	药物浓度与给药面积	在一定范围内，药物浓度与给药面积越大，其经皮渗透性越大
	给药次数、与皮肤接触时间	给药次数越多、和皮肤接触时间越长，药物经皮渗透性越大
	物理技术与制剂新技术	离子导入、超声导入、脂质体、微乳等

第二节　药物经皮吸收研究

药物经皮给药系统的研究中，选择合适的体内外渗透实验方法，通过适宜的检测技术来研究药物经皮的吸收、代谢过程尤为重要。

一、体外经皮吸收研究

通过体外经皮吸收研究可以了解药物在皮肤内的渗透情况，分析影响经皮渗透的因素，用以指导筛选经皮给药系统的处方组成等，同时在一定程度上也可以反映药物在体内的经皮吸收情况。

体外经皮吸收研究常将离体皮肤或皮肤的替代物固定于扩散池中，药物应用于皮肤的角质层面，在一定的时间间隔测定皮肤另一侧接收液中待测药物的浓度，分析药物透过皮肤的药代动力学并求算药物经皮渗透的相关参数。扩散池是体外透皮试验最常用的实验装置，主要有三种类型：垂直单室（如Franz扩散池）、水平双室（如Valia-Chien扩散池）和流通扩散池。扩散池法虽然在一定程度上能说明药物的释放和渗透，但是离体皮肤容易受到动物种属、个体差异、脱毛处理等因素的影响，并不能真实反映药物在体内的吸收情况，导致体外透皮吸收实验结果重现性差。为了真正反映在体皮肤的血管系统、酶系统等对药物的渗透性及皮肤中药物代谢的影响，研究人员建立了在体猪耳和兔耳静脉灌流经皮吸收模型，可更好地评价药物的经皮吸收和局部应用的渗透情况。需注意的是，中药制剂经皮渗透性能评价不能照搬化学药物的单成分指标评价模式，应选取可代表中药制剂整体效应的有限个代表性成分，以代表性成分的量及各代表性成分间量的关系为参数，评价中药整体的经皮渗透性能。

二、体内经皮吸收研究

通过经皮吸收的体内研究可以明确药物被机体吸收的情况。评价经皮给药的生物利用度、药动学过程是研究的核心。其中的关键是体液中药物浓度的测定，常用的有HPLC法、GC法、微透析法、同位素标记法、放射自显影法等。

（一）微透析技术

微透析（microdialysis，MD）技术是一种新型生物取样技术，是在麻醉或活动状态动物体内植入探针，利用透析原理，通过与HPLC、HPLC-MS等技术联合检测灌流液中的药物浓度从而监测体内药物动态。微透析技术最大的优点是可在基本不干扰体内正常生命活动的情况下进行在体、实时、连续取样，真实地反映药物在体内的分布情况。通过微透析，使用较少的实验动物就能够获得大量的实验数据，有效降低了因动物个体差异而产生的实验误差。如采用微透析联合UPLC的经皮评价方法用于探究温通膏经皮给药后补骨脂素和异补骨脂素皮肤局部药动学过程。

中药多成分、多靶点及多途径作用的特点，给中药研究带来了挑战。微透析采样技术与高灵敏度的色谱-质谱联用技术结合使中药经皮给药系统的研究更加快捷、精准，可真实反映中药经皮制剂给药后多个指标成分原型及代谢产物的动态变化过程，有助于揭示中药活性成分在体内吸收、分布、代谢和排泄的作用机制。研究报道利用微透析技术与LC-MS联用实时监控青藤碱在大鼠皮下的含量变化，发现青藤碱皮下的第一阶段生物转化可能包括去甲基化和羟基化过程，提供了药物在作用部位的真实代谢情况，有助于研究青藤碱的代谢机制。

微透析系统装置主要由微量泵、微透析探针、收集器、连接管、分析检测装置组成，探针是整个系统的核心，它由半透膜和微径导液管组成，有线性、环形、同心型等不同类型，其中同心型探针应用最为普遍，线性探针常用于皮肤组织取样，实验时应根据具体组织和待测物选择不同类型微透析探针。需要注意的是，微透析探针的透析膜柔软、较细、易变形，实验时动作要轻柔，保证透析膜的完整性，以免透析膜破损。

在进行微透析实验时，收集到的接收液不能直接反映药物的真实浓度，要得到真实的药物浓度需要对探针回收率进行校正，探针的校正即回收率的测定，为微透析过程的关键步骤，回收率是指从灌流液中流出的待测组分与标准溶液的浓度之比。目前，测定回收率的方法主要有外标法、内标法、反透析法，其中反透析法是实际应用最广，也最为准确的方法。该方法是在灌流液中加入一定浓度的内标物，在与体内透析相同的条件下进行操作，测定透析液中内标物的浓度及体内回收率。

（二）同位素示踪法

同位素示踪法是将放射性核素或稳定性核素及它们的化合物作为标记，标记于药物或代谢产物上，制成含有同位素的标记化合物，代替相应的非标记化合物。利用放射性同位素特征射线的核物理性质，通过核探测器随时追踪药物或代谢产物在体内的位置、数量及其转变等。放射性同位素和稳定性同位素都可作为示踪剂，但稳定性同位素作为示踪剂的灵敏度较低，可获得的种类少，价格较昂贵，应用范围受到限制；放射性同位素作为示踪剂的灵敏度高，测量方法简便易行，能准确地定量、定位及符合所研究对象的生理条件等。

放射性同位素示踪技术用于研究经皮给药制剂的透皮吸收过程，不仅灵敏度高、检测方法简单，还可以揭示有效成分的体内过程和治疗机制，是一种较为可行的药动学方法。有研究报道利用同位素示踪法考察不同促渗剂与丹芪益心贴中丹参酮ⅡA透皮速率之间的关联性。使用^{3}H同位素标记丹参酮ⅡA，根据粪便排泄分数测定丹参酮ⅡA在小鼠体内的透皮速率。结果显示，促渗剂能明显增加丹参酮ⅡA的透皮速率。但同位素示踪法的结果会受标记部位的影响，且不适用于中药复方多组分体系。

采用同位素示踪技术需关注的要素：

（1）放射性同位素的种类、剂量　一般根据实验目的和实验周期选择具有合适的衰变方式、辐射类型和半衰期，且放射毒性低的放射性同位素。

（2）生物样品的制备　根据实验目的、示踪剂的标记、放射性同位素的性质制备放射性生物样品，其中放射性同位素的性质是生物样品制备形式的主要依据。

（3）生物样品的测量　测量方法分为绝对测量和相对测量，其中相对测量最为常用。

（4）放射性去污染和放射性废物处理　放射性实验，无论是每次实验或阶段性实验结束后，都可能有不同程度的放射性污染和放射性废物的出现，因此，在实验结束后，要做去污染处理和放射性废物处理。必要时在实验过程进行中，就要做去污染和清理放射性废物的工作。

（三）放射自显影法

利用照相乳胶显影技术记录、检查、测量样品中放射性物质的方法。其原理是将带有放射性物质的药物或代谢产物中的放射性核素放出的射线使照相乳胶感光，形成潜影，经过显影、定影处理，得到与药物或代谢产物中放射性物质的分布相一致的图像。通过分析照片中银颗粒的部位和数量对药物或代谢产物中的放射性物质进行定位和定量。包括宏观自显影、微观自显影、电镜自显影等。

放射自显影的基本操作过程包括：药物或代谢产物的标记→自显影样品的制备→自显影的制作→曝光→显影→定影→观察与分析（定位及放射性测量）。

放射自显影法的特点：①通过自显影的情况检测放射性物质在器官、组织、细胞中的分布，实现准确定位；②通过延长曝光时间增加照相乳胶对射线反应的累积效应，可以检测样品中微弱放射性；③实验结果以图片的形式呈现，可以反复、长期用于分析和研究。但也存在自显影的制备时间过长，操作较复杂，多数情况下只能相对定量，不能直接定量等不足。

采用放射自显影法应关注放射性同位素的种类、剂量、生物样品的制备以及自显影的制作方式、曝光时间、显影与定影的方法与时间、定位及放射性测量方法等。

（四）其他

许多测定方法如差示扫描量热法（DSC）、傅里叶变换红外光谱法（FTIR）、激光拉曼光谱法、核磁共振波谱仪（NMR）以及X-射线衍射等可用于研究药物作用于皮肤角质层后，角质层内化学成分的结构、构象、状态及脂膜的流动性是否发生变化；透皮吸收促进剂与角质层的相互作用，有助于揭示各种促渗方法改善皮肤通透性的作用机制。结合透射电子显微镜、激光共聚焦显微镜等方法观测角质层内结构的微观变化、间隙变化等，有助于从微观上了解促进中药经皮吸收的机制。

第三节　药物经皮吸收策略

皮肤是人体的天然屏障，阻碍了药物的吸收，为保障药物的作用，通常会采取增加施药面积的方式以增加给药剂量，但为保障用药的便利性，一般给药面积不大于60cm^2，因此需要药物要有适宜的透皮速率。除了少数具有适宜溶解特性、剂量小的小分子药物外，大多数药物的透皮速率都难以满足治疗需要。通过促进透皮吸收方法增加药物的经皮渗透性是经皮给药制剂的主要研究内容。常用的促透皮吸收方法主要有化学方法（加入透皮吸收促进剂）和物理促透方法。

一、透皮吸收促进剂

透皮吸收促进剂（以下简称“促透剂”）是指能够可逆性改变皮肤结构以增加药物透皮速率或药量的物质。其作用机制包括改变角质层中扁平角化细胞有序叠集排列的结构，使类脂质流化，增加双分子层的流动性；提高角质层角蛋白中含氮物质与水的结合能力，提高角质层蛋白的水合作用；溶解或脱去皮脂或腺腔壁上皮脂性细胞，降低皮脂腺管内的疏水性，增加药物扩散性；膨胀或软化角质层使汗腺、毛囊的开口变大；与药物或有利于药物形成脂溶性较大、易于透皮的脂溶性离子对；抑制血液流速，使药物在皮肤局部浓度增加而提高药物在局部的治疗效果等。

使用促透剂来增加药物的透皮吸收主要是通过添加化学促透剂、中药挥发油或中药提取物来削弱皮肤角质层的屏障功能，加强药物的渗透能力。

1.化学促透剂　化学促透剂利用不同机制降低角质层屏障阻力（表7-2），进而使得药物更易渗透入皮肤深层。实验表明，化学促透剂的作用效果与浓度无关，随着使用时间的增长，药物透皮累积量增大，促透效果更加明显。

表7-2　化学促透剂类型及其促透机制

促透剂类型	代表物质	促透机制
亚砜类	二甲基亚砜	改变角蛋白构象
		提取脂质，促进脂质流动，扰乱角质层脂质上的酰基链
烃类	壬烷壬醇	促进药物分配进入角质层
		扰乱有序的脂质双分子层
脂肪酸类	油酸	降低脂质的相转变温度，促进相分离
		提取脂质，在脂质层形成新的渗透区域
	月桂酸	与碱性药物形成脂溶性离子对
萜烯类	薄荷醇柠檬酸	增加药物在皮肤脂质中的溶解度
		扰乱脂质结构，促进脂质流动，提取脂质，创造新的渗透通路
	吡咯烷酮	扰乱或溶解角质层细胞间的脂质层，促进药物在脂质层的分配
酰胺类	氮酮	氮酮分子形成弯曲类似“汤-匙”构象，扰乱了脂质双分子层中脂质的排列
		氮酮通过其羟基上的氧基基团与神经酰胺头部的氢键相结合，破坏了神经酰胺之间的氢键键合，从而创建了一个渗透通道
	尿素	促进角质层水化，扰乱皮肤脂质
醇类	乙醇、丙二醇	提高药物在载体中的溶解度
		提取角质层脂质
		增加角质层水分，促进皮肤水化
胺类	三乙胺、二乙胺	与酸性药物形成脂溶性离子对

2.中药挥发油和中药提取物　中药挥发油和中药提取物是一类新型促透剂，与化学促透剂相比，不仅促透效果好，对皮肤刺激性小、毒性低，还兼具自身功效，具备“药辅合一”的功能。中药挥发油和中药提取物成分复杂多样，根据其种类及活性成分的不同表现出多种促透机制，主要包括以下4个方面。

（1）增加细胞膜的流动性　中药挥发油和中药提取物可能通过影响皮肤表皮角质细胞膜的流动性，使细胞间流动性增加，从而降低皮肤的屏障作用。有研究报道以皮肤角质形成细胞HaCaT为模型，考察花椒油和薄荷油的经皮促透机制，发现薄荷油和花椒油均可通过增加HaCaT细胞膜流动性、降低细胞膜电位增加活性表皮的流动性，利于药物的透皮吸收。此外，有研究表明桉树醇与经典化学促透剂氮酮有相似的促透作用，可浓度依赖性地增加细胞膜的流动性。

（2）破坏脂质细胞的有序排列　中药挥发油可直接破坏角质层角质细胞间脂质的有序排列或抽提角质层脂质成分以增加其无序性，导致脂质流动性增加，从而降低皮肤对药物的屏障作用，利于药物透皮吸收。研究报道通过衰减全反射傅里叶变换红外光谱法观察发现，川芎、丁香、当归、香附及肉桂挥发油通过破坏高度有序排列的角质层脂质结构，增大了药物在细胞间的扩散系数，从而促进布洛芬的经皮渗透。采用差示扫描量热法和红外光谱法研究发现，芦荟精油通过抽提角质层脂质成分增加了氯沙坦的经皮吸收作用。

（3）与角质层的蛋白质相互作用，破坏其致密结构　中药挥发油和中药提取物还可通过与角蛋白相互作用，诱导其构象发生变化，从而使得皮肤对药物的屏障作用降低。研究表明，用不同浓度的杜香萜烯处理皮肤角质层后，杜香萜烯使蛋白质的构型发生了改变，提示其促透机制可能是通过与角蛋白发生作用，使得角蛋白的构型改变，降低角蛋白分子间的作用力，从而增加药物的皮肤渗透性。研究发现黑小茴香油通过破坏神经酰胺之间的氢键结合，使α-角蛋白发生变性，导致脂质层流动性增加，进而增加了卡维洛尔的经皮吸收。

（4）其他机制　研究报道采用激光多普勒法测定皮肤血流量，探究川芎挥发油的经皮促透机制。结果发现给药2小时后，川芎挥发油对在体皮肤呈现出浓度依赖性地增加其血流量的作用。证实了川芎挥发油的促透皮吸收机制可能是通过增加皮肤血流量，促进药物从皮肤表皮和真皮层到毛细血管的消除。研究发现，益智仁挥发油可通过增强皮肤储库作用发挥促渗透作用。

中药经皮系统研究应以传统中医药理论为指导，根据药物的性味、归经、功效等特点，结合制剂药效和适应证选择中药促透剂进行合理配伍，达到相须、相使作用，增强中药经皮制剂的疗效。

二、物理促透技术

药物借助物理手段促透穿过皮肤的常用方法为皮下注射针，通过破坏皮肤屏障而达到给药的目的。但这种方式会带来直接的创伤与疼痛，降低患者的顺应性。为克服这种给药缺点，许多新的物理促透方法相继出现，包括离子导入技术、超声导入技术、电致孔技术、驻极体技术以及微针等。

1.离子导入技术　离子导入技术是在低强度直流电场作用下，将电流通过电极穿透组织导入皮肤来增加药物透皮吸收的一种方法。具有快速将药物从制剂基质中脱离、聚集、扩散浸润到皮肤，进而快速透过皮肤达到药物的有效浓度，发挥治疗作用的特点。通过调节电流强度、频率、持续时间、输出波形等可以控制药物转运速度、药物剂量，适用于个性化给药；无疼痛或胃肠刺激症状，起效快，适宜于生长激素、重组人胰岛素、单克隆抗体等多肽、多糖及蛋白类大分子药物的经皮渗透。

中医临床上已广泛应用于骨关节（如颈椎、胸椎、腰椎、肩周、膝肘关节、手指、足趾等）部位急慢性扭伤的镇痛、消炎及骨质增生压迫或刺激造成的交感神经及神经根的麻木、刺痛等症状，发挥了消炎、消肿、镇痛、疏通经络、松解粘连、调节和改善局部循环的作用。中药穴位离子导入疗法将传统中医外治疗法与现代科学技术巧妙融合，通过直流电将中药离子通过穴位导入病变部位进行治疗。研究报道将一次性复方中药理疗贴片贴于患儿双侧肺俞穴，连接离子导入仪治疗小儿急性咳嗽，在有效率和不良反应发生率方面均优于复方福尔可定口服溶液。

应用离子导入技术时应关注电流强度与波形（连续直流电流会引起皮肤极化，脉冲电流可消除皮肤极化现象）、持续时间（应用时间越长，离子导入效果越好）；药物浓度与解离程度；与促透剂的协同促进作用等。

2.超声导入技术　即超声波法，是用超声波能量促进药物经皮穿透（或吸收）的方法。超声导入技术可以实现程序化给药，通过控制进行精准给药。在超声波空化作用、机械作用和热效应的复合作用下可以使皮肤角质层的脂质排列无序化，产生微通道；使皮肤温度升高，血管扩张，血流加快，促进血液循环；软化组织，提高代谢；同时亦可增大药物运动频率和速度。

通过超声导入疤痕止痒软化乳膏治疗烧伤后瘢痕，可有效改善烧伤患者的瘙痒和灼痛感，并促进创面愈合，其总有效率显著高于单用疤痕止痒软化乳膏（不加超声）。超声导入元胡止痛膏治疗Ⅰ型肩峰撞击综合征能缓解患者疼痛症状，改善肩关节活动功能。超声导入冻结肩1号药膏较直接外敷可有效地促进药物通过皮肤角质层，临床治疗效果有显著性差异。

应用超声导入技术时应关注超声波的频率（主要影响空化作用，空化作用随频率增加而下降）、超声波强度（以皮肤不造成损伤为度）、持续时间（通常为5分钟左右，以不升高皮肤温度为准）、应用程序（一般脉冲式比连续式效果更好）等。

3.电致孔技术　电致孔技术是利用大于100伏的瞬时高压脉冲电场在皮肤或黏膜上形成许多暂时性的可逆亲水通道以助于药物吸收，从而达到增加药物渗透量的目的。电致孔功率和作用时间是此类促透技术的两个主要外界影响因素，即药物的累计渗透量与电致孔功率成正比，使用高功率作用时药物的累计渗透量与作用时间成正比。电致孔技术给药效率高，药物进入人体快速起效；同时吸收药量可控，减少了对人体的损伤。

应用电致孔技术可增加苦参的透皮速率，使其快速透过皮肤进入体内。采用电致孔技术可使盐酸青藤碱在小鼠皮肤中的24小时累积渗透量和稳态渗透速率分别提高5.4倍和5.1倍。

4.驻极体技术　驻极体是一类无需外电场存在就能永久保持电极化状态、产生静电效应的电介质材料。在外源性驻极体的静电场和微电流作用下，皮肤的驻极态、组织、细胞或分子等电结构会发生可逆改变；此外，还能引起药物分子的极化，改变药物分子的带电性和药物贴剂内分子间的相互作用，从而改变药物分子在药物贴剂内的迁移率和释放率，可以促进药物的经皮吸收。

将驻极体作用于水杨酸甲酯液后，发现水杨酸甲酯的体外大鼠皮肤累积透过量较对照组增加了1.55倍。将正、负极性的多孔PTFE/聚乙烯/聚丙烯复合驻极体作用于盐酸利多卡因溶液后，药物的体外经大鼠皮肤透过量均提高。-1200V PP驻极体美洛昔康贴剂在体给药24小时后，大鼠的血药浓度明显高于对照组。

驻极体对药物的促渗作用不仅与化学促渗剂有关，还与驻极体的极性、表面电位，以及药物的极性密切相关。多数情况下，表面电位绝对值越高，药物的经皮渗透量越大。

5.微针技术　微针是由多个微米级的细小针尖以阵列的方式连接在基座上组成，针体一般高10~2000μm、宽10~50μm。微针的长度、大小和形状可根据治疗的需求进行个体化设计。微针透皮给药系统克服了大分子药物难以穿过角质层被皮肤吸收的难题。

雷公藤甲素具有毒性大、难溶于水、体内消除速率快等缺点，采用两步离心法制备的雷公藤甲素自溶性微针机械强度及柔韧性好，经皮给药使得疗效可控且毒性降低，实现了雷公藤甲素的透皮递送。将温通膏方这一经验方制备成微针贴剂，可有效提高药物的皮肤渗透率，且具有缓释的优点。此外，白芨多糖具有抗炎、抗菌、修复创伤等作用，以其为原料制备而成的微针具有“药辅合一”的特性。采用白芨多糖微针包载药物后，可持续缓慢地释放药物，增强药物渗透性，且该微针比合成类材料制备的微针具有更好的安全性和生物相容性。

三、促透技术的联用

在提高皮肤透皮转运效率和安全性方面，将不同物理和化学方法联合使用可能比单独使用任何一种方法都更有效。促透技术联用的机制不是两种或多种机制的简单相加，而需要通过实验确定。因此在药物开发过程中需要尝试更多的联用手段，通过实验摸索确定最佳促透方法。此外，在应用物理促透技术时需要考虑电流或超声波等是否对中药多组分的经皮渗透量及经皮吸收成分的种类和比例产生影响。

第四节　药物经皮给药制剂的评价

一、化学成分定量检测

化学成分测定是建立中药复方制剂质量标准、阐明药效物质基础的重要部分。近年来多种中药单味药和复方的药效物质基础成分已被揭示，其体内的单成分、多成分分析方法也多见报道。中药复方的化学测定方法有色谱法（HPLC、GC、UPLC）、光谱法（NMR、FITC、MS、UV）和质谱联用技术（HPLC-MS、HPLC / UPLC-TOF / MS ）等现代分析手段。例如有研究基于UPLC-Q-TOF/MS法解析出瓜蒌薤白半夏汤中有28种主要化学成分，包括5种核苷、10种生物碱、3种黄酮、3种氨基酸和7种其他类型物质；另外一项研究采用HPLC-Q-TOF-MS/MS法鉴定出防风芍药汤中含有31个化合物，包括5个色原酮、4个蒎烷单萜苷和15个黄酮类化合物。

二、剂型与药效综合评价

中药制剂剂型和药效综合评价主要围绕中药药剂学，基于相关理论和方法进行分散体系、释药行为、生物药剂学等研究，并将研究结果与药效或临床疗效进行关联分析，进而阐明复方药效与剂型之间的相互关系。

（一）中药的作用

1.次生作用　次生作用是指中药由炮制、制剂过程衍化而来的药效作用或通过机体的代谢、降解产生的治疗作用。次生作用的药效物质基础是中药成分在炮制、制剂乃至机体代谢过程中发生分解、化合而产生的衍生成分。如人参，一般说来没有直接的抗癌作用，但在炮制加热时产生的次级皂苷——人参皂苷Rh2有明显的抗癌作用；再如柴胡皂苷C本身虽无促进皮质甾酮分泌的活性，但其代谢中间体苷元则在这方面有很强的活性。

2.配伍作用　配伍作用是指按照中医药理论，把两味或数味药同用于一个处方中形成“合力”，其并不是组方中各单味药作用的简单加合。如感冒退热冲剂由大青叶、板蓝根、连翘、拳参组成，无任何解表药味，但经药味配伍后具有较好的解表作用，用于治疗风热感冒疗效确切。目前已有研究表明，中药复方通过药味配伍可使方剂中物质成分发生化学变化，导致部分成分变化，配伍后最终的成分组成才是方剂产生疗效的真正物质基础。

3.小分子与大分子间相互作用　中药为多组分复杂体系，小分子与共存的脂质、蛋白、多糖等初级代谢产物存在相互作用关系，但传统的中药提取分离工艺将这些大分子视为无效成分丢弃。近年来的研究表明，很多大分子成分也有一定活性，或其本身无药效活性，但在塑造活性起效形式、改善活性成分转运、增效减毒等方面具有独特功能。例如研究发现中药鞣质类成分可以与多肽复合形成稳定的超分子结构，该结构对动物毒肽的溶血性有较强的屏蔽效果，同时可以助力多肽发挥药效。而临床肾方汤液的聚集物中可分离出氨基多糖、大黄素和微量元素，这些聚集物在改善难溶性成分溶解度，提高大黄素、丹酚酸等活性成分的肾脏分布和干预肾纤维化进展方面较单成分具有显著优势，对揭示中药的组方内涵和药效物质基础有一定的参考意义。

（二）基于“整体观”的系统生物学评价技术

中药具有“多组分、多效用、多靶点、整体调节”作用特点，故仅从单一成分和药理活性的角度出发，并不能科学完整地评价中药制剂。因此，基于中医药“整体观”的系统生物学评价技术用于中药经皮给药系统是十分必要的。系统生物学是研究生物系统组成成分的构成与相互关系的结构、动态与发生，以系统论和实验、计算方法整合研究为特征的生物学。随着组学、生物信息学和数据分析技术的发展，系统生物学技术方法也不断丰富，其主要技术如转录组学、蛋白质组学、代谢组学、基因组学、网络药理学等在中药现代化研究中广泛应用并取得了一定的成果。

1.代谢组学技术　代谢组学是研究生物体内源性代谢物质的整体及其变化规律的科学，可对相对分子质量<1000的代谢产物进行高通量定性定量分析，是一种快速筛选中药特征性药效成分的可靠技术。代谢组学研究技术主要包括代谢物化学分析及数据分析两部分，前者常用技术包括核磁（NMR）、气质联用（GC-MS）、液质联用（LC-MS）、GC-TOF-MS、UPLC-TOF-MS、FT-MS 和CE-MS等，后者常用方法有主成分分析（PCA）、偏最小二乘判别分析（PLS-DA）、正交偏最小二乘判别分析（OPLS-DA）、聚类分析（HCA）、SIMCA-P等。代谢组学同样强调整体观和系统性，在中药活性成分（代谢产物）、药理和毒理作用机制研究中发挥了极为重要的作用。

将具有“实时、活体、动态”特点的微透析采样技术与代谢组学技术结合，可为中药经皮给药系统的综合评价提供强有力的手段，有助于阐明中药作用过程及药效作用机制。微透析技术高频率、短间隔的采样以及较少的前处理操作，极大地降低了代谢组学研究的工作量，增加了样本通量并降低了方法误差，其一般研究流程如图7-3所示。

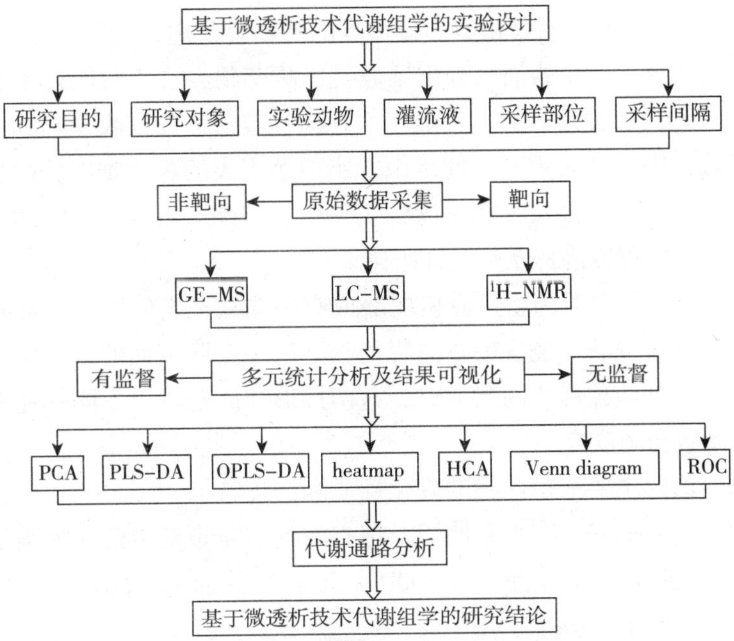

图7-3　基于微透析技术的代谢组学流程

2.转录组学技术　转录组学是研究细胞在某一功能状态下所含mRNA的类型与拷贝数，比较不同功能状态下mRNA表达的变化。转录组学研究方法主要包括表达序列标签、基因表达序列分析、基因芯片、cDNA-AFLP、高通量测序等。转录组学研究已经成为中药研究中最活跃的领域之一，主要在阐明中药药效成分合成次生代谢途径及调控机制、疾病发生及中药调控作用机制研究方面应用较多。

3. 网络药理学技术 网络药理学是从"关系–网络–功能"角度探讨中医药多靶点整合调节的作用机制及方证和病证对应的整体特性。网络药理学研究思路主要分三步走，首先利用数据库检索，结合可视化工具构建网络；然后在细胞、分子以及生物整体水平上，对网络中特定信号节点进行多层次分析，找出关键节点，并从整体生物网络平衡角度发现药物防治疾病的药效活性成分、作用机制和方剂配伍规律；最后进行动物或细胞水平等实验的验证。网络药理学从系统性和整体性的研究视角，为中药特别是中药复方的药效和毒性作用机制阐明、活性成分筛选、中药质量标志物（Q–marker）挖掘提供了有效研究策略。

第五节　经皮给药系统的设计与制备

克服皮肤的屏障作用，增加药物透皮速度及其剂量是经皮给药设计的核心。为此要探究药物因素、剂型因素及皮肤因素等方面的关系，在阐释药物体内外经皮渗透行为与规律基础上，科学设计经皮给药系统。

一、经皮给药系统的设计

（一）药物选择

1. 物理化学性质

（1）药物分子的大小　分子大小对药物通过皮肤角质层扩散的影响，与药物在聚合物膜内的扩散相似，它们近似地遵循 Stokes–Einstein 定律，扩散系数与药物分子半径成反比。由于分子半径与分子体积是立方根关系，分子体积小时对扩散系数的影响不大，而分子量与分子体积有线性关系，所以分子量大时显示出对扩散系数的负效应。

（2）药物分子的熔点　与一般生物膜相似，低熔点的药物容易透过皮肤。

（3）药物分子的分配系数　药物的油水分配系数是影响药物经皮吸收的最主要的因素之一。角质层类似脂膜，脂溶性大的药物易通过角质层，一般脂溶性药物容易经皮吸收。药物穿过角质层后，需分配进入活性表皮继而被吸收，因活性表皮是水性组织，脂溶性太大的药物难以分配进入活性表皮，所以药物穿过皮肤的渗透系数与油水分配系数往往呈抛物线关系，即渗透系数开始随油水分配系数的增大而增大，但油水分配系数大到一定程度渗透系数反而下降。

（4）药物分子的分子形式　很多药物是有机弱酸或有机弱碱，它们以分子形式存在时有较大的透皮性能，而离子型药物难以透过皮肤。经皮吸收过程药物溶解在皮肤表面的液体中，可能发生解离。当溶液中同时存在分子型与离子型两种形式的药物时，这两种形式的药物以不同的速率通过皮肤，总的透皮速率与它们各自的渗透系数与浓度有关。

经皮吸收候选药物的选择主要根据药物的理化性质和药理特征，理想的经皮吸收药物应该符合以下特征：①注射给药剂量小于20mg/d；②半衰期短，现有的剂型需频繁给药才能满足治疗要求；③无皮肤毒性（刺激性和过敏性）；④ 药物分子量小于500Da；⑤药物的油水分配系数对数值在1~4 之间；⑥在液体石蜡和水中的溶解度都大于1mg/ml。

2. 药理和药动学性质　由于经皮给药系统不能大剂量给药，在药物药理作用方面，应选择药理活性强的药物；在药物选择时，适合半衰期短，需要频繁给药或者首过效应强的药物，这样才能真正发挥经皮给药系统的优势。

经皮给药系统的发展经历了3 代，第一代非常依赖于药物的属性，只有低分子量、亲脂、低剂量的药物才能作为候选药物；但上述候选药物数量和用药功能有限，因此随着该剂型的药用需求的日益增长，第二代经皮给药系统中应用了促透增强技术，其中包括使用促透剂、离子导入等，这些技术使得一些亲水性的药物具有透过皮肤的能力；但单纯使用促透技术，大分子的经皮给药仍无法实现，因此出现了第三代TDDS，第三代利用微针、超声、微晶磨皮等技术，使得大分子药物甚至是疫苗具有了皮肤透过能力，而成功开发了具有潜在价值的新产品。

（二）剂型选择

1. 促透剂 经皮给药制剂疗效发挥的一个最大的障碍就是皮肤屏障的作用，因此，为了提高药物吸收效率，一般都需要加入一定量的促透剂来增强药物渗透效果。促透机制是溶解皮肤脂质或使皮肤蛋白变性，增加类脂质骨架的无序性，可逆地改变皮肤角质层的屏障功能，但又不损伤任何活细胞，从而促进药物在角质层扩散，达到增加药物在皮肤的溶解度，使药物透皮吸收速率增加的目的。目前用的促透技术可分为化学法和物理法。①化学促透技术是指通过促透剂来增加药物吸收，是目前促进药物透皮吸收的主要手段。目前的促透剂有：有机溶剂、脂肪酸与脂肪醇、氮酮、表面活性剂、角质保湿剂、中药挥发油、环糊精类等，还包括脂质体、乙醇脂质体、传递体、微乳、超饱和溶液。②物理促透技术主要是通过离子导入、电致孔法、电磁场、超声波、微针、激光等物理手段来促进药物的透皮吸收，物理促透技术最适宜于蛋白质、肽类和某些大分子药物的透皮吸收。

2. 经皮给药的剂型 传统中药经皮给药制剂包括膏药、敷剂、涂剂、洗剂、裹剂、熏剂、浴剂等；新型中药经皮给药制剂包括喷雾剂、气雾剂、软膏剂、凝胶剂、贴膏剂等。还包括喷膜剂：同时具有喷雾剂和膜剂的优点，以溶液形式存在，以雾状喷出，溶剂挥发后可在皮肤表面形成一层紧贴的药膜，不影响患者正常活动，使用方便；微乳：粒径为10~100nm，是由油相、水相、乳化剂和助乳化剂以一定比例组成的热力学稳定的分散体系，整个体系为透明或半透明的油水混合系统；微乳凝胶：是将微乳加入到由天然高分子聚合物、纤维素衍生物、嵌段聚合物等高分子材料组成的凝胶基质中，形成透明、均质、稳定的凝胶网状结构，网络结构中含有微乳液滴，可增加难溶性药物的溶解度，降低皮肤的扩散屏障，增加药物的经皮渗透量等，还改善了微乳与皮肤的黏附性和涂展性；脂质体与脂质体凝胶剂：脂质体是一类将药物包封于类脂质双分子层内而形成的微型泡囊体。脂质体凝胶继承了脂质体生物相容性、靶向性、缓释性、皮肤刺激小、皮肤角质层透过性、药物稳定性等一系列的特点。

二、经皮给药制剂的制备

中药经皮给药制剂制备是指按照制剂处方研究的内容，将药物与辅料进行加工处理，筛选、确定适宜的辅料、工艺和设备，制成剂型并形成最终产品的过程。在这一过程中，药物的理化性质、辅料的种类与用量、加工方法与设备及环境的温度、湿度等对制剂产品的成型及其质量，甚至临床疗效均可产生影响，因此在成型工艺的研究中应对各种影响因素综合评估。

（一）经皮给药制剂常用辅料

1. 压敏胶 压敏胶在经皮给药系统中的作用是使给药系统与皮肤紧密结合，有时又作为药物的贮库或载体材料，可调节药物的释放速率。它们应该具有良好的生物相容性，对皮肤无刺激性，不引起过敏反应，具有强的黏附力和内聚强度，化学性质稳定，对温度和湿气稳定，且具有能黏接不同类型皮肤的适应性，能容纳一定量的药物与经皮吸收促进剂而不影响化学稳定性与黏附力。如聚异丁烯类压敏胶、丙烯酸类压敏胶、硅橡胶压敏胶等。

（1）热熔压敏胶 是以热塑弹性体嵌段聚合物为主体成分，加入增黏剂、增塑剂以及抗氧化剂，在熔融状态混合均匀得到的压敏胶。热熔压敏胶基质具有稳定的结构，不含有活性官能团，可以减少基质和药物之间的相互作用，利于药物在基质中的释放，对皮肤的刺激性大大低于天然橡胶。另一方面，热熔压敏胶在制备时无需挥发有机溶剂，特别适合制备含有易挥发药物的中药贴剂。

（2）丙烯酸酯压敏胶　用作医用胶带已有30多年历史，由于以聚丙烯酸酯为基质制成的医用胶带本身对皮肤刺激较小，而且可以直接用作基质，不需加入增黏剂、抗氧化剂等，所以很少引起过敏。具有亲水性基团的聚丙烯酸酯还具有透湿性，因此这种胶带不必打孔。丙烯酸酯压敏胶具有良好的耐热性、耐光性，性质稳定，无色透明，无公害。丙烯酸酯压敏胶可分为溶剂型和乳液型两类。

（3）硅酮压敏胶　硅酮压敏胶为无结晶固体，无熔点，有耐寒、耐热性及耐化学性，电绝缘性优良，具有良好的柔性，软化点接近皮肤温度，贴于皮肤后变软并粘贴于皮肤，经30分钟后具有足够黏附力。在其网状结构中有可供分子扩散的“自由体积”，故对水蒸气、气体及药物有良好的渗透性。

（4）聚异丁烯压敏胶　为本身具有黏性的一类人工合成橡胶，是由异丁烯以三氯化铝为催化剂聚合而得的均聚物，其CH骨架较长而直，端基有不饱和键，由于双键少，反应位置少，故非常稳定，耐候性、耐热性及抗老化性良好。可溶于烃类有机溶剂，其对水的渗透性很低。

2.聚合物骨架材料　聚合物骨架型透皮给药系统用水性聚合物材料作骨架，如天然的多糖与合成的聚乙烯醇聚乙烯吡咯烷酮、聚丙烯酸酯和聚丙烯酸胺等，骨架型中还含有一些润湿剂如水、丙二醇、聚乙二醇等。含药的骨架粘贴在背衬材料上，在骨架周围涂上压敏胶，加保护膜即成。该类系统是通过亲水性聚合物骨架与皮肤紧密贴合润湿皮肤促进药物吸收。这类系统的药物释放速率受聚合物骨架组成与药物浓度的影响。

3.控释膜材料　是能做成薄膜包被药物，并能控制药物释放的高分子聚合物。控释膜可分为均质膜和微孔膜。用作均质膜的高分子材料有乙烯-醋酸乙烯共聚物和聚硅氧烷等。微孔膜有聚丙烯拉伸微孔膜等。

乙烯-醋酸乙烯共聚物（EVA）是经皮给药系统中用得较多的高分子材料，具有较好的生物相容性。它由乙烯和醋酸乙烯两种单体经共聚而得，具有良好的化学稳定性，耐酸碱腐蚀，但不耐强氧化剂和篦麻油等油脂，在过高温度下可能发生部分裂解，产生醋酸类化合物，色泽变黄。

4.背衬材料和保护膜　经皮给药系统中的背衬材料除了要有一定强度支撑给药系统外，还应有一定的柔软性，使应用于皮肤上较为舒适。背衬材料还应不与药物发生作用，耐水、耐有机溶剂，药物在其中不扩散。常用的背衬材料有聚氯乙烯、聚乙烯、铝箔、聚丙烯和聚苯乙烯等。保护膜的作用是防止胶黏层的粘连，一般来说，凡是表面自由能低于压敏胶表面自由能的材料均可用作防粘材料，如聚乙烯、聚苯乙烯、聚丙烯等，用液体石蜡或甲基硅油处理的不粘纸也可使用。

（二）不同类型经皮给药制剂的制备

目前上市的经皮给药系统，从广义上可分为两类：储库型和聚合物骨架型。前者通过封闭的药库上膜控释缓释给药，后者是通过骨架药库的高分子聚合物的孔道控释缓释给药。储库型和聚合物骨架型示意图如图7-4，图7-5所示。储库型和聚合物骨架型生产工艺流程如图7-6，图7-7所示。

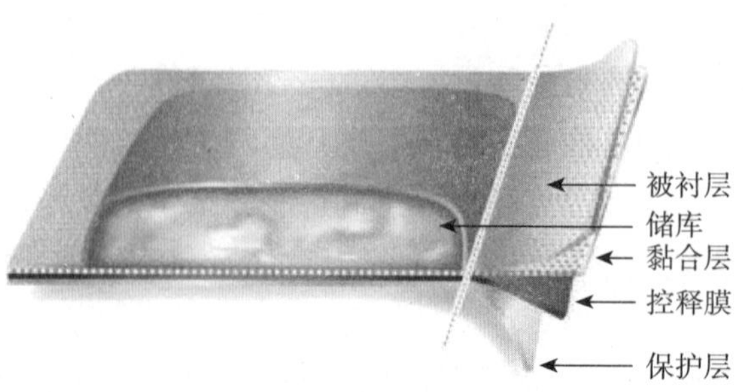

图7-4 储库型结构示意图

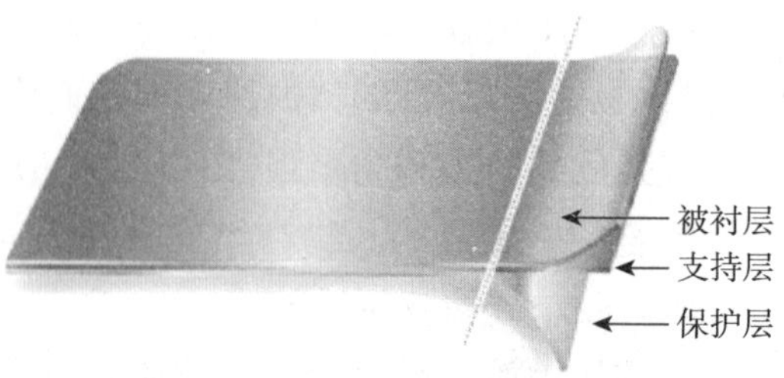

图7-5 聚合物骨架型结构示意图

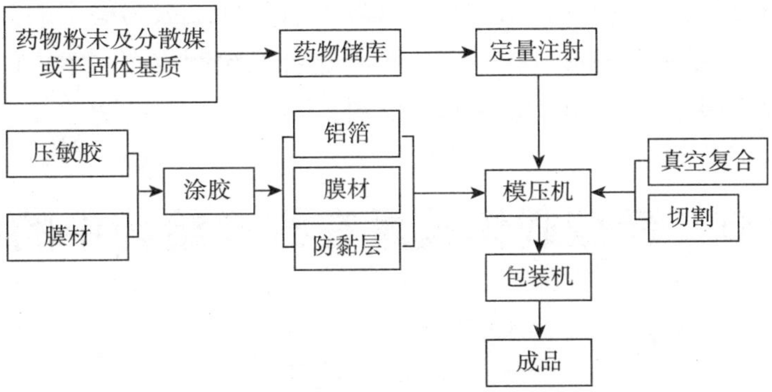

图7-6　储库型生产工艺流程图

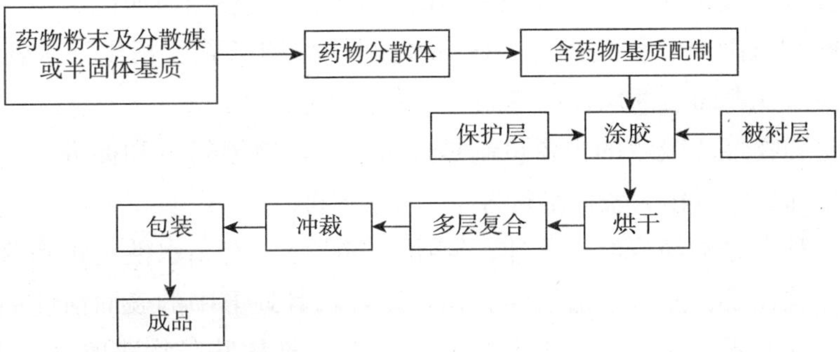

图7-7　骨架型生产工艺流程图

1.膜控释型经皮给药制剂　是指药物被控释膜或其他控释材料包裹成储库，由控释膜或控释材料的性质控制药物的释放速率。典型的控释透皮制剂的基本组成包括五部分，由外至内依次为：①不透性薄膜构成的密封层：起覆盖、保护药物贮库的作用。②药物贮库。③高分子聚合物组成的控释层。④粘贴层：起到使透皮制剂黏附在皮肤上的作用。⑤防护层：起到保护粘贴层的作用，临用前撕去。在透皮制剂的研究过程中，采用不同的控释材料和不同的工艺技术，改变②~④部分的组成和结合方式，可以获得不同类型的控速透皮制剂。当前制备控释膜的方法主要包括吹塑成型法、压延成型法和流延成型法。

2.骨架扩散型经皮给药系统　药物均匀分散或溶解在疏水性或亲水性的聚合物骨架中，然后分剂量成固定面积大小及一定厚度的药膜，与压敏胶层、背衬层及防粘层复合即成为骨架扩散型经皮给药系统。药物贮库为药物固体均匀分散在亲水性或亲油性聚合物的骨架中，然后在适宜的模具中模塑成具有一定表面积和厚度的药膜，把药膜粘贴到塑料的背衬及闭合性铝箔上，在药膜周围再涂上胶黏层。

3.胶黏分散性经皮给药系统　指药物分散（溶解或热熔）在胶黏基质（如丙烯酸压敏胶）中成为药物储库，并通过其扩散给药的一种药物传递系统。将药物直接分散在胶黏剂中，然后将含药的胶黏剂涂铺到一张药物不能透过的背衬膜上。在药物贮库层上，再涂一定厚度的不含药的控速胶黏剂层，即可制得一个胶黏剂控释型给药系统。这类系统的特点是剂型薄，生产方便，与皮肤接触的表面都可输出药物。也可以采用成分不同的多层胶黏剂膜，与皮肤接触的最外层含药，底、内层含药量高，使药物释放速率接近于恒定。常用的胶黏剂有聚丙烯酸酯类、聚硅氧烷类和聚异丁烯类压敏胶。如果在系统中只有一层胶黏剂，药物的释放速率往往随时间而减慢。为了克服这个缺点，可以采用成分不同的多层胶黏剂膜，与皮肤接触的最外层含药量低，内层含药量高，使药物释放速率接近于恒定。

4.微贮库型经皮给药系统　微贮库型经皮给药系统兼有膜控释型和骨架扩散型的特点。这类给药系统可以看作是贮库型和骨架型给药系统的结合体。在这种给药系统中，药物贮库为药物固体分散在水溶性液态聚合物的水溶液中，然后通过高速机械切变力的作用把药物混悬液均匀分散到亲油性聚合物中形成大量的不能穿透膜孔的药物贮库微球，然后迅速交联聚合物使之成为稳定的分散系统。微球由此成为药库，聚合物即为骨架，交联聚合物形成控释膜，再将这种系统制成有一定表面积和厚度的药膜，将药膜固定在一个铝质基底膜的中央，外周涂上一圈胶黏剂，即得。

第六节　新型载体技术在经皮给药中的应用

一、微乳与纳米乳

微乳是指由油相、水相、乳化剂和助乳化剂在适当比例混合后自发形成的一种透明或半透明，各向同性且热力学稳定的液液分散体系。根据微观结构的不同微乳主要分为油包水型、水包油型和双连续相型，其粒径在100~600nm范围内。粒径在50~100nm之间的称纳米乳。相比于微乳，纳米乳表面活性剂用量较低，可减少由高浓度表面活性剂长期应用所引起的皮肤损伤。

微乳与纳米乳促进药物经皮吸收的主要机制是通过增加药物溶解度和促进皮肤角质层脂质双层的流动性。同时微乳与纳米乳也可以作为整体结构经皮肤毛囊吸收。

纳米乳与微乳是一种良好的经皮给药载体，应用范围广泛，对亲水性药物和疏水性药物均有良好的负载能力，载药量高，粒径小，皮肤渗透性强，稳定性好。其处方中的表面活性剂具有促渗作用，使得经皮给药后药物易于穿透皮肤从而进入全身体循环，同时局部皮肤药物滞留量较少，可避免首过效应。研究表明，川芎嗪微乳贴剂的体外经皮渗透量比普通贴剂高出26.7倍，药－时曲线下面积提高2.5倍，消除速率降低3.9倍；负载姜黄素的微乳皮肤渗透率较普通制剂提高15.7倍。纳米乳和微乳还可用于改善中药复方制剂的局部治疗效果，如湿疹纳米乳膏的体外透皮试验结果显示，其皮肤滞留量是常规乳膏的2.5倍，而药物皮肤渗透量仅为常规乳膏的70%，可明显改善其局部治疗效果。

在微乳系统中，中药挥发油作为油相既可以发挥药理作用，又能作为透皮吸收促进剂、增溶剂等天然辅料，体现了“药辅合一”的特点。例如将丹皮酚加入苍术油中充分溶解，作为油相制备丹皮酚微乳，与含有苍术油的丹皮酚溶液进行对比，丹皮酚微乳中丹皮酚透皮效率显著提升。该制剂中，苍术油作为油相支撑了微乳的成型与稳定，也发挥了天然促透剂的作用。同时苍术油还具有消炎杀菌的功效。

二、脂质体

脂质体（liposomes）是由脂质双分子层组成的闭合囊泡，一般由磷脂和胆固醇等组成。脂质体以其低毒性、相对易制备、可避免药物降解和可实现靶向给药等优点，被广泛用作药物载体，在经皮给药制剂中的应用也日益增多。脂质体作为皮肤给药的载体，能够提高药物稳定性，实现皮肤靶向性，可生物降解，无毒性、无刺激性。脂质体的透皮机制包括水合作用（改变角质细胞间的结构，使类脂质疏水性尾部排列紊乱，脂溶性药物通过扩散和毛细吸力作用进入细胞间隙）、穿透作用（完整的脂质体能够通过角质层，到达皮肤深层）、融合作用（脂质体的磷脂与角质层的脂质融合，药物通过脂质间隙通过）。

由于经皮给药制剂应用时经常会面临角质层屏障的问题，为解决这一问题，目前已研制出多种不同的新型传递给药系统，如醇质体、传递体等。

1.醇质体　作为一种新型的、具囊泡结构的经皮给药载体，是由磷脂、高浓度的醇（乙醇、丙二醇和异丙醇等，20%~50%）和水组成的多层囊泡。醇质体适用于各种不同性质的药物，对各种性质的药物均有较高的包封率，与传统脂质体相比，它具有很好的延展性，能显著提高透皮速率及皮肤滞留量，并可将药物传递至皮肤深层。醇质体作为一种良好的经皮给药载体，具有广泛的开发价值和应用前景。对补骨脂素醇质体和脂质体进行比较研究发现，补骨脂素醇质体经皮渗透率为其脂质体的3.5倍；苦参碱二元醇质体凝胶、醇质体凝胶和普通凝胶的对比研究发现，其经皮渗透累积量大小顺序为二元醇质体凝胶>醇质体凝胶>普通凝胶；熊果苷不同载药体系12小时后皮肤中药物滞留量大小顺序为醇质体>脂质体>乳剂>30%乙醇混悬液。以上研究证实醇质体具备优于脂质体的经皮渗透能力。

2.传递体　与传统脂质体相比，传递体磷脂成分中加入了不同的表面活性剂，可以增加脂质双分子层的流动性，进而增强变形性，形成有弹性、易弯曲、易形变的囊泡系统，有助于传递药物进入皮肤深层。由于传递体具有高度变形性、高效渗透性和高度亲水性，与软膏剂、乳膏剂及普通脂质体相比其具有更大的皮肤角质层透过量，大大提高药物的生物利用度。研究发现，传递体比普通脂质体有更快的渗透速率和更短的时滞，从而使药物更快更好地发挥作用。对于半衰期短的药物，将其制成传递体后，经皮透过量和细胞摄取量均成倍增长，可达到减少给药次数、维持血浆药物浓度恒定的目的。

三、纳米晶体

纳米晶体是粒径在几十纳米到数百纳米的药物结晶体，是指通过控制粒径得到的纯药物纳米颗粒的胶体分散体系，又称为纳米混悬液。纳米晶体可显著改善水难溶且脂难溶药物的溶解度和溶出速度，具有载药量高、生物黏附性强、药物生物利用度高、卸料简单、生物安全性好、易于工业化生产等优势。纳米晶体技术在经皮递送中的应用和研究见表7-3。

表7-3　纳米晶体技术在经皮递送中的应用和研究

活性成分	制备方法	优势
灵芝三萜	高压均质	提高药物皮肤渗透量和滞留量
白藜芦醇	高压均质	提高药物稳定性
黄芩苷	高压均质和喷雾干燥	提高药物释放速率及皮肤渗透量
葫芦素B	高压均质	提高药物皮肤渗透率
双氯芬酸	介质研磨	调高药物皮肤渗透量
倍氯米松	超声沉淀	溶解度和皮肤滞留量提高
格列苯脲	介质研磨	维持较高血药浓度，减少口服不良反应

四、无机纳米粒

无机纳米载体粒径一般小于100nm，其尺寸、形貌可控性好，比表面积大，易于进行功能化修饰。除了具备常规纳米载体特性之外、无机纳米载体还具备独特的电、磁、光、力学性质，使其在药物靶向递送领域得到了广泛的研究和应用。无机纳米载体主要包括磁性纳米粒、介孔硅纳米粒（MSNs）、碳纳米材料（石墨烯、富勒烯碳纳米管等）、金纳米粒（GNPs）以及量子点（QDs）等磁性纳米粒（MNPs）。以油酸作为姜黄素增溶剂和促渗剂合成了MSNs，制备了姜黄素的MSNs经皮给药制剂，所制备的MSNs载药量达98.72%。家兔皮肤模型透皮试验结果显示，姜黄素在2.73小时的延迟期后在接收室介质中被检测到，在27小时透皮试验中观察到线性扩散模式。姜黄素、油酸溶液对皮肤有较强的刺激性，包载后由于MSNs的吸附作用，减少了油酸与皮肤的直接接触，显著降低了皮肤刺激性。

五、聚合物技术

聚合物纳米载体在药物递送领域展现出良好的发展前景。聚合物纳米载体根据结构特征可以划分为聚合物纳米粒、聚合物胶束、纳米凝胶、树枝状聚合物等不同类型。聚合物纳米载体的主要优势为增加难溶性药物的溶解度、提高药物的渗透性、增加药物的稳定性以及调控药物的释放速度等。

有研究制得一种粒径小于50nm的载姜黄素聚阳离子纳米粒，通过静电相互作用将纳米粒掺入丝蛋白水凝胶中以进一步延长药物在皮肤表面的滞留时间，结果发现纳米粒以及凝胶薄层的形成促进了姜黄素在银屑病皮肤的深层渗透。采用超声辅助的直接溶解法制得了粒径约31nm的PEO-PPO-PEO胶束体系，用于具有抗炎、抗菌作用的疏水活性物质厚朴酚的经皮递送。Franz 扩散池试验表明，胶束体系表现出长达24小时的持续释药，厚朴酚按照零级释放动力学渗透。由中药类多糖形成的磁性中药纳米凝胶，可局部应用于皮下肿瘤，在磁热与光热升温后形成凝胶状态，进一步于肿瘤区域缓释药物分子，发挥免疫调节与抗炎抑菌作用。研究证实此凝胶可单次大剂量使用，在体内可安全降解、无显著不良反应，具有良好的临床发展潜力；将红花、甘草、蒲黄、没药、陈皮等中药材溶于纤维素的溶剂中，并通过静电纺丝技术制备出基于中药的纳米纤维复合膜。聚合物纳米载体可外用于美容、保健、医疗等各个领域，具有消炎、止痛、愈合等功能。

第七节　经皮给药技术在中药制剂中的应用

近年来，经皮给药系统受到了越来越多的关注，各大制药企业争相研发新的经皮给药制剂，预计未来药品市场中经皮给药制剂将占有很大的份额。

经皮给药的最大障碍是角质层的屏障作用，分子量小于500Da、具有一定亲脂性的药物易透过角质层。随着现代制剂技术的发展，新的药物载体和促透技术不断地应用于经皮给药制剂，其中纳米制剂技术表现出良好的应用前景，可显著提高药物的透皮吸收效率，从而提高生物利用度。纳米制剂技术也可与物理促渗技术联用产生协同作用以提高药物经皮渗透速率和渗透量。如离子导入通过外加电场产生的驱动力可有效促进纳米载体的经皮渗透；微针可为纳米载体提供穿透角质层的微通道，促进药物到达皮肤的深层部位。

新的药物载体与促渗技术在经皮给药系统中的应用仍存在诸多挑战。表现在：①经皮给药的生物安全性、皮肤毒性问题仍需加以重视，如微乳中高浓度的表面活性剂长期应用会导致皮肤刺激性；富含氨基的树枝状聚合物具有潜在的细胞毒性等；②新制剂工艺进行大规模生产的可行性和质量可控性，以及载体进入皮肤后的分布、药物释放行为、代谢途径及产物、代谢动力学等方面研究匮乏，无法为临床应用安全性及有效性奠定充足的基础；③物理促渗技术如离子导入和电穿孔需携带仪器，而微针又存在工艺放大及载药量低等问题，缺乏系统、完善的表征体系，一定程度上存在“良莠不齐”的现象，这些问题均在一定程度上限制了新型经皮给药系统的开发。

中药经皮给药系统是一类既传统又新型的给药系统，伴随研究的不断深入，更多新技术与新方法将被开发用于中药经皮递送，也必将有越来越多的中药经皮给药制剂应用于临床。

一、中药单体成分的经皮给药制剂

目前，对于中药单体成分的研究仍属于新兴学科，由于传统中药均为复方，而现在对中药单体成分的研究需要更加深入。首先，传统中药的药效是多种中药成分协同作用而表现出来的多种功效的集合，而中药单体成分需分离纯化确定其作用机制；其次，提取分离的中药单体虽有强大的药效，但是长时间使用后会产生耐药性；再次，中药单体成分在药效增强的同时其不良反应也会明显增强；最后，中药单体成分对机体的选择性较差。因此，在对中药单体成分研究的同时，还是需要对复方中药进行整体的研究，通过对中药药理毒理学以及作用机制的研究来深化中药的研究以及完善中药的应用理论。经皮给药的研究今后仍将集中在新型制剂、合适的药物载体的开发、透皮促进方法及其促进机制等方面，开发中药单体透皮治疗系统应用于临床，更好地用于不同疾病的治疗（表7-4）。

表7-4　中药单体及其复合物经皮给药制剂

中药单体	制备辅料	文献报道或代表上市制剂
辣椒素	8% 辣椒素	辣椒素透皮贴（Qutenga）
喜树碱	β-环糊精包合物	喜树碱软膏
黄芪甲苷	Lauroglycol Fcc、CO40、1,2-丙二醇	黄芪甲苷纳米乳
积雪草甘	卵磷脂、胆固醇	积雪草甘脂质体
高乌甲素	Azone 丙二醇	高乌甲素贴片
青藤碱	胆固醇、卵磷脂、无水乙醇	青藤碱醇质体
	大豆卵磷脂、维生素E、胆固醇	青藤碱脂质体
	聚丙烯酸钠、甘羟铝、聚维酮K-90	青藤碱水凝胶膏剂
石杉碱甲	单硬脂酸甘油酯、油酸	石杉碱甲固体脂质纳米粒
芒果苷	蛋黄卵磷脂、胆固醇	芒果苷传递体
白藜芦醇	大豆卵磷脂、胆固醇	白藜芦醇-表没食子儿茶素没食子酸酯（EGCG）脂质体
	三乙酸甘油酯、RH-40、PEG400、甘油、卡波姆等	白藜芦醇复合纳米凝胶
	羟丙基β-环糊精、1% 氮酮	白藜芦醇包合物乳膏
穿心莲内酯	空白巴布剂（聚丙烯酸钠、聚乙烯醇、明胶、羧甲基纤维素钠、聚维酮、保湿剂）和穿心莲内酯-羟丙基-β-环糊精包合物	穿心莲内酯巴布剂
雷公藤甲素	复方雷公藤处方（雷公藤甲素、川芎、炙乳香、炙没药）、卡波姆、油酸、壬基酚聚氧乙烯醚磷酸酯、OP乳化剂	复方雷公藤微乳凝胶
姜黄素	聚乙二醇400、薄荷醇	姜黄素涂膜剂
苦参碱	泊洛沙姆407、单油酸甘油酯、卡波姆940	苦参碱脂质立方液晶纳米粒凝胶
槲皮素	壳多糖、三聚磷酸钠	槲皮素壳多糖纳米粒
补骨脂	温通膏方（补骨脂、当归、独活、蛇床子等）、冰片、氮酮	温通膏方微针贴剂

二、穴位经皮给药

中药穴位贴敷疗法属中医外治法之一，是将中药加工后贴敷在特定穴位上，通过药物的药理作用及其对穴位的刺激作用来治疗疾病的方法，具有药物和穴位双重作用，是针灸学与方药巧妙结合的产物。穴位贴敷治法源远流长，病种涉及内、外、妇、儿、皮肤诸科。如用鲜紫苏、鲜藿香、苍术、麻黄、白芷、生甘草各10~20g，研成粗末装入袋内，挂于患儿的贴身胸前，煮鸡蛋一枚，趁热滚熨双侧肺俞穴及涌泉穴用于防治3岁以下的儿童上呼吸道感染患者。

穴位贴敷治疗作用主要有两方面：一是药物经皮肤直接吸收发挥其药理作用，使药物直达病所；二是通过刺激穴位起到疏通经络、调理气血、抵御病邪的作用。有学者以白芥子涂方中延胡索乙素为评价指标，采用HPLC定量，用Franz扩散池法研究离体经穴位和非穴位皮肤的渗透特性。结果表明，穴位在药物储存、渗透吸收方面均优于非穴位，穴位皮肤对于药物的吸收、释放速度、药物浓度与药效的产生及长期维持起着重要作用。经皮给药技术的发展无疑给中药贴敷疗法带来了新的挑战，同时也带来发展的机遇。中药应在中医药理论的指导下，结合经络腧穴研究成果，采用现代经皮给药的新技术和新方法，充分发挥药物和穴位的双重效应，制备出高效、安全、可控、方便的现代制剂，为中药穴位贴敷临床应用开辟更加广阔的前景。

三、脐部用药与透皮吸收

脐疗，即药物直接敷贴或用艾灸、热敷等方法施治于患者脐中穴，激发经络之气，疏通气血，调理脏腑，起到防治疾病的作用。脐疗法有着中药内服及西药口服和注射所不具备的特点，如简便易行，不良反应少，已经应用于内科、外科、妇科、儿科、皮肤科、五官科、肿瘤科等各临床专科。

脐疗法在妇科目前应用广泛，如艾灸是以艾绒为主要原料制成艾条或艾柱，点燃后在人体某穴位或患处熏灸，达到温经散寒、扶助阳气、消瘀散结的一种技术操作，燃烧时的热效应是产生治疗效果的重要因素。现代研究发现，艾燃烧时产生一种有效且适于机体的物理因子红外线，其辐射能谱具有近红外光辐射能可直接渗透至深层组织而发挥作用。此外，在中药制剂上有些应用了现代提取工艺或加入促透剂，以当归、川芎、赤芍、香附、元胡等药材，用现代工艺制成滴剂，每日以一滴滴脐，用于治疗痛经。除此之外，脐疗法治疗消化系统疾病用药多以肉桂、干姜、吴茱萸、丁香等健脾利湿，温中散寒药为主；在泌尿系统疾病中，常用药物为黄芪、大黄、丹参、淫羊藿、益母草等，治疗原则为补气、活血、温肾助阳。

目前在脐部用药的渗透及促渗剂方面的研究不够深入，如脐部透皮吸收适合的药物，在用药剂型方面，目前临床脐部给药在剂型上仍在延用传统的制剂，不能满足当代临床用药需求。在临床上，虽然脐部疗法治疗应用的病种广泛，但是在中医急症方面的研究显得相对不足，不能充分发挥脐部给药治疗急症的优势。

思考

基于经典名方、名老中医验方研究开发中药制剂是当前中医药领域研究热点之一，但其面临诸多挑战。你认为将中药外用名方或验方开发成创新中药经皮给药制剂需要解决的关键问题有哪些？

药知道

中药熏蒸治疗疗法又叫蒸汽治疗疗法、汽浴治疗疗法、中药雾化透皮治疗疗法，是以中医理论为指导，利用药物煎煮后所产生的蒸汽，通过熏蒸机体达到治疗目的的一种中医外治治疗疗法。早在《黄帝内经》中就有“摩之浴之”之说，《理瀹骈文》曾指出“外治之理，即内治之理；外治之药，即内治之药，所异者法耳”。实践证明，中药熏蒸治疗疗法作用直接，疗效确切，适应证广，无不良反应。

皮肤是人体最大的器官，面积很大，毛孔很多，除具有防御外邪侵袭的保护作用外，还具有分泌、吸收、渗透、排泄、感觉等多种功能。中药熏蒸治疗疗法就是利用皮肤的这一生理特性，使药物通过皮肤表层吸收、角质层渗透和真皮转运进入血液循环而发挥药理效应。中药熏蒸集中了中医药疗、热疗、汽疗、中药离子渗透治疗疗法等多种功能，融热度、湿度、药物浓度于一体，因病施治，药物对症，可有效治疗多种皮肤疾病。

目标检测

1. 试论述中药经皮给药系统中“药辅合一”的应用。
2. 举例说明中药经皮给药制剂的设计与制备思路以及增加透皮吸收的策略等。

（杨建宏）

第八章　中药缓控释制剂

学习目标

通过本章学习，掌握口服缓控释制剂的概念、特点、一般设计要求；熟悉常见缓控释制剂种类及缓控释制剂研究一般方法；了解中药缓控释制剂的特点及研制的特殊需求。能够理解中药缓控释制剂的特殊属性，结合中医理论开展中药缓控释制剂的探索、研究。

普通制剂通常需要每日多次给药、血药浓度峰谷波动较大。缓控释技术可以用于解决这些问题。我国古代医家总结出“欲速用汤、稍缓用散、甚缓者用丸”，“蜜丸取其缓化，糊丸取其迟化，蜡丸取其难化”，已认识到丸剂具有明显缓控释制剂的特征。到了20世纪70年代末，国内开始系统研究缓控释制剂，90年代逐渐展开对中药缓控释制剂的研究。目前国内外已上市的缓控释制剂达数百种，但仅有极少数中药缓控释制剂上市。对中药缓控释制剂的理论和应用研究仍处于初级阶段。

第一节　概　述

一、缓控释制剂的概念

《中国药典》2020年版对缓释和控释制剂有明确的定义：

缓释制剂（sustained-release preparation）系指在规定的释放介质中，按要求缓慢地非恒速释放药物，与相应的普通制剂比较，给药频率减少一半或有所减少，且能显著增加患者用药依从性的制剂。

控释制剂（controlled-release preparation）系指在规定的释放介质中，按要求缓慢地恒速释放药物，与相应的普通制剂比较，给药频率减少一半或有所减少，血药浓度比缓释制剂更加平稳，且能显著增加患者用药依从性的制剂。

二、缓控释制剂的特点

（一）缓控释制剂的优点及其局限性

缓控释制剂与普通制剂相比，具有以下优点：

（1）减小不良反应，增强疗效　药物缓慢释放进入体内，使血液浓度更加平稳，避免峰谷现象，有利于降低药物的不良反应，维持较长时间的有效治疗血药浓度，从而达到增强疗效的作用，如图8-1所示。

（2）使用方便　减少服药次数，提高患者用药依从性。

（3）减小剂量　减少用药的总剂量，用最小剂量达到最大药效。

（4）定位/定时释放药物　按照需求定时/定位释放药物，更加有利于疾病的治疗。

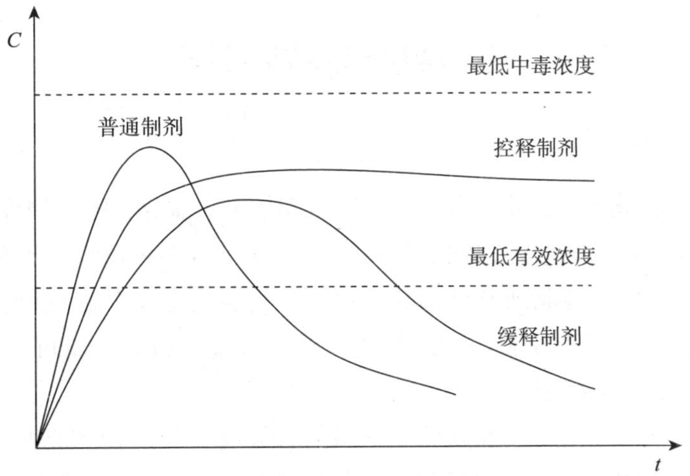

图8-1　缓控释制剂和普通制剂的血药浓度-时间曲线比较

缓控释制剂虽然具有上述优点，但也有其局限性。

（1）在临床应用中对剂量调节的灵活性降低，如果遇到出现较大的不良反应等特殊情况，不能立即停止治疗。

（2）缓控释制剂一般是基于健康人群的平均动力学参数而设计，当药动学受疾病状态的影响而有所改变时，往往不能灵活调节给药方案。

（3）制备缓控释制剂所涉及的设备昂贵、工艺复杂，生产成本较高。

（4）单服剂量大于1g及生物半衰期小于1小时或大于24小时的药物；在小肠中有特定吸收部位的药物；药效剧烈、溶解度小、吸收无规律、吸收差或吸收易受影响的药物等难以或不宜设计成缓控释制剂。

（二）中药缓控释制剂的特点及亟待解决的问题

中医注重整体观念，强调“治本”，中药以中医药理论为基础，侧重长期调理。应用在需要较长治疗周期的病症时，制成缓控释制剂有益于中药疗效的发挥。与普通中药制剂相比，中药缓释制剂同样能达到提高患者依从性，以最小剂量达到最大药效以及减毒增效等目的。尤其是中药中某些成分既是有效成分又是有毒成分或刺激性成分，如附子中乌头碱类成分，雷公藤中的萜类成分等，其普通中药制剂在使用中可能对胃肠道产生刺激或出现临床不良反应，而制成中药缓控制剂可保持血药浓度在平稳有效范围内，避免“峰谷”现象，提高了中药制剂的安全性。

中药材来源广泛，部分药材在发挥药理作用的同时，又具有使制剂成型的功能，形成了中药独有的表现形式“药辅合一”。例如附子理中丸（蜜丸）中的关键辅料炼蜜，既作为黏合剂使之可以塑制成丸，又起矫味作用从而提高患者依从性，并可解乌头类药物毒性，长期服用还可发挥缓缓补中之效，起到重要的佐使作用，达到了“以型减毒、赋型增效”的目的。

中药缓控释制剂存在亟待解决的问题：①有效成分多样，并非单一或少数成分起作用，需建立适合中药的“整体”释放理论及评价体系；②物质基础不明确，导致活性成分的理化和生物学性质不清楚；③质量评价体系不健全，体内外释放度评价及其相关性的研究方法不够成熟，所选指标成分的药动学参数能否直接指导中药缓控释制剂的设计与评价需要商榷与考量；④复方成分复杂，难以预测制备过程中发生的化学变化，其成分释放的整体性与同步性无法保证；⑤中药质量及理化性质不稳定，增加提取分离难度，且制备缓释控制剂所需辅料、设备及工艺要求高，产业化生产困难。因此中药缓控释制剂研究是一项复杂的系统工程，需开发出符合中药特点的新工艺、新辅料、新技术、新质量评价体系，才能使中药缓控释制剂更好地应用于临床实践。

三、缓控释制剂的种类

（一）基于释放方式分类

缓控释制剂根据其控制释放方式可分为：骨架型、膜控型、骨架–膜控型等。

1.骨架型缓控释制剂 骨架型缓控释制剂是指药物与一种或多种惰性骨架材料以及其他辅料，通过压制、融合等工艺制备的片状、粒状或其他形状的制剂。药物以分子状态或微细结晶状态均匀分散于骨架中，骨架起贮库作用，主要用于控制药物的释放。根据骨架材料的性质可分为亲水凝胶骨架型制剂、溶蚀性骨架型制剂和不溶性骨架型制剂。

（1）亲水凝胶骨架型制剂 由亲水性高分子材料为骨架材料与药物制成的制剂。常用的亲水凝胶骨架材料有：羟丙甲纤维素（HPMC）、海藻酸钠、卡波姆（Carbomer）等。影响该类制剂释放的因素主要有：骨架材料的种类、用量及其黏度和粒径等理化性质、药物的性质及其在处方的含量、辅料（如稀释剂）的用量、片剂大小以及制备工艺等。

（2）溶蚀性骨架型制剂 由具有溶蚀性的骨架材料与药物制成的制剂。常用的材料有：蜂蜡、硬脂酸、巴西棕榈蜡和硬脂酸甘油酯等。该类制剂随着骨架材料的逐渐溶蚀，通过孔道扩散与蚀解控制药物的释放，其释放机制主要为溶蚀作用。影响蜡质骨架制剂释放的因素主要有：骨架材料性质和用量、药物的性质及其在处方的含量、辅料（如致孔剂等）的性质和用量、片剂大小以及其制备工艺等。

（3）不溶性骨架型制剂 由不溶于水或水溶性极小的高分子聚合物为骨架材料，与药物制成的制剂。常用的材料有：乙基纤维素（EC）、聚乙烯和甲基丙烯酸–丙烯酸甲酯共聚物等。其释药过程主要分为三步：消化液渗入骨架孔内、药物溶解、药物从骨架孔道扩散释出。其中孔道扩散为限速步骤，释放过程基本符合Higuchi方程。

传统丸剂具有作用缓和持久、不良反应少等特点，适宜于慢性疾病和病后调理。该剂型设计与现代缓控释系统设计有“异曲同工”之处，是现代缓控释制剂的雏形，其发展也为现代缓控释制剂的发展奠定了基础。其中具有缓释特性的丸剂主要有蜜丸、糊丸和蜡丸。

蜜丸中的炼蜜主要成分为单糖类及聚合糖类，比天然蜂蜜的脂溶性高，近似高分子材料。炼蜜黏合力强，包裹在药粉周围，可形成类似于现代药剂学理论陈述的亲水凝胶骨架结构。随着炼蜜中的聚合糖被消化酶水解，糖中溶散的有效成分缓慢释放。此类特性使蜜丸具有一定缓释的效果。

糊丸中使用的米糊或面糊多含有大量的支链淀粉，通过外加热量使其糊化，制得米糊或面糊黏性大，可在药材细粉周围形成类似于亲水凝胶骨架结构，且糊丸干燥后质地坚硬，溶散迟缓，故可延长药效。

相较于糊丸和蜜丸，蜡丸具有更强的缓释特性。蜂蜡极性小，不溶于水，制成丸剂后在体内释放药物极慢，不仅可延长药效，还能防止药物中毒或减少药物对胃肠道的刺激作用，这与古籍记载的“蜡丸取其难化而慢慢取效或毒药不伤脾胃”相吻合。现代许多药物以蜂蜡等具有溶蚀性的材料为骨架制成缓控释制剂，是在古人的用药经验的基础上的飞越。

2.膜控型缓控释制剂 膜控型缓控释制剂是指将一种或多种包衣材料对颗粒、片剂、小丸等进行包衣处理，以控制药物释放的制剂。控释膜通常为一种半透膜或微孔膜，控释原理属于控制扩散，释放动力是基于膜内外的渗透压差，或者药物分子在聚合物中的溶出和扩散行为。该类制剂主要包括微孔膜包衣片、膜控释小片和膜控释小丸等。

微孔膜包衣片 通常将胃肠道中不溶解的聚合物，如乙基纤维素、醋酸纤维素、乙烯–醋酸乙烯共聚物和丙烯酸树脂等作为包衣膜材料，并在其包衣液中加入少量致孔剂，如聚乙烯吡咯烷酮（PVP）、十二烷基硫酸钠、滑石粉等作致孔剂，用这样的包衣液对片剂进行包衣，即成微孔膜包衣片。当微孔膜包衣片与胃肠液接触时，膜上存在的致孔剂遇水部分溶解或脱落，在包衣膜上形成微孔或弯曲小道，使衣膜具有通透性，药物分子便通过这些微孔向膜外扩散释放（图8-2）。

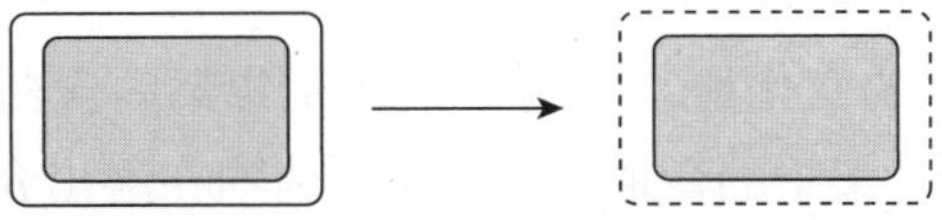

图8-2　微孔膜包衣片示意图

传统中医药典籍中亦有膜控型缓控释制剂的雏形“包埋丸”的记载，采用巴豆一粒，取巴豆蜡裹，针刺孔通气。采用非溶解非渗透的蜡质作为包衣，针刺小孔即可透气又可作为释药孔道，巴豆部分有效成分可经此孔道释放。

3.骨架-膜控型缓释制剂　一些缓控释制剂并不由单一的释放体系制备而成，而是多种释放体系结合，发挥各自优势、弥补不足，从而有效提高制剂的有效性和安全性。骨架-膜控缓释制剂一般由骨架型含药缓释片或微丸外包缓释衣膜组成。其中含药速释层实现药物的快速释放和快速起效，骨架型含药缓释微丸和膜控型缓释衣膜则可以使药物平稳长效释放。

（二）基于释放机制分类

缓控释制剂根据其释放机制可分为：控制溶出机制型、控制扩散机制型、控制溶蚀与扩散相结合机制型、渗透泵型等类型。

1.控制溶出机制型　药物的释放受其溶出速度限制，根据Noyes-Whitney溶出速率方程：

$$\frac{dC}{\mathrm{d}t}=KA\left(C_S-C\right) \tag{8-1}$$

式中，$\mathrm{d}C/\mathrm{d}t$为溶出速度，k为溶出速率常数，A为比表面积，C_S为药物的饱和溶解度，C为在溶出介质中药物的浓度。因此可通过控制药物粒径（药物粒径增大，表面积减少，溶出速度减慢，在用药部位会持续释放）、减少药物的溶解度（制成难溶性的盐，因溶解度降低而缓释），降低药物的溶出速率可以使药物缓慢释药，达到长效目的。

2.控制扩散机制型　药物释放以扩散作用为主的缓控释制剂分为以下三种类型。

（1）水不溶性材料包衣的制剂　药物处于水不溶性包衣膜的贮库中，如乙基纤维素包衣的片剂或微丸，消化液进入后，药物先溶解成溶液，再扩散进入周围介质，其释放速率符合Fick′s第一扩散定律：

$$\frac{\mathrm{d}Q}{\mathrm{d}t}=\frac{ADK\Delta C}{L} \tag{8-2}$$

式中，$\mathrm{d}Q/\mathrm{d}t$为释放速度，A为释药面积，D为扩散系数，K为药物在膜和囊心之间的分配系数，L为包衣厚度，ΔC为膜内外药物浓度差。若A、L、D、K和ΔC保持恒定，则释放速度就是常数，即为零级释放过程。若其中一个参数或多个参数发生改变，则为非零级释放过程。

（2）包衣膜含水性孔道的制剂　在包衣液中加入的水溶性致孔剂被胃肠液溶解后，在包衣膜表面形成大量孔道。胃肠液通过孔道进入释药系统的药芯溶解药物，形成的溶液经膜孔向外渗透扩散而释放。药物的释放速率除受包衣膜的各项参数影响以外，还受膜孔径、孔道的弯曲程度和孔隙率大小的影响。该类制剂释放一般接近零级释放过程。

（3）水不溶性骨架材料的制剂　该类制剂中的药物主要通过骨架中的许多弯曲孔道进行释放，该过程符合Higuchi方程：

$$Q=\left[D_sC_a\frac{p}{\lambda}(2C_0-pC_a)t\right]^{1/2} \tag{8-3}$$

式中，Q为单位面积释放药物的变化量，C_0为单位体积骨架内含药物的总量，C_a为药物在释放介质中溶解度，p为骨架的孔隙率，λ为骨架中的弯曲因子，D_s为药物在溶出介质中的扩散系数。当方程（8-3）中右边除t外都保持恒定，则其可简化为：

$$Q=k_Ht^{1/2} \tag{8-4}$$

式中，k_H为常数，即药物释放量与时间的平方根成正比。

药物从不溶性骨架中的释放可用零级释放模型、一级释放模型、Higuchi模型、Weilbull分布模型、Ritger-Peppas模型等进行模拟。

3. 控制溶蚀与扩散相结合机制型　药物的释放过程不可能单纯地取决于溶出或扩散机制，通常是两种机制相结合。例如生物溶蚀型给药系统的释药特性比较复杂，药物不仅可以从骨架中扩散出来，而且骨架本身也处于溶解的过程。释药机制可以用Peppas方程来表述：

$$\frac{Q_t}{Q_\infty}=kt^n \tag{8-5}$$

式中，Q_t、Q_∞分别为t和∞时间的累计释放量，k为骨架结构和几何特性常数，n为释放指数，用以表示药物释放机制。

将药物嵌入亲水性聚合物材料或可溶蚀材料的骨架系统中，采用常规制备方法即可制得同时受制于药物扩散和骨架溶蚀的制剂，亦可通过化学键将药物和聚合物直接结合，药物通过水解或酶反应从聚合物中释放出来。

4. 渗透泵型　渗透泵系统是利用渗透压原理而实现对药物的控制释放，主要由药物、包衣膜所用的半透膜材料、渗透压活性物质和推动剂等组成。常用的半透膜材料有醋酸纤维素、乙基纤维素、聚氯乙烯、聚碳酸酯等。渗透压活性物质起调节药室渗透压的作用，其用量与零级释药时间长短有关，常用氯化钠、尿素、乳糖、葡萄糖、甘露糖或不同混合物。推动剂通过吸水膨胀产生推动力，将药物层的药物推出释药小孔，常用有聚羟甲基丙烯酸烷基酯（分子量为3万~500万）、PVP（分子量为1万~36万）、聚环氧乙烷（分子量为300万~800万）等。为使包衣膜能够耐受膜内片芯中促渗剂所产生的较大渗透压，常用邻苯二甲酸酯、甘油酯、酒石酸酯等增塑剂以调节包衣膜的柔韧性；为增加包衣膜的渗透性，可在包衣膜中加入聚乙二醇、聚乙烯醇、羟丙甲纤维素等致孔剂，致孔剂的加入也在一定程度上可以增加膜的柔韧性。

该类制剂口服后，消化液中水分透过衣膜渗入片芯，使药物溶解成饱和溶液，加上高渗透压辅料的溶解，渗透压可高达4~5MPa，而体液的渗透压仅为0.7MPa。由于膜内外的渗透压差，导致水分持续进入膜内。药物的释放与片芯的吸水速度密切相关，而片芯的吸水速度取决于膜的渗透性能和片芯的渗透压。当小孔的孔径足够大，水渗透进入膜的流速（dV/dt）可用式（8-6）表示：

$$\frac{dV}{dt}=\frac{kA}{h}\Delta\pi \tag{8-6}$$

式中，k为膜的渗透系数；A为膜的面积；h为膜的厚度；为渗透压差。如以dQ/dt表示药物通过小孔的释放速率，C_S为膜内药物饱和溶液的浓度，则：

$$\frac{dQ}{dt}=\frac{dV}{dt}C_S=\frac{kA}{h}\Delta\pi C_S \quad (8-7)$$

若k、A、h保持恒定，只要膜内药物维持饱和状态（C_S保持不变），则释药速率恒定，即为零级释放过程。因此其释药速率与胃肠道可变因素无关，如pH、胃肠蠕动等。片芯的处方组成、包衣膜的渗透性、厚度以及释药小孔的大小是制备渗透泵片的关键因素。

渗透泵系统具有明显的零级释药特征，释药行为不受介质环境的pH、胃肠蠕动和食物影响，体内外相关性好的特点，成为口服缓控释制剂中最为理想的制剂。

渗透泵系统按结构特点，一般可分为：单室渗透泵和多室渗透泵，以及拟渗透泵的液态渗透泵系统，如图8-3所示。

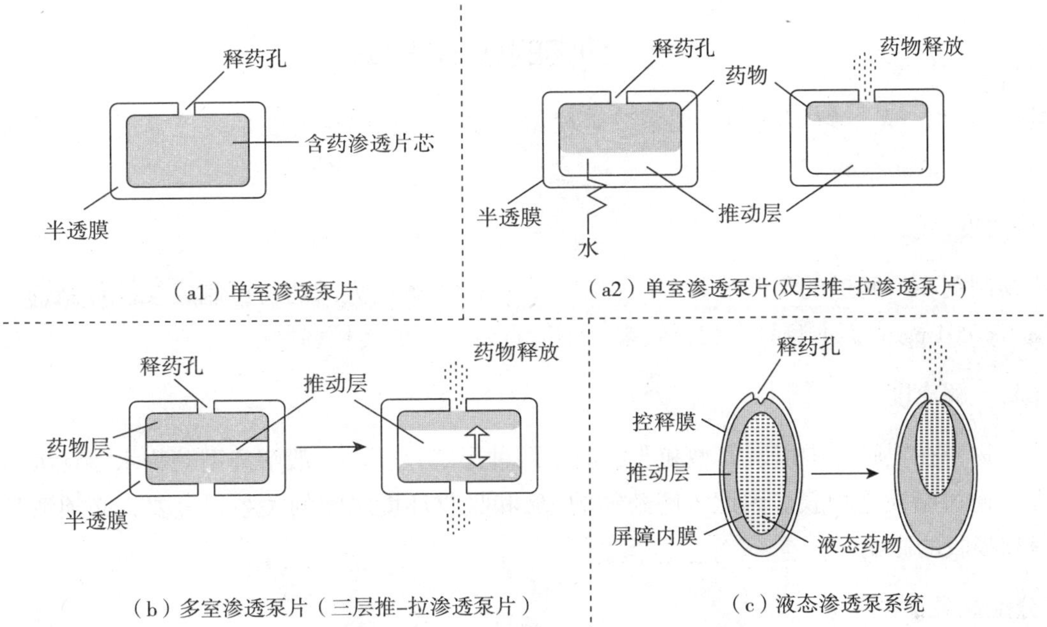

图8-3　渗透泵片的构造和释药示意图

5.药树脂型　由水不溶性交联聚合物组成的树脂，在其结构上具有可解离的酸性或碱性基团，可以与荷正电或荷负电的药物结合成不溶性聚合物盐，形成药树脂。药树脂可以制成胶囊剂、片剂，亦可经包衣或微囊化后装入胶囊或制成混悬液。

口服药树脂后，在胃肠道中内源性的Na^+、H^+、K^+、Cl^-等发生离子交换，缓慢地释放药物。药物从树脂中的扩散速度受扩散面积、扩散路径长度和树脂的刚性（为树脂制备过程中交联剂用量的函数）的影响。只有解离型药物适用于制备药树脂。

（三）传统中药制丸剂的释放机制

具有缓释特性的丸剂的释放机制多为控制扩散、控制溶蚀和扩散的协同作用等机制的多重叠加，具体的释药机制暂不明确。丸剂的溶散、释药过程与丸剂表面的湿润性、膨胀作用、溶化作用及毛细管作用等有关。

1.蜜丸和糊丸的释药过程　蜜丸和糊丸体内释药过程主要是丸剂表面的蜂蜜和淀粉糊等黏性物质由外至内逐渐溶化的过程。丸剂所含蜂蜜或淀粉糊等黏性物质受到体液的浸润后，会形成类似亲水凝胶骨架结构，阻止水分向其内部渗透同时阻碍药物的向外扩散，并通过外力使其逐步溶解，内层又形成凝胶层，如此逐步溶化直至丸剂全部溶蚀为止。同时丸剂中所含的植物纤维会通过毛细管作用吸水促进扩散。故其释放机制主要是扩散和不断溶蚀，释放速度取决于药物扩散的速度与骨架溶蚀的速率。

2. 蜡丸的释药过程 蜡丸的释药类似于溶蚀型骨架缓释制剂，即主要基于控制溶蚀与扩散相结合机制型。随着蜂蜡的逐渐溶蚀，分散在蜂蜡中的有效成分可通过孔道溶解、释放，而不溶散的蜂蜡则呈蜂窝状结构逐渐破碎并被排出体外。

第二节 缓控释制剂的设计及研究方法

缓控释制剂的设计要考虑药物的理化性质、生物学特性，辅料性质、制备与评价方法等。通常通过控制药物溶出速率、扩散速率及骨架扩散、溶蚀作用、渗透作用等实现缓控释目的。

一、药物的理化性质

药物的溶解度、pK_a、解离度和分配系数等理化常数和胃肠道稳定性是缓控释剂型设计时必须考虑的因素。

（一）溶解度

由于药物制剂在胃肠道的释药受其溶出的限制，一般溶解度大的药物可制成缓控释制剂，而溶解度很小的药物（<0.01mg/ml）本身具有缓释效果，不适宜将其制成缓控释制剂。

（二）pK_a、解离度

解离型药物，在胃肠道中以解离型和非解离型两种形式存在。一般解离型药物水溶性大，而非解离型药物更容易通过脂质生物膜。因此了解药物的pK_a和吸收环境之间的关系很重要，必须清楚吸收环境对释放过程和吸收的影响。

（三）分配系数

由于生物膜的类脂质膜特性，药物的分配系数对其能否有效地透过胃肠道生物膜起重要作用。分配系数过大的药物脂溶性太强，会与生物膜产生强结合力而不能进入血液循环中；分配系数过小的药物亲水性强，透过膜较困难，生物利用度差。因此具有适中分配系数的药物不仅容易透过生物膜，而且能进入血液循环中。

（四）胃肠道稳定性

胃肠道中存在酸碱的水解、酶促降解以及细菌分解的作用，制备口服制剂时需加以重视。在胃中不稳定的药物，宜将其制成肠溶型制剂。而在小肠中不稳定的药物，制成缓控释制剂后，较多的药物长时间暴露在小肠段，增加了降解机会，生物利用度可能降低。

（五）中药及复方提取物的理化性质

中药所含的化学成分众多，且各成分的理化性质差异很大，例如溶解度、分配系数、解离度等。中药缓控释制剂可能出现各组分释放不同步、释放不彻底的情况。例如复方丹参片中含水溶性组分丹酚酸B和脂溶性组分丹参酮ⅡA、人参皂R_{g1}等，若设计成缓释片会对上述组分的释放产生不良影响，无法满足临床用药的需求。因此，中药缓释制剂的设计需充分考虑中药多组分、多靶点的特殊性，并结合现有中药物质基础研究，进行综合取舍，需尽可能保留中药整体起效的特性。

二、药物的生物学性质

（一）生物半衰期

口服缓控释制剂设计的主要目标一般是要在较长时间内维持血药浓度在有效治疗范围内，因此，最理想的缓控释制剂应保持药物进入血液循环的速度与其在体内的消除速度相同，从而维持稳定的血药浓度。半衰期短的药物通过制成缓控释制剂可以减少用药频率，但对于半衰期小于1小时的药物一般不宜制成缓控释制剂；半衰期超过24小时的药物，其本身已有很长的药物作用时间，一般也不易制成缓控释制剂。

（二）吸收

药物的吸收特性对缓控释制剂设计影响很大。制备缓控释制剂的目的是通过对制剂的释药速度进行控制，以控制药物的吸收速度，即药物的释放是其吸收的限速过程。因此，释药速度必须比吸收速度慢，从而使制剂离开吸收部位前，释放大多数药物。

（三）代谢

在吸收前有代谢作用的药物制成缓控释制剂，生物利用度一般都会降低。大多数肠壁酶系统对药物的代谢作用具有饱和性，当药物缓慢释放时，代谢酶难以被饱和，药物的代谢比例较高。

三、常用缓控释制剂的辅料

制备缓控释制剂需要使用适当辅料，使制剂中药物的释放速度和释放量达到设计要求。缓控释制剂中多以高分子化合物作为阻滞剂，以控制药物的释放速度。缓控释制剂辅料主要有骨架型、包衣型和增稠型等。

（一）骨架型缓释材料

骨架型缓释材料根据其性质不同又分为亲水性凝胶骨架材料、溶蚀性骨架材料和不溶性骨架材料：

1.亲水性凝胶骨架材料　该类材料遇水后可形成凝胶屏障，从而控制药物释放的材料，主要包括天然胶类（海藻酸盐、琼脂和西黄蓍胶等）、纤维素类（羟丙甲纤维素、甲基纤维素和羟乙基纤维素等）、非纤维素类多糖（壳聚糖、脱乙酰壳多糖和半乳糖甘露聚糖等）、乙烯聚合物或丙烯酸聚合物等（聚乙烯醇、卡波姆和Eudragit®等）。

传统中药制剂中应用的蜂蜜、米面糊、蜂蜡等也有类似的缓释特性。

2.溶蚀性骨架材料　该类材料本身不溶解，但在胃肠液环境下可逐渐溶蚀的惰性蜡质、脂肪酸及其酯类物质。蜡质类主要有蜂蜡、巴西棕榈蜡、蓖麻蜡、硬脂醇等，脂肪酸及其酯类物质包括硬脂酸、氢化植物油、单硬脂酸甘油酯、三酰甘油等。

3.不溶性骨架材料　该类材料是指不溶于水或水溶性极小的高分子聚合物或无毒塑料。常用的辅料有纤维素类（乙基纤维素）、聚烯烃类（聚乙烯、聚丙烯、乙烯–醋酸乙烯共聚物等）、聚丙烯酸树脂类（甲基丙烯酸–丙烯酸甲酯共聚物）。

（二）包衣型阻滞材料

包衣膜阻滞材料主要有：不溶性高分子材料和肠溶性高分子材料。

1.不溶性高分子材料 该类高分子聚合物不溶于水或水溶性极小，但水可穿透，无毒，不受胃肠液的影响，具有良好的成膜性和机械性能。主要有乙基纤维素、醋酸纤维素、乙烯-醋酸乙烯共聚物和丙烯酸树脂（Eudragit®RS、RL和NE型）等。

2.肠溶性高分子材料 该类材料是指在胃中不溶，在小肠pH环境下溶解的高分子聚合物。主要有纤维素酯类，如羟丙甲纤维素酞酸酯（HPMCP，pH 5~6溶解）和羟丙甲纤维素琥珀酸酯（HPMCAS，三种型号L、M、H分别在pH 5.0、5.5、7.0溶解）等；丙烯酸树脂类，如丙烯酸树脂L型（Eudragit®L型，pH>5.5溶解），丙烯酸树脂S型（Eudragit®S100型，pH>7.0溶解）等。可根据制剂的设计要求，使其在合适的肠道部位溶解释放。

（三）增稠型阻滞材料

增稠剂是一类水溶性高分子材料，溶于水后，其溶液黏度随浓度增大而增加，增加黏度可以减慢扩散速度，延缓药物吸收，主要用于液体缓控释制剂及膜控型缓控释制剂中增加包衣膜的柔韧性和可塑性。常用的有明胶、聚乙烯吡咯烷酮（PVP）、羧甲基纤维素（CMC）、聚乙烯醇（PVA）、右旋糖酐等。

四、缓控释制剂的制备方法

（一）骨架片的制备

1.亲水性凝胶骨架片 该类骨架片主要骨架材料为羟丙甲纤维素（HPMC），其中可用作骨架材料的HPMC型号主要为K型和E型。可以通过调节HPMC在处方中的比例及HPMC的规格来调节药物释放速度。随着HPMC相对分子量的增加，黏度变大、分子链变长，形成的凝胶层不容易溶蚀，导致药物的释放度降低。对于水溶性药物，高黏度的HPMC易于形成稳定的扩散控制系统，而对于难溶性药物，应采用低黏度HPMC。

该类制剂可采用粉末直接压片法或湿法制粒压片法进行制备。

药物从亲水性凝胶骨架片中释放过程包括：骨架的润湿、吸水—材料的水化、膨胀—形成凝胶层—溶解的药物扩散—凝胶层溶蚀。水溶性药物的释放主要是扩散和凝胶层的不断溶蚀；难溶性药物的释放以骨架的溶蚀为主。随着凝胶的全部溶解，药物将全部释放，因此亲水性凝胶骨架片的生物利用度较其他类型的缓控释制剂高（表8-1）。

表 8-1 部分中药亲水性骨架片的研究

产品名称	辅料及制法	规格
白藜芦醇凝胶骨架缓释片	乳糖、HPMC4000、PVP、微粉硅胶、硬脂酸镁；湿法制粒压片	20mg
灯盏花素亲水凝胶骨架缓释片	HPMC K4M、乳糖、十二烷基硫酸钠、PVP、乙醇、硬脂酸镁；湿法制粒压片	120mg
三七总皂苷缓释片	HPMC K15M、微晶纤维素、预胶化淀粉、乙醇、硬脂酸镁；湿法制粒压片	300mg

例8-1 银杏内酯缓释片

【处方】

银杏内酯	200g	HPMC K4M	21g
低取代羟丙基纤维素（L-HPC）	7.6g	乳糖	76g
微晶纤维素	73.4g	硬脂酸镁	约2g（0.5%）

制成1000片

【制法】将处方量银杏内酯、HPMC K4M、乳糖和微晶纤维素采用等量递加法初步均匀，再过60目筛混合均匀，加适量95%乙醇制软材，过20目筛制粒，60℃干燥，20目筛整粒，加入0.5%硬脂酸镁混匀，压片，制得含银杏内酯200mg的片剂。

【注解】银杏内酯为主药，HPMC K4M为亲水性凝胶骨架材料，L–HPC为崩解剂，乳糖和微晶纤维素为稀释剂，硬脂酸镁为润滑剂。

银杏内酯类成分为血小板活化因子受体阻断剂，对心脑血管疾病具有独特的药理作用。但银杏内酯类成分在人体内消除半衰期较短，其普通口服制剂常需每日口服3次，不方便患者长期服用。而将其制成缓释制剂可提高患者依从性，并使药物缓慢释放进入体内，使血液浓度更加平稳，并维持较长时间的有效治疗血药，达到减毒增效的目的。

2.蜡质类骨架片 该类骨架片由水不溶性但可溶蚀的蜡质材料制成，如巴西棕榈蜡、硬脂醇、硬脂酸、氢化蓖麻油、三酰甘油等。这类骨架片是通过孔道扩散与溶蚀控制释放。

此类骨架片的制备工艺主要有以下四种。①湿法制粒压片法；②溶剂蒸发法：将药物与辅料的溶液或分散体加入熔融的蜡质材料中，然后将溶剂蒸发除去，干燥、混合制成团块再颗粒化，压片；③熔融法：即将药物与辅料直接加入熔融的蜡质材料中，温度控制在略高于蜡质材料熔点，制成蜡丸或者将熔融的物料冷凝、固化、磨碎过筛形成颗粒，压片；④热混合法：药物与辅料在60℃混合，用玉米朊醇溶液制粒，压片（表8–2）。

表8–2 部分中药蜡质类骨架片的研究

产品名称	辅料及制法	规格
水飞蓟素固体分散体	单硬脂酸甘油酯、PEG 6000/泊洛沙姆188；熔融法浇注至模具即得	50 mg
肉苁蓉缓释片	氢化蓖麻油、微晶纤维素、微晶纤维素、硬脂酸镁；湿法制粒压片	250 mg
山楂叶总黄酮生物溶蚀性骨架型缓释片	山楂叶总黄酮、硬脂醇、HPMC K10、乙醇、乳糖、硬脂酸镁、预胶化淀粉；湿法制粒压片	100 mg（总黄酮按无水芦丁计）

例8–2 三黄宝蜡丸

【处方】

藤黄	120g	雄黄	90g	天竺黄	90g
大戟	90g	血竭	90g	刘寄奴	90g
儿茶	90g	朴硝	30g	当归	45g
麝香	9g	水银	9g	黑铅	9g
琥珀	6g	乳香	9g	精制黄蜡	720g

【制法】①以上14味，藤黄用豆腐制，干燥，研细，过筛。黑铅置锅中炒热。熔化，加入水银不断搅拌，至不见银白色水银粒子成砂状，取出，研细。朴硝风化脱水。雄黄水飞或研成极细粉。麝香与琥珀共研细粉。其余各药混匀研成极细粉，再与以上各细粉陆续配研，混合均匀。②另取精制黄蜡加热熔化，加药粉搅拌均匀，制蜡丸，每丸重3g，蜡壳封固。

【注解】本品为黄棕色蜡丸，具有活血、祛瘀、解毒之功效。主治跌打损伤，瘀血积聚，遍身肿痛，外敷蛇虫咬伤等。由于本品含有水银、黑铅、藤黄等剧毒药物，古人采用黄蜡为蜡质骨架材料，以减缓毒性药物的释放，从而达到降低不良反应的目的。

3.不溶性骨架片 不溶性骨架片的材料有乙基纤维素、聚乙烯、甲基丙烯酸–丙烯酸甲酯共聚物等。制备方法可以将缓释材料粉末与药物混匀直接压片。若骨架材料为乙基纤维素，则可用其醇溶液，进行湿法制粒，压片（表8–3）。

表8-3　部分中药不溶性骨架制剂的研究

产品名称	辅料及制法	规格
三七总皂苷缓释片	乙基纤维素、微晶纤维素、硬脂酸镁、微粉硅胶；粉末直接压片	150mg
天麻钩藤饮控释胶囊	乙基纤维素、乙醇；湿法制粒装胶囊	9.6mg/g

（二）胃内滞留片的制备

胃内滞留片是指一类能滞留于胃液中，延长药物在胃内释放时间的片剂。该类制剂具有的优势有：①可促进弱酸性药物和十二指肠段有主动转运的药物吸收；②提高在肠道环境不稳定的药物在胃部的吸收；③提高治疗胃部和十二指肠部位疾病的药物的疗效；④延长胃肠道滞留时间，药物得到充分的吸收。该类制剂主要采用的技术包括胃内漂浮滞留技术、膨胀滞留技术、胃壁黏附滞留技术等。其中，胃内漂浮片又是常见的胃内滞留片，由药物和一种或多种骨架材料及其他辅料制成。通过加入一些疏水性且相对密度小的酯类、脂肪醇类、脂肪酸类或蜡质材料，如单硬脂酸甘油酯、鲸蜡醇、硬脂酸、蜂蜡等，提高其助漂或滞留能力。乳糖、甘露糖等的加入可加快释药速率，丙烯酸树脂Ⅱ、Ⅲ等加入可减缓释药（表8-4）。

表8-4　部分中药胃内滞留片的研究

产品名称	辅料及制法	规格
丹皮酚胃内滞留片	HPMC K4M、$NaHCO_3$、微晶纤维素、微粉硅胶、乳糖；粉末直接压片	80mg
苦参素胃内滞留缓释片	HPMC K4M、乙基纤维素、十六醇、微晶纤维素、碱式碳酸镁、PVP、乙醇、硬脂酸镁；湿法制粒压片	300mg
葛根总黄酮生物黏附片	HPMC K15M、卡波姆、PVP、乙醇、硬脂酸镁；湿法制粒压片	150mg

例8-3　元胡止痛胃漂浮片

【处方】

元胡、白芷干浸膏粉	100g	丙烯酸树脂Ⅳ	240g
硬脂酸	100g	聚乙烯吡咯烷酮（PVP）	50g
硬脂酸镁	30g	微晶纤维素	3g

制成1000片

【制法】①取醋制延胡索44.5g、白芷22.3g，用3倍量60%乙醇浸泡24小时，加热回流2小时，收集提取液；再加2倍量的60%乙醇加热回流2小时，收集提取液，合并两次提取液，滤过，滤液回收乙醇，浓缩成稠膏状，60℃干燥，研磨粉碎，过100目筛，得元胡、白芷干浸膏粉。②按处方量取各组分，适当粉碎，混匀，压片即得。

【注解】元胡、白芷干浸膏粉为主药，硬脂酸和丙烯酸树脂Ⅳ为骨架，硬脂酸起到助漂作用，丙烯酸树脂Ⅳ起到阻滞作用，PVP为致孔剂，硬脂酸镁为润滑剂。

元胡止痛片具有理气、活血、止痛等功效，但由于普通片需要1日3次给药，不仅用药不便，而且易出现“峰谷”现象，使疗效不稳定。而普通缓释片受胃排空等生理因素的影响，在胃肠道滞留时间较短，不利于有效成分吸收。故通过设计成胃漂浮片，增加药物在胃及小肠上端的滞留时间，从而提高药物的生物利用度。该研究结果表明元胡止痛胃漂浮片具有快速起漂和缓释的特性。

（三）微孔膜包衣片

微孔膜包衣片通常是用胃肠道中不溶解的聚合物（乙基纤维素、醋酸纤维素和丙烯酸树脂等）作为衣膜材料，包衣液中加入少量致孔剂（PEG类、PVP、PVA、十二烷基硫酸钠、糖和盐等水溶性的物质，亦有加入一些水不溶性的粉末如滑石粉、二氧化硅等）。

包衣液主要由包衣材料、增塑剂和溶剂（或分散介质）组成，根据膜的性质和需要可加入致孔剂、着色剂、抗黏剂和遮光剂等。包衣液可用包衣材料的溶液（常用其乙醇溶液、异丙醇溶液）或其水分散体。目前市场上有两种类型缓释包衣水分散体，一类是乙基纤维素水分散体，商品名为Aquacoat®和Surelease®，另一类是聚丙烯酸树脂水分散体，商品名为Eudragit®L30D-55与Eudragit®RL30D。通常采用锅包衣法对该类片剂进行包衣（表8-5）。

表8-5　部分中药微孔膜控释制剂的研究

产品名称	辅料及制法	规格
舒胸缓释胶囊	微晶纤维素、HPMC（60RT-5）、Eudragit® L30D-55、Eudragit® L100、Eudragit® S100；微丸包衣装胶囊	N/A
复方丹参缓释胶囊	HPMC（60RT-5）、低取代羟丙基纤维素、十二烷基硫酸钠、乙基纤维素、乙醇、滑石粉、邻苯二甲酸二乙酯；微丸包衣装胶囊	N/A

例8-4　愈肠宁结肠靶向包衣片

【处方】

（1）片芯

黄芪、苦参提取物	200g	淀粉	200g
70%乙醇	适量	硬脂酸镁	适量

（2）包衣液

丙烯酸树脂Ⅲ	37g	邻苯二甲酸二乙酯	3.7g
滑石粉	9.3g	80%乙醇	1000ml

【制法】①片芯的制备：将处方量黄芪、苦参提取物和淀粉混合均匀，加适量70%乙醇制软材，制粒干燥，加入适量硬脂酸镁混匀，压片，制得每片含黄芪、苦参提取物200mg的片芯。②包衣：将处方量丙烯酸树脂Ⅲ加适量95%乙醇研磨，使分散溶解成均匀胶体溶液，依次加入邻苯二甲酸二乙酯、滑石粉搅拌均匀。再加入剩余95%乙醇搅拌均匀，制得5%（w/w）包衣液。将片芯置包衣锅进行包衣，至包衣膜增重8%时停止包衣，干燥，即得。

【注解】黄芪、苦参提取物为主药，淀粉为稀释剂，硬脂酸镁为润滑剂，丙烯酸树脂Ⅲ为包衣膜材料，邻苯二甲酸二乙酯为增塑剂，滑石粉为致孔剂和抗黏剂。

溃疡性结肠炎是一种原因不明的直肠和结肠的慢性炎性疾病和溃疡性病变。愈肠宁方对溃疡性结肠炎具有良好的治疗效果，但传统的口服及直肠给药都存在一定的不足，故将其制备成结肠靶向包衣片，使有效成分富集于结肠病变部位，达到更好的治疗效果。该研究结果表明愈肠宁结肠靶向包衣片可达到结肠定位释放的目的。

（四）渗透泵片的制备

渗透泵片是将药物制成片芯，外包半透性的聚合物衣层，用激光等技术在片剂衣膜层开一个或多个适宜大小的释药小孔制成。该类片剂主要由药物、半透膜材料、渗透压活性物质和推动剂等组成，也可加入助悬剂、黏合剂、润滑剂、润湿剂等。

根据药物的溶解性能，可以设计成单室渗透泵、多层或多室渗透泵制剂。多数水溶性药物可直接与渗透压活性物质制成片芯，作为药物贮库，外包由半透性成膜材料形成的衣膜，用机械或激光打孔技术在衣膜上开一个适宜孔径的释药小孔而制得；难溶性药物因溶解度低，在片芯环境内难以形成较高浓度和渗透压来维持有效的释药速度。如果加入大量的渗透压促进剂来维持渗透压的话，容易超出正常的片重，因此难溶性药物一般制成多层或多室渗透泵制剂。多层或多室渗透泵片的片芯包括由药物与促渗剂形成的含药层、由促渗剂和促渗聚合物形成的助推层（表8-6）。

影响渗透泵片释药的因素包括释药孔径（孔径大小从几十微米到几百微米，目前上市品种多在0.5~0.8mm）、包衣膜的渗透性、包衣膜的厚度与面积、渗透剂的种类与用量等。

表8-6　部分中药渗透泵片的研究

产品名称	辅料及制法	规格
丹参多组分渗透泵片	聚氧乙烯、交联聚维酮、PVP、乙醇、氯化钠、阿拉伯胶、羧甲基纤维素钠、乳糖，醋酸纤维素、邻苯二甲酸二丁酯、PEG400、丙酮；湿法制粒压片包衣	42mg（按丹酚酸B计）
银杏叶总黄酮双层渗透泵控释片	PEO（N-10）、PEO（WSR 303）、氯化钠、硬脂酸镁、醋酸纤维素、PEG4000、丙酮；粉末直接压片，包衣后打孔即得	N/A

例8-5　盐酸青藤碱渗透泵片

【处方】

（1）片芯

盐酸青藤碱	120g	羧甲基纤维素钠（CMC-Na）	206g
氯化钾	37g	交联聚乙烯吡咯烷酮（PVPP）	49g
80%乙醇	适量	硬脂酸镁	适量

（2）包衣液

PEG1500	5g	醋酸纤维素	100g
丙酮：二氯甲烷（1∶1）	500ml		

【制法】①片芯的制备：将处方中盐酸青藤碱、CMC-Na、氯化钾和PVPP分别粉碎过100目筛，按处方量混合均匀，加适量80%乙醇制软材，过20目筛，湿颗粒于40℃下干燥，过18目筛整粒，加入适量硬脂酸镁，混匀后压片，制得每片含盐酸青藤碱120mg的片芯。②包衣：将醋酸纤维素、PEG1500溶于丙酮-二氯甲烷（1∶1）中，将片芯置包衣锅进行包衣，至包衣膜增重2%时停止包衣，干燥。取上述干燥完毕的包衣片，单侧打孔径为0.4 mm的小孔，即得。

【注解】盐酸青藤碱为主药，氯化钾为渗透压活性物质，CMC-Na和PVPP为推动剂，硬脂酸镁为润滑剂，醋酸纤维素为半透膜材料，PEG1500为增塑剂。

相比于普通缓释片，渗透泵片药物的释药速率不受pH、胃肠蠕动等因素影响，可以实现零级释放，并且体内外相关性好。该研究结果表明盐酸青藤碱渗透泵片较正清风痛宁缓释片具有更强的缓释能力和更平稳的血药浓度，且体内外具有良好的相关性。

五、中药多组分的同步释放的研究

传统中药口服制剂多为汤剂，其无释放过程；各成分经体内转运同时到达吸收部位，被机体直接吸收，具有多层次、多靶点的作用机制。因此，基于中药汤剂的用药特点提出了中药同步缓释这一中药缓释制剂研究思路。通过控制多组分的同步缓慢释放，并同时到达吸收部位，保留了汤剂多组分协同的疗效优势。这既符合中医药的用药特点，又融合了缓释制剂长效、低毒的优点。但中药所含的化学成分众多，且各成分的理化性质差异很大，普通缓释制剂中难以让中药多组分同步释放，不能体现传统中医用药的特点。因此，需要结合中药成分的特性，有针对性地选择缓控释技术。目前已有中药缓释制剂通过分层压片技术、多元包衣定位释放技术，渗透泵技术等，达到多组分同步释放的目的（表8-7）。

表8-7　部分中药多组分同步释放的缓释制剂的研究

名称	实现同步的方法	测定的成分
三七总皂苷缓释片	通过不溶性骨架材料（乙基纤维素）控制药物释放	人参皂苷R_{b1}、R_{g1}和三七皂苷R_1
舒胸缓释胶囊	通过多元定位释药技术（制备3种分区段释药的包衣单元）控制药物释放	三七总皂苷、红花黄色素、阿魏酸、川芎嗪

六、缓控释制剂的评价方法

缓控释制剂除了同普通制剂一样，需要进行外观性状、指标成分的定性与定量、微生物限度、重量/装量差异等检测与评价外，还需要进行体外释放与体内生物利用度评价等。

（一）体外释放评价

释放度是缓控释制剂体外评价最重要指标之一，根据《中国药典》2020年版“缓释、控释和迟释制剂指导原则”的规定，缓控释制剂的药物释放度试验可采用溶出度仪测定。测定方法包括篮法、浆法、小杯法、流池法和往复筒法。方法的选择以操作简便、质量可控、更符合体内情况为原则。

1. 释放度试验方法

（1）释放介质的选择　推荐选用除去空气的新制水性介质，包括水、稀盐酸（0.001~0.1mol/L）或pH 3~8的醋酸盐或磷酸盐缓冲液等；对难溶性药物可加适量表面活性剂；必要时可考虑加入酶等添加物。实验过程中应达到漏槽条件，保障介质体积、温度、搅拌速度等的稳定性。

（2）取样点的设计　除迟释制剂外，体外释放速率试验应能反映出受试制剂释药速率的变化特征，且能满足统计学处理的需要。释药全过程的时间不应低于给药的间隔时间，且累积释放百分率要求达到90%以上。缓控释制剂取样点不得少于3个。

从释药速率曲线图中至少选出3个取样时间点，用于表征体外释放度（表8-8）。

表8-8　缓控释制剂释放度考察的取样时间点设计

取样时间	累积释放率	作用
0.5~2小时	约30%	考察药物是否有突释
中间取样时间点t	约50%	确定释药特性
最后取样时间点t	>75%	考察释药量是否基本完全

（3）结果分析　制剂的质量研究过程中，通常将不同pH条件下的释药全过程的数据作累积释放百分率-时间的释药曲线图，以制订出合理的释放度检查方法和限度。缓释制剂的释药数据可用一级方程和Higuchi方程等进行拟合，控释制剂的释药数据可用零级方程拟合，并可通过方程对可能的释药机制进行预测。

2. 单一组分体外释放评价　中药单体或单味药提取物制备的口服缓控释制剂常选择其中一种药效成分的体外累积释放度作为体外释药的评价指标。目前研究主要采用该种评价方法，以白藜芦醇不同时间的体外累计释放度作为评价指标，研究了白藜芦醇凝胶骨架片的缓释性能。该种评价方法亦应用在银杏内酯缓释片体外释放的研究中。但单一有效成分的释放无法代表中药整个体系，因此单一或少数有效成分的释放研究应该逐渐发展为多组分的释放研究。

3. 多组分体外释放评价　中药复方相对于单方含有更多的组分，且中药药效是多种成分作用的集合。多种药效成分的同步释放并同步作用于机体可能是中药起效的关键，因此需要采用合适的方法和评价指标对中药多组分释放同步性进行评价。

（1）相似因子法　采用相似因子法对缓释制剂组分间释放曲线相似性进行评价。一般来说，若组分间的相似因子在50~100，释放曲线的相似性就可被认定，且数值越大，相似度越高。该法适用于两种组分的释放行为相似性评价，但难以用于多组分释放同步性的评价，因为中药成分复杂，两两对应的评价会导致工作量的大大增加。少数有效成分的释放同样无法代表中药中整个体系。

（2）中药指纹图谱结合相似因子法　在相似因子法基础上引入能够保留中药整体特征的指纹图谱法，形成了联合的评价方法，并采用该法对雷公藤胃漂浮缓释胶囊的多组分释放进行同步性研究。通过计算相同释药点特征指纹峰与对照峰峰面积的相关性，按对照峰折算特征峰面积为相对值，代入对照品的回归方程，以所得相对释放量求得累积释放度。该法结合了指纹图谱和相似因子法的优点，既可以保持中药多组分协同起效的特色，又能够客观评价各成分的释放度，是目前评价释放同步性较合理的方法。该法亦应用于白芍总苷缓释微丸体外释放评价中。

（3）Kalman滤波校正法　采用Kalman滤波校正法对中药多组分释放的同步性评价方法进行了探索。通过Kalman滤波校正法校正各释放点的化合物组谱，以所得的化合物组浓度对比标准谱浓度，通过浓度差值评估各组分释放的同步性。该理论已成功地应用于银翘解毒丸和龙胆泻肝丸体外释放评价。该法具有可视化的直观、简化、定量效果。

（4）基于“物质粗糙集”的评价体系　建立基于“物质粗糙集”的中药复方缓控释制剂随方同步/异步释放行为评价模式，借助一系列分析谱，多通道量测矢量、矩阵或张量信息，运用多元校正计量模型对“物质集单元”的释放过程“量”的变化进行辨识校正，建立响应值矢量与样品物质集量的关系模型，并以此来评价样品物质子集的“量”变化。

此方法用于自制丹参缓释片的体外释放评价。分别将丹参水溶性提取物、脂溶性提取物设为“物质粗糙集”，建立了不同浓度粗糙集的量测校正集与验证集，运用化学计量学的Partial least squares法建立了粗糙集量测“信息量”与物质粗糙集“浓度量”的计量关系模型，根据释放介质中物质集于200~400nm波长下量测的“信息量”预测释放的物质粗糙集的“浓度量”，结果丹参缓释片体外可缓释12小时；并利用 f_2 相似因子法与常规的指标成分丹酚酸B和丹参酮 $Ⅱ_A$ 的体外释放动力学特征比较，结果释放相似度分别为43.2和39.8，证实两种评价模式得到的释放动力学行为具有差异性，总量释放动力学评价更能体现复方的整体特征。

（5）其他　制备不同类型六味地黄丸（大蜜丸、小蜜丸、水蜜丸、糊丸、水泛丸、浓缩丸和蜡丸），采用物质组释放图谱、释放增量图谱，定量、整体并可视化评价不同类型六味地黄丸的物质组释放动力学特征。结果表明浓缩丸与水泛丸释药最快，释放最完全，前0.5小时释放可达50%~70%；小蜜丸、糊丸、水蜜丸次之，大蜜丸、蜡丸的释放曲线都较为平缓，速度较慢，释放量较小，12小时释放度只有50%左右。基本与古语所述“水丸取其易化，蜜丸取其缓化，糊丸取其迟化，蜡丸取其难化”吻合。

（二）体内评价

生物利用度是指活性物质从药物制剂中释放并被吸收后，在作用部位可利用的速度和程度，是评价中药制剂生物有效性的体内指标，主要的评价方法有药代动力学法、药理效应法等。

1.药物浓度法　是指以一种或几种药理作用明确的药效成分为指标，测定该成分在血液中的浓度，计算药代动力学参数，以此为依据研究药代动力学。比较了自制盐酸青藤碱渗透泵控释片和市售产品的正清风痛宁缓释片（盐酸青藤碱缓释片）在Beagle犬体内的吸收情况，自制渗透泵控释片 t_{max} 为（7.17±0.33）小时，较正清风痛宁缓释片延迟约4.5小时，可见其在体内表现出更强的缓释能力（表8-9）。

表 8-9　部分以药物浓度法作为评价方法的中药缓释制剂

药物成分	缓释制剂	实验结果
人参皂苷 R_{g1}	三七总皂苷缓释片	与普通片相比，t_{max} 由0.75小时延长至4.04小时，具有明显的缓释效果
苦参素	苦参素胃内滞留缓释片	与普通市售胶囊相比，相对生物利用度为110.5%，t_{max} 由1.5小时延长至3.8小时，具有良好的缓释效果

2. 药理效应法　是指以药效为指标测定药动学参数的方法。药效指标的选择是中药缓控释制剂体内评价的关键，因为中药的药理作用是多方面的，同一药物的药效学指标不同，药动学参数可能存在较大差异。麝香保心丸具有较强的扩张狭窄冠状动脉、增加冠脉血流量等作用，临床上主要用于心肌缺血引起的心绞痛、胸闷及心肌梗死。

选择增加大鼠心肌营养性血流量的药理效应为指标，对麝香保心丸pH依赖性微丸的体内药效动力学进行研究，该制剂的效量平均滞留时间（7.7小时）明显长于普通的麝香保心丸（3.21小时），相对生物利用度为104.03%。其他品种见表8-10。

表 8-10　部分以药理效应法作为评价方法的中药缓释制剂

药物	缓控释制剂	实验结果
丹酚酸B、三七皂苷 R_{g1}	复方丹参缓释片	以中性粒细胞呼吸爆发效应作为评价指标，复方丹参缓释片体外可缓释12小时
丹酚酸B、另一组分（代号为HJJ）	心宁缓释片	以冠脉流量作为评价指标，缓释片与普通片药效动力学参数的相应比值比较，效应消除半衰期延长2.29倍，效应峰时增长为2.05倍，结果表明心宁缓释片能使药物缓慢释放

第三节　中药缓控释制剂的探索性研究

化学药物制剂的成分相对固定，制备缓控释制剂的理论和技术都已比较成熟，已有数百种缓控释制剂上市应用于临床，剂型涵盖了片剂、胶囊、渗透泵、黏膜贴剂及注射剂等。相比而言，中药因其独特的理论和组成，致使中药缓控释制剂发展较滞后，目前，仅有极少数中药缓控释制剂上市，如正清风痛宁缓释片、雷公藤双层片等。

由于中药成分复杂，是多组分、多靶点的独特体系，因此以单一或少数成分血药浓度为基础的药物缓控释理论及技术难以完全适用于中药，难以直接应用于中药制剂，故亟需研究、建立适宜于中药缓控释给药系统的理论及评价体系。随着中药基础性研究日渐深入，多组分同步释放理论和评价体系以及体内药效评价体系的逐步建立，研究已从中药单体研究拓展至中药有效部位和中药复方。

一、中药有效成分制备缓控释制剂

具有代表性的中药缓控释制剂是采用中药提取的单一成分，由于中药单一成分的理化、生物学性质较明确，如果符合缓控释制剂设计需求，即有一定的安全性；且药效靶点相对明确，药效强度相对较高，胃肠道有良好的吸收等，即有制成缓控释制剂的可能。研究、制备这些有效成分缓控释制剂时，可将现有的缓控释理论和技术直接应用。如现已上市的正清风痛宁缓释片，该中药缓控释制剂为青藤碱单一成分制成的缓释制剂，每片含盐酸青藤碱60mg。除了已上市品种外，有关中药提取的单一成分制成的缓控释制剂也有较多文献报道（表8-11）。

表8-11 部分中药有效成分缓控释制剂研究

有效成分	辅料及制法	剂型
银杏内酯	HPMC K4M、L-HPC、乳糖、微晶纤维素、80%乙醇、硬脂酸镁；湿法制粒压片	亲水性凝胶骨架片
盐酸青藤碱	片芯：CMC-Na、PVPP、氯化钾、80%乙醇、硬脂酸镁，包衣液：PEG1500、醋酸纤维素、丙酮、二氯甲烷（溶剂）；湿法制粒压片	渗透泵片
丹皮酚	HPMC K4M、$NaHCO_3$、微晶纤维素、微粉硅胶、乳糖；粉末直接压片	胃内滞留片

二、单味中药提取物制备缓控释制剂

中药提取物由于成分复杂，各成分性质有一定区别，制备缓控释制剂相对较难。但是，如果提取物经过一定纯化过程，所得提取物往往理化性质比较接近，这类成分如果符合缓控释制剂的设计需求，可以利用现有的缓控释制剂理论和技术制备相应的缓控释制剂（表8-12）。

国内已上市的中药提取物缓控释制剂代表药物为雷公藤双层片，主药为雷公藤提取物，缓释部分辅料组成为聚乙二醇6000、丙烯酸树脂Ⅱ、糊精；速释部分辅料组成为淀粉、碳酸钙、羟丙基纤维素。含量测定要求：每片含雷公藤总生物碱不得少于1.2mg；每片含雷公藤甲素应为标示量的80%~120%（标示量50μg/片）。释放度要求：每片在2、5、10小时累积溶出量应分别为15%~40%、35%~85%、70%以上。

表8-12 部分单味中药提取物缓控释制剂研究

提取物	辅料及制法	剂型
银杏叶总黄酮	PEO（N-10）、PEO（WSR 303）、氯化钠、硬脂酸镁、醋酸纤维素、PEG4000、丙酮；粉末直接压片，包衣后打孔即得	渗透泵片
山楂叶总黄酮	山楂叶总黄酮、硬脂醇、HPMC K10、乙醇、乳糖、硬脂酸镁、预胶化淀粉；湿法制粒压片	蜡质类骨架片
葛根总黄酮	HPMC K15M、卡波姆、PVP、乙醇、硬脂酸镁；湿法制粒压片	胃内滞留片

例8-6 三七总皂苷缓释片

【处方】

三七总皂苷	150g	乙基纤维素	200g
微晶纤维素	25g	硬脂酸镁	约3.8g（1%）
微粉硅胶	约1.9g（0.5%）		

制成1000片

【制法】将三七总皂苷150g，乙基纤维素200g，微晶纤维素25g，分别过80目筛，等量递加法混合均匀后，过60目筛3次混合均匀；等量递加法加入1%硬脂酸镁和0.5%微粉硅胶，混匀。粉末直接压片，制得每片含三七总皂苷150mg片剂。

【注解】三七总皂苷为主药，乙基纤维素为不溶性骨架材料，微晶纤维素为稀释剂，微粉硅胶为助流剂，硬脂酸镁为润滑剂。本品具有改善微循环、保护肝细胞、促进肝细胞再生和抗肝纤维化等功效。

选择了人参皂苷R_{b1}、R_{g1}和三七皂苷R_1对三七总皂苷缓释片的体外释放特性、体内药物动力学及体内外相关性进行评价。以f_2相似因子法对缓释片中的3种皂苷成分进行了两两比较，证明3种皂苷释放速率相似，达到多组分同步释放的目的。相对于普通片剂（血塞通片），该缓释片具有明显的缓释特征，且生物利用度明显优于普通片剂。

三、复方中药提取物制备缓控释制剂

复方中药成分复杂，主要以多组分配伍发挥整体疗效，具有多组分、多靶点的特点，制剂中一般是由许多成分组成的混合物，其中各成分的理化、生物学性质不同，且大多数中药复方产生药效作用的物质基础尚未清楚，无法确定缓控释制剂设计所需的药动学参数，现有的缓控释制剂理论难以指导中药缓控释制剂的设计；也给缓控释制剂辅料的筛选及制剂的处方设计、成型工艺增加了困难。越来越多的研究者主张，评价中药制剂缓释性能的指标应该是一个整体。并将相应的理论应用于中药复方缓释制剂的评价（表8-13）。

表8-13　部分复方中药提取物缓控释制剂研究

复方中药	辅料及制法	剂型
黄芪、苦参提取物	淀粉、乙醇、硬脂酸镁、丙烯酸树酯Ⅲ、邻苯二甲酸二乙酯、滑石粉；湿法制粒，压片包衣	微孔膜控释片
延胡索、白芷提取物	硬脂酸、丙烯酸树脂Ⅳ、PVP、硬脂酸镁、微晶纤维素；粉末直接压片	胃内滞留片

例8-7　复方丹参多元释药双层片

【处方】

（1）速释层

丹参水溶性部位	换算得	交联聚乙烯吡咯烷酮	15%
冰片	换算得	低取代羟丙基纤维素	2%
微晶纤维素	20%	淀粉	适量
乙醇	适量	微粉硅胶	适量

（2）缓释层

丹参脂溶性部位	换算得	三七总皂苷部位	换算得
冰片	换算得	HPMC K4M	5.6%
卡波姆934p	6%	羟丙基纤维素	24%
乙醇	适量	乳糖	适量
硬脂酸镁	适量		

【制法】①主药的确定：根据《中国药典》处方药材用量及各有效部位的收率计算各有效部位的处方投料量。②速释层：丹参水溶性部位、微晶纤维素、交联聚乙烯吡咯烷酮（2/3）、淀粉一起混匀后，加适量乙醇制粒，60℃干燥2小时，24目筛整粒，再加冰片、微粉硅胶、交联聚乙烯吡咯烷酮（1/3）、低取代羟丙基纤维素混匀备用。③缓释层：丹参脂溶性部位、三七总皂苷部位、卡波姆934p、HPMC K4M、羟丙基纤维素、乳糖一起混匀后，加适量乙醇制粒，60℃干燥2小时，20目筛整粒，再加冰片、硬脂酸镁混匀，备用。④压片：先压缓释层，再压速释层，速释层硬度控制为3~5kg，缓释层硬度控制为6~11kg。

【注解】将丹参水溶性部位及部分冰片以分散片的形式制备双层片中的速释层；丹参脂溶性部位、三七总皂苷部位和部分冰片以口服胃肠道生物黏附片的形式制备双层片中的缓释层。其中丹参水溶性部位、丹参脂溶性部位、三七总皂苷和冰片为主药，卡波姆934p、HPMC K4M、羟丙基纤维素为亲水性骨架材料，交联聚乙烯吡咯烷酮、低取代羟丙基纤维素为崩解剂，淀粉、乳糖、微晶纤维素为稀释剂，乙醇为润湿剂，微粉硅胶为助流剂，硬脂酸镁为润滑剂。本品具有活血化瘀、理气止痛等功效，适用于气滞血瘀所致的胸痹，症见胸闷、冠心病、心绞痛见上述症候者。

以人参皂R_{g1}（脂溶性组分，缓释层）和丹酚酸B（水溶性组分，速释层）不同时间的体外累计释放度作为制剂释放性能的评价指标，双层片速释层的丹酚酸B体外释药速度明显快于普通片剂，可获得很好的速释效果，可迅速达到扩张冠状动脉，增加冠脉血流量，活血止痛效果。而双层片缓释层的丹参脂溶性成分、人参皂R_{g1}具有良好的缓释效果，可达到持续改善心脏功能的作用。

思考

1.结合中医理论和临床需求，开展对中药缓控释制剂的探索性研究。在研究过程中，巩固口服缓控释制剂和中药缓控释制剂的特点等相关知识点，并将其活用于中药缓控释制剂的设计和开发中，尝试为中药缓控释制剂的开发提供新的研究思路。

2.简述缓控释制剂研究对于中药开发的作用。

药知道

中国古代书籍中关于缓控释的论述

我国古代的中医药工作者在长期的实践中发现和总结了很多有价值的中药使用规律，对中药的不同剂型特征具有许多科学论述。金元名医李杲（1180 — 1250年）指出："丸者缓也，其用药舒缓而治之意也""蜡丸取其难化而旋旋取效或毒药不伤脾胃。"《汤液本草》（1289年）在"用丸散药例"中对于糊丸也有论述："滴水丸者，取其易化也。炼蜜丸者，取其缓化，而气循经络也。用蜡丸者，取其难化，而旋旋取效也"。

目标检测

1.常用的缓控制剂辅料有哪些？

2.简述缓控释制剂研究对于中药开发的作用。

（关世侠）

第九章　中药制剂中间体物料属性与质量控制

学习目标

通过本章学习，掌握不同中药制剂中间体物料的物理特性表征方法及其在制剂成型工艺过程中的具体应用方式，具备整体相关性研究的思路，能够灵活运用理论知识解决实际具体问题。

中药制剂多以中药饮片为原料药，成为制剂产品前需进行提取、分离、精制、浓缩等工艺步骤，得到的提取物（中药制剂中间体）多为化学组成复杂的浸膏（或有效部位），其相关物理化学属性特征与制剂成型性以及制剂质量密切相关。因此，建立并完善中药制剂中间体的物理化学属性特征及表征方法，解析其物理属性、成型工艺与制剂质量之间的关系，对实现中药制剂生产过程可控、提高产品质量具有重要意义，有助于“质量源于设计”（quality by design，QbD）理念在中药制剂领域的应用与实施。

中药制剂中间体物料一般有固体和流体两大类，固体类中间体物料多为直接入药的中药饮片粉末、中药浸膏粉及制剂制备过程所得的细粉与颗粒等；流体类中间体物料多为中药提取物的浸膏、流浸膏、油状流体等。借鉴粉体学和流变学的基本理论，将与制剂质量相关的中间体物料物理属性表征为具体参数，进行制剂中间体物料特性、制剂成型工艺过程、制剂产品质量之间的相关性研究，以实现对制剂中间体物料的优化和中药制剂生产过程的数字化控制等。

第一节　中药粉体物理属性特征及表征方法

中药粉体是以细微粒子状态存在的中药饮片细粉、中药浸膏粉、制剂制备过程所得的颗粒以及中药散剂、颗粒剂等剂型终产品。中药粉体作为中药固体制剂的中间体或最终应用形式，其物理属性特征与制剂的成型、稳定及质量控制密切相关。中药粉体的物理学特性可分为空间构造、表面性质、形变特性等方面。

一、中药粉体物理属性及对制剂成型性的影响

（一）中药粉体的空间构造属性

中药粉体的空间构造属性包括形貌、尺度及密集程度，如粒径大小及其分布、粒子形态及比表面积、孔隙率、密度等。相关物理属性特征参数及其表征技术见表9-1。

表9-1　中药粉体空间构造属性特征参数及其表征及技术

属性特征	特征参数	表征方式或表征技术
尺寸	几何学粒径	光学显微镜、电子显微镜、透射电子显微镜、原子力显微镜
	有效粒子径	沉降法、库尔特计数法、激光衍射/散射法、级联撞击器法
	筛分径	利用筛孔机械阻挡的分级方法进行筛分（筛分法）

续表

属性特征	特征参数	表征方式或表征技术
形貌	比表面积	气体吸附法、气体透过法
	圆整度	宏观描述法
	形状指数	球形度、圆形度
	形状系数	体积形状系数、表面形状系数、比表面积形状系数
	粗糙度	表观描述法
密度	粒密度	粉体质量W除以粒体积V_g求得的密度/液体浸入法
	真密度	粉体质量W除以真体积V_t求得的密度/氦气测定法
	堆密度	粉体质量W除以该粉体所占体积V求得的密度/量筒法
	空隙率	粉体中空隙所占的比率/压汞法、气体吸附法

粒径大小是中药粉体的最基本性质。中药粉体一般为不规则粒子，不能用单一的粒径表示其大小，较常用的是“相当径”。不规则粒子的粒径因测定方法不同而有一定差异，需标注所采用的粒径表征方法。

中药粉体粒径的改变，直接影响粒径的大小、粉体形状、颜色、黏附趋势等相关物性特征，进而会引起粉体松密度、压缩度，休止角、崩溃角，吸湿量、吸湿速率、临界相对湿度、接触角等变化。由粒径引起的流动性、压缩性、吸湿性等性质的改变，对存贮过程中药物性质及质量稳定性、将中药粉体制备成剂型的制剂成型性均有影响。

（二）中药粉体的表面性质属性

粉体外表面是粉体区别于其他物质的分界，根据粉体的相态与表面作用方式不同，可将其分为吸湿性、润湿性及黏附性。

1.吸湿性 大多数中药制剂中间体物料特别是动植物类及其浸膏粉，因富含多糖类成分而极易吸湿，吸湿后的粉末能诱发出较强的黏性，继而润湿成团或形成块状物，不仅影响物料的流动性和稳定性，还会黏附在制药设备表面，给制剂成型过程带来困难。因此，中药粉体在存贮及生产过程中需采取一定的手段控制其含水量或阻隔水分以防止吸湿性成分吸湿而诱发黏性。

（1）吸湿性的定义 吸湿性（hygroscopicity）是指在一定温度及湿度条件下该物质吸收水分的能力或程度，是由于空气中水蒸气的蒸气压大于物质表面水分产生的水蒸气压时所发生的现象。

吸湿是一个动态的过程，是药物表面不断吸附水分子，并且水分子向药物内部渗透并溶解可溶性成分的过程，在宏观上表现为药物的含水量和重量随着时间的延长而增加，或随着环境湿度的增大而增加。

（2）吸湿性的表征方法 粉体吸湿性常用平衡吸湿量（equilibrium moisture content）和临界相对湿度（critical relative humidity，CRH）进行表征。

平衡吸湿量表示粉体吸湿达到平衡时的含水量，可根据其大小初步判断粉体的吸湿能力；粉体一般在相对湿度较低的环境时吸湿量较小，但当相对湿度提高到某一定值时，吸湿量急剧增加，此时的相对湿度被称作临界相对湿度（CRH）。CRH是粉体吸湿性大小的衡量指标，物料的CRH越小则越易吸湿，反之则不易吸湿。

中药类粉体组成成分复杂，水不溶、水溶性成分都有，对中药类粉体的吸湿性，用CRH来表征并不能很好地反映中药粉体的吸湿性，但可为中药粉体的制备、存贮环境提供参考。为防止中药快速吸湿，一般将生产与贮藏时的环境湿度控制在临界相对湿度以下。

中药粉体的吸湿情况可用吸湿量、吸湿初始速度、吸湿加速度、分散性、膨胀力、持水力特征属性等进行判断。其中，吸湿初始速度体现了中药粉体的比表面积及表面毛细孔结构的差异，吸湿加速度体现出中药粉体本身吸湿能力和吸湿基团的分布。

2. 润湿性　润湿性反映了药物与溶出介质的接触能力、粉末亲水性的强弱，在剂型制备、药物溶出等方面有着重要的作用。

润湿是固体界面由固-气界面变为固-液界面时所表现的性质，用接触角表示。接触角是液滴滴到固体表面时，液滴在固液接触边缘的切线与固体平面间的夹角。接触角越小，则粉体的润湿性越好。润湿可以看作是粉体吸湿过程中粉体吸附水分于表面的过程。可采用液滴法、毛细管上升法及视频光学接触角测定仪法测定各粉体的接触角，中药粉体亦可用将粉体润湿所需时间的长短或溶解率来表征其润湿性。

3. 黏附性　粉体分子间作用力的存在使粉体颗粒产生聚集倾向。粉体的黏附与内聚可看作是相同现象的两个组成部分。黏附产生于不同分子之间；内聚产生于同分子之间。中药粉体的黏附性体现在黏附与内聚上，引起黏附与内聚的因素有粉体粒径的大小及粉体自身的成分和性质。许多中药粉体本身具有一定黏性，在吸湿后更容易诱发较强的黏性，使粉体黏结成团，或黏附于器壁表面，影响物料的流动性、稳定性及成品得率等。

粉体颗粒间的黏着力主要由短程非特异性范德华力组成，该作用力随着粒径的减小而增加，随相对湿度的变化而变化。产生黏着的其他吸引力包括：①在干燥状态下粒子的接触或摩擦产生的静电力；②在润湿状态下由于粒子表面吸附水分形成液体架桥或由于水分的蒸发而产生固体桥，在水分的界面张力作用下使粒子黏结在一起。

由于黏附和内聚都出现在粉体表面，粒径大小会影响粉体流动性。一般情况下，粒径越小的粉体越易发生黏附和内聚，通常粒径250μm的粒子流动性好，当粒径为100μm时颗粒间的内聚增强，可能出现流动性问题。当粉体的粒径为10μm时，内聚性很强，在重力作用下很难流动。采用造粒法加大粒径或加入助流剂等手段是防止黏附和内聚现象的有效措施。对于易诱发黏附的中药粉体，控制其水分含量及环境湿度亦是防止黏附现象的有效措施。

（三）中药粉体形变特性属性

以一定凝聚态存在的中药粉体受力时必然发生形变，而每种物料都有其独特的形变特性，与中药制剂的成型性密切相关。中药粉体在挤压过程中，粉体依次或同时发生充填和重排、粒子破碎与结合、弹性形变、塑性形变以及减压时的弹性复原等现象。根据物料内部质点相对位移的特点，可将中药粉体的形变特性分为压缩成型性和流动性。

粉体粒子的各物理性质对压缩成型性的影响通常是通过影响粒子间的结合面积和结合强度来实现的。一般情况下，粒径较小、比表面积大且表面粗糙、不规则的颗粒压缩成型性较好。但粒径小、表面粗糙、不规则等因素会增大粒子间的摩擦力和黏着力，从而降低粉体粒子的流动性。

1. 压缩成型性　压缩成型性包括了压缩性和成型性。压缩性（compressibility）是指粉体在外界施加压力下体积减少的能力；成型性（compatibility）是指物料紧密结合成一定形状的能力。

压缩特性与粉体颗粒种类、粒度分布、粒子形态以及压缩速度有关，颗粒间结合面积越大，则粉体压缩性越好；成型性与粉体颗粒表面性质有关，颗粒间结合强度越高则粉体成型性越好。

压缩性的优劣程度可用松密度、压缩度、孔隙率等进行表征；成型性一般用抗张强度、弹性复原率、塑性、弹性等进行表征。反映压缩特性的方程有很多，在药物制剂的压缩成形研究中应用较多的是Heckel方程、Cooper-Eaton方程和川北方程等。

压缩成型性的相关机制：①压缩后粒子间距很近，产生粒子间力，如范德华力、静电引力等，使粒子相互吸引而成型；②压缩后粒子产生塑性变形，使粒子间的接触面积增大，粒子间相互作用力增大；③粒子受压变形后，相互嵌合而产生机械结合力；④在压缩过程中产生热，熔点较低的药物部分熔融，随后固化，在粒子间形成“固体桥”从而使粉体成型；⑤压缩过程中，处方中水溶性成分在粒子的接触点处结晶析出形成“固体桥”，从而使物料成型并保持一定的硬度；⑥粒子受压破碎，产生新的表面，新生表面具有较大的表面自由能而使粒子聚集成型。

中药物料的压缩特征与中药粉体的弹性、塑性、结合力及结合方式等息息相关，不仅与粉体的粒径大小及分布、形态、晶型、比表面积等有关，还与中药粉体自身性质及环境因素有关。随着粉体粒径的减小，黄连药粉及其提取物浸膏粉松密度减小，压缩度降低，说明其压缩性变弱，而随着粒径的减小，其粉体的比表面积增大，粉体的不规则度增加，粉体相互嵌合更加紧密，从而成型性更好；但随着进一步粉碎，粒径更小，颗粒间的摩擦力和颗粒表面静电荷等增大使得颗粒间的相互作用力和黏着力增大；粉碎至黄连药材细胞破碎时，亲水性物质充分暴露，易与残存游离水形成颗粒间的液桥，产生团聚与黏附，使得颗粒之间形成假的大颗粒，在一定程度上降低了粉体的空隙率，导致松密度增大。

控制中药粉体的粒径范围、外貌形态、水分含量及环境湿度等因素能很好地控制中药粉体的压缩成型性。

2. 流动性 粉末流动性是用一定量粉末流过规定孔径的标准漏斗所需要的时间来表示，数值愈小说明该粉末的流动性愈好。粉体均具有流动性，粉体的流动性对颗粒剂、散剂、片剂等制剂的质量及工艺操作会造成较大的影响。可用休止角、崩溃角、流出速度、压缩度及Hausner比等表征粉末流动性。

粉体流动本质上是粉体中粒子受力不平衡，存在有重力、颗粒间的黏附力、摩擦力、静电力等。影响粉体流动的因素主要有粒度、形态、温度、水分含量及粉粒间的相互作用等。

粒度对粉体流动性的影响表现为粉体比表面积与粒度成反比；随着粉体粒度的减小，粉体之间分子引力、静电引力作用逐渐增大，降低粉体颗粒的流动性，颗粒间容易形成紧密堆积，使得透气率下降，压缩率增加；粉体粒度越小，粒子间越容易吸附、聚集成团，黏结性增大，导致休止角增大，流动性变差。

绝大多数中药粉体都具有较强的吸湿性，吸湿后粉体因“液体桥”“固体桥”等作用粘在一起或者是因吸湿后而诱发其黏性，使粉末聚集成团或形成块状物，从而影响中药粉体的流动性。例如黄芩提取物浸膏粉，随着粒径的减小，浸膏粉的比表面积增大，不规则度增大，休止角及崩溃角均增大，流动性降低，粉体暴露在外的面积增多，吸水位点大大增加，黄芩浸膏粉的吸湿性增强，粉体更易团聚在一块，由于黄芩浸膏粉吸湿后诱发了其黏性，使其粉体之间、粉体与制药设备之间粘连，导致流动性更差。

中药粉体存贮及制备成剂型时，需将明显影响其性质的粒径、温度、水分和环境湿度等特征参数控制在一定范围内。

（四）中药粉体物理属性对制剂成型性的影响

1. 中药粉体粒径影响 中药粉体粒径的大小、形貌、黏附趋势等直接影响其自身的性质；粒径大小的改变，又会引起比表面积、孔隙率、不规则度、休止角、接触角等的变化，这些变化对后期制剂的压缩成型性、流动性、润湿性及吸湿性等均会产生一定影响，因此，控制中药粉体粒径在合适的粒度范围内对于后期制剂的成型性至关重要，而掌握中药粉体粒子介观相互作用及作用机制则是解决制剂成型问题的核心。

中药粉体的功能特性除与中药粉体本身有关外，还与粉体呈现的状态相关联。颗粒物质的破碎程度、粒度、形状不同，造成颗粒的比表面积、暴露的功能基团等不同，其流变学特性、水合特性等也会发生改变，最终导致功能上的差异。对粒径133.90μm（普通粉）、15.76μm（超微粉）、201.50nm（纳米粉）的金花茶茶花粉体的制剂成型相关物理特性进行的研究发现：细胞破碎程度、不规则度依次增大，粉体的流动性、松密度、润湿性、膨胀力随粒径减小呈现先减小后增大趋势，普通粉最大，超微粉最小，纳米粉居中，这与颗粒的大小，颗粒间的摩擦力、吸附及凝聚特性等有关，当粒度细化到一定程度，颗粒的比表面积、表面能增大，颗粒处于能量不稳定状态，趋向于聚集在一起，发生黏附及团聚现象，导致纳米粉的这些指标增大。

对中粉、细粉和超微粉的斑蝥粉体从外观性状、显微结构、物理特征、吸湿性等进行表征可知，斑蝥微粉的粒径最小，而休止角、松密度和比表面积最大。斑蝥微粉流动性最差，可能是因为药材经微粉碎后，粒子越来越小，比表面积增大，导致粒子之间的摩擦力等增强，从而使流动性变差。而斑蝥超微粉的吸湿速度和吸湿百分率均较中粉、细粉增加，说明制成超微粉后，粉体粒径变小，比表面积增大，既增大了与环境中水分子的接触面积，又使水分子进入粉体中心的距离减小，从而使吸湿量增加，吸湿平衡所需时间减小。

对不同粒径的发酵虫草菌粉进行其松密度和振实密度、吸湿性、水分、流动性及溶出度考察可知，发酵虫草菌粉微粉化前后，其休止角、吸湿增重率及含量无显著变化，但微粉化对溶出度有一定程度的影响。一定程度的微粉化能促进指标成分的溶出，进一步降低粒径，指标成分的溶出反而呈现下降趋势，其原因可能是进一步降低粒径后，阻碍了毛细管溶解效应，使溶出速率减慢；同时粒径越小的粉末比表面积越大，表面能升高，使粉末处于非稳定状态，易聚集，流动性和分散性差，导致溶出程度降低。

无论是对中药粉体本身还是对后期制剂成型性的影响，并非粉体的粒度越小越好，而是需要根据中药粉体自身性质特点及后期所需制成的制剂特征选择最佳粒度范围。

2. 对固体制剂装填及重量差异影响 散剂、颗粒剂、胶囊剂的分装及片剂生产，一般均是粉粒自动流满定量容器，按容积分剂量。因此粉粒的堆密度、流动性等对固体制剂填充准确性有影响。颗粒的粒径分布较宽，大、小粒径容易在装填过程中发生分离现象，小粒子可穿过大粒子间的空隙落到底层，导致堆密度产生一定差异，最终造成填充不均；粉体的粒度过大，会造成严重的重量偏差，但粉体粒度越小，因粒子间的黏着力、凝聚力大于重力，不能紧密充填而产生较大的空隙，所以一般在流动性满足生产的条件下，一定比例的大小粒径混合体越容易避免充填不均的问题。

一般而言，较高的充填速率会使大粒子物料产生较小的堆密度；粉体的堆密度越小，表面粗糙，比表面积和空隙率大，流动性差，易产生“结拱”现象或形成鼠孔，不利于物料填充。如果测得的堆密度和振实密度相差较大，说明物料的流动性较差，即压缩度值高，压缩度20%以下时流动性较好，压缩度增大时则代表其流动性下降，这样就有可能导致在压片或灌装胶囊时出现单位制剂重量波动较大的现象。

3. 对混合的影响 混合是固体制剂制备的基本环节，混合均匀度是混合的重要指标。影响物料混合均匀度的因素很多，其中因粉体性质所产生的影响有：①粒径分布不均，粒径大小差异较大而致混匀难度加大。通常会对物料进行粉碎、筛析等预处理，可以得到粒径较小、粒径分布均匀的粉体；②粉体密度差异较大，密度低的上浮、密度大的下沉导致混合均匀度较差或已混匀的粉体因加工、运输中的振动而分层；③粒子形态不规则、表面粗糙等；④粉体含湿量较高、黏性较强的粒子之间容易产生聚集，或粒子粒径过小，导致粒子之间的静电吸附作用过强等。

4. 对崩解和溶出的影响 崩解是药物溶出、发挥治疗作用的前提，而崩解取决于水分能否快速润湿并渗入制剂中。制剂的孔隙径、空隙率及润湿性影响着药物崩解和溶出行为。一般来讲，孔隙率较大，崩解溶出较快，药物在体内更容易被人体吸收。片剂、胶囊剂、丸剂、颗粒剂的崩解及药物溶出，都与粉体的润湿性有关。

5. 对片剂制备的影响 粉体的粒径分布及大小对压片的可压性、片重差异和药物成分的溶出均有影响。压片物料在压片过程中通过范德华力、库仑力、固体桥、液体桥等作用，使粒子牢固结合，保障片剂成型。压片物料的粒径分布均匀，能改善混合均匀度，提高片剂含量的均匀度。对于全粉末压片，药物和辅料粒径分布均匀性对于改善压片物料的流动性、避免因机器震动或搅拌器搅拌带来的粉末分层，从而引起片重差异变化等更为重要。粒径越小、压缩时粒子重排空间越大，有利于粒子群趋向于更大变形的位置排列，改善压力的传递，增加粒子间的结合力和片剂的硬度，同时片面光洁度好，药物的溶出好。

粉体中细粉过多，在压片过程中容易造成黏冲，且细粉过多，粒子之间排列堆积较为密实，会导致压缩空气不能及时排出，解压后空气体积膨胀而导致裂片、松片等现象。

6. 对混悬液型液体制剂的影响 混悬液型液体制剂系难溶性固体药物以微粒状态分散在液体介质中形成的非均相液体制剂，也包括临用时加水振摇即可分散（或崩散）成混悬液的干混悬剂。混悬剂中药物微粒分散度大，微粒与分散介质之间存在物理界面，具有较高的界面自由能，属于热力学和动力学均不稳定的粗分散体系。药物微粒的粒径、微粒与分散介质间的密度差、微粒的荷电性能、微粒润湿而吸附水分形成的水化膜等影响混悬液型液体制剂的制备与稳定性。

二、中药粉体水分及对制剂成型性的影响

中药粉体在贮藏及制备成剂型过程中，控制其自身水分及环境湿度在一定范围内对中药粉体的贮藏、物理属性及其药物含量、药效等均有着不可忽视的作用。粉体水分过多或环境湿度大，中药粉体可能发生霉变、结块、聚集或黏附性增大等现象，对粉体的剂量准确性、疗效、质量以及对制剂的成型性等均造成不同程度的影响。

（一）水分存在形式及测定

物料中水分的存在状态基本上可分自由水、吸附水和结合水。

自由水又叫机械结合水，分布在固体颗粒之间，是由物料直接与水接触而吸收的水分。自由水排除时，物料颗粒彼此靠拢，体积收缩，收缩值与自由水排出体积大致相等，故自由水也称收缩水。

吸附水属于自由水范畴，又称为非结合水，是吸附在粒子表面上的水分。吸附水所产生的蒸气压等于同温度水的蒸气压，因而与物料结合力弱，易于去除，通常可采用简单的晒、晾、烘、微波、远红外线照射等方法除去或控制。

结合水是包含在物料分子结构内的水分，即存在于细小毛细管中的水分和渗透到物料细胞中的水分。这类水分结合比较牢固，排除时需较大的能量，因为毛细管内水分所产生的蒸气压较同温度时水的蒸气压低。

中药粉体水分含量的常用测定方法有卡尔费休法、烘干法、减压干燥法、甲苯法、气相色谱法和快速水分测定仪法。矿物类或提取纯化类中药单体化合物，其结合水的多少会影响水合物的结构及稳定性，针对此类物质，可采用X射线衍射法（XRD）、动态水吸附法（DVS）、热重分析法（TGA）、差示扫描量热法（DSC）、固态核磁共振、傅里叶变换红外光谱、拉曼光谱法等进行分析。

（二）水分活度的意义

水分活度是指系统中水分存在的状态，即水分的结合程度（游离程度），常用吸湿物质在密闭容器

内与周围空间达到平衡时的相对湿度来表示。

中药粉体组成中常含有糖类、胶质类等成分，是微生物生长、繁殖的温床，控制中药粉体的水分活度，不仅可以恶化微生物的生长环境、抑制微生物繁殖，还可以在一定程度上阻止或减缓中药粉体虫蛀、霉变、变色、风化、潮解等现象。

中药粉体品种多、门类广，有植物的根茎、花果、种子，又有动物的肢体、脏器，亦有矿物及其加工产品，中药材或饮片的提取物等，因质地不同，性质有别。如芳香类药物气味易于逸散，动物类药物易于虫蛀，甜味的药物多易生霉，含糖分较多的药物及水提醇沉提取物、不同浓度乙醇提取物易于吸潮等。因此，需要监控中药粉体中的水分活度。

水分活度值可作为粉体吸湿性的衡量指标，一般情况下水分活度值越大越容易吸湿；可为生产、贮藏的条件提供参考数据。水分活度的测定可选用水分活度仪。

（三）水分对制剂成型性的影响

水分对制剂成型性造成影响的主要因素为中药粉体的自身性质和环境湿度。中药粉体自身性质，主要是指所含成分的情况，如含胶质类、糖类等，在润湿状态下可能会诱发黏性，使粉体团聚、黏附，在制剂成型过程引起的黏冲、黏壁等现象。粉体发生黏附和凝聚现象，是由于在润湿的状态下，粒子表面存在的水分形成液体桥或者由于水分的蒸发而产生固体桥发挥作用，在液体桥中溶解的溶质干燥而析出结晶时形成固体桥。对中药提取物浸膏粉类，因其具有较强的吸湿性而对制剂成型性影响更大。

中药提取浸膏是一个多成分的复杂体系，表观上表现出一定的粒径、流动性、可压性以及黏性、吸湿性等物理特性。其中吸湿性直接影响中药提取物的粒径、流动性、可压性和黏性等物理特性。影响药物吸湿性的主要因素是其化学组成及结构属性，中药提取物中的糖类、树脂、鞣质等极易吸湿，一些小分子生物碱也具有较强的吸湿性。吸湿后会诱发出较强的黏性，形成块状物，造成固体制剂成型工艺极为困难，对最终制剂产品质量稳定性有较大的负面影响，并且对贮存环境要求很高。

吸湿性强的中药粉体对制剂成型的影响表现如下。①制粒困难：湿法制粒时，吸湿性强的药物必须加入大量的辅料才能使制粒过程顺利进行，制得制剂的服用量大。当辅料用量受限时，必须用高浓度的乙醇制粒，增加了生产成本和危险性。喷雾干燥制备的中药药粉易吸湿，制粒时成粒困难，颗粒中有条状物产生，粒径分布悬殊，干燥后较硬；挤出制粒时，由于药物吸湿，软材紧密聚结而大量黏附在筛网上，使得生产过程中需频繁更换筛网，制粒过程损耗大，产品得率低，颗粒中有较多的色深质硬的粒子，溶解性差。采用这种颗粒压片时可压性较差，制成的片剂崩解慢；流化床制粒能在一定程度上适用于吸湿性强的中药药物的制粒，但对于吸湿性过强的中药粉体，在流化床中沸腾时与较高湿度的空气充分混合会吸湿，相互聚集成团，而造成“塌床”。②制丸困难：喷雾干燥制备的中药药粉采用流化床技术制备微丸时，由于吸湿性强，粉末极易黏附于锅壁，或黏连成团块状，甚至成稀糊状，不能成型。③充填胶囊困难：易吸湿物料在填充时经常出现黏冲，造成粒重不稳定，空心胶囊浪费严重，生产不能按计划进行，严重影响产品质量，物耗、能耗无法控制。④压片困难：压片时，吸湿性强的物料产生较强的黏性，极易发生黏冲、拉冲现象。使制得的片剂表面不光滑，易产生“毛边”的现象，严重者表面会有凹痕；同时对压片机冲模的磨损较大，严重者易发生冲杆与导轨剧烈碰撞而断裂的现象。拉冲时下冲的上下运动受阻，颗粒的填充不稳定，使得压片时片重差异较大。

对于矿物药粉如珍珠、雄黄、赭石、朱砂、龙骨、龙齿等这类中药粉体，粒径减小后能引起吸湿性的增大，但由于本身不溶于水且纹理密集，吸湿作用仅发生在粉体表面，无法进入粉体内部，能很快达到吸湿平衡，也说明粒径减小对矿物药粉体的吸湿速率影响较小；由于小粒径粉本身的比表面积增大，与水的接触吸附面积增大，所以导致吸湿数量增大。矿物药普通粉、水飞粉和射流粉的CRH变化值很小，而且在相对湿度较大的环境中吸湿量也很小。CRH的变化对矿物药的影响很小，不影响制剂生产，无需考虑环境空气湿度在制剂生产过程中所产生的影响。

第二节　清膏类中间体物性表征及质控方法

清膏类中间体是中药制药过程中重要的物质形态，研究清膏类中间体的物性表征、建立其相应的质控体系对中药制备具有重要的理论和应用价值。

一、清膏类中间体的物性表征

清膏类中间体主要来自于中药材或中药饮片的提取与浓缩。中药提取液的相对密度、固含量、黏度、电导率等是重要的物性参数。在中药提取浓缩环节在线监测提取液黏度或电导率，可以快速预测浓缩状态，控制浓缩终点。

1. 相对密度　水提醇沉法是中药制剂生产常用的技术。《中国药典》2020年版（一部）收载有341个制剂品种进行了乙醇沉淀的纯化操作，占总制剂品种的21.22%。

醇沉过程中，影响工序质量的因素较多，尤为关键的是醇沉前清膏的浓度。清膏浓度过低，则药液较稀、体积过大，形成的沉淀不易聚结，难以下沉，且乙醇消耗过大，回收（浓缩）工时延长、能耗增加；若清膏浓度过大，浓缩温度一般较高、时间较长，有效成分易被破坏，清膏也易糊化。较高的药液黏稠度增加了醇沉时与乙醇充分接触的难度，易形成大块沉淀并将药液包裹其中，造成有效成分的较多损失。

所以，控制适宜的清膏浓度对水提醇沉工艺质量非常重要。对中药煎膏剂（膏滋）、流浸膏剂、浸膏剂或固体制剂制粒用的清膏以及液体制剂中的清膏均采用相对密度进行质量控制。清膏相对密度的测定，一般有比重瓶法、韦氏比重秤法、密度计法等，《中国药典》推荐的方法为比重瓶法和韦氏比重秤法。

2. 相对比重与固含量　相对比重是很多单元操作如浓缩、干燥、配液等工艺参数指标；固含量则是反映提取液中固体物质量多少的指标，可以用于评价制剂过程中固体成分的转移情况，用于物料和制剂总量的平衡计算。如薄荷水提取液的固含量与相对比重以线性回归考察关系得到一条直线，其线性关系良好。

3. 提取液黏度与浓度、温度间的关系　提取浓缩是中药制药过程中必不可少的部分，浓缩程度会引起提取物黏度的变化。黏度可以用来衡量和控制提取液浓缩的程度。

（1）黏度与浓度的关系　中药提取中最常用的溶剂是水或乙醇。①在同一温度水平下，水提液和醇提液的黏度都随着浓度的增加而增加，呈现正相关性；但随着温度逐渐升高，提取液黏度增加的幅度逐渐变小。②醇提液在低温范围内黏度的变化跨度要比水提液大。浓度–黏度主要有以下两种模型：

$$\eta = \mathrm{a}_1 \times C^{\mathrm{b}_1} \tag{9-1}$$

$$\eta = \mathrm{a}_2 \times \exp(\mathrm{b}_2 \times C) \tag{9-2}$$

式中，a_1、a_2、b_1、b_2为常数，C为提取液浓度，单位为g /ml。

（2）黏度与温度的关系　温度对提取液黏度的影响是显著的。①在同一浓度水平下，水提液和醇提液的黏度都随温度的升高而呈下降趋势，呈现负相关性；浓度越大，黏度随温度上升而下降的幅度越大。②醇提液在高浓度范围内黏度的变化跨度要比水提液大。相关研究结果显示，最简单的液体表观黏度–温度关系式——安德雷德（Andrade）公式能较好地反映温度对黏度的影响：

$$\eta = Ae^{Ea/RT} = Ae^{B/T} \tag{9-3}$$

式中，A、B为常数，R为气体常数（8.3144 kJ/K），T为温度，Ea为黏流活化能，表示分子由一个位置迁移到另一个位置所需的能量，与分子结构、分子链的长短及温度有关。

4.电导率　测定提取液中电导率是一种简便、快速并能准确监测中药材提取过程的新方法。电导率测定法具有分析快速、操作简便、不消耗样品与试剂等特点，能真实、准确地反映提取液中有效成分的提取规律及提取终点。

（1）电导率与浓度的关系　提取液电导率随浓度的增加呈现先增加后减小的趋势，在浓度增加的初期，电导率的增大幅度较明显，而后呈下降趋势。当红花提取液浓度约为0.80g/ml时，电导率出现最大值。原因可能为，随着浓度的增大，提取液中电解质的浓度增大，这时电解质的浓度占主导地位，故电导率值增大；当浓度增大到一定程度后，提取液黏度也在不断增加，这时黏度占主导地位，使得离子运动的阻力增加，电导率减小。生产过程中往往需要得到浓度较大的浓缩液，选择电导率值进行在线检测时，可依据越过峰值后的电导率推测出提取液的浓度。

（2）电导率与温度的关系　在同一浓度水平下，提取液的电导率与温度呈线性正相关关系，即电导率值随温度的增加而增加。原因可能为当温度升高时，降低了离子的水化作用及提取液的黏度，使得离子的运动阻力减小，运动速度增加，使电导率值增大。但是温度较高时，不同浓度的提取液电导率值差别不大，可能是提取液浓度与温度共同作用的结果，即温度升高使离子运动速度增大的同时提取液浓度增加，导致的黏度增大，反而在一定程度上阻碍了离子运动，提示温度与浓度对电导率的影响存在交互作用。

（3）电导率值与提取液中有效成分含量的关系　随着提取时间的变化，提取液的电导率值与有效成分的含量具有相同的变化规律。即有效成分含量越高，则电导率值越高，二者呈明显的正比关系。这就说明在中药有效成分提取过程中，利用提取液显示电信号的特点，采用电导率测定法可以反馈提取液中有效成分的提取规律及提取终点。与有效成分传统分析方法相比，电导率法具有分析快速、操作简便、不消耗样品与试剂的特点。

二、浓缩过程对中药清膏类中间体物理属性的影响

1.浓缩原理与分类　清膏的浓缩是中药制剂生产中不可忽视的关键环节，不同的浓缩方式对中药提取液的影响也大有不同。

浓缩是指从溶液中除去部分溶剂的操作过程，浓缩方法从原理上分为平衡浓缩和非平衡浓缩两种。平衡浓缩是利用两相在分配上的某种差异而获得溶质和溶剂分离的方法，如蒸发浓缩；非平衡浓缩是利用固体半透膜来分离溶质与溶剂的过程，两相被膜隔开，分离不靠两相的直接接触，如膜浓缩。

2.浓缩过程对清膏类中间体物理属性的影响　浓缩过程对清膏类中间体物理属性的影响主要包括流变性和沉降性。

（1）流变性　流变性系指物料在应力、形变、温度、黏度等条件下与时间因素有关的变形和流动的关系。流体在受到外部剪切力作用时发生变形（流动），内部相应产生内摩擦以应对。所有流体在相对运动时都会产生内摩擦力，这是流体的固有物理属性，即流体的黏滞性或黏性。牛顿内摩擦定律或牛顿剪切定律指明流体层之间单位面积的内摩擦力或剪切应力与速度梯度或剪切速率成正比。

中药提取液一般需要贮藏、在管道中输送、与其他辅料的混合等，其流变性的变化关系到工艺设备与流程设计、制剂工艺参数调整、产品的稳定性等。通常随着提取液浓缩程度的提升，黏度增大、流动性变差。对于同一种浓缩方式来说，浓缩温度与浓缩液的黏度不存在相关性；但浓缩时间与浓缩液的黏

度存在正相关性，即随着浓缩时间的延长，浓缩液的黏度逐渐增大。通过实验建立反映温度和浓度对中药提取液综合影响的数学模型，可以预测和控制浓缩液在贮运与加工中不同条件下的黏度。

（2）沉降性　沉降性主要是以固体颗粒在悬浮液中的沉降速度和固体颗粒的压缩性能来表示。压缩性能通常以压缩液固比表示，即浆液不能再浓缩时的液固比，生产上一般是指沉降30分钟后浓缩浆液的液固比。沉降速度越快，沉降性能就越好；压缩液固比越小，压缩性能就越好。

对于同一种浓缩方式来说，浓缩温度和浓缩时间与浓缩液的沉降性存在正相关，即随着浓缩温度升高和浓缩时间延长会导致浓缩液的粒径不断增大，更容易发生沉降。中药提取液中药物随着浓缩进行而产生的沉降，易引起局部浓度过高、药物分布不均匀及糊化等现象，需要在生产过程中通过加强搅拌、调节温度与真空度等措施加以控制。

三、清膏类中间体的质控方法

质量源于设计（QbD）以提高产品质量为主要目的，强调对于产品特性的全面了解和对生产过程的可靠控制。近年来，研究者们开始采用QbD理念，将过程分析技术代替传统离线分析手段应用于清膏类中间体浓缩环节，以改善传统方法检测时间长、检测结果滞后等缺点。

（一）常规质控方法

1.物理指标　主要包括性状、相对密度、pH和流动性。

（1）性状　清膏类中间体成均匀的半流体，无焦屑、药渣等异物。

（2）相对密度　中药清膏类中间体的相对密度一般≤1.50，质控允许的误差则为标准值±0.01，故允许的相对误差|Er|的区间一般为0.7%~1%。

（3）pH　清膏类中间体的pH和所含成分的溶质有关，是其本身属性。中药含有皂苷、黄酮、生物碱、多糖、氨基酸等多种成分，这些成分大多是弱酸或弱碱盐。当溶解平衡时，清膏的pH和溶解其中的溶质有关。随着pH的不断增加，清膏类中间体的浓度逐渐降低，二者呈现负相关性，因此通过pH可以即时反映清膏类中间体的提取情况。

（4）流动性　清膏是指流动性比较好且相对密度比较低的浸膏；而稠膏则是指相对密度比较大且流动性能较差的浸膏。

2.化学指标　主要包括指标成分含量及转移率和特征/指纹图谱。

（1）指标成分含量及转移率　指标成分含量、转移率能在一定程度上反映中药饮片的质量，当制备工艺相同时，指标成分含量、转移率的大小主要受饮片质量的影响。以中药饮片黄芩为例，通过分析可知，出膏率与黄芩苷含量具有显著正向相关性，即出膏率随黄芩苷含量的增高而增高，且线性关系良好，能通过黄芩苷的含量在一定程度上预测该工艺下出膏率的大小。黄芩苷的转移率与黄芩苷的含量具有二次非线性关系，该模型显示当黄芩苷含量低于某一限度，转移率会随黄芩苷含量升高而减低，当大于该限度后，会随黄芩苷含量的升高而升高。

（2）特征/指纹图谱　中药成分繁杂，质量控制方法更为苛刻。同时中药质量受到药材产地、品系、季节、炮制工艺等多种因素的影响，质量标准的不完善成为中药亟待解决的瓶颈，严重制约着中医药研究和临床应用的发展。近年来，指纹图谱技术的引入为中药的质量控制提供了新的思路。将中药成分通过综合的、可量化的特征图展现，并利用中药相似度评价软件获得中药所含成分的相近性，可以充分表达中药整体信息，实现中药复方的整体质量控制与评价。

（二）过程质控技术

1.以导热系数为指标进行清膏中间体的质控　以丹参水提液为对象，采用瞬时双热线法导热系数仪、电热法比热容测定仪测定其导热系数和比热容。初步确定丹参水提液的导热系数与温度、浓度的关系均呈线性负相关，且温度、浓度对导热系数的影响存在一定相互作用。说明丹参水提液在不同温度、浓度条件下的导热系数和比热容差异较大，基于传热理论和测定的热物性参数及模型，可以计算推导在提取罐和浓缩罐中进行对流传热过程的热量（Q），筛选出在设备中的最佳流动状态（根据测得参数计算雷诺准数来判断）的料液浓度（C）和温度（T），进而能够结合热平衡原理构建提取浓缩过程的热力学模型。这将对中药制药过程的热特性分析和中成药生产设备的选型和设计、生产过程控制等具有指导意义。

2.以电导率为指标进行清膏中间体的质控　以更年安水提取液为对象，采用电导测量的方法测定其电导率值。从水提液的电导率随密度的变化综合来看，电导率随密度的变化是先增大后减小，有一极值出现。但在密度增大的初期，电导率增大的幅度较明显，曲线比较陡峭，但中间部分电导率变化趋于平缓，然后又明显下降，当密度达到最大值时，电导率已经变得非常小。由此可知，每一步电导率度的关系曲线都是单调的，且电导率与密度呈一一对应关系，因此，测定电导率就能知道相应的浓缩液密度，这样就使得在线检测成为可能。

3.近红外技术（NIRS）在提取液浓缩中应用　随着化学计量学与计算机技术的发展，NIRS以其分析速度快、不破坏样品、不污染环境等优点，迅速推广成为一门独立的分析技术。其光谱信息来源于分子内部振动的倍频吸收与合频吸收，通过扫描样品的NIRS，可以得到样品中有机分子含氢基团的特征信息。

在中药质量控制领域，NIRS技术的应用也非常广泛。以驴胶补血颗粒的浓缩过程为例，采用NIRS技术测定其固含量、总多糖和阿魏酸的质量浓度，利用偏最小二乘（PLSR）法进行参数优化，并建立定量校正模型。最终得到各个指标的校正模型相关系数（r）均大于0.9450。RMSEP和RMSEV非常接近，并且RMSEP值均小于10%。建立的PLSR模型具有模型性能好、预测精度高的优点。

4.拉曼光谱　拉曼光谱是基于拉曼散射效应，对与入射光频率不同的散射光谱进行分析以得到分子振动、转动方面信息。拉曼光谱集光谱分析技术、化学计量学方法和计算机技术为一体，是一种极具发展前景的高新技术，分析方法具备快速、经济和无损等特点。以甘草配方颗粒的提取过程为例，收集提取过程中各个时间点的提取液样本，进行拉曼光谱检测，应用拉曼光谱技术结合多种预处理算法和多种特征波段筛选方法建立数学模型。最终通过连续投影算法筛选的甘草苷和甘草酸模型分别只需要4个和3个光谱变量即可达到全光谱变量模型水平，并且建立的定量模型具有全局最优性能。

四、中药提取液的相态差异

不同于“唯成分论”的思想，传统中医药理论更注重整体性与协同性，汤液作为中药复方的传统临床用药方式，在煎煮过程中常伴随着一系列复杂的物理和化学变化。目前对中药复方汤液的传统研究主要集中于化学组成与药效活性方面，但这些研究成果并不能完全解释某些高纯度提取物药效反而弱以及复方汤液中各成分的协同机制。

葛根中的葛根素成分明确，但因该成分溶解性差而生物利用度较低；而在葛根芩连汤中，葛根素与甘草酸（GA）结合形成的胶束发挥了增溶作用，提高了葛根素的生物利用度。由此可知，中药复方汤液体系中的化学成分和物理结构都会影响药效的发挥，故仅从化学成分组成及其活性功能等角度研究药效作用是不够充分的。中药复方汤液大多属于混相体系。汤液相态，即指汤液中活性成分适宜的存在形式和物相状态，而“相态差异”既包括不同中药复方汤液的相态差异，又包括同一中药复方中不同相态的差异（图9–1）。

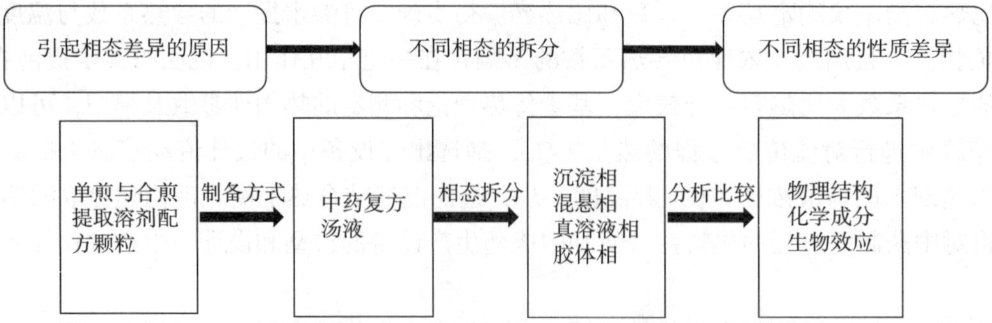

图9–1　中药复方汤液的相态差异分析研究思路框架

1.不同制备方法导致的相态差异　分煎或合煎的制备方式选择，可导致汤液中物质基础各异。葛根芩连汤、茵陈蒿汤、小陷胸汤分煎液中有效成分含量均比合煎液高，其原因可能与合煎液中有效成分之间发生沉淀反应或形成酸碱复合盐有关。对马钱子–甘草在汤液不同相态中有效成分与毒效物质的变化规律进行研究，发现单煎液中毒效物质马钱子碱、士的宁在不同相态中的含量为胶体组>真溶液组>沉积物组>混悬物组，共煎液中所含毒效物质含量则为沉积物组>胶体组>混悬物组>真溶液组，对比马钱子–甘草配伍前后的色谱峰，却并无新色谱峰出现，提示共煎液中毒效物质较高的原因可能与分子络合作用相关。

除受单煎与合煎的制备方式影响外，不同提取溶剂也会导致中药复方汤液的相态差异。采用醇提法与水提法提取白芷中的金属元素，并将各元素拆分为可溶态与悬浮态、有机态与无机态，比较各相态中重金属的溶出差异，结果显示醇提液的重金属溶出率高于水提液，而在醇提液与水提液中，各金属元素含量为悬浮态高于可溶态，可溶态中无机态含量高于有机态。研究表明可通过对提取方式进行优化以降低汤液中的重金属含量，保证中药临床用药安全性。

2.不同汤液相态的物化性质和药效作用

（1）沉淀相（粒径>10μm）　汤液在煎煮或服用过程中产生沉淀的原因主要分为物理因素与化学因素，物理因素包括原药材不洁净、温度变化、微粒自然沉降、溶解度下降等；化学因素包括pH改变、成分间发生水解/缩合/酸碱反应等。对黄连解毒汤上清液及自然析出物中的化学成分进行定性和定量分析，结果显示，自然沉淀中黄芩苷和小檗碱含量明显高于上清液，汤液中形成了黄芩苷–小檗碱复合物。

黄连解毒汤、三黄泻心汤、葛根芩连汤中的黄芩–黄连药对在复方合煎的过程中会产生大量絮状物沉淀，这是因为黄芩苷结构中存在羧基而呈酸性，易与小檗碱等生物碱发生沉淀反应。鞣质与蛋白质或生物碱类成分也可发生沉淀反应，在桃仁大黄汤煎煮过程中，大黄中的鞣质成分与桃仁中的蛋白质发生特征反应形成沉淀，导致汤液中鞣质类成分含量降低。延胡索中的生物碱多与地榆、虎杖、槟榔或槐花中的鞣质相互作用形成难溶或不溶性沉淀。

（2）混悬相（粒径0.5~10μm）　葛根芩连汤中葛根与黄芩共煎，发现葛根的存在对黄芩素、汉黄芩素均有增溶作用，原因可能是因为该汤液体系中有效成分之间形成了络合物。

采用纳米混悬技术能显著增加黄芩素的溶解性和生物利用度，原因在于纳米混悬液可显著提高难溶性药物的饱和溶解度和溶出度，可通过减小粒径和增加比表面积来提高药物的生物利用度，从而解决难溶性活性成分的递送问题，有效提高药物的生物利用度。

（3）真溶液相（粒径<1nm）　当归补血汤中同时存在均相体系（真溶液）与非均相体系，进一步对复方提取液进行理化性质表征，发现汤液体系的表面张力、电导率、渗透压受其有效成分影响较大，说

明上述参数可作为反映该复方内在质量的指标。采用高速离心与透析法对白虎汤进行相态拆分，并对真溶液相态进行有效成分的定量分析，发现真溶液相中的芒果苷、新芒果苷、甘草苷与甘草酸铵含量分别仅为原汤液的0.389%、3.85%、2.63%与0.378%。由此可知，真溶液相并非白虎汤或生脉饮的有效迭代相态，其在汤液中的作用还有待进一步探究。研究结果提示，中药汤液中的“澄清液”（真溶液相）有时并非发挥药效的“有效相态”。

（4）胶体相（粒径1~100nm）　随着新兴学科和应用技术的发展，纳米技术在中医药领域中应用越来越广泛，汤液中的纳米相态研究也取得了诸多进展。在药对甘草-黄连水煎煮过程中，汤液中的甘草蛋白会与黄连素相互作用形成纳米级类球形超分子颗粒，且得到的甘草蛋白-黄连素结合体对耐药性金黄色葡萄球菌的抑菌效果较好。由此可知，胶体纳米颗粒在中药复方汤液的有效成分活性研究及药效方面发挥着重要作用，其作用方式因组方药味而异。虽然对中药复方汤液中的自组装纳米粒（大多存在于胶体相态中）的形成机制还有待深入探究，但已有研究表明，中药成分的种类与用量、加热的温度与时间、汤液的pH等都是影响其形成的关键因素。如pH可影响板蓝根水煎液中自组装纳米粒聚集；加热温度和pH会影响甘草蛋白自组装纳米粒的粒径分布。

中医理论认为“有诸内必形诸于外”，复方合煎是中医用药遣方之精髓，也是中药复方制剂质量控制的重点与难点。在中药复方合煎过程中，有效成分从饮片中溶出并发生复杂的理化反应，使中药复方汤液形成复杂混相体系，加大了中药复方制剂质量控制的难度。

对中药复方汤液相态进行系统质量控制与方法的研究，有利于为中药汤液质控体系的构建、中药复方药性传递规律的探索等基础性研究提供思路，也可以为相关中药新型制剂的开发提供有价值的参考。

第三节　油状液体类中间体表征及质控方法

在脂溶性提取物（有效成分）中，中药油是一类特殊并广受关注的中药提取物或有效成分，包括具有挥发性或非挥发性的油状液体，多为混合物，如：植物精油、功能性植物油、不饱和脂肪酸，以及一些挥发性的低极性化合物等。

一、挥发性油类液体

挥发油又称精油，是存在于植物体中的一类具有挥发性、可随水蒸气蒸馏出来的油状液体的总称。挥发油在植物体内的分布方式各异，有的分布于全株植物（如荆芥），有的部分器官含量较多（如当归）；且受不同药用部位、采集时间等因素影响，挥发油含量及成分差异较大。

（一）物理性质及表征

大多数挥发油为无色或淡黄色油状透明液体。少数挥发油中含有薁类化合物或溶有色素的自身颜色，如广藿香油为红棕色或绿棕色，桂皮油为棕色或黄棕色，佛手油为绿色，莪术油为浅棕色或深棕色。

1.溶解度　溶解度是物质的重要物理性质之一，除与温度有关外，其大小主要由本身结构性质和所用溶剂决定。挥发油易溶于无水乙醇而不溶于水，在其他浓度的乙醇中只能溶解一定的量，通常其溶解度的大小借助不同浓度的乙醇来进行测定，不同的溶解度可以反映挥发油的质量。

挥发油中的萜类含氧化物一般是挥发油香气的主要来源部分，如果其中含氧化物多而碳氢化合物少，这种挥发油就比较容易溶于较低浓度的乙醇中；反之，必须用高浓度的乙醇才能溶解。大多数碳氢化合物都难溶于70%乙醇，所以挥发油中如果有其他油脂或者矿物油等掺杂，都可以在70%乙醇中进行检验。《中国药典》2020年版规定了挥发油在不同浓度“乙醇中不溶物”的方法检查挥发油纯度（表9-2）。

表9-2 《中国药典》2020年版中对不同挥发油“乙醇中不溶物”的规定

名称	【检查】乙醇中不溶物
八角茴香油	取本品1ml，加90%乙醇3ml，应溶解成澄清液体
广藿香油	取本品1ml，加90%乙醇10ml，摇匀，溶液应澄清（25℃）
松节油	取本品1ml，加90%乙醇7ml，振摇使溶解，溶液应澄清
肉桂油	取本品1ml，加70%乙醇3ml，摇匀，应呈澄清液体
薄荷素油	取本品1ml，加70%乙醇3.5ml，溶液应澄清

当挥发油发生氧化或聚合时，其在乙醇水溶液中的溶解度也会降低。测定乙醇水溶液的溶解度时需要预先配制体积分数为50%、60%、70%、80%、90%、95%的乙醇。测定时，在20℃温度下，取上述不同浓度的乙醇逐滴滴加到精油中，摇动，直至完全混溶，根据乙醇溶液的加入量，就可以计算挥发油在某一浓度乙醇中的溶解度。

2.不挥发物含量 将挥发油定量置于蒸发皿中，在沸腾的水浴上，挥发油中的大部分成分都能挥发，留于蒸发皿的残留物即是挥发油中不挥发物，所以不挥发物含量是指在100℃下挥发油不能蒸发的百分比。其含量的多少可反映挥发油的质量，因不挥发物多为机械杂质，或挥发油放置过久形成较多不易挥发的大分子物质。

3.浊度与乳化性 浊度是指溶液对光线透过时所发生的阻碍程度，包括悬浮物对光的散射和溶质分子对光的吸收。大多数挥发油都为澄清液体，在挥发油中间体制备过程中，可以对中药油的透明程度进行评价和质量控制，浊度值越小，油类越稳定，是单一的油体系。挥发油提取过程中有少量小分子物质可能在高温时随水蒸气一起挥出，降低温度后这些小分子物质在油体系中的溶解度较小，析出呈固体杂质状悬浮于油体系中，使浊度变大。浊度的测定方法有比浊法、散射光法及色度计和分光光度计法。

部分挥发油在蒸馏提取过程中会夹带少量气泡，使得整个体系呈油水乳化的状态。有研究表明丁香挥发油在提取过程中存在较严重的乳化现象，油滴沉积及聚集速度较慢，得油率及工业生产中转移率较低。采用Turbiscan LAB分散稳定性分析仪测定稳定性动力学指数（TSI，反映样品在整个放置时间的浓度和颗粒粒径的变化幅度的综合，变化幅度越大，稳定性系数的值越大，系统就越不稳定）来反映丁香油水体系的稳定性。TSI越大稳定性越差，越易油水分离。对不同冷凝温度下的丁香乳化芳香水进行TSI的测定，发现TSI随冷凝温度有先升高后降低的趋势。

4.电导率 电导率是描述物质中电荷流动难易程度的参数，反映了物质对电流的导通能力，取决于溶液具有的带电微粒数量、带电微粒带电状况和带电微粒迁移速率。油类物质本身是不带电的，但在制备过程中有水参与后，油滴在水中能形成双电层和带电性，可因溶液的pH不同而带不同电荷，发生相互间的排斥或吸引，进而改变其在溶液中的存在形态。

中药油水混合溶液是复杂体系，存在带电油滴与电学现象，油浓度越大，带电油滴的数量越多，电导率就越大，可以在一定程度上反映中药油水复杂体系中带电油滴的富集程度，有效地表征中药油水体系的稳定性。比较在30℃、40℃、50℃时4种样品溶液的电导率，在不同温度时，电导率显示了同样的变化趋势，即截留液的电导率>原液的电导率>渗透液的电导率>蒸馏水的电导率。

5.盐度 盐度是溶剂中以离子形式存在的物质的质量。中药中挥发油的盐度恒定为0，挥发油中不含以离子形式存在的物质，或者仅含有微量的以离子形式存在的物质，这些微量的以离子形式存在的物质不足以引起盐度的变化。

6. pH 大多数中药挥发油的pH在3~6，总体呈弱酸性，温度会对其pH有影响，但没有具体的规律。有的挥发油pH随温度升高先升高后下降，如侧柏叶挥发油，有的随温度升高而升高，如砂仁挥发油，还有的随温度升高而降低，如香薷挥发油。

7. 相对密度 各种中药挥发油都具有一定的相对密度，当其组成成分及浓度发生改变时，相对密度往往也随之改变。通过测定相对密度，可以检验挥发油的纯度、浓度及质量。《中国药典》2020年版规定采用比重瓶和韦式比重秤以及振荡型密度计法测定挥发油的相对密度。

挥发油的相对密度会随温度的变化而变化，所以对测定时的环境温度有一定的要求。中药挥发油多比水轻，也有少数比水重，室温下的相对密度范围在0.850~1.070。

挥发油制备过程中，为了增加挥发油的油水分离速度、提高收油率，需要在挥发油的收集过程中降低收集温度，增加相对密度，从而增加收油速度及分离速度，使得收集的挥发油量更高。

《中国药典》2020年版收载丁香罗勒油的相对密度为1.030~1.050，广藿香油的相对密度为0.950~0.980，肉桂油的相对密度为1.055~1.070，满山红油的相对密度为0.935~0.950，桉油的相对密度为0.895~0.920。

8. 表面张力与界面张力 表面张力是分子力的一种表现，是由于表面层的液体分子显著受到液体内侧分子的作用，受力不均引起的。挥发油的表面张力与黏度存在着一定的相关性，黏度大的挥发油如苍术油、青木香油，表面张力较小。中药挥发油的表面张力随温度升高，表面张力降低。这是由于温度升高后，表面层的挥发油分子受液体内侧分子的作用力减小引起的。

丁香挥发油的乳化芳香水中，界面张力在10~70℃随着温度的升高出现先升高后下降的现象，且在温度高于60℃时界面张力为负值。乳化液的稳定性主要由界面张力及界面膜的稳定性决定，其中界面膜强度为决定性因素。乳化液的稳定性随着界面张力的降低而升高，但随着界面张力的降低，界面膜的强度也逐渐降低，即界面张力越大乳化液的稳定性越好。

9. 折光率 折光率是检验挥发油质量的重要物理参数之一。20℃时挥发油的折光率通常在1.430~1.610，每种挥发油折光率的变动范围很小，可以通过测定挥发油的折光率粗略判断挥发油中是否有其他掺入物质。

《中国药典》2020年版收载丁香罗勒油的折光率为1.530~1.540，广藿香油的折光率为1.503~1.513，肉桂油的折光率为1.602~1.614，牡荆油的折光率为1.485~1.500，满山红油的折光率为1.500~1.520。

10. 旋光度 很多挥发油成分具有旋光性，每种挥发油的组成有一定的变化范围，其旋光度也会在一定范围内波动，测定旋光度（或比旋度）可以鉴别或检查中药挥发油的纯杂程度。挥发油的旋光度受其主要成分的影响，色泽深或常温下是半流体或固体的挥发油可以溶解在有机溶剂中测定其旋光度。

11. 凝固点 挥发油在常温下大多为液体，少数为固体，如八角茴香油。多数挥发油无确定的凝固点。挥发油的凝固点是挥发油重要的物理参数之一，可以区别或检查中药挥发油的纯杂程度。凝固点与挥发油的主要成分有关，凝固点的高低反映出该主要成分在挥发油中的含量高低。《中国药典》2020年版收载八角茴香油的凝固点不低于15℃。有些挥发油在低温条件下，可析出固体成分，称为“脑”。如薄荷油中薄荷脑、茴香油中茴脑、樟油中的樟脑等。

12. 馏程 某些中药挥发油具有一定的馏程，通过测定可以区别或检查其纯杂程度。《中国药典》2020年版收载松节油的馏程为“在154~165℃馏出的数量不得少于90.0%（ml/ml）”。

（二）化学性质及表征

中药挥发油成分受光照、温度、氧气、金属杂质等因素影响，易发生氧化、异构化、光环加成、分解等，改变中药挥发油活性成分含量与组成。

1. 氧化反应 氧化反应是中药挥发油活性成分变化最主要的方式，反应过程为多级氧化，反应途径包括自动氧化和光氧化。光照通过加速挥发油自氧化反应引发阶段所形成氢的吸收，加快烷基自由基的形成，从而加速自氧化反应。不饱和分子以自由基链式反应机制与空气中的氧气反应，属于自发的、空气诱导的氧化过程。自动氧化包括引发、传递以及终止阶段，最终产生一系列多级氧化产物。柠檬烯的氧化可体现中药挥发油成分多级氧化过程，柠檬烯为非酚萜类成分，在自氧化引发阶段生成中间产物烯丙基过氧化物，传递阶段进一步反应生成环氧化物、醇酮类物质，为分阶段的多级氧化反应。

2. 异构化反应 异构化反应是由一个化合物转变为其异构体的反应，结构发生改变而相对分子质量不变，中药挥发油中成分异构化可能导致挥发油原有活性成分减少而药效降低，甚至产生较强毒性的异构化产物。茴香挥发油主要成分反式茴香脑在紫外辐射下迅速被异构化为顺式茴香脑，而室温避光储存2个月后，反式茴香脑才逐渐被氧化为茴香醛或异构化为顺式茴香脑，而反式茴香脑在紫外辐射下迅速异构化产物顺式茴香脑的毒性是原有成分的10~12倍。

3. 光环加成反应 中药挥发油成分的光环加成反应是协同、分步的光化学过程，分步反应在光照条件下通常会产生双自由基或自由基离子对，初级过程的引发需要电子激活一个底物，紫外光或可见光可激活底物从而引发反应，顺式茴香脑与茴香酮光照下进一步发生光环化加成反应，符合Paterno-buchi反应，是一种羰基化合物与烯烃的［2+2］光环化加成反应，生成4,4′-二甲氧基二苯乙烯。

4. 分解反应 中药挥发油中含有共轭双键的多饱和碳氢化合物可以形成稳定的自由基，易发生氧化降解，分解反应的发生伴随着原有成分的减少和新成分的增加，氧化分解反应是挥发油分解中最常见的方式，氧化分解条件不一样，分解产物也有所不同。

二、非挥发性油类液体

非挥发性油类液体按性状可分为油和脂两类。常温下是液体的称为油、半固体或固体的称为脂。

油状液体类成分复杂，热敏、光敏性较强，在提取过程中会发生氧化、降解、水解等反应。对中药油类的物理化学性质进行表征和质控至关重要。

（一）物理性质及表征

1. 溶解度

（1）油脂和脂肪酸在水中的溶解度 脂肪酸和油脂在水中的溶解度随着碳链的增长而降低，随不饱和度的增加而增加。低碳脂肪酸如甲酸和乙酸可与水任意比例互溶，C12以上的脂肪酸在水中的溶解度极小。根据此特性可对高级与低级脂肪酸进行分离，也可以定性或者定量鉴别含有较多短碳链的脂肪酸油脂。一般情况下，油脂在水中的溶解度大于水在油脂中的溶解度，但二者的溶解度均小于脂肪酸的溶解度。随温度升高，脂肪酸、油脂在水中的溶解度都会有所提高，水在油脂中的溶解度随温度升高呈直线增加，但是油脂会在200℃迅速分解。

（2）油脂和脂肪酸在有机溶剂中的溶解度 油脂和脂肪酸在有机溶剂中的溶解度大小是浸出法制油的理论依据。物质在非水溶剂中的理想溶解行为取决于溶质的熔化热和熔点，但在实际过程中还与溶剂与溶质的极性和相似性等诸多因素有关。

2. 黏度与流动性 黏度是流体黏滞性的量度，是流体流动力对其内部摩擦现象的一种表示。黏度对挥发油类的质量鉴别及各种性能和应用等有重要意义。油脂的黏度是分子间作用力的结果，主要是靠氢键作用和范德华力。油类组分中含有大量的羟基、羧基、羰基和不饱和键，氢键作用比水要大，所以黏度比水大。黏度的表示方法有绝对黏度、动力黏度和相对黏度等。

在油脂工业中测定油脂的黏度多用“恩式黏度计”。脂肪酸由氢键连接而以双分子存在，黏度大于相应的醛和酮而小于醇。饱合脂肪酸的黏度大于不饱和脂肪酸的黏度，相对分子质量大的黏度亦大，带羟基的黏度最大。

3. 折光率　折光率表示在空气与挥发油中的光速之比，是衡量油脂的重要标志。比沸点更为可靠，利用折光率，可以鉴定未知化合物，也用于确定油状液体混合物的组成。在蒸馏两种或两种以上的液体混合物且当各组分的沸点彼此接近时，就可利用折光率来确定馏分的组成。因为当组分的结构和极性相似，混合物的折光率和物质的量组成之间常呈线性关系。

折光率随温度而改变，温度升高折光率减小；温度降低折光率增大。折光仪测定前应使用校正用棱镜或水进行校正，测试品温度最好为20℃。

折光率与脂肪酸和甘油酯的结构有密切关系。折光率通常随碳链的增长和不饱和度的增加而增加，共轭体系大于相应的非共轭体系不饱和酸；同酸甘油酯的折光率大于其脂肪酸；单甘酯的折光率大于相应的甘三酯；含氧酸折光率稍高于非含氧取代酸。

《中国药典》2020年版收载茶油的折光率为1.466~1.470（25℃），麻油的折光率为1.471~1.475（20℃），蓖麻油的折光率为1.478~1.480（20℃）。

4. 表面张力和界面张力　油状液体表层分子比内层分子所受到的引力更大，故使液面发生弯曲。克服这种不平衡的力叫做张力，其方向平行于液面。液体与空气接触面产生的张力为表面张力；两液相或固–液相之间产生的张力为界面张力。

脂肪酸的表面张力随碳链增加而加大。脂肪酸和油脂对水的界面张力一般比表面张力小。界面张力也随温度升高而略微降低。中性甘油酯类的表面活性很小，被固体吸附的可能性比油脂中非甘油酯类成分小得多。可以根据甘油酯、甲酯类、脂肪酸类表面张力不同，利用色谱分析将其分离。

5. 相对密度　油脂和脂肪酸的相对密度小于1；相对分子质量越大其相对密度越大，饱和脂肪酸的相对密度大于不饱和脂肪酸的密度；具有共轭双键者，其密度大于同系列非共轭酸的相对密度；含羧基、酮基的相对密度最大。

《中国药典》2020年版收载茶油的相对密度为0.909~0.915（25℃），麻油的相对密度为0.917~0.923（20℃），蓖麻油的相对密度为0.956~0.969（20℃），花生油的相对密度为0.914~0.917（20℃）。

6. 熔点与凝固点　熔点是纯物质固态和液态呈平衡时的温度，熔点和凝固点与组成油脂的脂肪酸有关，含饱和脂肪酸较多的油脂其熔点范围较高，含不饱和脂肪酸较多的油脂则其熔点范围较低。只有在很低的温度下，油脂才能完全变成固体，常温下呈固体的油脂多数是半固体的塑性脂肪，不是完全的固体脂。

《中国药典》2020年版收载香果脂的熔点为30~36℃，椰子油熔点为23~26℃，八角茴香油的凝点不低于15℃。

7. 烟点　是指在不通风的条件下加热油脂，观察到样品发烟时的温度。同品种同批油料的油脂，其水分、酸值、过氧化值偏高时，烟点必然偏低。烟点的产生主要是由于油脂中存在一些相对低沸点的游离脂肪酸、甘一酯、不皂化物等物质，因此烟点在一定程度上反映了油脂的品质及质量，可直接使用油脂烟点测定仪测定。一般情况下，由短碳链或不饱和度大的脂肪酸组成的油脂比高碳链饱和酸组成的油脂的烟点低得多。

8. 闪点　在规定的试验条件下，使用某种点火源造成油脂汽化而着火的最低温度。闪燃是油脂表面产生足够的蒸气与空气混合形成可燃性气体时，遇火源产生短暂的火光，发生一闪即灭的现象，这种现象叫做闪燃。发生闪燃的最低温度称为闪点。不同油脂的闪点不同，由油脂的纯度决定，一般纯度越高闪点越低。

（二）化学性质及表征

中药油脂中不饱和脂肪酸含量较高，容易被氧化，对油脂的色泽、疗效等造成严重影响。如何准确高效表征中药中油脂氧化问题一直是研究的重点。通常采用碘值、皂化值、酸值、过氧化值等衡量油脂中脂肪酸及其酯类的性质。

1.碘值 碘值定义为每100g待测样品所消耗的碘的克数。碘值用来测定油脂中脂肪酸的不饱和程度，反映碳-碳双键的数量与油脂总量的关系。油脂不饱和度越高，消耗的碘量就越多，碘值越高。根据碘价可以判断油脂的干性程度，碘价大于130的属于干性油；小于100的属于不干性油，在100~130的为半干性油。测定油脂的碘价，可以了解油脂的组成是否正常，有无掺假。

《中国药典》2020年版收载香果脂的碘值为1~5，麻油的碘值为103~116，蓖麻油的碘值为82~90，花生油的碘值为84~103。

2.游离脂肪酸（FFAs）和酸值（AV） 脂肪酸值的测定通常可反映出三酰甘油水解释放的脂肪酸总量，游离脂肪酸（FFA）是以某一脂肪酸质量的百分比（如油酸的百分比）来表示。酸值系指中和脂肪、脂肪油或其他类似物质1g中含有的游离脂肪酸所需氢氧化钾的重量（毫克数）。油脂经加热后，游离脂肪酸增多，酸值也越高，可作为劣变油脂的指标参数，酸值会随加热时间增加而增加。

FFA和酸值之间可以利用转换因子进行互相转换：FFA（以油酸计%）×1.99 = 酸值。月桂酸和棕榈酸的转换因子分别是2.81和2.19。FFA和酸值都可用于评估去除脂肪酸的精炼过程中油的损耗情况。对于精炼油来说，高的酸值则意味着精炼油的质量差，或者在储藏和使用过程中发生了脂的分解。

《中国药典》2020年版收载香果脂的酸值应不大于3，麻油的酸值应不大于2.5，蓖麻油的酸值应不大于2.0，花生油的酸值应不大于0.5或0.2（供注射用）。

3.皂化值 将1g油脂碱水解所消耗的氢氧化钾毫克数定义为皂化值。也可以利用它计算油脂的相对分子质量。根据皂化值的大小，可以判断油脂中所含三酰甘油的平均相对分子质量，也可以用来检验油脂的质量，不纯的油脂皂化值低。

《中国药典》2020年版收载香果脂的皂化值为255~280，麻油的皂化值为188~195，蓖麻油的皂化值为176~186（20℃），花生油的皂化值为188~196。

4.过氧化值（peroxide value，POV） 指油脂1000g中所含过氧化物的毫克当量数。油脂氧化后会产生过氧化物，过氧化物含量增加一定程度后，会自行分解，过氧化值又会降低，因此过氧化值仅可作为油脂酸败初期的酸败度指标。《中国药典》2020年版收载花生油的过氧化值应不大于5.0。

三、改变油状液体性能的方法

油状液体类因其特殊的光敏性、热敏性导致其稳定性差，易分解变质，难以存放太久，且有口感较差等问题，直接制备成油类制剂的较少。但因其良好的药效，常常采用一些手段改善其溶解性、吸附性、分散性、乳化性等，使之具有更好的生物利用度，提高稳定性和患者的依从性。

（一）溶解性

油状液体因其在水中的溶解度较小及挥发性强、易分解等特点很难直接应用。环糊精包合技术可有效改善挥发油制剂中间体所含挥发性成分易挥发、不稳定及水溶性差等问题。将油类物质采用环糊精包合技术，包合于环糊精的空腔内，可以大大提高其在水中的溶解度，稳定性也显著提高。对连翘、防风、辛夷混合挥发油进行包合研究，使得液体药物粉末化，在增强了挥发油水溶性的基础上，掩盖了药物的刺激性气味，提升口感，为相关制剂的进一步开发提供了基础。

（二）吸附性

将油状液体固化吸附在多孔材料上能明显降低挥发油在固体制剂存储、制备等过程中对温湿度条件的敏感性。在提高稳定性的同时，还可以改善物料的制剂性能。

吸附材料有多孔、蜂窝状孔洞，较强的吸附能力将油状液体吸附于颗粒中。与一般吸收剂相比，多孔材料具有比表面积和孔隙率大、密度低和吸附效率高等优点，能显著提高药物的生物利用度和分散均匀度。常见的有介孔二氧化硅、氧化石墨烯、介孔碳、羟基磷灰石、多孔淀粉等。

筛选不同的吸附剂种类以及比例是固化油状液体最重要的一步，会影响制剂中有效成分的溶出释放等问题。以陈皮挥发油吸附率与保留率为参考指标，筛选固化剂的不同比例，发现350FCP在3∶5~6∶5之间挥发油保留率基本一致，但350FCP在3∶5时的吸附率最好。研究以陈皮和青皮挥发油中主要成分D-柠檬烯为指标成分对其固化前后进行挥发率的测定，显示经350FCP载体材料固化后的挥发油比未固化挥发油挥发速率缓慢得多。

（三）分散性

将中药油状液体制备成固体分散体，不仅能够增加溶解度、稳定性及生物利用度，还利于油状液体的粉末化，使之拥有良好的分散性。

固体分散体所用的载体依据结构可分为3类。①亲水性载体，如尿素、甘露醇、糖类及其衍生物等；②聚合物载体及合成聚合物，如聚维酮、聚乙二醇（PEG4000、PEG6000等）、聚乙烯吡咯烷酮等，还有天然聚合物，如羟丙基纤维素、乙基纤维素等；③表面活性剂或其他亲水载体，如十二烷基硫酸钠等。疏水物质因表面活性剂吸附于表面，使得表面张力降低，从而增加其在固体分散体中的溶解度。

（四）乳化稳定性

Pickering乳化技术以固体粒子作为稳定剂的乳剂，可显著提高油类液体的稳定性，增强作用效果和应用价值，是实现挥发油固体化的一种途径。其原理是通过颗粒增加液滴间的相互斥力及空间位阻，防止聚集的过程。

Pickering乳的稳定性受众多因素影响，如固体颗粒类型、表面润湿性、粒径等，水相pH、电解质、温度等，以及油相性质、油水比、乳液液滴大小。这些因素通过乳液的亲水/油性、界面能及黏度等方面来影响乳液稳定性。常用的固体颗粒有无机、有机等微粒。无机颗粒有二氧化硅、碳酸钙及自然矿物等。有机粒子有多糖基颗粒，如纤维素、壳聚糖、淀粉纳米晶体等；蛋白基颗粒，如乳清蛋白等；多糖-蛋白质复合物。蛋白基颗粒或蛋白-多糖复合物由于表面性质的两亲性，所以乳化性能更好。

油状液体的质量还取决于提取方式以及分离精制方法。不同的提取方式和分离精制方法使中药中油类物质的成分种类以及含量相差较大，选取合适的提取分离方法是油状液体质控中至关重要的一步。

四、质控方法

（一）常规质控方法

1.物理指标

（1）一般指标　中药油状液体通常可从外观性状判断其状态，在室温条件下进行直接观察，必要时利用白色背景检查实际颜色状态，记录肉眼直视色彩，精确测定可采用比色管进行检查，另外可通过气味对油状液体进行评价。测定相对密度、溶解度、不挥发物、折光率、浊度、碘值、皂化值、酸值、过氧化值、熔点、旋光度等各个参数对其进行质控评价。

（2）特殊指标　油脂在制取或存储过程中混入的泥沙及其他固态机械杂质时，可采用过滤、沉淀等不同方式进行去除。但一些水分杂质存在于油脂中使得油脂颜色加深、促进酸败。另外胶溶性杂质以极小的微粒状态分散在油中，与油一起形成胶体溶液，主要有含磷脂蛋白质、糖类、树脂、黏液物等，混入油中会使油颜色变深暗、混浊，磷脂遇热会焦化发苦，吸收水分促使油脂酸败，影响油脂的品质与质量。所以需要进行酸败度的检查。脂溶性杂质主要成分为游离脂肪酸、色素、烃类、蜡，还有微量金属和由于油料的环境污染带来的有机磷、汞、多环芳烃、黄曲霉毒素等，通常会进行碱性杂质、重金属、脂肪酸组成等特殊物理参数的测定。

2. 化学指标　油类液体中有效成分的含量是评价其好坏的重要指标之一。在加工处理过程中除对油类液体指标成分的测定外还需计算其转移率来确定质量标准。另外，利用HPLC、GC、GC-MS等分析方法建立油类液体的特征和指纹图谱，鉴定有效成分种类，可以从整体上得到更完整的评价体系。

（二）过程质控技术

油状液体的质量还取决于提取方式以及分离精制方法。不同的提取方式和分离精制方法使中药中油类物质的成分种类以及含量相差较大，选取合适的提取分离方法是油状液体质控中至关重要的一步。

1. 挥发性油状液体的提取分离　常用挥发油类提取方式有：水蒸气蒸馏法、溶剂提取法、压榨法、超声提取法、微波提取法、超临界流体萃取法、亚临界水提取法、酶解提取法等。提取工艺对中药挥发油质量差异性的影响甚大，用7种不同的方式提取阿魏酸，仅得到2个共有成分。若有效成分多为极性较大的醇类，可选择水蒸气蒸馏法提取，因水蒸气蒸馏法提取所得挥发油成分大多集中在极性较大的醇类；而超临界流体萃取法则更容易收集到极性较小的成分，更适合较小极性成分挥发油的提取。另一方面在挥发油的提取操作过程中，提取溶剂的选择、溶剂的用量、提取时间、提取功率、药材浸泡时间、药材颗粒大小等都会影响最后的提取效果，确定最终的提取条件，需要对提取过程中多方面进行系统考察。

2. 非挥发性油状液体的提取与分离　对于非挥发性油状液体，因其成分所在部位特殊，提取方式很大程度上影响油脂的提取率。主要提取方式有：有机溶剂萃取法、超临界流体萃取法、微波或超声波辅助萃取法、分子蒸馏技术、三相分离法（three-phase partitioning）等方法，提取不同部位油脂所选用的方法有所不同，对于一些较难破除细胞壁的植物可联合多种方法进行提取，另外提取温度、提取时间、提取溶剂的选择和料液比都影响最终的提取效果。

思考

中药制剂从传统剂型到现代剂型的创新发展历程中形成了较为完整的制剂理论体系，而中药剂型设计技术也在不断地创新发展之中。目前，中药制剂除物质基础不明、生产效率低、顺应性差等问题外，还存在许多难题亟待解决，例如如何根据中药的剂量及自身特点选择适合的剂型、在复杂的制剂工艺中成型性是否能准确预判、以何为依据设计中药制剂递释特性等。还存在许多难题亟待解决，例如如何根据中药的剂量及自身特点选择适合的剂型、在复杂的制剂工艺中成型性是否能准确预判、以何为依据设计中药制剂递释特性等。

药知道

2021年1月15日，国家药品监督管理局颁布了《中药新药质量研究技术指导原则（试行）》。文中明确地将中药新药质量研究的主要研究内容分为药材/饮片、中间体和制剂三部分，提出了相应的质量控制研究重点关注方向与基本要求，体现了中药中间体是中药制剂研究不可或缺的一部分。以下摘自原文：

……中间体研究是中药新药质量研究的重要内容之一，应结合制备工艺特点，研究中间体（如生药粉、浓缩液、浸膏等）的质量，特别是直接用于药物制剂的中间体。根据药品的不同特点，研究其理化性质、化学成分、生物活性等，以及与安全性、有效性相关的影响因素。

1.理化性质

理化性质研究对于中间体的质量控制、后续的制剂研究等具有重要意义。对于化学成分复杂、有效成分不明确的中药复方制剂，应关注中间体整体理化性质研究。

对于液体和半固体，应根据后续制剂的需要和药用物质组成研究情况，从性状、相对密度、pH、澄明度、流动性、总固体等质量信息中确定影响药品质量的关键质量属性。

对于直接入药的生药粉，应重点关注其粒度、粒径分布及混合均匀度等。

对于浸膏粉，应对流动性、堆密度、溶解性、吸湿性等进行研究，根据药物本身的性质和后续制剂的要求，确定其关键质量属性。

目标检测

1.中药新药质量标准包括哪些内容。

2.简述不同中药制剂中间体物料的物理特征表征方法及其应用。

（尹　湉）

第十章　中药制剂质量研究

学习目标

通过本章学习，能够掌握中药制剂质量标准研究的基本内容和制定原则；具备利用各种理论和技术进行质量控制研究的能力；理解传统中药配伍理论和辨证论治的内涵，以及其与现代中药质量控制整体观的内在联系。

中药制剂是在中医药传统理论指导下，以中药为原料，根据处方将其制成某种剂型，标明功能、主治和用法、用量，以规定的规格供临床直接使用的药品。它具有方便使用、疗效确切、安全性高等优点，被广泛应用。中药制剂的使用已融入现代药物治疗体系中，而其质量的优劣直接关系到药品临床应用的安全性和有效性，影响着人们对于中药的信任与信心。因此，中药制剂质量研究具有重要意义：

1. 保证中药制剂质量　中药制剂的质量研究直接影响临床治疗的效果和患者的健康。通过中药制剂质量研究，可以确保中药制剂的质量符合标准，提高其疗效和安全性。

2. 推动中药现代化　中药制剂的质量研究是中药现代化的关键之一，可以促进中药的产业化和现代化发展，提高中药的市场竞争力和发展前景。

3. 促进中西医结合　中药和化学药之间的区别在于其不同的理论基础和应用方式。进行中药制剂质量的研究，有助于推动中西医结合的发展，充分发挥中药所具有的特点和优势，并将其与西医相结合，以达到更优秀的治疗效果。

4. 安全使用中药制剂　通过中药制剂的质量研究，关注中药制剂的安全性问题，包括不良反应、药物相互作用等方面，为中药制剂的临床应用提供更加可靠、安全的保障。

第一节　概　述

中药制剂的质量研究是在中医药理论的指导下，采用各种技术、方法和手段，通过研究影响药品安全性和有效性的相关因素，确定药品关键质量属性的过程。质量研究的目的是确定质量控制指标和可接受范围，为药品生产过程控制和质量标准建立提供依据，保证药品的安全性、有效性和质量可控性。

一、中药制剂质量研究的现状

随着中药制剂现代化工业生产模式的发展和医药行业管理体系的建立，中药制剂的质量控制从传统经验控制发展为依靠相应的质量标准控制，经历了从无到有，从主观鉴别到客观检验的发展过程。自《中华人民共和国药品管理法》和《新药审批办法》颁布以来，基于相关法规和技术要求的制定，中药质量标准的基本框架逐步形成。且随着《中国药典》的修订，中药制剂质量控制体系逐渐完善。由单一指标成分向多成分、多层次和整体控制模式发展；引入了指纹图谱、特征图谱等检测技术；加强了有害物质和毒性成分的检测。随着新技术、新设备和新方法的提出和发展，组学技术、组效关系理论等也逐渐应用到中药制剂的质量控制研究中。此外，ICH Q系列指南文件中“药品质量全生命周期管理”理念的引入和源头控制、过程控制等理念的形成和普及，中药质量控制理念已逐步向生产全过程控制和质量源于设计理念转变。

二、中药新药质量研究的基本原则

1. 遵循中医药理论指导　中药尤其是复方制剂的物质基础复杂，在进行质量研究时应尊重传统中医药理论与实践，根据不同药物的特点，采用各种研究技术和方法，有针对性地开展质量研究，反映中药整体质量。

2. 传统质量控制方法与现代质量研究方法并重　传统经验方法对中药的质量研究和质量控制具有重要意义，同时鼓励现代科学技术在中药质量研究中的应用。应根据药物自身特点，运用物理、化学或生物学等现代研究方法分析药品的质量特征，研究质量特征的表征方法、关键质量属性、质量评价方法和量质传递规律，有效地反映药品的质量。

3. 以药用物质基础为重要研究内容　在质量研究过程中，药用物质基础研究应以中医药理论和临床实践为指导，同时关注安全性、有效性的关联研究。通过药用物质基础相关属性的研究为生产过程控制和质量标准制定提供科学依据。

4. 以保证安全有效、质量可控为目标　质量控制方法和指标应能反映药品的安全、有效、稳定、可控。药材/饮片、中间体、制剂的药用物质及关键质量属性、量质传递规律以及药用物质与辅料、药包材相互影响是质量研究的主要内容，应围绕安全性和有效性选择适宜的研究方法和质量控制指标，以客观地表征中药质量特征，为中药质量控制提供科学依据。

5. 贯穿药品全生命周期　中药质量研究不仅应体现在原辅料质量、生产工艺及设备选择、过程控制与管理、制剂质量标准制定、风险控制与评估等药品生产全过程，还应贯穿于药品全生命周期。应加强药品上市后质量研究，不断提升产品质量，构建符合中药特点的全过程和全生命周期的质量控制体系，保证中药新药质量的可控性和稳定均一。

三、中药制剂质量研究的主要难题

近年来，中药质量研究取得长足的进步，但由于中药制剂原料来源广泛、化学成分种类多、化合物含量差异较大、药效物质基础不明确、工艺单元操作变异系数大等特点，使得中药质量控制面临诸多挑战，导致目前中药制剂质量研究仍存在一些问题。

1. 中药质量标准控制缺乏整体性　中药制剂一般由多种药味组成，每种药味成分也极其复杂。对于药物成分极其复杂的中药制剂，仅利用一味药的一个或几个成分无法全面阐释其药理作用，也不足以控制中药制剂的整体质量。如现阶段中药质量标准中，大多中药制剂的鉴别药味数目少，借助于易测或对照品易获得的药味进行鉴别，不能覆盖全部组方药味；含量测定指标较少，不足以反映药品的整体质量。

2. 中药有效成分研究不够深入　中药制剂成分复杂多样，且药品药理作用广泛。但目前对于药效物质基础的研究仍然不足，量-效关系不明确，造成所选指标成分与中药有效性和安全性关联度不高。某些药材的指标成分选择存在一定的随意性，适应证完全不同的中药却选择了相同的含量测定指标，难以反映药物的真正质量水平。

3. 所建立的质量标准专属性差　一些已建立的中药鉴别方法由于缺少特征成分或对照药材的对照，缺乏专属性；检查项目较简单，多数按照《中国药典》制剂通则的检查项目进行检查，缺乏与药品特性相关的检查项目；一些指纹图谱的专属性、重现性、耐受性以及谱效关系还需深入研究。

4.建立质量标准的前期研究不足 目前所进行的中药新药质量标准研究，一般基于化学成分的文献报道，按照性状、鉴别、检查和含量测定等常规模式进行，缺乏深入的质量研究，未对中药制剂的工艺和原料进行针对性研究以识别关键质量属性，从中药饮片、中间体到制剂之间的关联性质量传递过程研究不透彻，导致中药制剂的质量研究不够深入，不够系统。

5.检测手段限制 由于中药成分庞杂，且药材来源多样，这要求中药制剂的质量控制需精确检测有效成分含量，同时还应严格控制有害成分，保证中药制剂的安全有效。中药成分和来源的复杂性造成了检测手段选择的困难，当前的检测手段的发展仍不能适应中药标准化的需求。

四、中药制剂质量研究的发展趋势

中药制剂质量研究朝着绿色、高效、安全、健康和可持续的方向发展。未来，中药制剂的质量控制将更加严格。基于现代分析技术、统计学方法和计算机技术建立国际承认的中药指纹图谱，并建立中药指纹图谱库和标准品库，建立优化中药提取工艺；综合多学科交叉研究，加强中药有效性和安全性的基础研究，为建立专属性更强的质量控制方法提供基础数据；运用现代分析技术对中药方剂的组方规律、药理作用机制等进行深入研究等都将成为中药质量控制发展的必要内容。

此外，绿色化生产和加强质量安全监管也是中药制剂未来发展的重点。为了推动中药制剂的更好发展，还需要加强国家政策、法规制定，完善中药制剂的生产、检验、质量控制等方面的标准规范，实现从源头保证中药安全、有效、质量可控，提高中药制剂质量控制人员的水平，推动现代科技手段在中药制剂质量的监控、控制和评价方面的转化应用。

为了促进中药制剂质量的进一步提升，我们需要进一步加强国家政策和法规的制定，完善中药制剂的生产、检验和质量控制标准等方面的标准规范；提高中药制剂的质量控制人员水平。通过中药工作者的不懈努力，增强人民群众对中药制剂的信任和信心，提升中药制剂在国际上的竞争力。

第二节　中药制剂质量标准研究

基于中药多成分复杂体系的特点，中药新药的质量研究应以临床价值和需求为导向，遵循中医药理论，坚持传承和创新相结合，运用物理、化学或生物学等新技术、新方法，从多角度研究分析药品的质量特征。同时，质量研究还应体现质量源于设计、全过程质量控制和风险管理的理念，通过对药材/饮片、中间体（中间产物）、制剂的药用物质及关键质量属性在不同环节之间的量-质传递研究，以及药用物质与辅料、药包材相互影响的研究，不断提高中药的质量控制水平。

一、中药材与饮片的质量标准研究

中药材是中药新药研发和生产的源头，中药饮片是以中药材为原料生产的中医临床处方用药，同时也是中药制剂的原料。因此，中药材和饮片的质量是中医临床用药安全有效的基础和保障。加强中药材和饮片标准的制定、生产规范及全过程质量的控制，对于确保中药制剂的安全性、有效性和质量可控性具有根本性作用。

（一）基本原则

为完善中药制剂的质量控制体系，加强中药质量控制的整体性、可追溯性，为中药制剂提供安全有效、质量稳定的药材/饮片，基于全过程质量控制和风险管控理念，中药材及饮片的质量标准研究应遵循以下原则：

（1）药材和饮片的质量控制应遵循中医药理论，尊重中医药传统经验和特色。药材的适宜产地、生长年限、采收时间、加工方法、质量评价，饮片的炮制方法、工艺参数、炮制程度等应尊重传统经验和技术。

（2）应基于整体质量控制理念，考虑药材、饮片、中药制剂各生产加工环节之间的关联性，选择适当的检测项目和指标成分，充分体现质量控制的一致性、可传递性和可追溯性。同时，检测项目和质量指标还应与安全性、有效性紧密关联，选择专属性强、稳定性好的指标和方法。

（3）对药材的基原、产地、种植养殖、采收炮制加工、包装贮藏等生产全过程进行质量控制。固定药材基原、用药部位、产地等来源，并对炮制过程中的关键环节加强研究和控制，保证药材来源可追溯，饮片质量可控制。

（二）主要内容

中药材及饮片的质量标准内容通常包括名称、来源、形状、鉴别、检查、浸出物、含量测定、炮制、性味与归经、功能与主治、用法与用量及贮藏等。

1.基原　基原是保证药材质量的基础。应明确药材的原植/动物中文名、拉丁学名及药用部位。对于多基原药材，一般应固定使用其中一个基原，若需使用多个基原的，可参照《中药均一化研究技术指导原则（试行）》（2020年第38号）的相关内容研究，固定使用比例，保证制剂质量的稳定。种植养殖药材有明确选育品种的，一般应说明品种信息。矿物药应明确该矿物的类、族、矿石名或岩石名以及主要成分。

对于易混淆、难以确定基原的饮片，应通过具有资质的机构进行物种鉴定。对于新药材，应详细描述药材的相关信息，如原植/动物形态特征和药用部位，参照国家药品监督管理局关于发布《中药注册分类及申报资料要求》的通告（2020年第68号）中新药材的相关要求开展研究。

2.产地　产地是影响药材质量的重要因素之一。应在充分了解药材生长习性、临床用药经验和传统习惯、资源状况、种植养殖条件等方面的基础上，了解不同产地药材的质量差异，最终确定药材和饮片的产地。在保证药材质量稳定的前提下，可选择多个产地。矿物药产地的地质环境及伴生矿等情况与药材中重金属及其他杂质密切相关，应加强针对性的研究。

3.性状　性状是药材和饮片质量最直观地体现。性状的描述应根据实际生产饮片的特点描述形状、大小、色泽、味道、气味、质地等，必要时可附图。对于外购直接投料的饮片，应特别注意易混淆品的性状鉴别。

4.鉴别　常见鉴别方法包括传统经验法、显微鉴别法、化学反应法、色谱法、光谱法等，应结合中药制剂的质量控制特点，选择专属性强、重现性好的鉴别方法。对于存在伪品、易混淆品的药材或饮片，应进行充分的对比研究，建立专属性强的鉴别方法。鼓励采用对照药材或饮片、对照提取物、标准图谱等作为对照，提高鉴别方法的专属性。为提高薄层色谱鉴别方法的专属性，应根据研究结果完善鉴别斑点个数、颜色、位置等内容的描述。

5.检查　一般检查项目包括水分、总灰分、酸不溶性灰分、二氧化硫残留量等。应结合药材自身特点、药材来源、炮制加工过程、包装与贮藏等因素，研究建立针对性强的检查项目。结合药材来源、生产加工过程，考量重金属及有害元素、农药残留、真菌毒素等安全检查项目；对于毒性药材或饮片，建立毒性成分的限量检查项；饮片直接粉碎入药的，应根据制剂的工艺情况，增加微生物检查项；动物类、矿物类、发酵类、树脂类等药材，应根据各自特点建立针对性检查项目。

6.浸出物　浸出物系指用水、乙醇或其他适宜溶剂，有针对性地对药材中可溶性物质进行测定。浸出物可从一定程度上反映药材整体化学成分的含量。浸出物测定方法包括水溶性浸出物测定法、醇溶性浸出物测定法和挥发性醚浸出物测定法。应结合药材的提取工艺、辅料等特点，选择合适的溶剂进行测定，同时考察与制剂的相关性，制定合理限度。

7.含量测定 含量测定的指标成分应体现药材的安全性、有效性。同时，应考察药材、饮片和中药制剂之间的质量相关性，中药制剂质量标准中建立的质控项目与药材/饮片质量相关的，应在药材/饮片标准中建立相应的质控项目，并根据研究结果确定合理限度。另外，药材中既是毒性成分又是有效成分的，应建立含量控制方法，并制定合理限度。

8.炮制工艺 炮制过程是药材增效减毒、调和药性的重要环节，是决定饮片物质基础的关键步骤。饮片的炮制工艺应在继承传统工艺的基础上，根据中医药理论、临床用药及中药新药研究设计的需要，选择合适的炮制方法，并开展净制、切制、炮炙、干燥等具体工艺过程的研究，明确炮制方法、关键工艺参数、辅料种类及用量、炮制程度等工艺参数。炮制过程中，为保证饮片质量合格，对于直接粉碎入药的饮片，应加强净制工艺研究，降低微生物污染水平；在保证药材质量的前提下，进行药材趁鲜切制等工艺研究，减少有效成分的损失；对于采用炮炙工艺的饮片，应充分考虑温度、时间、所用辅料的种类和用量等因素对饮片质量的影响，鼓励采用机器视觉等新技术对饮片炮炙程度进行客观量化评价；需采用干燥工艺的药材应及时处理，避免引起微生物污染和变质；加强炮制用辅料的原料质控、制备工艺及质量标准研究。

此外，对于中药材和饮片的质量控制研究，还应注意：

（1）注重对饮片质控方法的专属性研究，突出饮片的炮制特色。药材经特殊炮制加工，饮片的外在性状和内在成分与原药材已存在一定程度的不同，这是中医特色的体现。目前《中国药典》大部分饮片标准列于相应药材标准之后，主要沿用药材质控指标或仅调整个别指标的限度，而饮片单列的标准仅占3.88%，导致饮片特点和炮制工艺对药材质量的影响无法得以充分体现。因此，饮片质量标准应结合饮片特点和炮制工艺建立相应的质控方法，提高方法的专属性，体现中药的炮制特色。例如对使用特殊方法炮制或具有“生熟异治”特点的饮片，应建立区别于对应生品的专属性质控方法。

（2）注重安全风险控制。具有内源性毒性的药材，应加强对毒性成分的控制，结合制剂安全和风险评估结果，制定合理指标和限度；外源性污染物，对生产过程中可能的农药、兽药、熏蒸剂残留以及重金属、有害元素、真菌毒素、动物类药材携带的病原微生物等污染问题进行评估，建立适当的检测项目，确保药材和饮片的安全；此外还应对染色增重、掺杂使假等问题加强监控，增加针对性检测项目。

（3）注重贮藏和养护。中药材/饮片的贮藏与养护是质量控制的重要环节，也是最容易被忽视的环节，应结合药材特点展开有针对性的稳定性研究，选择适合的包装材料和贮藏条件。同时，贮藏期间应注意养护，防止因霉变、蛀虫等造成资源的浪费。

二、辅料的质量标准研究

辅料是生产药品和调配处方时所用的赋形剂和附加剂，起到赋形、调整药物释放、提高靶向性、安全性、稳定性等作用，是药品的关键组成部分，对药品的质量具有重要影响。

中药药用辅料包括中药炮制用辅料、中药传统制剂辅料和中药现代化制剂所用辅料。在中药传统制药过程中，对中药炮制和中药制剂环节并未严格区分，诸多辅料，如蜂蜜、醋、酒等，在中药炮制和中药传统制剂中均有使用。中药炮制用辅料和中药传统制剂辅料具有较多共同之处，可统称为中药传统辅料。按来源可将中药传统辅料分为植物来源辅料、动物来源辅料和矿物来源辅料。常用中药传统辅料包括黄酒、白酒、醋、盐水、麦麸、稻米、蜂蜜、姜汁、甘草汁、胆汁、羊脂油、动物血、牛乳、石灰水、滑石粉、朱砂、硫黄等。中药现代化制剂，如注射剂、胶囊等所用辅料与化学药、生物制品辅料的来源、要求和使用基本一致，因此在制备、贮藏和使用时可参照《中国药典》药用辅料相关指导原则和技术要求进行质量控制。而中药传统辅料的用途用法、作用特点和质量控制水平等都与现代制剂用辅料存在较大差异，除了赋形作用外，还起到了影响主药的理化性质、减毒增效、改变药性等作用，因此其标准的研究更为复杂。

目前《中国药典》收载的药用辅料标准体系是基于化学药辅料的相关要求和质量标准建立的，对中药饮片和传统制剂辅料是否适用，药典并未明确。由于研究起步较晚，目前对中药传统辅料的标准研究还存在许多问题，如标准体系不完善、不统一，缺乏国家标准，地方标准总体水平较低，各地水平参差不齐，辅料要求高低不一等。根据国家药品监督管理局药审中心发布的《中药新药用饮片炮制研究技术指导原则（试行）》（2020年第31号）、《中国药典》2020年版和相关中药炮制规范等，建议遵循如下原则：

（1）中药传统辅料种类众多，其质量检测指标和检测手段应科学、合理、实用。

（2）特殊来源的辅料，应加强针对性研究。来源于植物的辅料，应加强对农药残留、真菌毒素等有害物质的控制；来源于矿物的辅料，应对重金属及有害元素等进行研究，必要时在辅料标准中建立相应检测项；来源于动物的辅料，应对可能引发人畜共患病的病原微生物等进行研究，必要时建立相应检测方法；自制辅料所用原料应符合相关产品的质量要求，保证自制辅料的质量安全、稳定。

（3）为保证辅料的来源准确可靠，在确保质量稳定的前提下，其生产原料和制备工艺应明确固定，不可随意更换。

（4）中药传统辅料原则上不循环使用，对于河砂等有必要循环使用的辅料，应确保其安全性，严禁毒性饮片与其他饮片混用同一批辅料；原则上不应添加与辅料功能无关的色素、矫味剂等添加剂。

（5）炮制用辅料已有药用或食用标准的，一般可沿用原标准，必要时根据传统经验及炮制要求进行完善。无标准的，应结合其质量特点，研究建立符合药用要求的质量标准。

三、中药制剂的质量标准研究

中药制剂质量标准研究时，应根据制剂的处方组成、制备工艺、化学成分的理化性质、制剂的特性等特点，有针对性地选择质量控制的指标，并结合科学技术的发展，不断完善质量标准的内容，保证质量标准的科学合理和药品的安全有效。

（一）基本原则

中药制剂通常由多味药组成，因此质量标准应能够全面反映药品质量，对处方中的所有药味均应建立相应的分析方法。

（1）质量标准应根据中药的特点反映中药制剂的质量，并与药物的安全性、有效性相关联。

（2）应注重中药饮片或提取物、中间产物和制剂等质量标准的关联性问题，完善的质量标准体系是药品质量可追溯的基础。

（3）应结合制剂的处方组成、有效成分或指标成分、辅料以及剂型的特点开展针对性研究。

（4）质量标准应科学、规范、可行，各项研究应符合《中国药典》《国家药品标准工作手册》等相关要求。

（5）中药新药质量标准研究应随着新药研究的不断推进而逐步完善。

（6）质量标准采用的方法应具有科学性、先进性和实用性，并符合简便、灵敏、准确和可靠的要求。

（二）主要内容

中药制剂质量标准的内容一般包括：药品名称、处方、制法、性状、鉴别、检查、含量测定、功能与主治、用法与用量、注意、规格、贮藏等。

1. 药品名称 包括药品正名与汉语拼音名。名称应科学、明确、简短，不应产生歧义、误导或暗示疗效，避免使用生涩用语。单味制剂命名一般采用中药材、饮片、有效成分、中药有效部位加剂型命名，如：花蕊石散、丹参口服液。复方制剂有多种命名方法，如采用处方主要药材名缩写加剂型命名，如桂附地黄丸、葛根芩连片等；依据主要功能命名，如补心丹、补中益气合剂等。此外还有依据药物味数加剂型命名、按照剂量命名等多种命名方式。具体命名规范可参考《中成药通用名称命名技术指导原则》。

2. 处方 处方包括组方饮片和提取物等药味的名称与用量，复方制剂的处方药味排序一般应按君、臣、佐、使的顺序排列，炮制品需注明。处方药味的名称应使用国家药品标准或药品注册标准中的名称，避免使用别名或异名，详细要求参照《中国药典》的有关规范。如含有无国家药品标准且不具有药品注册标准的中药饮片、提取物，应单独建立该药味的质量标准，并附于制剂标准中，提取物的质量标准应包括其制备工艺。

固体药味的用量单位为克（g），液体药味的用量单位为克（g）或毫升（ml）。处方中各药味量一般以1000个制剂单位（片、粒、g、ml等）的制成量折算；除特殊情况外，各药味量的数值一般采用整数位。

3. 制法 制法为生产工艺全过程的简要描述，一般包含前处理、提取、纯化、浓缩、干燥和成型等工艺过程及主要工艺参数。制法描述的格式和用语可参照《中国药典》和《国家药品标准工作手册》的格式和用语进行规范，要求用词准确、语言简练、逻辑严谨，避免使用易产生误解或歧义的语句。

4. 性状 性状在一定程度上反映药品的质量特性，应按制剂本身或内容物（如包衣片剂或丸剂的片芯及丸芯、胶囊剂的内容物）的实际状态描述其外观、形态、嗅、味、溶解度及物理常数等。通常描述外观颜色的色差范围不宜过宽。复合色的描述应为辅色在前，主色在后，如黄棕色，以棕色为主。性状项的其他内容要求应参照《中国药典》凡例。

5. 鉴别 原则上处方中各味药均应进行鉴别，首选君药、贵重药和有毒性药进行鉴别，鉴别药材数量要达到处方所含药材的三分之二以上。

鉴别的常用方法有显微鉴别法、化学反应法、色谱法、光谱法和生物学方法等。鉴别检验一般应采用专属性强、灵敏度高、重现性好、快速和操作便捷的方法，鼓励研究建立一次试验同时鉴别多个药味的方法。

鉴别方法主要有以下几种。①显微鉴别法：制剂中若有直接入药的生药粉，一般应建立显微鉴别方法。若制剂中含有多种直接入药的生药粉，在显微鉴别方法中应分别描述各药味的专属性特征。②化学反应鉴别法：一般适用于制剂中含有矿物类药味以及有类似结构特征的大类化学成分的鉴别。③色谱法：主要包括薄层色谱法（TLC/HPTLC）、气相色谱法（GC）和高效液相色谱法（HPLC/UPLC）等。TLC法可采用比移值和显色特征等进行鉴别，对特征斑点的个数、比移值、斑点颜色、紫外吸收/荧光特征等与标准物质的一致性予以详细描述；HPLC法、GC法可采用保留时间等色谱特征进行鉴别，应提供特征色谱图或指纹图谱。④其他特异性鉴别方法：若处方中含有动物来源的药味并且在制剂中仅其蛋白质、多肽等生物大分子成分具备识别特征，应研究建立相应的特异性检验检测方法。若药味的鉴别特征不明显，或处方中用量较小而不能检出者，应予以说明。

6. 检查 应参照《中国药典》四部各有关制剂通则项下规定的检查项目和其他必要的检查项目进行检查，并制定相应的限量范围。

（1）与剂型相关的检查项目　应根据剂型特点及临床用药需要，参照《中国药典》制剂通则的相应规定，建立反映制剂特性的检查方法，如粒度、水分、干燥失重、重量差异等。若《中国药典》通则中与剂型相关的检查项目有两种或两种以上的方法作为可选项，应根据制剂特点进行合理选择，并说明原因。

（2）与安全性相关的检查项目　处方含易被重金属及有害元素污染的药味，或其生产过程中使用的设备、辅料、分离材料等有可能引入有害元素，应建立相应的重金属及有害元素的限量检查方法。

制剂工艺中若使用有机溶剂（乙醇除外）进行提取加工，在质量标准中应建立有机溶剂残留检查法；若使用大孔吸附树脂进行分离纯化，应根据树脂的类型、树脂的可能降解产物和使用溶剂等情况，研究建立提取物中可能的树脂有机物残留的限量检查方法，如苯乙烯型大孔吸附树脂可能的降解产物主要包括但不限于苯、正已烷、甲苯、二甲苯、苯乙烯、二乙基苯等。

若处方中的药味含有某一种或一类毒性成分而非药效成分，应针对该药味建立有关毒性成分的限量检查方法，例如乌头碱限量，其限度可根据相应的毒理学或文献研究资料合理制定。

（3）与药品特性相关的检查项目　应根据药品的特点建立有针对性的检查项目，如提取的天然单一成分口服固体制剂应建立有关物质、溶出度等的检查方法；含难溶性提取物的口服固体制剂，应进行溶出度的检查研究。主要指标成分为多糖类物质的制剂，应研究建立多糖分子量分布等反映大分子物质结构特征的专属性检查方法。

（4）检查限度的确定　质量标准中应详细说明各项检查的检验方法及其限度。一般列入质量标准的检查项目，应从安全性方面及生产实际充分论证该检验方法及其限度的合理性。检查限度尤其是有害物质检查限度应在充分研究和风险评估的基础上制订，并符合《中国药典》或参照国际人用药品注册技术协调会（ICH）的相关要求。设定的限度应在安全性数据所能支持的水平范围以内。

7.浸出物　浸出物检查可用作控制提取物总量一致性的指标。浸出物的检测方法可根据制剂所含主要成分的理化性质选择适宜的溶剂（不限于一种），基于不同的溶剂可将浸出物分为水溶性浸出物、醇溶性浸出物、乙酸乙酯浸出物及醚浸出物等。应系统研究考察各种影响因素对浸出物检测的影响，如辅料的影响等。浸出物的检测方法中应注明溶剂的种类及用量、测定方法及温度参数等，并规定合理的浸出物限度范围。

8.指纹/特征图谱　中药新药制剂（提取的天然单一成分制剂除外）一般应进行指纹/特征图谱研究并建立相应的标准。内容一般包括建立分析方法、色谱峰的指认、建立对照图谱、数据分析与评价等过程。

（1）分析方法的建立　指纹/特征图谱一般采用各种色谱方法，如HPLC/UPLC法、HPTLC法、GC法等。应根据所含主要成分的性质研究建立合适的供试品制备方法。若药品中含多种理化性质差异较大的不同类型成分，可考虑针对不同类型成分分别制备供试品，并建立多个指纹/特征图谱以分别反映不同类型成分的信息。若一种方法不能完整体现供试品所含成分特征，可采用两种或两种以上的方法获取不同的指纹/特征图谱进行分析。

（2）色谱峰的指认　指纹/特征图谱的检测方法、参数等的选择，应以反映制剂所含成分信息最大化为原则。一般选取容易获取的一个或多个主要活性成分或指标成分作为参照物；若无合适的参照物，也可选择图谱中稳定的色谱峰作为参照峰，并应尽可能对其进行指认。

（3）建立对照图谱　通过对代表性样品指纹/特征图谱的分析，选择各批样品中均出现的色谱峰作为共有峰。可选择其中含量高、专属性强的色谱峰（优先选择已知有效/活性成分、含量测定指标成分及其他已知成分）作为特征峰。指纹/特征图谱研究过程中，应尽可能对图谱中主要色谱峰进行指认。

（4）数据分析与评价　指纹/特征图谱一般以相似度或特征峰相对保留时间、峰面积比值等为检测指标。可根据多批样品的检测结果，采用指纹图谱相似度评价系统计算机软件获取共有峰的模式，建立对照指纹图谱，采用上述软件对供试品指纹图谱与对照指纹图谱进行相似度分析比较，并关注非共有峰的特征。特征图谱需确定各特征峰的相对保留时间及其范围。应在样品检测数据的基础上进行评价，制定指纹/特征图谱相似度或相对保留时间、峰面积比值及其范围。

9.含量测定

（1）测定指标的选择　单一天然提取成分的制剂选择该成分作为测定指标即可。组成基本明确的制剂应选择一个或多个指标成分作为含量测定指标，并且应建立大类成分的含量测定方法。复方制剂应尽可能建立针对处方中多个药味的多成分含量测定方法，首选与药品有效性、安全性相关的有效/活性成分、毒性成分、君药的指标成分等作为测定指标。另外，应考虑指标成分与制剂工艺、稳定性的相关性。例如针对提取挥发油的工艺，应对挥发油总量或相关指标成分进行含量控制；对热敏成分，应建立可反映生产过程中物料受热程度及稳定性的含量测定方法。

（2）含量测定方法　含量测定方法包括容量（滴定）法、色谱法、光谱法等。挥发性成分优先考虑GC或GC-MS法，非挥发性成分优先考虑HPLC/UPLC法。矿物类药味的无机成分可采用容量法、原子吸收光谱法（AAS）、电感耦合等离子体原子发射光谱法（ICP-AES）、电感耦合等离子体质谱法（ICP-MS）法等。

（3）含量范围限度　对于指标成分及所含大类成分的限度，应根据提取物的含量情况和制剂要求制定，规定单位制剂中该成分相当于标示量的百分比范围。含量限度的制定应根据中药制剂实测结果和原料药材的含量情况确定。至少应有15批以上样品数据为基础，检测方法与《中国药典》规定不同或《中国药典》药材中无相应含量检测项的，应至少提供3批以上的原料药材含量数据，以便计算转移率。原粉入药的转移率一般要求在70%以上。对于毒性成分及中西药复方制剂中化学药品的含量必须规定含量范围，上下限幅度应根据测试方法、品种情况、转移率及标示量确定，一般应在±10%～±20%之间。对于难以建立化学成分含量测定方法的，可以考虑建立生物测定方法等其他方法。

10.生物活性测定　生物活性测定方法一般包括生物效价测定法和生物活性限值测定法。由于现有的常规物理化学方法在控制药品质量方面具有一定的局限性，鼓励探索开展生物活性测定研究，建立生物活性测定方法以作为常规物理化学方法的替代或补充。

采用生物活性测定方法应符合药理学研究的随机、对照、重复的基本原则，建立的方法应具备简单、精确、可行、可控的特点，并有明确的判断标准。实验系统的选择与实验原理和制定指标密切相关，应选择背景资料清楚、影响因素少、检测指标灵敏和性价比高的实验系统。表征药物的生物活性强度的含量（效价）测定方法，应按生物活性测定方法的要求进行验证。不同药物的生物活性测定方法的详细要求，可参照相关指导原则。

11.规格　中成药的药品规格标示内容一般包含单位制剂中所相当的处方药味（包括饮片、提取物、有效成分等）的理论量（或标示量）。具体规格表述参照《中成药规格表述技术指导原则》相关要求。

12.贮藏　贮藏项下表述内容指对药品贮藏与保管的基本要求。药品的稳定性不仅与自身性质有关，还受到许多外界因素的干扰。应对药材的包装材料和贮藏条件进行系统考察，根据稳定性影响因素和药品稳定性考察的实验结果，确定贮藏条件。

第三节　基于整体观的中药制剂质量研究技术

中药制剂质量控制的“整体观”内涵一方面包括中药制剂研发全过程的质量控制，另一方面还包括中药制剂本身的整体性质量评价。中药制剂研发全过程的质量控制即依靠源头控制、工艺控制等手段，对药品全生命周期内可能影响质量的因素进行控制；药品本身的整体性质量评价则是指利用各种检测手段对中药（复方）所包含的众多药味、药效组分，进行辨识和控制，构建符合中药配伍规律、性味归经和药效作用特点整体评控模式。

一、基于中药多组分特点的含量测定技术

含量测定作为质量标准的重要项目，对制剂的质量控制意义重大。但中药成分复杂，特别是中药复方往往含有多类药材、多种成分，仅以单一成分的含量测定难以保证制剂的有效性，进行多组分含量测定是实现中药制剂质量有效控制的必要途径。

（一）多成分含量测定

多成分的含量测定可采用色谱技术、光谱技术以及色谱－质谱联用等多种现代分析技术，如HPLC-UV、UPLC-MS/MS、GC-MS等。由于药效物质基础不够明确，部分有效成分含量低，制剂成分难以与临床有效性和安全性建立联系等问题，指标成分的选择一直是中药制剂多指标质量控制的重点和难点。

指标成分的选择应遵循以下原则：

（1）在明确处方各药味的化学成分与制剂临床疗效相关性的前提下，结合制剂的提取工艺选择。

（2）由于中药复方制剂往往采取多种工艺处理药味，如制剂制备过程中一部分采用醇提，另一部分用水提，则在选择测定指标时要充分考虑所选指标能否反映大部分药味的成分情况。

（3）药材炮制过程中化学成分容易发生降解和转化，因此还应考虑药材炮制过程中产生的新的有效成分。

（4）对于由多个有效部位组成的制剂，如含有总黄酮、总皂苷、总生物碱等制剂，应分别对各大类成分及对各部位特征成分进行含量控制。大类成分检测中，应特别注意制剂中的背景干扰，以免出现专属性差，含量测定结果虚高现象。

（5）对于含有毒性药味，或现代研究证明有明确或可疑毒性药味的制剂，在主要有效成分含量测定的基础上，还应对毒性成分含量进行控制，以保证制剂安全有效。

（二）一测多评技术

由于多成分含量测定需要各待测物的对照品，然而很多天然产物的对照品分离难度大，获取困难，给多成分定量造成一定限值。因此研究者们积极寻找替代性测定方法，其中一测多评技术已经广泛应用于中药材的多成分含量测定分析。

1.基本原理　“一测多评”（quantitative analysis of multi-components by single marker，QAMS）技术是指在中药多指标质量评价时，以药材中某一易得且稳定的成分作为内标，建立该成分与其他成分之间的相对校正因子RCF（f），通过测定内标物含量，利用校正因子计算其他成分含量的方法。一测多评技术的理论基础为：在一定的线性范围内，成分的量（质量或浓度）与检测器响应成正比，即$W=fA$。相对校正因子的计算公式为：

$$f_{si}=\frac{f_s}{f_i}=\frac{W_s/A_s}{W_i/A_i}$$

式中，A_s为内标物s的峰面积，W_s为内标物s浓度，A_i为待测成分i的峰面积，W_i为待测成分i浓度。

计算得到各成分的相对校正因子后，按照下式计算待测成分浓度。

$$W_i=\frac{W_s\times A_i}{f_{si}\times A_s}$$

QAMS法解决了对照品难以获得带来的难题，实现了多指标成分的同时检测，目前已广泛应用于中药材、饮片、中药提取物、中成药等多种中药制品的质量检测，具有检测成本低、分析效率高等优点。

2. 注意事项

（1）RCF的影响因素　RCF是QAMS的关键参数，直接影响到QAMS的定量准确度。在实验过程中，RCF常受到色谱柱、检测器、检测波长、柱温等因素的影响。色谱柱和柱温的影响主要是对各成分的峰形、分离度、理论板数等方面的影响。检测波长的影响主要涉及成分的响应和受干扰情况。针对相同母核化合物，一般选择最大吸收峰处波长；对于不同母核化合物，可采用分段变换波长测定，也可选择待测物共有的吸收波长区。总之，在实验过程中，优化并固定仪器和色谱参数的设置可尽量减少对RCF的影响。

（2）待测成分峰的定位　由于QAMS法只有内标的对照品，无法直接指认其他待测成分，因此需要利用内标定位其他待测成分。定位方法主要分为两种：①待测成分与内标保留时间差值法；②待测成分与内标保留时间比值法。通常会比较两种定位方法的耐用性，选择耐用性好的方法作为定位依据。

（3）准确度评价　一般通过比较QAMS和外标法测定结果来验证所建立的QAMS方法的准确性。主要评价方法包括相对标准偏差、方差分析、夹角余弦法、t检验等。RCF值偏差过大或测定成分含量过低可能导致测定准确度低。

二、基于“质量标志物”理论的中药制剂质量评价技术

（一）“质量标志物”的基本概念

针对中药药效物质基础研究薄弱，中药质量控制指标与中药的有效性关联不强，质量控制指标专属性差等问题，刘昌孝院士提出了中药质量标志物（Q-marker）的概念，明确了质量标志物的基本条件：①存在于中药材和中药产品中固有的次生代谢物，或加工制备过程中形成的化学物质；②来源某药材（饮片）特有的而不是来源于其他药材的化学物质；③有明确的化学结构和生物活性；④可以进行定性鉴别和定量测定的物质；⑤按中医配伍组成的方剂“君”药首选原则，兼顾“臣”“佐”“使”药的代表性物质。

（二）核心内涵及研究方法

质量标志物的核心内涵包括有效、特有、传递与溯源、可测性和配伍环境等五方面。

1. 有效性　指的是在中医理论体系中有关中医药理论的核心概念：“药性”和“药效”，二者均是中药治疗疾病性能的客观描述，是中药作用于人体疾病不同层面、不同方式的生物效应表达形式。表征“性-效-物”及其相关规律是阐释中药药效物质基础、作用原理及其配伍规律的重要依据。将“药性”和“药效”均纳入质量评价的考虑范畴才能完整反映中药质量的完整性。

对于中药有效物质基础的研究应结合药效、药性和体内过程三方面分析。① 成分与药效的关联可采用系统生物学方法和谱-效结合分析法，从“系统-系统”角度关联化学物质组与生物学效应，筛选关联药效的关键成分及其涉及的相关靶点、通路；亦可从“要素-要素”角度，采用离体器官、细胞、受体分子以及荧光分子探针、靶点垂钓捕获等化学生物学方法，直接获得药物成分与靶点的对应关系，筛选药效物质基础，确定质量标志物。② 关于中药性味的内涵及其相关物质基础的研究目前仍处于不断探索阶段，目前采用电子舌、电子鼻等仿生系统分析中药性味，筛选相关标志物的研究已有相关报道。③ 入血成分及其代谢物的体内过程是中药发挥药效的关键，因此研究成分与体内过程及转运机制的关联也是确定质量标志物的必要途径。

2. 特有性　是中药鉴别、质量评价和质量控制的重要条件。质量标志物应该能反映同一类药材共有且区别于其他药材的特征成分；还应该能反映同一类、不同种药材之间的差异成分。成分“特有性”的形成反映了植物亲缘学及其次生代谢产物生物合成途径的差异，又与药材的组织部位、生长期、地理分布以及生态条件等密切相关。

对特有性的研究应基于药材的化学物质组和植物亲缘关系，结合药材入药部位、采收期、生态环境等特点，分析各类成分的生物合成途径以及不同来源药材的特征成分和特有成分，主要包括同类药材区别于其他药材的特征成分；同类药材不同种药材间的差异成分；同一种药材不同基源之间的差异成分，为质量标志物的确定提供生源学依据。

3. 传递与溯源　内涵体现了质量标志物应用于中药全程质量控制的价值。中药成分经历采收加工、炮制、提取精制、制剂工艺、药物传输、体内代谢等多环节的传递和变化，最终的“效应成分”与原料中的“原有成分”已大不相同。因此必须辨识和阐明中药形成全过程中各个环节的化学物质组及其传递与变化规律，建立以质量标志物统领的全程质量控制体系。这个过程中不同阶段的关键成分群主要包括植物中的生物“合成成分”、不同部位或采收期药材中的“原有成分”、饮片中的“转化成分”、制剂中的“原型成分”以及入血后的“效应成分”。

为实现全过程的质量分析与控制，需全面解析上述各成分，理清中药药效物质的传递过程，充分解析各阶段成分中的特异性成分，筛选覆盖全过程的质量标志物。

4. 配伍环境　内涵则关注中药配伍理论。复方是中药临床使用的主要形式，同一药材在不同处方中的有效成分不尽相同；且不同配伍环境下药物之间的相互作用也不同，既反映在不同作用靶点，通路之间的关联串扰、协同与拮抗，又涉及吸收、代谢等体内过程的交互作用。质量标志物的确定必须延伸到临床应用的层面，从处方配伍环境出发确定质量标志物。

对于不同方剂中各药材的质量标志物研究，多基于配伍原理，以用拆方的方法，以功效药对、减除药味以及谱效分析和成分配伍等形式，从整体动物、离体细胞、分子和网络分析等不同层次进行系统研究。

5. 可测性　是建立质量评价方法和质量标准的必要条件。即质量标志物需具有一定的含量和体内暴露量，可建立定量测定方法。

（三）基于质量标志物的中药制剂质量控制策略

质量标志物的概念整合了中药生物属性、制造过程及配伍理论等中医药自身特点，增加了中药有效性–物质基础–质量控制标志性成分之间的关联，着眼于中药制剂生产和使用的全过程，使质量研究回归到中医药理论，在中药材及制剂的质量研究中应用广泛。

基于质量标志物的中药制剂的质量控制策略一般是以质量标志物的内涵为基础，针对中药原料和制剂工艺，辨识质量标志物，一方面控制原料质量的均一稳定，另一方面筛选影响制剂质量的关键工艺参数群，构建工艺参数的设计空间，实现对中药制剂的全过程质量控制。

三、基于“系统生物学”理论的中药制剂质量评价技术

系统生物学是描述在一定条件下某一体系中所有元素，并确定体系中各元素之间相互关联的生物学网络，以及表征与特定生理病理刺激相关的元素或网络之间信息流的研究体系。它涵盖了基因组学、转录组学、蛋白质组学和代谢组学等多种组学研究，是以整体性研究为特征的学科。这一特点和中药“多组分、多靶点、整体调节”的作用特点相吻合，因此系统生物学的研究方法成为了中药现代化研究的重要手段。应用系统生物学的各种组学策略和技术对中药的内在成分和药效物质、配伍规律、作用机制以

及安全性等进行研究，是实现中药综合质量评价和控制的重要基础。

（一）中药基因组学

现代基因组学的发展为传统中药学与现代生命科学搭建了桥梁，中药基因组学应运而生。中药基因组学是利用基因组学技术，研究中药基原物种的遗传信息及其调控网络，从基因层次阐明中药药效的形成及药理作用分子机制的科学。

中药基因组学的研究依据分析对象的不同，一方面可通过研究给予中药前后生物机体内基因表达差异，将中药药性、功能主治与特定疾病相关基因表达的表达关联起来，寻找中药作用靶点并探究其作用机制、确定中药有效部位、探究基因对不同个体药效差异的影响；另一方面可分析中药本身的遗传信息，为中药道地性鉴别和药材种质鉴别，中药质量控制和合成生物学等研究提供理论基础和技术手段。中药基因组学的研究内容主要包括中药结构基因组学和中药功能基因组学。中药结构基因组学是指系统研究基因组的基因数量、基因在染色体上的分布以及基因编码区和间隔区核酸序列结构的学科；中药功能基因组学主要对药用植物的功能基因进行发掘和鉴定，用于次生代谢物的合成途径解析、分子育种等方面。下面主要介绍中药基因组学在中药质量控制研究方面的应用。

1.中药材的质量控制 DNA分子标记是以个体间核苷酸差异为基础的标记技术，能更精准反映种间、种内差异，目前已广泛应用于中药材的鉴定领域，具有快速准确、不受样品发育阶段限制、不受形态影响、易构建明确的数字化数据库等优点。常用DNA分子标记技术有：随机扩增多态性标记（randomly amplified polymorphic DNA，RAPD）、扩增片段长度多态性标记（amplified fragment length polymorphism，AFLP）、简单重复序列间多态性标记（inter-simple sequence repeat，ISSR）以及DNA条形码等技术。其中中药材DNA条形码分子鉴定技术通过比较物种中一段标准的DNA片段，对物种进行快速、准确地鉴定，结果重复性好，稳定性高。目前已被收载入《中国药典》，植物药材以ITS2序列为主，*psb*A-*trn*H序列为辅，动物药材以COI序列为主，ITS2序列为辅。在此基础上，进一步开发了质体基因（如叶绿体全基因组）作为超级条形码对近缘物种或栽培品种进行鉴定。

此外，基因芯片技术（DNA microarray）可将大量中药品种的特定基因或DNA序列作为探针固定于载体，实现单次大量基因序列的检测，一种高度集成化的技术，可用于中药品种的快速、准确、自动化鉴别和质量控制。

2.道地药材的生物学本质研究 道地药材是优质药材的代表，但与非道地药材为同种异地生物，两者形态和组织构造等特征往往差异不明显，为道地药材的鉴别增加了困难。而利用基因芯片的高效、高通量分析优势可快速实现药材鉴别。同时，对道地药材和非道地药材进行表观基因组学研究，可明确环境对药材表观遗传的修饰作用，如DNA甲基化修饰、染色质免疫共沉淀分析等，为道地药材的生物学本质研究提供依据。

3.中药制剂物种成分分析 随着测序技术的提高，对单一物种的DNA测序已不能满足研究需求，有学者提出了元基因组学（也称宏基因组学，metagenomics）的研究思路，即基于高通量测序和大数据挖掘技术，对包含多个生物物种的混合系统中所有物种基因进行测序，实现对混合体系的物种多样性辨识。

利用元基因组学对中药制剂进行物种成分分析，其本质亦为基于DNA分子标记的物种鉴别技术，其主要方法包括相对独立却又紧密互补的两种手段：经扩增的进化标记序列的测定和全基因组的解析。前者采用特异性引物进行系统发育标记分子的扩增（如16S rRNA等生物标记），并通过测序来识别生物群落的物种组分并定量其相对丰度；后者测定体系中所有的DNA序列，理论上能够提供包括进化标记在内的所有基因组信息。这种方法适合药材粉碎后直接入药的丸剂、散剂等中药制剂的成分分析。

此外，中药基因组学还在中药有效成分筛选、中药作用靶点和作用机制探究、新药筛选、中药合成生物学研究、分子辅助育种、中药资源多样性保护等众多方面有着广泛的应用。

（二）中药转录组学

转录组是指生物体在某种状态下所有基因转录产物的总和，是连接基因组和蛋白质组的纽带。中药转录组学可从整体转录水平研究药材的特定组织或细胞在某一功能状态或发育阶段下全部的转录活动，并揭示复杂的生物学通路和分子调控网络机制。与基因组学相比，转录组测序具有可反映特定时空状态下的转录信息、成本相对较低、无需植物全基因组序列信息、侧重于功能基因研究等特点。目前中药转录组学主要包括以下几个研究方向。

1.基于转录组开发分子标记　简单重复序列（simple sequence repeat，SSR）是指重复单位长度和碱基组成基本一致，只有少数基因出现微小差异的一类短串联重复序列。运用转录组序列开发SSR标记可帮助提高遗传多样性和分子标记辅助育种研究的准确性。SSR标记具有多态性高、重复性好、覆盖面广、操作简单等优点，广泛应用于中药材的辅助育种、遗传图谱、分子标记筛选和品种纯度鉴定等方面研究。

2.药用植物功能基因挖掘及生物合成通路研究　通过对不同来源（不同产地、不同季节、不同生长年限等）药材的转录组学研究，筛选与药用活性成分相关的功能基因，并进一步基于转录组测序数据挖掘活性成分相关代谢通路，探究活性成分的生物合成机制，以便运用基因克隆等手段规模化生产中药，对中药材的资源保护和扩大，品种繁育以及活性成分的代谢工程具有重要意义。

3.对环境胁迫的应激基因研究　通过对比不同环境胁迫下药材的基因表达差异，发现耐受胁迫的应激反应基因，有助于筛选优良抗性基因和研究应激耐受机制，为分子育种和种质筛选提供参考数据。

（三）中药蛋白质组学

中药蛋白质组学是指将蛋白质组学应用于中药研究领域，一方面通过对比给予中药后动物组织或细胞的蛋白表达谱差异，寻找中药可能的靶点相关蛋白，探究中药作用机制，另一方面对比不同来源或不同部位的药材蛋白质表达差异，评估活性成分与蛋白组变化的关系，用于揭示活性成分的生物合成途径，以及中药材抗逆分子机制等。与中药基因组学类似，中药蛋白质组学的分析对象也可分为中药材本身和用中药处理后的生物体两类。

中药蛋白质组学常用技术有蛋白质分离技术（如双向聚丙烯酰胺凝胶电泳技术，2-DE）、质谱技术、蛋白质芯片（protein chip）、蛋白质相互作用技术等。蛋白质组学技术在中药研究领域的应用主要包括以下方面。

（1）通过比较不同来源（如不同培养条件、不同生长年限）或不同部位中药的蛋白质表达谱，分析中药材活性成分的生物合成途径，以及其抗逆特性的分子机制。

（2）通过分析对照组和给药组细胞或动物组织的蛋白质表达谱，寻找中药作用靶点，研究中药作用的分子机制。当前大部分中药蛋白质组学的研究都集中于寻找中药作用靶点。

（3）利用分子对接技术筛选中药单体化合物，再通过体内外试验进行验证，实现中药有效成分的筛选。

（4）利用蛋白质相互作用技术，绘制中药靶点蛋白质相互作用网络，分析其相互作用而发挥的共同作用。由于中药体系的复杂性和蛋白质网络的多样性，目前这一方面的工作进展缓慢，相关报道较少。

（5）蛋白质的翻译后修饰（PTMs）是生物机体对翻译后的蛋白质进行化学修饰，以改变蛋白质的理化性质，影响蛋白质的生物活性。随着质谱技术的发展，对于蛋白质修饰的研究成为可能。中药蛋白质组学可通过比较中药对疾病治疗后的蛋白质修饰谱，研究中药对机体蛋白的修饰作用。

此外，对于动物药的研究，当前蛋白质组学的应用多以蛋白质及多肽成分的鉴定和药效成分的筛选为主。基于蛋白质组学联合蛋白质修饰研究或生物检定技术，可分析炮制过程对动物药蛋白及多肽成分的影响，以实现对炮制工艺的控制，达到质量控制和整体活性评价的目的。

（四）中药代谢组学

代谢组学（metabonomic/metabolomics）是系统生物学的重要组成部分，它效仿基因组学和蛋白质组学的研究思想，利用现代分析手段对生物中的小分子物质进行系统分析。通过分析外源性物质对生物体所造成的整体效应，解析机体的生理病理状态，研究内源性代谢物受到外界扰动后的变化规律，表征生物体在特定环境下的整体功能状态和生物标志物。将代谢组学思路应用于中药现代化研究，由此发展起来的学科称之为中药代谢组学。基本步骤包括样品制备、成分分析鉴定、数据分析与代谢物生物学功能阐释三个阶段。为高效高通量分离分析复杂的代谢物组成，一般采用色谱（HPLC、UPLC、GC等）、质谱（TSQ、Q-Trap、Q-ToF等）、核磁共振（NMR）以及色谱-质谱联用等技术。

中药代谢组学的分析对象可以是中药材本身所含的化学成分，也可以是给予中药后的人或动物体内的小分子代谢物。前者可研究不同物种、不同基因或不同生态类型的植物在不同生长期、加工前后或受到某种刺激干扰前后的所有小分子代谢产物，对其进行定性、定量分析，研究其代谢变化规律，筛选特异性代谢物。主要应用于：①中药品种鉴定；②加工炮制环节的质量控制；③关键质量标志物筛选；④生物合成途径解析；⑤辅助育种等方面。后者可通过分析给药前后生物体内源性代谢物的变化或中药成分在体内的代谢产物，实现寻找中药作用靶点，解析筛选药效成分，解析中药作用机制，评估中药毒性及安全性评价等目的。

四、基于“中药化学物质组学”的中药制剂质量评价技术

在选择成分进行质量控制和传统处方配伍优化之间，罗国安等提出了“化学物质组”的概念。这一概念考虑了药材药效物质基础、组分配伍及其作用机制，将其从整体到部分、层次化、系统化的研究，包括整体化学物质组、有效化学物质组和有效化学成分群三个不同层次。这种方法既保留了传统配伍理论的整体观和辨证论治思想，又能够阐释发挥药效的内在作用机制。

（一）化学物质组学的基本概念

化学物质组学是指一定条件下输入生物体系的所有化学物质组成的复杂化学体系，化学物质组学可分为整体化学物质组、有效化学物质组和有效化学成分群等三个层次。

1. 整体化学物质组　指输入到生物体系的所有化学物质和化学成分的集合，一个整体化学物质组可以依据化学性质、结构或功能分为多个子化学物质组。如复方制剂中，每味药材包含的化学成分构成一个子化学物质组，或者复方整体按照性质或功能不同分为不同组分，每个组分即整体化学物质组的子化学物质组。

2. 有效化学物质组　指整体化学物质组剔除对所研究功效影响不大或能显著降低功效的子化学物质组，在不降低整体活性的前提下保留的必要的子化学物质组组成的新集合。

3. 有效化学成分群　指对有效化学物质组进一步的分离和成分活性相关性分析，按照一定的功效要求，筛选得到的关键有效成分的最小集合。化学物质组学就是研究化学物质组的组成及其相互关系的方法。

（二）化学物质组学和系统生物学的关系

系统生物学是研究生物体系中各种元素之间的相互关系。但现有的系统生物学关注的仅仅是生物复杂系统，没有反映到外部环境的化学复杂系统及其对生物系统的影响。也就是说现有的系统生物学是从

系统的角度整合多种组学方法研究生物内部系统响应特定刺激，例如药物治疗所产生的生物信息网络，但是目前还没有办法表征该刺激所存在的另一个系统外部系统，而化学物质组学正是提供了这样一个方法，研究与生物系统发生作用的外部系统（定义为化学物质组），从而可以找出与特定的生物学响应功效相关的有效化学物质组化学信息网络。化学物质组学和系统生物学的关系如图10–1所示。

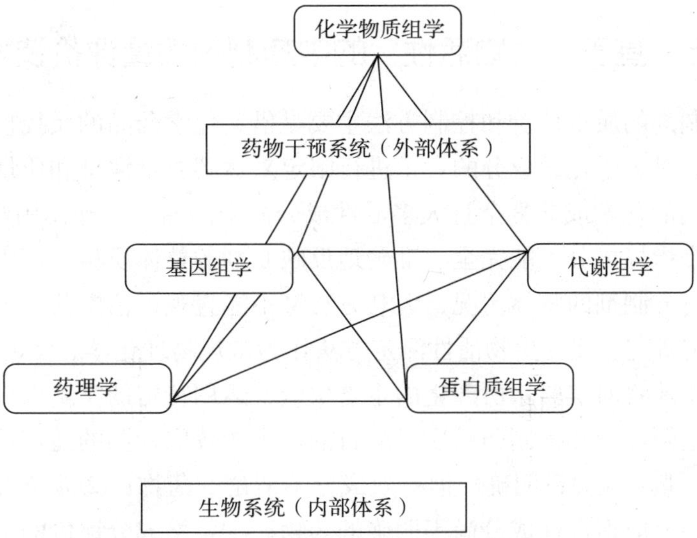

图10–1　化学物质组学和系统生物学的关系图

（三）化学物质组学的研究策略

在中药复方配伍理论的指导下，采用层次化、系统化及逐步优化的研究策略，首先强调整体有效，然后从整体到部分（子化学物质组），研究不同子化学物质组及其配伍关系与药效信息的相关性，在保持药效的原则下去除非必要组分，确认有效化学物质组之后，根据需要考虑进一步研究有效化学物质组中各成分的相互关系，筛选有效化学成分群。可见化学物质组学的基本研究任务是从整体化学物质组中寻找有效化学物质组，再进一步筛选有效化学成分群，并揭示其药理作用机制，为中药（方剂）的质量控制，配伍优化，中药复方制剂现代化研究提供思路和理论基础。基本研究思路示意图如图10–2所示。

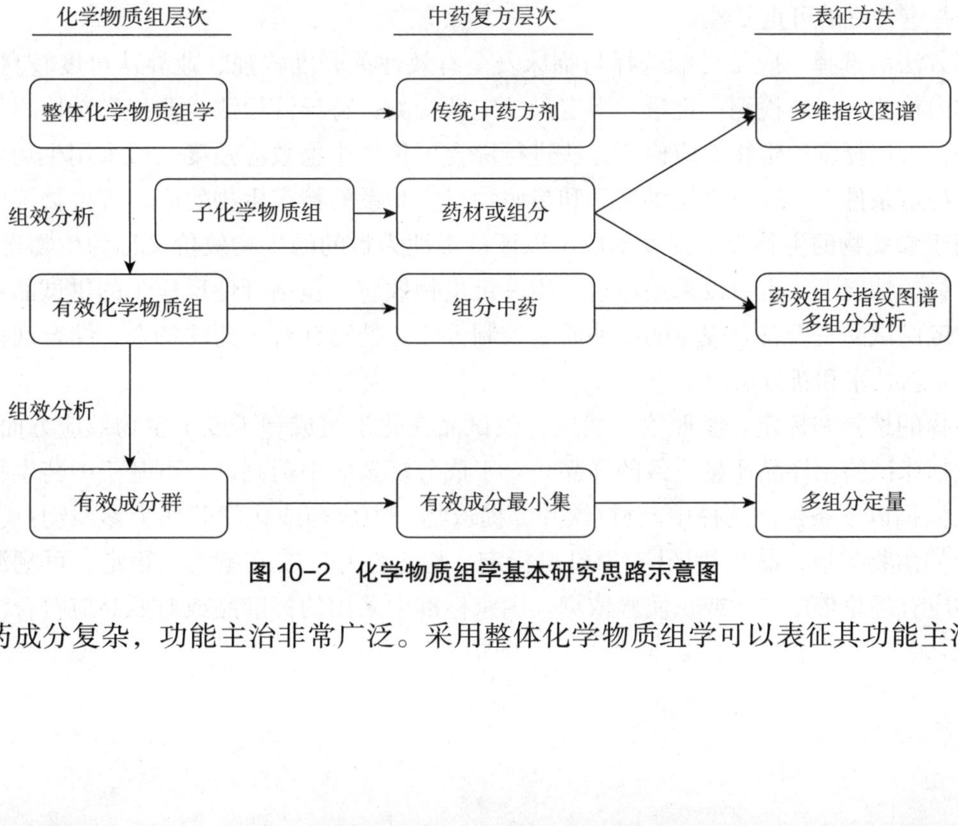

图10–2　化学物质组学基本研究思路示意图

传统中药成分复杂，功能主治非常广泛。采用整体化学物质组学可以表征其功能主治和物质基础的相关性。针对一定的较明确的适应证，只要具备科学合理的活性评价方法和指标，就可以对传统中药复方开展系统的化学物质组学研究和筛选，从而开发出主要药效成分基本明确，药理作用基本清楚的现代组分中药。化学物质组学为从中药或传统复方药物中开发新药（包括传统复方中药、组分中药或植物药）提供了一个可行的方法学平台。

五、基于“生物活性”的中药制剂质量评价技术

目前对于中药复方制剂的质量评价和控制方法主要是借鉴化学药品的质控模式，以定性鉴别和指标成分的定量检测为手段，对若干化学成分的含量进行限定来达到质量评价和质量控制的目的。但与化学药品不同，中药复方制剂的化学成分复杂且大多活性成分尚未阐明，药理作用机制和量–效关系等研究不够透彻，因此仅仅数个指标成分不能完全、准确地反映制剂的整体质量。而中药指纹图谱方法虽然可以较为全面地表征中药复方制剂的整体情况，但其方法又不能直观评估中药制剂的有效性和安全性。因此鼓励开展生物活性测定研究，建立生物活性测定方法作为常规物理化学方法的替代或补充。

生物效应检测是利用药物对实验系所产生的生物效应，运用特定的实验设计，反映药物有效性、安全性的一种方法，从而达到评价和控制药品质量的目的。生物效应检测的适用情况包括但不限于：①药理作用清楚、活性明显、量–效关系明确，但有效成分不清楚的药物；②涉及毒性药味和（或）现代研究表明对人体有较强毒性反应但毒性成分尚不明确的药物；③化学成分评价的指标与临床疗效关联性不强的药物。生物效应检测法可直接反映中药的药效，是对化学成分评价的有力补充。

中药生物效应检测研究主要包括实验系的选择、检测方法的选择、参照物的选择和标定、供试品的选择和制备、检测指标的选择、判定标准、方法学验证、结果统计与分析评价等。

1. 实验条件

（1）实验系的选择　可选择的实验系包括整体动物、离体组织、器官、细胞、亚细胞器、受体、离子通道、酶和微生物等。整体动物实验结果一般与临床效果更接近，体外试验适用于效应明显且量–效关系良好的药物。体内、外试验的生物效应相关性较好时，可优先选择体外试验。总之，在能够保证评价结果与临床疗效和安全性关联性良好的前提下，优先选择简便、经济、可操作性强，重复性良好的实验系。应对实验系进行标准化研究。实验动物、离体器官或细胞等实验系的选择应与实验原理及测定指标密切相关，并有良好的可重复性。

（2）检测方法的选择　应尽可能选择与临床安全有效性关联度较强、业界认可度较高的检测方法。一般可分为体内检测、体外检测；定量、半定量及定性检测；特异性检测、非特异性检测等。根据评价的目的和需求，可选择多种生物效应检测方法进行综合评价。生物效应强度一般采用生物效价测定，生物效价是指在特定条件下，通过对比供试品和参照物对实验系的特定生物效应，按生物统计学方法计算出供试品相当于参照物的生物效应强度单位（以评价毒性为目的的生物效价又称为生物毒价）。在难以选择合适参照物的情况下，也可以采用通过产生一定生物效应（包括毒性反应）的供试品剂量测定，并以此为指标判定供试品是否符合规定的一种质量控制方法。鼓励针对中药的特点，结合现代生物技术的发展，研究建立新技术和新方法。

（3）参照物的选择和标定　参照物一般应与供试品在化学组成和（或）生物效应方面具有同质性，选择与验证性临床试验用样品质量一致的样品。对于成分复杂的中药制剂，可基于中药生物效应检测的目的和需要或依据以下条件，选择中药材/饮片、提取物、中成药或化学药作为参照物：①与供试品具有相同或相近的生物效应；②生物效应/毒价可标定，稳定性好；③质量均一稳定，可溯源。采用标准品或对照品均应有理论依据和（或）实验依据。国家标准中采用的标准品或对照品应符合国家有关规定要求。

中药参照物的标定方法一般选择与该供试品质量控制相同或相近的方法，包括生物效应测定和理化测定。应对参照物制备方法、质量鉴定、标定方法、贮存条件、稳定性和生物效应测定结果等进行研究。列入注册标准的参照物应经过生物效应的标定。

（4）供试品的选择和制备　应采用具有代表性的样品作为供试品。综合考虑中药整体作用、临床用药特点、生产工艺及选择的实验系等研究制备供试品。若采用体外实验系，应注意供试品中的鞣质等物质对测定结果的干扰，必要时可采用人工胃液、人工肠液等仿生设备提取制备供试品，或采用含药血清等作为供试品。

2.实验设计

（1）设计类型　所选实验方法的原理应明确，能够体现供试品的功能主治或药理作用。如采用生物效价测定法，应按生物检定统计法［《中国药典》2020年版（四部）通则1431］的要求设计实验；如采用生物活性限值测定法，应考虑设计供试品组、阴性对照组或阳性对照组，涉及动物模型时，应考虑设置模型对照组。重现性好的实验，可不设或仅在复试时设阳性对照组。

（2）剂量设计　对于生物效价测定法，供试品和标准品均采用多剂量组实验，并按生物检定的要求进行合理剂量设计，使不同剂量间的生物效应有显著差异。对于生物活性限值测定法，建议只设定一个限值剂量，限值剂量应以产生生物效应为宜，但在方法学研究时，应采用多剂量实验，充分说明设定限值剂量的依据。

（3）检测指标的选择　检测指标应可反映中药的药效和（或）毒性，选取已知或预期药理作用的评价指标，也可考虑采用替代的生物效应检测指标。生物效应检测指标的选择原则上应具有专属性、准确性、可重复性和一定的量-效关系。由于中药制剂多具有多重药理作用，采用单一指标难以反映临床疗效或毒性情况时，可测定多个生物效应指标（同一实验系或多项实验）综合考察其疗效。鼓励探索使用生物标志物或生物效应表达谱等作为生物效应检测指标。

3.结果统计与判定标准

（1）结果统计　实验结果评价应符合生物统计要求。生物效价测定法应符合生物检定统计法［《中国药典》2020年版（四部）通则1431］的要求，基于样品测定结果的变异性决定效价范围和可信限率（FL%）限值；生物活性限值测定法应对误差控制进行说明，明确实验成立的判定依据，对结果进行统计学分析，并说明具体统计方法及选择依据。

（2）判断标准　对于生物效价测定，应按品种的效价范围和可信限率（FL%）限值进行结果判断。生物活性限定值测定，应在规定的限值剂量下判定结果，初试结果有统计意义者，可判定为符合规定；若初试结果无统计学意义，可增加样本数，并增设阳性对照组进行一次复试，复试结果有统计学意义则判定为符合规定，否则判定为不符合规定。

4.方法学验证

（1）测定方法的影响因素考察　应考察对测定方法产生影响的各种因素，根据考察结果规定方法的误差控制限值或对统计有效性进行说明，确定最佳实验条件，保证实验方法的专属性和准确性。对于体外试验，应适当进行体内外试验结果的相关性验证。

（2）精密度考察　应进行重复性、中间精密度和重现性考察。应按照确定的测定方法，至少用3批供试品、每批3次或者同批供试品进行6次测定实验，对结果进行重复性评价，生物活性测定实验结果判定应基本一致；应考察实验室内部条件改变对测定结果的影响，至少应对同实验室改变人员进行考察；生物活性测定还应在3家以上实验室进行实验，以考察方法的重现性。

（3）方法适用性考察　应按拟采用的测定方法和剂量，对10批以上产品进行测定，以积累数据，考察该测定项目的适用性。

六、基于多组分的中药固体制剂溶出度评价技术

前述技术主要着眼于控制中药制剂中有效成分的含量，而对中药制剂中多组分在胃肠道环境中的释放/溶出表现，往往被忽略。如何保证多组分制剂在胃肠道环境中同步且不受互相制约地释放出来，对于中药制剂工艺的合理开发，以及制剂能有效发挥临床疗效都是至关重要的。

中药制剂的多组分特征带来的特殊性导致完全照搬化学药品溶出度/释放度的评价方法不能体现中药制剂的整体性。因此对于中药制剂溶出度的评价，已从单一或多个化合物为指标向多组分、化合物组为指标转变，并结合了统计学、数理分析方法，为多组分中药制剂的溶出度评价研究提供了新思路和理论依据。

（一）以若干成分为指标的溶出/释放度评价

与化学药的溶出/释放行为评价方法类似，选择中药组分中一种或几种药效成分作为评价指标，分析药效成分在不同时间的释放度，分析其释放特征。对于多指标成分的溶出度测定，除对几种指标成分分别定量分析外，还可利用吸波面积和质量权重系数等方法分析所选指标成分的整体释放特征。

吸波面积（area under the absorbability-wavelength curve，AUAWC）是指紫外-可见吸收光谱全波长扫描后，选取特定波长范围获得的吸光度曲线下面积。依据吸光度的加和性和吸光度与物质浓度的线性关系，探究吸波面积与多组分药物总浓度的线性关系，即可用来测量不同时间点制剂多种组分的总浓度，从而实现多组分溶出/释放度的快速测定。但这种方法需要明确制剂中的有效成分及其配比关系，以绘制混合药物浓度对吸波面积的标准曲线，因此往往适用于指标成分及处方明确的中药制剂。

质量权重系数法是指在定量分析各指标成分溶出/释放特征的基础上，根据各成分的权重系数（一般以该成分在各成分总量中的占比为该成分的权重系数），拟合代表各成分总和的整体溶出/释放率。质量权重系数法考虑了各个成分之间的配比情况，可以更合理地反映中药制剂的体外溶出特征。

针对制剂中若干有效成分，可简单、快速地反映中药制剂的释放特征，但无法完整表征中药制剂中各个组分的释放特征，缺乏整体性，其结果往往不够全面和客观。

（二）多指标成分结合指纹图谱的体外释放度评价

指纹图谱是针对中药多成分分析的常用方法，可更全面地反映中药化学物质的整体轮廓，因此可将其引入中药固体制剂体外释放的整体评价。选择若干有效成分定量分析的同时，结合中药制剂的指纹图谱进行药物成分释放行为的评价，既可以反映部分成分的含量变化，又可以反映中药制剂整体的含量变化。用指纹图谱进行评价时，可采用特征峰相对峰面积、总峰面积、多波长串联指纹图谱、全波长指纹图谱等多种分析方法，并可结合f_2相似因子法，表征中药制剂中各组分的释放特征。

（三）基于“中药物质组”的中药多组分体外释放度评价

近年来，有学者提出中药制剂的“中药物质组”的概念和以“中药物质组”为评价对象的多组分释放/溶出动力学理论，将中药物质组视为一个整体来评价中药制剂溶出/释放特征。

“中药物质组”一般是指中药制剂中特定检测方法能够检测到的该制剂在介质中释放的所有组分。“物质组标准谱”则是指中药制剂完全释放，各成分达到最大释放量时，各化合物浓度构成的物质组浓度特征谱。

该理论将中药物质组视为一个整体，把物质组标准谱浓度定义为1，以介质中含有的物质组浓度与物质组标准谱相比的相对计量值作为各时间点物质组的浓度，研究中药物质组的释放过程。物质组浓度可在获得物质组标准谱的基础上，通过Kalman滤波法计算获得。

该方法将各时间点中药固体制剂释放的多组分浓度转化为单一指标的物质组浓度，从宏观角度量化表征制剂的释放动力学，为中药制剂的体外释放行为评价、制剂工艺和给药系统的设计与评价提供了新的方法，目前此方法仍处于探索阶段。

（四）基于生物活性的中药制剂溶出/释放度评价

除了以化学成分为指标的评价方法外，还可以将中药固体制剂的生物活性作为评价指标，以全溶出液的生物活性为100%，建立生物活性–时间体外溶出/释放曲线，这种方法又称为生物效价法。基于生物活性的评价虽然在一定程度上表征了中药的整体特征，但中药的药效作用广泛，选择客观、可量化的生物活性指标往往比较困难，所选生物指标与中药整体药效的相关性、专属性、重现性以及谱效关系等方面问题还需要深入研究。

思考

当前中药制剂的质量控制难点是什么？当前的质量控制策略还有哪些不足？尝试整合现代分析技术解决这些问题。

药知道

“良药”还是“毒药”？

砒霜又名白砒，为传统的以毒攻毒中药，《本草纲目》记载：“砒乃大热大毒之药，而砒霜之毒尤剧”，其药性峻猛，辛，大热，有大毒，归肺肝经，传统认为有祛痰止哮、截疟、蚀腐、杀虫等作用，用于治疗寒痰哮喘、疟疾、休息痢、梅毒、痔疮、瘰疬、走马牙疳、癣疮、溃疡腐肉不脱等。砒霜的主要化学成分是三氧化二砷（As_2O_3）。砒霜一直被认为是剧毒物质，但砒霜治疗白血病疗效确切，无明显的骨髓抑制，对癌细胞又有选择性作用，生存率高，不良反应较轻。临床研究表明砒霜除应用于白血病外，对恶性淋巴瘤、神经母细胞瘤及各种实体瘤都发现有明显的作用。

砒霜是毒性中药，但却对治疗癌症和各种疑难杂症有效。由此可见一种药物不能因为它的毒性而遭摒弃，应利用先进科学技术知识研究其药理、毒理知识，充分挖掘其有效成分，用“必死之药”来治“不必死之病”，扬长避短，安全用药，也可能取得惊人效果。此外在中药质量研究过程中，我们应正确审视含重金属传统药物的药用功效及不良反应，注重金属安全性问题，肩负起合理评价和监控的任务，明确阐明药效成分和毒性成分。

目标检测

1. 中药新药质量研究的基本原则有哪些？
2. 中药材、辅料和中药制剂质量标准研究的主要内容分别都有那些？
3. 简述中药质量标志物的基本条件。

（赵云丽）

第十一章　中药制剂生物药剂学研究与评价

学习目标

通过本章学习，掌握药物进入体内的过程及影响药物体内过程的因素，对中药制剂生物药剂学研究与评价在中药药物剂型的合理优化设计中的作用形成全面的认识，使学生具备正确评价药物制剂的质量、设计合理的剂型、处方及生产工艺和临床合理用药的能力，为从事中药新剂型研究开发、合理制药、保证安全用药等工作打下良好的基础。

生物药剂学（Biopharmaceutics）是20世纪60年代迅速发展起来的药剂学新分支，主要研究药物及其剂型在体内的吸收、分布、代谢与排泄过程，阐明药物的剂型因素、用药对象的生物因素与药效三者之间的关系。生物药剂学作为连接活性成分（active pharmaceutical ingredients，APIs）体外性质与体内过程的桥梁，在中药APIs吸收、配伍机制及新药制剂研发等方面提供了实用且有效的研究途径，具有较大的发展空间，但也面临诸多挑战。

中医药是我国传统文化的瑰宝，历经几千年的临床实践与发展，为人类的健康做出了重要贡献。在中医药君、臣、佐、使配伍理论指导下，根据药物的性质和病情的轻重缓急治疗需求的异同，中药汤剂、丸剂、散剂、膏剂等传统中药剂型以及颗粒剂、片剂、胶囊剂等现代剂型的设计均体现了现代生物药剂学的思维理念。中药制剂的特点是含有复杂的APIs。中药APIs在胃肠道中的溶解性、稳定性、膜通透性等生物药剂学性质是影响其经胃肠道吸收的主要因素，与临床疗效密切相关。因此，中药生物药剂学研究有利于指导中药制剂的剂型设计与改进，提高中药制剂的有效性和安全性。

第一节　药物体内处置过程及影响因素

一、药物转运方式

药物经生物膜的转运方式包括被动转运、易化扩散、主动转运和膜动转运。其中被动转运的特点是：①顺浓度梯度转运；②不需消耗生物体的能量；③无饱和现象和抑制现象；④转运速度与膜两侧的浓度差成正比，符合一级速度过程。易化扩散属于载体转运，不需生物体提供能量。主动转运的特点是：①逆浓度梯度转运；②需消耗生物体的能量；③转运速度与载体的量有关，故往往出现饱和现象；④具有结构特异性，结构类似的物质常发生竞争抑制现象；⑤具有部位特异性；⑥受代谢抑制剂的影响。膜动转运是通过主动变形，膜凹陷吞没液滴或微粒，是蛋白质和多肽等大分子物质的重要吸收方式，并且有一定的部位特异性，分为胞饮和胞吐两个过程。

二、药物体内处置过程

药物体内处置过程包括吸收（absorption）、分布（distribution）、代谢（metabolism）和排泄（excretion）等过程。如果机体的生物因素或药物剂型因素影响药物在体内的任何一个过程都会不同程度地影响血药浓度的变化因而影响药物疗效。

药物吸收系指药物自用药部位进入体循环的过程。除血管内给药和局部给药以外，药物应用以后通常都要经过吸收才能进入体内。药物的吸收途径包括胃肠道吸收和非胃肠道吸收，其中后者包括口腔、非静脉注射、肺部、眼部、直肠、鼻腔黏膜、阴道黏膜及经皮给药的吸收等。影响药物吸收的因素主要包括药物的理化性质（溶解性、解离度、分子量等）、药物剂型、药物给药途径等。

药物分布是指药物吸收后，由循环系统送至体内各脏器组织的过程。分布过程通常很快完成，药物在血浆与组织器官间达到动态平衡。药物的分布不仅与疗效密切相关，而且还关系到药物在组织的蓄积与不良反应等安全性问题。影响药物分布的因素主要包括药物与血浆蛋白的结合能力、血液循环与血管渗透性以及药物与组织的结合能力等。

药物代谢是指药物在体内所经历的化学结构的转变。药物代谢主要在肝脏内进行，也有部分代谢发生在血浆、胃肠道、肠黏膜、肺、皮肤、肾、脑和其他组织内。药物代谢过程可分为两个阶段：第一阶段通常是药物被氧化、羟基化、开环、还原或水解，结果使药物结构中增加了羟基、氨基或羧基等极性基团。第二阶段往往是结合反应，即上述极性基团与葡萄糖醛酸、硫酸、甘氨酸等结合成葡萄糖醛酸苷、硫酸酯或乙酰化物等，增加了药物的极性，使之容易排泄。某些药物经第一阶段代谢后，其水溶性已足以使之排泄、则不发生第二阶段反应。但也有一些药物不经代谢以原型排泄。影响药物代谢的因素主要包括给药途径、药物剂型、给药剂量、酶诱导或酶抑制、患者的生理与病理因素。

药物排泄是指体内药物以原型或代谢物的形式排出体外的过程。药物排泄最主要的途径是经肾排泄，其次是胆汁排泄，也可由乳汁、唾液、呼吸、汗液等排泄。影响药物排泄的因素主要包括药物之间相互作用、药物剂型、患者的生理与病理因素。

三、影响药物制剂疗效的因素

药物制剂的疗效不仅与药物的化学结构和剂量有关，同时药物的剂型因素和机体的生物因素对药物疗效的发挥也起着重要作用。

（一）药物的物理化学因素

药物本身的理化性质不同，会对药物的体内过程，尤其是吸收过程产生不同的影响，进而影响到药物的疗效。

1. 药物解离与溶解性能　一般而言，未解离的分子型药物比离子型药物易于透过生物膜，所以弱电解质药物跨膜转运速度不仅取决于它们在膜两侧的浓度差，还取决于药物的解离常数 $\mathrm{p}K_a$ 和环境的 pH。当药物 $\mathrm{p}K_a > \mathrm{pH}$ 时，分子型药物所占比例高。当 $\mathrm{p}K_a < \mathrm{pH}$ 时，离子型药物所占的比例较高。当 $\mathrm{p}K_a = \mathrm{pH}$ 时，未解离型和解离型各占一半。非解离型药物的脂溶性对吸收也至关重要。有些药物口服，即使以大量的非解离型存在，吸收仍然不佳，原因是药物分子的脂溶性差。药物的脂溶性可用油水分配系数（log*P*）表示。一般认为，口服药物通过被动扩散渗透时，log*P* 在 0~3 的范围是最佳，高 log*P* 化合物水溶性差，低 log*P* 化合物脂渗透性差（图 11-1）。

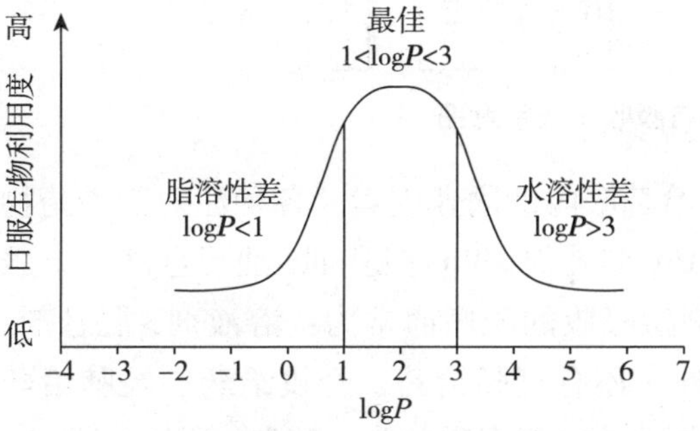

图 11-1　log*P* 对口服药物生物利用度的影响

2. 药物的溶出速度与溶解度　药物的吸收速度和程度与药物在胃肠液中的浓度有关，而这种浓度取决于制剂中药物在胃肠液内溶出的速度和程度。溶出速度是指药物从片剂、胶囊剂或颗粒剂等制剂在规定条件下溶出的速率和程度。在缓释制剂、控释制剂、肠溶制剂及透皮贴剂等制剂中也称释放度。它是评价药物制剂质量的一个内在指标，固体制剂口服后在胃肠道内需经过释放和吸收入血两个阶段，对于难溶性药物，溶出是其吸收的限速过程，溶出速度的快慢将直接影响制剂的吸收程度。而溶解度是指在一定温度（气体在一定温度和压力下），在一定量的溶剂中达饱和时溶解的最大药量，是反映药物溶解性的重要指标。由于难溶性药物在水中的溶解度很小，达不到治疗所需的药物浓度，因此可通过制剂手段增加药物的溶解度，如使用环糊精包合难溶性的中药挥发油，增大药物的溶解度，从而改善药物吸收，增强疗效。

3.药物粒径大小 对于可溶性药物，粒子大小对于药物溶解度的影响不大；而对于难溶性药物，粒径>2μm时，粒径对药物的溶解度几乎无影响，但粒径<100nm时，溶解度随粒径的减小而增大。中药超微粉碎技术提高难溶性药物的溶解度就是通过改变药物的粒径从而增强药物的吸收。

4.药物的晶型 同一化学结构的药物，也可产生不同的晶型，由于药物晶型的不同，药物的溶解度也随之不同，通常来说无定形药物较晶型药物溶解度更大，吸收更快。如葛根素-烟酰胺共无定形体可显著增加葛根素的溶解度，长时间维持药物的过饱和状态，从而促进药物的吸收。

（二）药物的剂型因素

药物的剂型和给药途径对药物的吸收及其生物利用度有很大的影响，剂型不同，给药部位不同，均可以影响体内药物的吸收和药效，从而导致药物的起效时间、作用强度、作用部位、持续时间及不良反应等不同（图11-2）。制剂中药物的吸收分为两个阶段：即药物从制剂中释放溶出和药物通过生物膜吸收。静脉注射给药的药效最显著，因为药物直接进入血液循环，无吸收的过程。肌内和皮下注射需经组织吸收而进入体循环，所以显效稍慢。

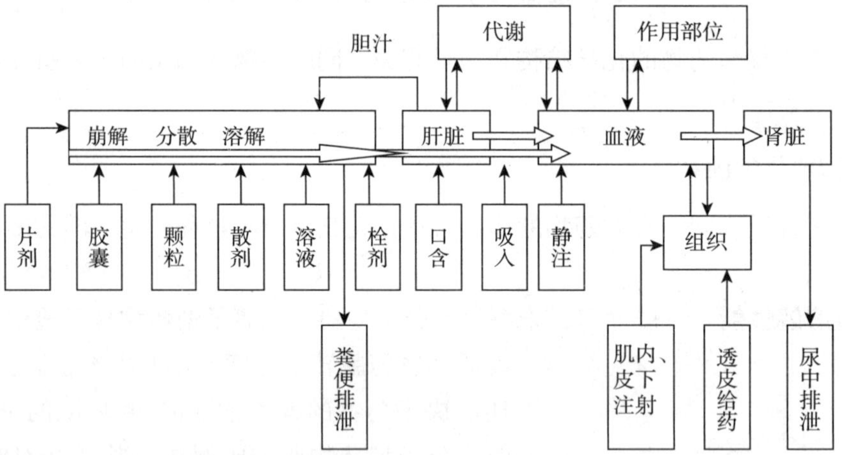

图11-2 不同剂型药物制剂中药物的释放与吸收过程示意图

1.药物剂型与给药途径 药物从制剂中释放的速度是注射给药吸收的限速因素，各种注射剂中药物释放速度一般按以下次序排列：水溶液>水混悬液>油溶液>O/W型乳剂>W/O型乳剂>油混悬液。口服给药是最常用的给药途径，患者的依从性最高。常用的口服剂型吸收的顺序通常为：溶液剂>混悬剂、乳剂>散剂>胶囊剂>片剂>丸剂。除常见的口服和静脉给药外，还有直肠给药、经皮给药、经肺给药和眼用剂型等给药途径。不同给药途径的药物吸收显效，由快到慢的顺序通常为：静脉>吸入>肌内>皮下>舌下或直肠>口服>皮肤。对于某些药物而言，舌下或直肠给药吸收速度仅次于静脉注射和吸入给药。

2.药用辅料 制剂过程中通常需要加入各种辅料，药物辅料可对药物和制剂产生多种作用从而影响药物的吸收。表面活性剂可溶解上皮细胞膜质，从而提高上皮细胞膜的渗透性，进而强化药物吸收；对于难溶性药物可采用亲水性辅料降低固体药物与胃肠道的接触角，改善药物水溶性，增加药物的溶出与吸收。

辅料之间、辅料与主药之间都有可能产生相互作用而影响药物的溶出与吸收。如药物在制剂过程中可能与辅料发生相互作用，如络合作用、吸附作用以及形成胶束等，都可加速或延缓药物的释放与吸收。

3. 制备工艺 中药制剂的有效性与其制备工艺息息相关。固体中药制剂的制备包括粉碎、混合、制粒以及制剂成型等步骤。将难溶性药物粒子在亲水性辅料中均匀分散，可有效改善制剂中难溶性药物的溶出，增强吸收。如为改善人参皂苷的水溶性，采用热熔挤出法将其制备成无定形固体分散体，并加入适宜的辅料制备成胶囊，45分钟时药物的溶出可达90%，而人参皂苷原料药的溶出在45分钟时仅为20%，由此可知，制备工艺的选择可有效提高药物的吸收。

制备工艺除可"增效"外，也可起到"减毒"的作用。如去甲斑蝥素可用于抗肿瘤，但其具有一定的不良反应，小鼠静脉注射去甲斑蝥素后出现心肌断裂、肾小管浊肿等不可逆的损伤。但将其制备成去甲斑蝥素脂质体-乳剂复合体后可有效降低药物在肾脏和心脏中的组织分布，并在肿瘤部位缓慢积聚，有效降低药物的毒性。

（三）机体的生物因素

给药途径不同，所产生的药效往往不一样。

1. 肝脏的首过效应 首过效应是影响药物体内过程、引起疗效降低的一个重要原因。在胃肠道吸收的药物经肝门静脉进入肝脏，继而进入体循环的过程中可能有部分药物在肝内遭受到生物转化。这种在药物进入体循环前因肝脏摄取而代谢或经胆汁排泄使进入体循环原型药物量减少的现象称为肝脏的首过效应（first pass effect）。首过效应愈大，药物被代谢愈多，其血药浓度也愈低，药效受到的影响也越明显。五味子醇甲在肠道和肝脏微粒体体系中可以发生明显的NADPH依赖的代谢，其代谢速率快，同时说明五味子醇甲在吸收过程中的代谢在很大程度上会影响其体内的系统暴露量。

2. 胃肠道环境 口服给药经历的吸收过程最复杂，除首过效应外，给药部位的生理状态如胃肠道pH、胃排空速率、胃排空时间及小肠运动等对药物吸收发挥疗效均有影响。消化道各部分的pH不同（胃液pH 1~4，十二指肠pH 4~5，空肠pH 6~7，回肠pH 6.5~7.5，大肠pH 6.4~8.0）使得胃中弱酸性药物容易吸收，小肠中弱碱性药物容易吸收，大肠只对极少数经胃和小肠吸收不完全的药物才呈现有限的吸收。其他途径的药物吸收，如直肠吸收、经皮吸收和肺部的吸收等也均受给药部位生理病理因素的影响。一些黄酮类化合物如芹菜素、金雀异黄素及白杨素等，即存在肠道首过效应，它们均在小肠上皮细胞中迅速代谢为葡萄糖醛酸结合物和硫酸化物，然后被排回肠腔或吸收入血。

3. 肠道菌群 肠道菌群是人体中一个复杂的微生态系统。在成人胃肠道中，平均有100万亿个微生物被定植，细菌总数约为1000。肠道菌群是指在人类消化系统胃肠道中保持各种质量和数量相对平衡、相互依存、相互制约的微生物群落，肠道菌群的稳态对人体健康起着至关重要的作用。中药及其有效成分的代谢对肠道菌群有一定的影响，这些成分在代谢后被肠道菌群吸收并发挥作用。大黄和番泻叶含有蒽酮苷和番石榴苷，蒽酮苷和番石榴苷本身是无泄泻作用的，且口服后不易被小肠吸收。而真正的活性成分是番泻叶苷元和番石榴苷元，它们是通过被双歧杆菌分泌的称为3-D-葡萄糖苷酶的酶水解番泻叶苷和番石榴苷产生的。人参皂苷R_{g1}可以被人和大鼠的肠道细菌代谢，并在体内和体外通过不同的代谢途径代谢，其代谢产物作为血液中的主要活性成分持续存在，并被认为构成了人体中有效的生物活性成分。

4. 生理及病理条件

（1）年龄　年龄对药物作用的影响主要表现在：①新生儿和老年人体内药物代谢与肾脏排泄功能较

低，大部分药物可能会产生较强和更持久的作用；②药物效应靶点的敏感性发生改变；③老年人的特殊生理因素（如心血管反射减弱）和病理因素（如体温过低）；④机体组成发生变化，如老年人脂肪在机体中所占比例增大，导致药物分布容积发生相应的改变；⑤老年人常需服用更多的药物，发生药物相互作用的概率相应增加。

（2）性别　女性体重一般轻于男性，在使用治疗指数低的药物时，为维持相同效应，女性可能需要较小剂量。女性脂肪比例比男性高，而水的比例男性比女性高，可影响药物的分布和作用。妊娠妇女除了维持妊娠的药物外，其他药物的应用均应慎重。

（3）个体差异　①高敏性与耐受性：高敏性指个体对药物的反应性降低，可耐受较大剂量而不产生中毒症状。耐受性有先天性和后天获得性之分，前者可长期保留，后者是反复应用一种药物后逐渐形成的。②特异质反应：许多特异质反应是遗传性化学缺陷。例如，伯氨喹及同类药对特异质者，使用治疗量就会引起溶血（黄疸）反应，而对一般人则仅在中毒量才偶见出现。研究表明，此类人群的红细胞缺乏具有保护作用的葡萄糖-6-磷酸脱氢酶，因而细胞膜易遭伯氨喹破坏。特异质者对磺胺、乙酰苯胺等药物和蚕豆等食物起溶血反应。

（4）病理状态　患者病理状态可以影响中枢神经系统、内分泌系统，以及其他效应器官的反应性，因而能改变药物的作用。例如，正常人服用利尿药后血压并不明显下降，高血压者则明显降低；退热药只对发热患者有降温作用；甲状腺功能亢进的患者对小量肾上腺素即起强烈的升压反应。肝功能不全时，将会加强在肝灭活药物的毒性。肾脏功能不全时，药物在体内蓄积，以致达到中毒浓度，引起不良反应，甚至发生严重后果。在循环功能不足、休克和脱水情况下，药物的吸收、转运发生障碍，在临床用药时应加以考虑。

5.用药部位的血液循环　药物在组织器官中分布达到平衡的速度主要取决于通过该组织器官的血流速度。通常心、肺、脑、肝、肾等血流较快，分布达到平衡较快；肌肉次之；脂肪组织很慢。根据药物在不同组织器官中分布速度的差异情况可将机体视为一室或多室模型。

6.饮食　食物是每一位患者在服用药物的同时必然会接触到的，它对于药物疗效的正常发挥存在重要的影响。因此，食物也成为确定药物用法用量需要考虑的重要因素。

（1）高脂肪饮食　可促进脂溶性药物的吸收，如脂溶性维生素、抗生素类与油类食物同服，可增加药物的溶解性，延缓排空，促进上述药物的吸收；同时可能使不良反应增大。但高脂肪饮食也可降低某些药物的吸收，如贫血患者服用铁剂药物时，不宜与高脂肪饮食同服，并忌食花生仁、芝麻酱及含钙、磷较多的食物，这是由于脂肪抑制胃酸分泌，使胃酸减少而影响铁离子的吸收；脑血管病、冠心病、高血压肥胖的患者要限制吃动物的脂肪及高胆固醇的食物（如蛋黄、动物内脏）等，以免加重病情，影响药物疗效。

（2）高糖食物　如蜂蜜、麦芽糖、枣、碱性饼干及含糖多的食品能与退热剂形成复合体，从而减慢药物的吸收速度；另外糖皮质激素能增加肝糖原分解，使血糖升高，故使用糖皮质激素时应限制糖的摄入量，以低糖饮食为好；服用健胃药及患高三酰甘油血症者应限制饮用甜食，防止发生消化不良、动脉粥样硬化、血脂升高等；糖尿病患者必须对碳水化合物饮食加以控制，以免降低降糖药物的疗效。

（3）酒类　对药物的影响更为明显，大剂量乙醇对肝药酶有抑制作用，如饮酒时服用苯巴比妥，因肝药酶被抑制，使药物代谢延缓，半衰期延长，容易引起药物蓄积中毒。用小剂量乙醇，对肝药酶起诱导作用，加速苯巴比妥等药的代谢，使半衰期缩短，药效降低。在应用甲硝唑药物期间饮酒会出现双硫仑样反应，如脸红、头痛、呼吸困难、血压下降以及胃肠道反应，并可引起肝毒性和神经病变，严重者有死亡危险；服用苯乙双胍、呋喃唑酮及头孢菌素类抗生素时，也不宜饮酒；酒后服用催眠药也会引起有害的化学反应，使呼吸和血液循环系统遭受损害，甚至发生心搏骤停现象。

（四）药物相互作用

药物相互作用（drug interaction）是指在药物治疗过程中，所应用的药物与药物，或药物与药物代谢产物、内源性物质、食物，以及诊断剂之间相互影响，导致其体内的过程发生变化，从而引起疗效的变化。药物的相互作用机制错综复杂，所有已知的具有临床意义的相互作用机制尚有许多不明确，而且患者用药过程中，存在中药饮片与中成药、中药与化学药、中药与生物药联合用药情况，增加了药物相互作用的可能性，有待进一步研究。

1. 古代医家对药物配伍的认识　将单味药的应用及药与药之间的配伍关系总结为七个方面，称为药物的“七情”，即单行、相须、相使、相畏、相恶、相杀、相反，体现了对药物相互作用的认识。五味子得黄芪，甘补温和，二者相须相行，相得益彰。黄芪是豆科植物蒙古黄芪的干燥根，多在春秋两个季节采摘，味甘，微温，归肺、脾经，功能以补气升阳，固表止汗、利水消肿、生津养血为主。《本草从新》叙述黄芪生用固表，无汗能发，有汗能止，可实腠理，补肺气，泄阴火，益宗气，温三焦，壮脾胃。多数应用于肺脾两虚、营卫不调、气虚不固、阴阳失衡等症状。五味子和黄芪同归肺经，并且二者皆同属甘温之品，以甘为补，以温为和，同味相成，相使相遣。在查询古籍的过程中，发现五味子和黄芪相配伍的方剂有528首，五味子与黄芪在补脾益气，收敛固涩这一方面应用较多，并且二者从古籍记载中，都有服之可延年益寿之功效。在现代研究中发现，五味子和黄芪在1∶1或者1∶1.5时，其中的有效成分能够使自由基的清除率上升，显示出明显的抗氧化的能力。

2. 药物相互作用分类　现代药理研究表明药物间的相互作用可能是药物产生毒性的重要环节，同时考虑中药配伍的特点，在配伍煎煮环节也可能是毒性增强的重要因素，因此推测中药配伍的相互作用能够发生在联合用药的上述两个环节，具体分为体内与体外两个阶段。

（1）体外相互作用　药物之间配伍禁忌、药物与容器、药物与辅料，导致成分变化、失效产生不良反应、降低药物稳定性。由于中药所含化学成分较为复杂，配伍中药在体外煎煮过程中不同化学成分相互影响，导致溶液的理化性质和环境发生变化包括溶液pH的改变、活性物质溶出度的增减、化学反应产生新的活性成分或毒性物质，最终导致原有成分的改变或毒性增加。固体制剂中药物与辅料的相互作用包括物理相互作用和化学相互作用。前者可能导致药物外观、气味、溶解度、多晶形态等的改变。带有氨基的药物盐酸他克林可以通过离子交换被MCC吸附，并观察到使用高密度MCC、硅化MCC等可以减少盐酸他克林的吸附。固化液体土荆芥油时，选用微粉硅胶作为吸附剂，利用微粉硅胶的多孔性吸附油类物质；吸附后仍能保持硅胶原有的流动性，在解吸试验中药物能完全释放。

（2）体内相互作用　药物进入体内阶段，CYP450酶参与了90%以上的药物代谢，当配伍中药有效成分进入机体后由CYP450酶代谢的同时不可避免的会对CYP450酶活性产生影响，诱导或者抑制了的CYP450酶能够改变药物有效成分的生物利用度与代谢速率，进而形成代谢性相互作用，并最终改变中药的疗效与毒性。华法林是一个高度与血清白蛋白结合的药物，合用华法林和丹参时发现华法林体内代谢受到较大影响，这是由于丹参可诱导药物代谢酶第Ⅰ阶段表达，华法林药代动力学受到丹参影响的结果，从而使华法林很快从血清白蛋白中释放出来，增加血浆游离浓度。

第二节　中药生物药剂学分类系统的研究

一、生物药剂学分类系统概念的提出

1995年Amidon等首先提出生物药剂学分类系统（biopharmaceutics classification system，BCS）概念，

即按照药物的水溶性和肠道渗透性将药品进行分类的一个科学的框架系统。药物按照BCS共分为4类：BCS Ⅰ类（高溶解－高渗透）、BCS Ⅱ类（低溶解－高渗透）、BCS Ⅲ类（高溶解－低渗透）和BCS Ⅳ类（低溶解－低渗透）。药物在制剂设计之前，根据性质研究，对其进行生物药剂学性质分类，便于进一步采用现代制剂技术解决性质缺陷而造成的成药性低或生物利用度低的问题。

二、中药生物药剂学分类系统的研究思路

中药是个多组分、多成分的复杂体系。在传统中药制剂的设计与发展过程中，虽然融入了早期的生物药剂学理念，但缺乏系统的总结。随着现代中药制剂的发展，必然需要一套符合中医药理论、中医药整体观的生物药剂学分类系统，才能推动中药现代化的发展。近年来，关于中药生物药剂学性质的研究也受到了越来越多的关注。

结合中药与化学药物制剂研究，形成了从简单到复杂、从单一成分到多种成分配伍的中药成分生物药剂学分类系统，为后续相关研究提供了思路，从生物药剂学角度提出中药提取物可分为基本活性物质与伴生物质，基本活性物质与其制剂的治疗特性完全或大体相关联。伴生物质可改变基本活性物质的理化性质，从而影响其生物药剂学参数，特别是影响活性物质从药物处方或植物提取物中溶出和进一步吸收，基于中药防治疾病的整体作用，指出中药组分是中药物质基础的基本单元，并首次明确提出中药物质基础的“组分结构”假说，将中药组分分为“有效组分”及“功能组分”（指对有效组分起到增溶和促进吸收等辅助功能的成分/组分），以中药组分为研究对象，提出中药组分生物药剂学分类系统（biopharmaceutics classification system of CMM component，BCSCC）。基于中药多成分环境特点，提出中药生物药剂学分类系统（biopharmaceutics classification system of Chinese materia medica，CMMBCS），该系统的研究采用单成分生物药剂学研究作为“底层研究”，以多成分环境下的单成分生物药剂学研究作为“顶层研究”的层次递进法，并于层次间充分考虑消化道吸收原型成分、消化道吸收代谢转化成分以及消化道不吸收成分的生物药剂学属性分类变化，通过“多成分层次差异比较法”对不同成分进行CMMBCS分类归属（图11-3）。

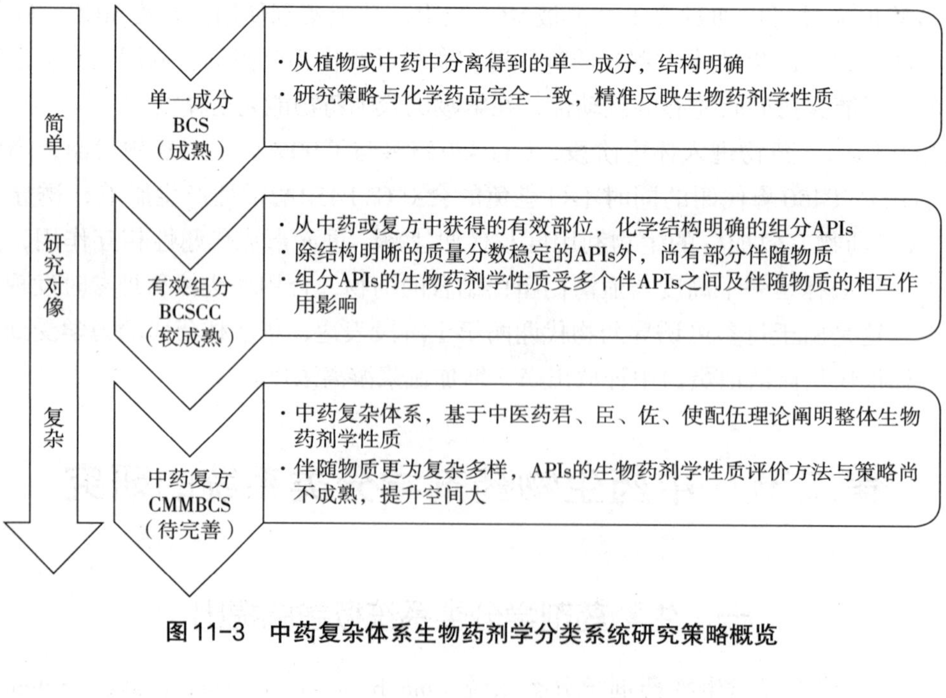

图11-3　中药复杂体系生物药剂学分类系统研究策略概览

（一）中药指标性成分或者单体成分的生物药剂学性质研究

对于中药生物药剂学性质的研究，目前大部分药学工作者是针对中药指标性成分开展中药胃肠吸收及药动学研究，以指标性成分为基础，甚至以单一成分代替整个中药研究其生物药剂学性质。这种以指标性成分对中药进行生物药剂学分类研究，完全与化学药的生物药剂学研究的思路和方法一致，一定程度上推动了中药制剂的现代化发展。美国食品药品管理局（FDA）在《植物药研制指导原则》中指出生物药剂学的研究对于药物合成和（或）高纯度的植物药的质量控制以及批间比较等具有重要意义，并强调了溶出试验、吸收试验及体内外相关性等研究的重要性。目前，国际上对植物药或中药的生物药剂学属性研究通常偏重于单体成分的预测和测定，研究目的多为选取质控指标成分或预测生物等效性。但对于多成分、多组分的中药而言，这种研究策略并不能从整体上反映中药尤其是中药复方的生物药剂学属性，是不够全面的。该类研究采用了化学药的研究模式，虽然将单体的BCS属性进行了分类，但是未考虑中药的多成分性和整体性，故该研究模式只适用于单体制剂而不适用于中药（表11-1）。

表11-1　中药指标成分或单体成分的生物药剂学性质研究情况

指标成分或单体成分	研究内容	结果或结论
葛根素	溶解性、渗透性	低水溶性和脂溶性，肠渗透性差
黄芩素	溶解性、渗透性	较好的脂溶性和经皮渗透性
黄芩苷	溶解性	黄芩苷水溶性和脂溶性差
灯盏花素	溶解性、渗透性	灯盏花素水溶性和脂溶性均不佳，pH 4.2的PBS中$\log P$为-2. 56，Beagle犬口服绝对生物利用度仅（0.40 ± 0.19）%，而家犬静脉注射消除半衰期短，为（52 ± 29）min

（二）中药组分生物药剂学分类系统

中药是一个多成分复杂体系，中药物质基础常常是由多成分构成的，但多种成分并不是简单的堆积，而是一个有序的整体，单体成分是其最基本的单位，相似的单体成分按照一定的比例构成了组分，不同的组分又按照一定的比例构成了中药复方的整体。组分与组分之间，组分内部成分与成分之间的这种量的比例也是一种“结构”。以代表性成分表征组分整体性质的研究思路对此进行了探索，即在明确中药组分中代表性成分的基础上，研究组分性质，初步建立了中药组分生物药剂学（BCSCC）。中药组分生物药剂学分类系统的主要研究策略路线如图11-4所示。遵循组分中各成分量与量的关系，构建不同成分组合，以生物活性为导向，通过体内外药效试验，辨识与组分整体药效无统计学差异的N个成分，作为代表性成分；测定平衡溶解度、油水分配系数、渗透性等性质，并通过相似性、离散度分析研究亚组分划分；以质量分散或药效贡献等为权重系数，将各代表性成分的个体性质进行拟合，表征组分/亚组分的整体生物药剂学性质。BCSCC的研究从复杂的体系中，提炼出一些规律性的科学问题加以分析研究，通过实践和总结，再将研究结果利用到这个内涵丰富的体系中，有利于推动中药药剂学分类系统的发展。该理论的本质是立足于中药多成分的特点，以组分为整体的多成分研究思路是符合中药生物药剂学发展方向的探索（表11-2）。

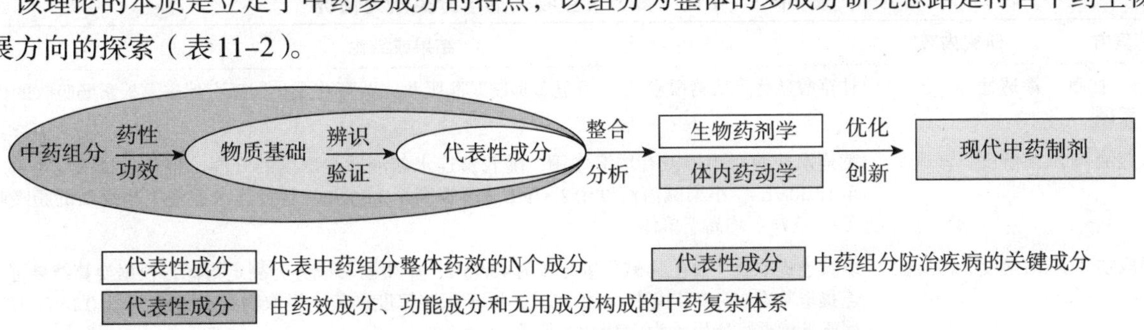

图11-4　中药组分及中药复方的生物药剂学性质研究策略

表11-2 中药组分生物药剂学分类研究情况

中药组分	研究内容	结果或结论
红花黄酮苷组分	溶解性、渗透性	对红花黄酮苷组分中4个代表性成分平衡溶解度以及油水分配系数进行了测定，并采用夹角余弦法对四个成分性质进行相似性分析，结果发现这4个代表性成分性质接近。通过引入质量权重系数对四个代表性成分性质进行拟合，进而得到红花黄酮苷组分整体生物药剂学性质参数。根据组分生物药剂学分类系统的分类规定，将红花黄酮苷组分划分为Ⅲ类组分，即高溶解性、低渗透性组分
三七皂苷组分	溶解度、渗透性	在不同pH磷酸盐缓冲溶液环境下，分别测定三七皂苷组分代表性成分的平衡溶解度和油水分配系数两个参数，进行相似性分析，成分之间的相似性系数值均大于0.90，说明三七皂苷组分代表性成分的平衡溶解度和油水分配系数具有相似性。根据中药组分生物药剂学分类系统（BCSCC）分析讨论，三七皂苷组分整体归属于高溶解度、低渗透性Ⅲ类药物
川芎内酯组分	溶解度、渗透性	对川芎内酯组分中4个代表性成分的平衡溶解度和油水分配系数进行了测定，通过夹角余弦法对组分中4个成分的生物药剂学性质进行了相似性分析，洋川芎内酯Ⅰ、洋川芎内酯H与洋川芎内酯A、藁本内酯性质差异较大，故而将川芎内酯组分划分为川芎内酯亚组分a与川芎内酯亚组分b。然后借助质量权重系数法对川芎内酯组分的整体生物药剂学性质进行了拟合表征。根据组分生物药剂学分类系统的规定，可将川芎内酯亚组分a归为Ⅲ类组分，川芎内酯亚组分b归为Ⅱ类组分

（三）中药（复方）生物药剂学分类系统

基于中药多成分的特点，借鉴BCS分类系统理念、方法和技术，提出了中药生物药剂学分类系统的框架。基于中药多成分的复杂性，以中药复方为研究载体，采用递进式的研究方式对中药中高含量成分的BCS属性相关数据进行研究，考察多成分环境对目标成分BCS属性的影响及规律，从单一成分固有性质的变化中挖掘属于中药生物药剂学的本质特色属性。

以葛根芩连方为载体，对葛根素、黄芩素、小檗碱、甘草次酸的“多成分环境”和“中药整体环境”下的CMMBCS属性进行归属，发现中药整体环境下药物可能具备更高的溶解度和渗透性。此类研究方法立足于中药整体性，充分考虑中药复杂的多成分环境，并结合数学模型对中药进行层次性CMMBCS属性分类，此研究思路符合中药生物药剂学发展方向，是一种具有中医药特色的创新与探索。

针对具体单一成分，在多成分环境下，除成分自身溶解性和渗透性外，充分结合多成分环境造成的溶解性和渗透性各自提升度为分类基础，将中药多成分体系生物药剂学特性分为四类。第Ⅰ类：自身溶解度好或者多成分环境下溶解提升好、自身渗透性好或者多成分环境下渗透性提升好的成分；第Ⅱ类：自身溶解度差或者多成分环境下溶解度提升差、自身渗透性好或者多成分环境下渗透提升好的成分；第Ⅲ类：自身溶解性好或者多成分环境下溶解提升好、自身渗透性差或者多成分环境下渗透提升差的成分；第Ⅳ类：自身溶解性差或者多成分环境下溶解提升差、自身渗透性差或者多成分环境下渗透提升差的成分（图11-5）。CMMBCS的构建考虑了中药单一成分受多成分环境的影响，但中药的物质基础通常为多成分、多组分的共同作用，仅单一成分的性质研究不能完全作为中药整体组分的制剂设计的依据（表11-3）。

表11-3 中药（复方）生物药剂学分类研究情况

中药复方	研究内容	结果或结论
黄芩苷、甘草酸、小檗碱	渗透性	甘草酸显著降低葛根素P_{eff}，可显著抑制其肠吸收，黄芩苷及小檗碱有促进葛根素肠吸收的作用
黄连水煎液	溶解度、渗透性	黄连水煎液对小檗碱有增溶作用，随着黄连水煎液质量浓度的升高（生药质量浓度由3g/L提高至12.30g/L），小檗碱溶解度由2.83g/L显著提高至3.86g/L，且黄连水煎液中小檗碱的肠吸收参数（P_{eff}及K_a）均高于单体
黄连提取物	溶解度、渗透性	以黄连提取物（总生物碱质量分数为48.95%）中生物碱成分为测定指标，根据换算结果可知，黄连提取物在pH1.0环境中D_0为0.201，属于高溶解度；黄连提取物在空肠的P_{eff}为0.146×10^{-4}cm/s，属于低渗透性物质，为CMMBCS Ⅲ类

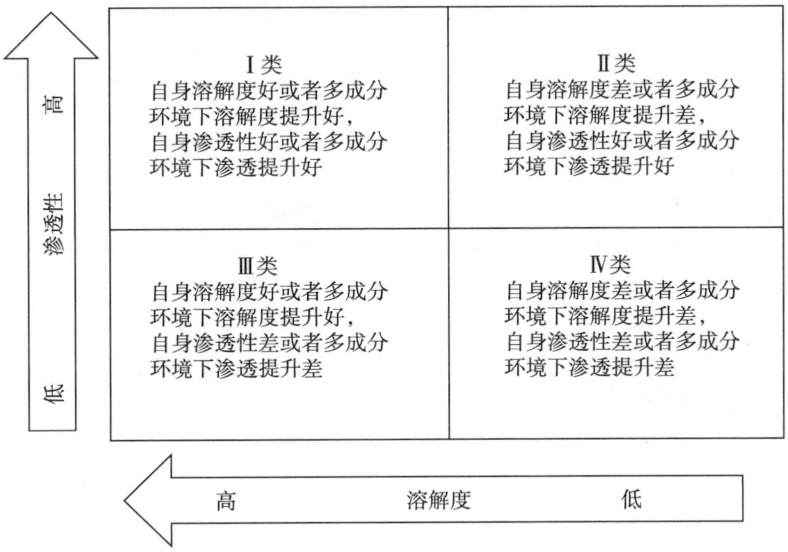

图11-5　中药生物药剂学分类系统

三、中药（复方）生物药剂学分类系统的应用

中药（复方）生物药剂学分类对制剂的设计和研究有很好的指导作用。

Ⅰ类中药组分的溶解度和渗透率均较大，药物的吸收通常很好，只要处方中没有显著影响药物吸收的辅料，通常无生物利用度问题，易于制成口服制剂，通常选择普通的片剂或者胶囊剂即可。如茶碱等。

Ⅱ类中药组分，溶出是其在体内吸收的限速步骤，影响这类药物溶出的理化因素有药物的溶解度、晶型、溶媒化物、粒子大小等。为了更好地提高药物的生物利用度，通常可以采取下列方法：①制成可溶性盐类；②选择合适的晶型和溶媒化物；③晶型修饰；④加入适量的表面活性剂；⑤用亲水性高分子材料制成包合物；⑥利用减小粒径、固体分散技术、自微乳化技术、纳米技术等增加药物的表面积；⑦增加药物在胃肠道内的滞留时间。如青蒿琥酯、青蒿素等。

Ⅲ类中药组分水溶性较好，这类药物的制剂设计重点需要考虑的是渗透性相关即药物跨膜转运的问题。影响这类药物跨膜转运的因素主要有分子量、极性、载体转运等，想要提高这类约物的吸收可以采用下列方法：①加入透膜吸收促进剂；②制成前体药物，改善药物的脂溶性，增大跨膜性能；③制成微粒给药系增加药物的透膜性或淋巴转运量以减少首过效应；④增加药物在胃肠道的滞留时间以增加透膜时间；⑤抑制药物肠壁代谢及外排转运等。如芍药苷、麻黄碱等。

Ⅳ类中药组分，由于其溶解性和渗透性均较低，药物的溶出和吸收都可能是药物吸收的限速过程，这类药物口服吸收较差，最好可以采用非口服途径以提高生物利用度。改善药物溶出和透膜也可以提高口服吸收，方法可以参照 Ⅱ、Ⅲ 类药物。如葛根素作为BCS Ⅳ类药物主要通过结构修饰或现代药剂学手段改善葛根素单体的溶解性（水溶性或脂溶性）以提高生物利用度。如银杏内酯具有独特的刚性笼状骨架结构，含有一个螺（4，4）壬烷（A环 与 B环），一个四氢呋喃环（D环）和三个内酯环（C、E和环），并有一个叔丁基侧链，是一类罕见的天然化合物。银杏内酯具有刚性骨架结构，其水溶性差，生物利用度差，目前主要研制的银杏内酯的新剂型有滴丸、无菌（冻干）粉针、胶囊、纳米粒、缓控释制剂以及固体分散体等。

部分中药目标成分BCS分类见表11-4。

表11-4　部分中药目标成分BCS分类

目标成分	溶解度	渗透性	BCS类别
茶碱	高	高	BCS Ⅰ
苦参碱	高	高	BCS Ⅰ
芹菜素	低	高	BCS Ⅱ
染料木素	低	高	BCS Ⅱ
青蒿素	低	高	BCS Ⅱ
甜菊苷	低	高	BCS Ⅱ
雪胆素甲	低	高	BCS Ⅱ
白桦脂酸	低	高	BCS Ⅱ
青蒿琥酯	低	高	BCS Ⅱ
麻黄碱	高	低	BCS Ⅲ
秋水仙碱	高	低	BCS Ⅲ
芍药苷	高	低	BCS Ⅲ
银杏内酯A	低	低	BCS Ⅳ
葛根素	低	低	BCS Ⅳ
橙皮苷素	低	低	BCS Ⅳ
山萘酚	低	低	BCS Ⅳ

中药制剂的研究必然要考虑中药多组分、多成分和性质复杂的特点，基于组分层次的剂型设计应充分考虑中药（复方）各组分的生物药剂学性质，设计过程应充分汲取现代科学技术成果，有针对性地逐个"完善"组分的整体性质，确保每个单元都有良好的生物利用度，最终提高整体的临床疗效。

生物药剂学研究最初仅着眼于从药物的溶解性和渗透性评价APIs的生物药剂学性质，逐渐将影响药物生物利用度和有效性的诸多因素如代谢酶、转运体、药物-药物相互作用、肠道菌群、组织和靶器官的分布和排泄等因素纳入评价系统。对于中药来说，如何从整体上对中药（复方）APIs进行整合生物药剂学评价仍面临巨大的挑战和研究空间。CMMBCS研究目前仍然存在两个研究瓶颈，一是中药具备多成分多药效的特征，如何准确筛选能够代表复方药效的APIs；二是如何找到复方环境下APIs的BCS属性变化规律及机制。因此，立足于中药特色，发展中药成分的生物药剂学分类系统，发现活性成分的吸收本质，并以此为基础建立药效学与药动学相关关系，有利于指导中药制剂的配方设计与剂型设计，提高中药新药与仿制药的研发，推进中药事业的进一步发展。

第三节　中药成分的肠道吸收的生物学研究方法

大多数中药制剂仍以口服给药为主。药物的肠道吸收及其影响因素是中药制剂生物药剂学研究的重点之一。虽然药物的物理化学性质如溶解度、pK_a等因素会影响其生物利用度，但在多数情况下，决定生物利用度的主要因素是化合物在肠道内的吸收和代谢行为。因此，单从药物分子的物理化学性质来预测其口服生物利用度是不充分的。多种研究药物肠道吸收的生物学方法应运而生。

一、生化模型

药物的基础物化参数主要包括水溶性、亲脂性和膜分配系数等。测定这些参数的方法有计算方法和实验方法。采用计算机模拟法对50种中药活性成分进行BCS分类预测研究，结果显示属于BCS分类系统中Ⅰ~Ⅳ类的中药成分比例分别为18%、26%、44%及12%。生化模型可大规模计算药物的物化参数，方便快捷、耗时短，但该方法易忽略中药各成分相互作用的影响，具有一定的局限性。此外，生化模型也无法对中药成分在肠道中吸收的速度、程度和机制等进行准确预测。

二、细胞模型

为了在细胞/分子水平更深入地研究中药成分的吸收机制，多种细胞模型应运而生，主要有Caco-2、MDCK等细胞模型。Caco-2细胞来源于人体结肠腺癌细胞，在体外培养条件下，可生长分化形成致密的细胞单分子层，分化形成微绒毛结构、细胞间紧密连接，并且可以表达各种蛋白载体和酶，与小肠上皮细胞结构类似。Caco-2细胞模型能快速简便获得大量有价值的信息，比动物实验省时且经济，是目前用于药物开发早期的快速筛选和大规模评价药物吸收的体外试验的重要方法（图11-6）。采用Caco-2细胞单层模型对金莲花中的4种酚酸类化合物、7种黄酮类化合物和1种生物碱类化合物以及金莲花总提取物进行了模拟肠吸收研究，考察了时间、浓度与单体化合物肠吸收的关系及P-gp抑制剂对药物转运的影响。Caco-2细胞单层模型可应用于研究药物双向转运情况，通过考察时间、药物浓度及抑制剂等影响因素，计算其表观渗透系数，研究药物吸收机制。然而Caco-2细胞间紧密连接的特性限制了其在水溶性小分子药物细胞间转运中的应用，同样其缺乏人肠道药物吸收屏障的黏液层的不足也制约着其应用。

Caco-2细胞培养需注意：第一次传代建议加入胰酶后在37℃孵箱中放置3~5分钟，再拿出来镜下观察。时不时轻轻拍打两下瓶壁，等到大部分细胞成圆形，就可以加入含血清的培养基终止消化。

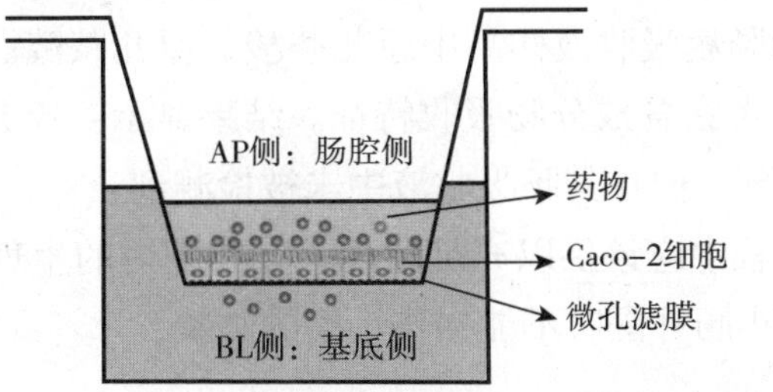

图11-6　Caco-2细胞模型测定药物吸收的示意图

MDCK细胞来源于雄性的西班牙猎狗，与Caco-2细胞相比，能够在半透膜上分化成柱状上皮并形成紧密连接，所形成的细胞间紧密联结与人体小肠更加接近。因此，MDCK细胞已经被用于选择性研究药物在小肠吸收及转运机制，特别用于细胞旁被动转运药物的研究。但该单层细胞只能用于预测肠上皮细胞的被动转运，不能用于预测经肠上皮细胞的主动吸收或外流。利用MDCK细胞模型研究栀子苷的转运方式，与体肠吸收报道相同转运方式为被动扩散，但也可能包括细胞旁路转运。在栀子苷单体与栀子柏皮汤中栀子苷的吸收差异比较中发现后者中栀子苷的吸收渗透能力明显大于前者，实验结论证明由于栀子苷与其他成分之间的协同作用，使栀子苷的吸收增加，推测栀子苷单体口服给药不如栀子柏皮汤中栀子苷的吸收效果更好。利用MDCK模型研究葛根素的转运速率和转运量，其具有明显的方向性同时与给药室的初始浓度成正性相关，转运过程中同时存在着两种转运机制，P-糖蛋白能够减少葛根素吸收量进而降低葛根素的生物利用度，对葛根素有明显的外排作用。

三、离体组织和在体器官模型

（一）离体组织

1. 组织流通池　组织流通池法操作简单，在研究药物肠吸收和代谢方面有着广泛应用。该法是将离体肠段剪成一定面积的小肠块，安装于扩散池中。扩散池中装入缓冲液，通入空气搅动缓冲液来控制未搅动水层厚度，并且提供组织氧气。药物加入供应室，在接收室取样测量药物不同时间的累积量（图11-7）。采用改良后的Franz扩散池法，以小鼠腹部皮肤为模型进行体外透皮扩散，收集不同时间点的接收液，用HPLC测定其中阿魏酸的浓度、用LC-MS/MS法测定雷公藤甲素的浓度，比较醇质体凝胶、普通凝胶、乳膏等3种剂型的透皮速度、透皮量与皮肤储量的差别，以探索醇质体凝胶中阿魏酸、雷公藤甲素的体外透皮特性，并与普通凝胶组和乳膏组比较。组织扩散池法的优点有：①可以改变供应室的化合物组成以研究离子、pH及其他物质对药物转运的影响；②通过从黏膜及浆膜侧缓冲液中取样，可以测定黏膜到浆膜或者反方向上的药物流量，以确定药物是被动扩散吸收还是以载体介导的转运吸收；③可研究肠道对药物的代谢作用。此法的缺点是上段肠道的细胞旁路通道较下段多、肠道不同区段对药物的排泄和吸收作用不同、血流供应的缺乏对细胞旁路通道和药物代谢酶活性的影响等因素会对实验结果产生影响。

2. 外翻肠囊法 该法是将动物麻醉，取出小肠，注入生理盐水排除内容物，将其翻转后，注入一定体积K-R台氏液于肠囊内并将肠囊置于含有K-R台氏液（内含药物）的瓶中，37℃孵育，充分供氧，定时取样测定（图11-8）。建立大鼠离体外翻肠囊模型和大鼠在体肠灌流模型，通过离体法和在体法相结合，研究并比较了雷公藤甲素和雷公藤红素单体及其提取物两种形式给药下的肠吸收特性与差异。外翻肠囊法药液用量少，药物积累快，操作简便，实验结果易控制，但没有神经和血液的供应，组织的活性通常只能维持在2小时以内。

采用大鼠外翻肠囊实验模型，收集高、中、低质量浓度乌蕨醇取物给药后不同时间点的肠囊吸收液；采用高效液相色谱法检测肠囊吸收液样品中原儿茶酸、原儿茶醛、牡荆苷等3种化学成分含量，计算吸收动力学参数（Q、K_a），考察各成分肠吸收特征。结果显示：原儿茶酸、原儿茶醛、牡荆苷等3种成分在乌蕨醇提物中能被检测到，但在其肠吸收液中未被检测到。

实验时需注意：①实验过程中应该供以充足的O_2。②肠腔内的生理盐水不能过多，否则会导致静水压过高，阻碍物质的转运。③小肠外翻时不能损伤小肠的黏膜。

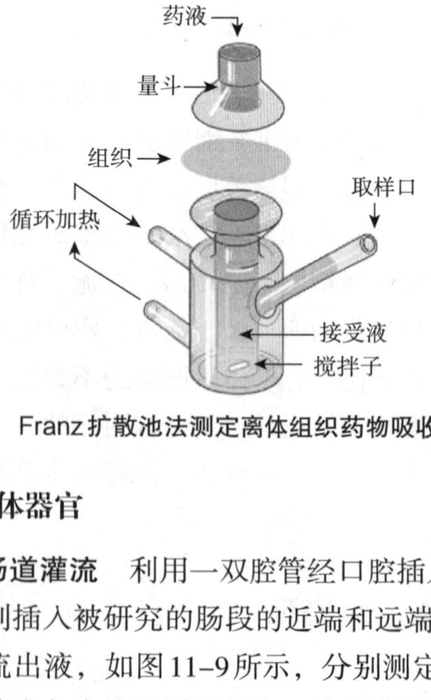

图11-7　Franz扩散池法测定离体组织药物吸收的示意图

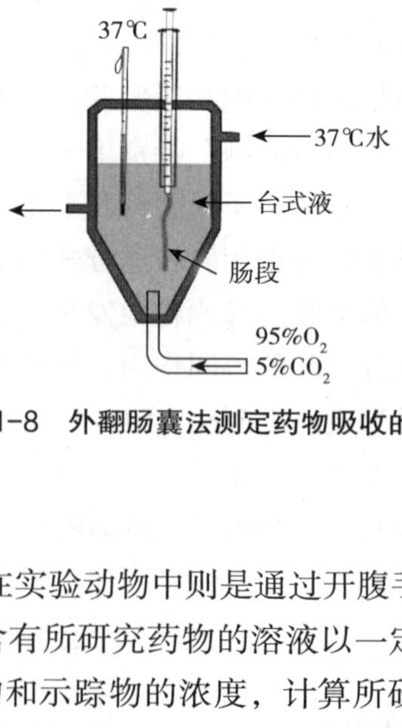

图11-8　外翻肠囊法测定药物吸收的示意图

（二）在体器官

1. 在体肠道灌流 利用一双腔管经口腔插入所研究肠段（在实验动物中则是通过开腹手术将灌注管和引流管分别插入被研究的肠段的近端和远端），用蠕动泵将含有所研究药物的溶液以一定的速度灌入肠腔，收集流出液，如图11-9所示，分别测定其中的研究药物和示踪物的浓度，计算所研究药物的吸收率。根据灌流方式的不同可分为：单向灌流、循环灌流和振动灌流等。由于在灌流过程中肠道不仅会吸收药物，也会吸收或分泌水分，故需要对灌流液体积和密度进行校正，常用校正方法主要有标示物法和重量法。利用单向在体肠灌流方法获得10种吴茱萸汤在体吸收成分谱，同时建立利血平致偏头痛小鼠模型，检测血清与脑组织中一氧化氮及其合成酶水平及脑组织内5-羟色胺、去甲肾上腺素、多巴胺的含量，将吸收谱与药效指标进行谱效相关分析，确定影响药效的主要成分。采用大鼠在体单向肠灌流模型，以吸收速率常数（K_a）和表观吸收系数（P_{app}）为评价指标，研究丹参-红花药对中丹酚酸B、羟基红花黄色素A两个主要成分在十二指肠、空肠、回肠和结肠不同肠段的吸收情况，并在吸收最佳的肠段考察质量浓度、P-糖蛋白（P-gp）抑制剂盐酸维拉帕米、多药耐药蛋白相关蛋白2（MRP2）抑制剂丙磺舒和能量抑制剂2,4-二硝基苯酚对上述两个成分肠吸收的影响。在体肠道灌流法既保证了肠道神经以及内分泌输入的完好无损，同时也保证了血液及淋巴液的供应，具有较高的生物活性。此外，该法既可以在不同时间测定灌流液内药物浓度的变化，又可以从血液中取样，以获得药物透过肠上皮细胞的情况。由于该法只限于药物以溶液状态给药，因此，pH、药物浓度和吸收部位等因素均有可能影响其测定的准确性。

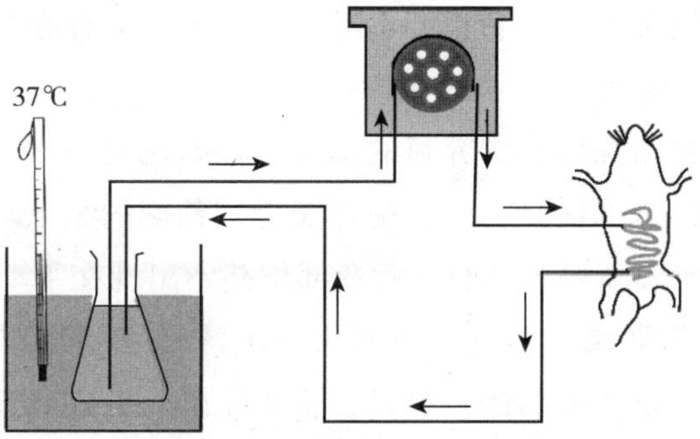

图11-9　在体循环肠灌流法测定药物吸收的示意图

2.小肠血管灌流　在体肠灌流的基础上，可进行肠道血管处插管。在动物体内进行肠道血管灌流时，既可插管于对肠供血的一段肠系膜血管，也可以插管于对整段小肠供血的肠系膜上动脉和门静脉，在肠道的淋巴管处插管还可以收集淋巴液。当经肠腔给药时，通过测定小肠血管中药物的吸收，可以了解药物从肠道中消失、在组织中驻留、静脉血管中的出现情况。除了测定吸收的药物量外，亦可测定载体介导的转运或主动转运的药物的吸收速度。凭借收集的淋巴液，可以研究淋巴系统对药物的吸收。分别建立了大鼠原位单向肠-肝血管灌流模型和大鼠原位循环肠-肝血管灌流模型，以研究甘草酸在大鼠体内的肠、肝中的生物转化。小肠血管灌流中药物的吸收量是以药物被吸收到血液的变化量来计算，不受动物的大小及血容量的限制，能真实反映药物在小肠吸收的通透情况。但是，实验结果受所研究药物在体内分解代谢的影响。

建立大鼠原位肠-肝血管灌流模型，采用LC-MS/MS法测定灌流液中的甘草酸和甘草次酸。甘草酸在单向肠-肝血管灌流模型中稳态肠提取率和稳态肝提取率分别为（4.2 ± 0.6）%和（28.0 ± 3.0）%，灌流液中未发现代谢物甘草次酸；原位循环肠血管灌流模型中甘草酸的一级吸收速率常数为（0.33 ± 0.06）min^{-1}；甘草酸在大鼠十二指肠给药后，灌流液中主要活性代谢产物为甘草次酸，同时肠腔液也存在大量甘草次酸。结果显示甘草酸的首过效应明显，口服后其主要被肠道菌群或肝细胞代谢，在肠黏膜细胞仅少量代谢。大鼠原位肠-肝血管灌流模型适用于甘草酸的药动学研究。

3. 肠襻法　麻醉大鼠，开腹结扎肠腔，需作部位研究时，可分段结扎肠腔，将一定浓度的人工肠液注入肠襻中，经过一定时间后，取出肠襻，收集肠襻冲洗液，测定药物剩余量。采用SD大鼠在体肠襻吸收实验，构建大鼠在体肠襻吸收后的HPLC图谱，通过各时点的HPLC图谱比较，确定被小肠吸收的差异峰。该法操作简单，但由于肠腔内容物的存在使样品处理较为复杂，实验数据的准确性较差，故不适合大规模的药物筛选评价。

利用高效液相色谱法（HPLC）构建有效部位的HPLC图谱，然后采用SD大鼠在体肠襻吸收实验，构建大鼠在体肠襻吸收后的HPLC图谱，通过各时点的HPLC图谱比较，确定被小肠吸收的差异峰。结果壮骨止痛胶囊无水乙醇部位中有5个主要化学成分可通过肠襻吸收。

四、体内模型

体内模型是以整体动物为研究对象，口服给药后在规定时间内采集生物样品血液或尿液等，测定药液浓度，进行药动学研究，绘制体内药物的经-时曲线，计算C_{max}、t_{max}等药动学参数来评价药物吸收的速度和程度。体内法适用于已知活性成分的中药单体药动学研究，能够真实反映药物体内的总体吸收情况，但它是综合了物理化学、生理、剂型等因素的结果，很难从细胞或分子水平研究药物的吸收机制，不能特异性地反映肠道的吸收情况，且周期长，影响因素较多，如存在个体差异大带来的误差、实验结果受所研究物质在体内分解的影响等。

实验时需注意复制模型时必须强调从研究目的出发，熟悉诱发条件、宿主特征、疾病表现和发病机制，即充分了解所需动物模型的全部信息，分析是否能得到预期的结果。例如诱发动脉粥样硬化时，食草类动物兔需要的胆固醇剂量比人高得多，而且病变部位并不出现在主动脉弓。

病理表现为纤维组织和平滑肌增生为主，可有大量泡沫样细胞形成斑块，这与人类的情况差距较大。因此要求研究者了解各种动物所需的诱发剂量、宿主年龄、性别和遗传性状等对实验的影响，以及动物疾病在组织学、病理学等方面与人类疾病之间的差异。要避免选用与人类对应器官相似性很小的动物疾病作为模型材料。为了增加所复制动物疾病模型与人类疾病的相似性，应尽量选用各种敏感动物与人类疾病相应的动物模型。

评价药物肠道吸收的方法众多，通过不同的研究方法可以全面地了解药物在肠道的吸收机制、吸收部位、吸收动力学、影响吸收的因素等情况。体内法主要用于研究机体整体对药物的综合作用结果；细胞模型法一般适用于高通量筛选和药物吸收机制的研究；在体器官法具有与体内的条件接近、实验设备简单、节省费用、测得的相关指标与人体吸收的指标具有较好的相关性等优点，主要用于药物吸收部位、吸收影响因素、吸收动力学等方面的研究。在实验设计阶段应根据药物性质、实验要求、实验条件等多方面因素综合考虑，选择适宜的实验方法用于考察药物在肠道的吸收情况，以保证实验的可操作性和实验结果的准确性，为药物剂型的开发和临床合理用药提供更加科学的理论依据。

第四节　中药制剂生物利用度与生物等效性评价

一、相关概念

1. 生物利用度　生物利用度（bioavailability，BA）是指药物活性成分从制剂释放吸收进入全身循环的程度和速度，通常用血药浓度-时间曲线来评估。BA一般分为绝对生物利用度和相对生物利用度。绝对生物利用度是以静脉制剂（通常认为静脉制剂生物利用度为100%）为参比制剂获得的药物活性成分吸收进入体内循环的相对量；相对生物利用度则是以其他非静脉途径给药的制剂（如片剂和口服溶液）

为参比制剂获得的药物活性成分吸收进入体循环的相对量。

中药（复方）物质基础的本质是多组分的集合体，其剂型设计必须符合中药的特点才能够改善中药的吸收与利用。就组分本身的性质而言，其生物利用度的高低很大程度上取决于组分的生物药剂学性质即溶解性和渗透性。虽然经过了不断地探索研究，但如何评价中药（复方）的整体生物利用度，仍然是一个具有极大挑战性的课题。

2. 药剂等效性　药剂等效性（pharmaceutical equivalence，PE）是指同一药物相同剂量制成同一剂型，但非活性成分不一定相同，在含量、纯度、均匀度、崩解时间、溶出速率符合同一规定标准的制剂。通常通过活性成分、剂型、质量标准等方面进行评价。药剂等效性不能反映药物制剂在体内的情况。

目前对于不同企业的同名、同方、相同剂型的中药制剂的药剂等效性评价仅通过有限的质量控制指标进行，存在较大的缺陷。中药制剂中除指标性成分外的其他组分同样对制剂的有效性起到非常重要的作用，应尽可能全面地评价中药复方制剂中的指标成分及所谓的非有效组分及大量的伴随组分，后者往往对制剂的有效性发挥重要的作用。

3. 生物等效性　生物等效性（bioequivalency，BE）是指药剂等效制剂或可替换药物在相同实验条件下，服用相同剂量，其活性成分吸收程度和速度的差异无统计学意义。对于中药来说，在生物等效性和药剂等效性评价面临巨大挑战性的情况下，生物等效性评价不失为一种更加符合中医药理论及其特点的整体性和客观性的评价方法。可采用实验动物药效动力学研究或临床研究方法进行评价。

二、生物利用度与生物等效性的研究方法

目前推荐的生物等效性研究方法按方法的优先考虑程度从高到低排列：药代动力学研究方法、药效动力学研究方法、临床研究方法、体外研究方法。以药动学参数为终点指标评价生物等效性是目前应用最广泛的方法，但当出现以下情况时，不建议应用药动学方法进行评价：①血浆药物浓度与临床疗效没有相关性；②血浆或尿液中的药物或代谢物浓度太低甚至可以忽略；③用现有的分析方法无法准确测量目标药物或代谢物浓度；④测量的药物浓度并不能准确地评价药品的有效性和安全性。

1. 药代动力学研究方法　即采用人体生物利用度比较研究的方法（又称“药动学”），通过测量不同时间点的生物样本（如全血、血浆、血清或尿液）中药物浓度，获得药物浓度-时间曲线来反映药物从制剂中释放吸收到体循环中的动态过程。并经过数据处理，得出与吸收程度和速度有关的药代动力学参数，如曲线下面积（AUC）、达峰浓度（C_{max}）、达峰时间（t_{max}）等，通过统计学比较以上参数，判断两制剂是否具有生物等效性。

中药药代动力学，其研究对象是中药及其复方，是指在中医药理论指导下，利用动力学的原理与数学处理方法，定量地描述中药有效成分、有效部位、单味中药和中药复方通过各种给药途径进入机体后的动态变化规律。在中药制剂的药代动力学研究中，由于中药本身是一个复杂成分的样品，其中可能含有成百上千种的化合物，而且生物样品中还含有大量的内源性物质能与药物及其代谢物结合，这都会给生物样品中多组分的测定带来相当大的困难，因而对样品的前处理技术提出了更高的要求。目前活性单体成分的药代动力学研究已较成熟。随着中药有效部位药动学研究的深入，对中药制剂药动学和生物利用度的研究已经从单个指标性成分的药动学逐渐过渡到有效部位多指标性成分同时定量分析的方法。中药复方制剂，因其组分的复杂性，其药动学研究相较于化学药或中药有效成分的药动学研究更为困难。中药复方研究多用房式线性或非线性模型分析，不同组分得到不同的药代动力学参数，虽能体现各有效成分间的相互作用，但不能反映中药的整体性。而整合药动学更能从整体上表征中药药动学行为。

其研究方法大体可分为：血药浓度法和生物效应法两大类。血药浓度法适用于有效成分比较明确的中药及其复方制剂，通过中药复方给药后，用现代分析仪器如气相色谱法、气-质联用法、高效液相色

谱法或液-质联用法等，分析生物样品中有效成分原型或代谢物，进行中药和复方的体内外动力学研究。生物效应法主要包括毒理效应法、药理效应法和微生物指标法，适用于有效成分尚不明确的中药及其复方制剂。

2.药效动力学研究方法 即则研究药物的药效学特性，如药物的作用机制、效力、最大疗效、最小毒性等，指的是药物与生物体相互作用所产生的药理效应，包括药物的药效学参数如EC_{50}（半数最大有效浓度）、ED_{50}（半数最大效应剂量）、E_{max}（最大效应）等。药效动力学的研究可以帮助我们了解药物如何作用于生物体，为选择合适的药物剂量和给药方案提供依据。

药效学是指药物在生物体内作用部位的浓度与药理作用或不良反应的关系。在BE研究中，药效学终点指标被定义为一个可定量测量或定性评价的治疗干预性指标。药效学方法没有药动学方法那样灵敏准确可重复，所以在应用药效学方法评价BE时，方案的制定需满足下述条件：①药品的剂量-响应关系得到充分有效的证明；②选定的剂量所对应的药效学效应，应在量-效关系曲线的线性阶段；③应选取充分的测量指标来得出适用的药效学响应-时间曲线；④所有药效学测量方法均应经过专属性、灵敏度、准确度和精确度验证。目前，已有研究主要在吸入制剂、胃肠局部用制剂、局部皮肤用制剂、低相对分子质量肝素注射制剂等药物类型的一致性评价阶段使用药效学方法参与评价。在药动学研究方法不适用的情况下，可采用经过验证的药效学研究方法进行生物等效性研究。

3.临床研究方法 即临床终点研究，是一种用于评估与药动学参数、药效学测定、药物疗效和安全性等药物作用有关的效应变量。对于局部作用药物而言，血药浓度不一定能够正确地反映药物的药效活性，因此需要一些其他的方法进行生物等效性的研究。例如，皮肤外用药品、喷鼻剂、吸入剂等，均属于局部作用药物。对于此类药品，美国FDA建议采用疗效指标为临床终点进行生物等效性评估和研究。当上述方法均不适用时，可采用以患者临床疗效为终点评价指标的临床研究方法验证等效性。

4.体外研究方法 体外研究仅适用于特殊情况，例如在肠道内结合胆汁酸的药物等。对于进入循环系统起效的药物，不推荐采用体外研究的方法评价等效性。

三、生物利用度和生物等效性研究的目的和意义

以提高生物利用度为目的新制剂研发，需要进行BA研究，以了解变更前后生物利用度的变化；在新药研究阶段，为了确定新药处方和工艺合理性，通常需要比较改变上述因素后制剂是否能达到预期的生物利用度；对于开发的新剂型，要对拟上市剂型进行生物利用度研究以确定剂型的合理性，通过与原剂型比较的BA研究来确定新剂型的给药剂量，通过BE研究来证实新剂型与原剂型是否具有生物等效性。

在临床试验过程中，可通过BE研究来验证同一药物的不同时期产品的前后一致性，如早期和晚期的临床试验用药品，临床试验用药品和拟上市药品等。在仿制生产已有国家标准药品时，可通过BE研究来证明仿制产品与原创药是否具有生物等效性，是否可与原创药替换使用。药品批准上市后，如处方组成成分、比例以及工艺等出现一定程度的变更时，研究者需要根据产品变化的程度来确定是否进行BE研究，以考察变更后和变更前产品是否具有生物等效性。

第五节　中药生物药剂学在中药制剂研究中的实例分析

一、基于中药生物药剂学分类系统Ⅱ类成分的剂型设计

穿心莲为爵床科植物穿心莲*Andrographis panicular*a（Burm. f.）Nees的干燥地上部分，具有抗菌、

抗病毒、解热、抗炎等药理作用，临床上多用于治疗感冒发热、咽喉肿痛、口舌生疮、泻泄痢疾、蛇虫咬伤等症状。穿心莲的主要成分有二萜内酯、黄酮、甾醇皂苷、生物碱、糖类等，其中二萜内酯类是其主要活性成分，也是目前研究较多的一类成分，具体包括穿心莲内酯（AND）、脱水穿心莲内酯（DEH）、新穿心莲内酯（NEO）、去氧穿心莲内酯（DEO）等，以穿心莲内酯和脱水穿心莲内酯含量最高。

（一）穿心莲二萜内酯类理化性质和稳定性研究

穿心莲二萜内酯类成分在水中的溶解度低、膜渗透性好（表11-5），属于中药生物药剂学分类系统中的Ⅱ类药物。由于内酯环的存在，穿心莲二萜内酯类成分在pH 3~5条件下较稳定，在碱性条件下不稳定，pH=7时缓慢水解，pH升高水解加速，当pH=10时，不但内酯环裂开，而且还可能发生双键移位反应。此外，温度、有机溶剂及药物体内过程均会影响穿心莲二萜内酯类成分的稳定性。温度越低，穿心莲二萜内酯类成分的稳定性越好；穿心莲内酯类成分在三氯甲烷和乙醇中的稳定性较好，甲醇中次之。除溶解度低之外，穿心莲二萜内酯类成分的生物利用度也受到多种因素的影响，如穿心莲二萜内酯类成分在肠道内易发生降解，如穿心莲内酯在十二指肠中易发生转化为14-去氢-12-磺酸基-穿心莲内酯及其光学异构体，成为影响其口服制剂生物利用度的主要因素。

表11-5　穿心莲二萜内酯类成分的溶解度和表观油水分配系数

目标化合物	研究结果
穿心莲内酯	穿心莲内酯在pH 1.0~7.6缓冲液中的溶解度约为47μg/ml，油水分配系数为35.64 ± 0.30（log$P$=1.55）
脱水穿心莲内酯	37℃下脱水穿心莲内酯表观油水分配系数为19.75（log$P$=1.30）
穿心莲提取物	穿心莲提取物中穿心莲内酯和脱水穿心莲内酯在水中的表观溶解度分别为0.142mg/ml、0.181mg/ml

（二）穿心莲二萜内酯类剂型设计

对于中药生物药剂学分类系统中的Ⅱ类二萜内酯类成分，增加溶解度是提高其口服生物利用度的关键。目前，大量可以增加药物溶解度的剂型被用于提高穿心莲内酯的生物利用度，其中包括包合物、固体分散体、固体脂质纳米粒、纳米混悬液、微乳、聚合物胶束、脂质体等。

1.固体脂质纳米粒　通过制备AND及穿心莲总内酯（TLA）固体脂质纳米粒，AND单体成分的包封率达91%，生物利用度提高241%。TLA固体脂质纳米粒中4个主要成分AND、NEO、DEO和DEH的包封率分别为（80.04 ± 0.70）%、（94.94 ± 3.87）%、（92.17 ± 1.61）%、（97.64 ± 0.68）%。大鼠口服给药后，TLA-SLN与TLA混悬液相比，指标成分AND、NEO和DEH的血药浓度均显著提高，相对生物利用度分别提高402.62%、400%和1600%。通过固体脂质纳米粒给药系统的设计，提高了穿心莲内酯等活性成分的溶解度和稳定性，并抑制了外排转运体的外排效应，提高了穿心莲内酯等的生物利用度。比较TLA中AND的生物利用度，提高了近2倍，说明共存成分可能对AND的生物药剂学性质产生了影响。

此外，基于AND在上消化道中的稳定性差和水溶性差等缺点，设计了负载AND的琥珀酸-ε-聚赖氨酸介孔二氧化硅纳米粒结肠递药系统，以提高AND在结肠部位的浓度，增强其改善大鼠溃疡性结肠炎（UC）的药效（图11-10）。所制备的AND@SPL-HMSNs包封率和载药量分别为64%和32%，可在结肠定位释药，且生物相容性良好。AND与AND@SPL-HMSNs可抑制NF-κB与STAT6的活化和抑制巨噬细胞与肥大细胞的增殖，减少炎症介质的释放，从而发挥抗炎的作用，且AND@SPL-HMSNs对大鼠UC的改善作用略优于AND。

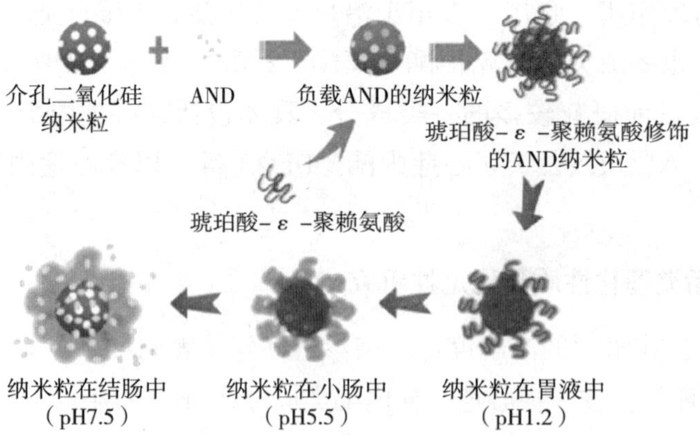

图11-10　负载AND的琥珀酸-ε-聚赖氨酸介孔二氧化硅纳米粒的释药机制

2.包合物　包合物是将药物作为客分子通过物理结合包合进主分子载体药物中形成的络合物，从而增大难溶性药物的溶解度。采用β-环糊精衍生物包合穿心莲内酯，制备水溶性制剂既不改变穿心莲内酯的结构，又保证了穿心莲内酯纯中药制剂的药理活性作用。包合时，疏水力推动疏水客体分子或分子中的疏水基团向β-环糊精的疏水空腔中运动。因此，温度升高、功率增大、分子热运动加剧会促进穿心莲内酯分子向β-环糊精疏水空腔中运动，包封率提高。包合反应所需时间与客体分子向β-环糊精疏水腔中运动的速度大小及包合物稳定性有关。由包合物含量测定结果可知反应15分钟可实现穿心莲内酯分子与β-环糊精的充分包合。采用$W_{药物}/W_{制剂}$为1∶10的包合比率，穿心莲内酯的包合率基本可以达到97%以上。穿心莲内酯制备成β-环糊精包合物后有效地掩盖了苦味，提高了稳定性，增强了水溶性。

3.固体分散体　固体分散体将难溶性药物以分子、胶态、微晶或无定型状态分散在适宜载体中形成的分散体系，可大大增加药物粒子的比表面积，从而增加难溶性药物的溶解度和溶出速率，还可提高药物的稳定性及生物利用度。

在传统的固体分散体制备技术基础上，采用均质-喷雾干燥联用法制备了穿心莲内酯的纳米晶体固体分散体，后者具有高载药量、高溶出率和高生物利用度等特性，以聚合物羟丙甲纤维素（HPMC）为分散剂，3种超级崩解剂（CPD、CMS和SCS）为助分散剂，制备了溶出快速、载药量高、无表面活性剂的AND固体分散体，该制剂使AND的溶出度和生物利用度得到显著提高。刘磐等以聚乙烯己内酰胺-聚乙酸乙烯酯-聚乙二醇接枝共聚物（soluplus）为载体，AND ∶soluplus=1∶2（*m/m*）混合，采用热熔挤出技术制备穿心莲提取物固体分散体，穿心莲提取物的溶解度和溶出度显著提高。何国林等以PEG6000，Poloxamer188，HPC，PVPVA，PVPK 30及PVP K12为载体，采用熔融挤出法制备AND固体分散体，对比不同载体及载药比的体外溶出度，其中以PVP K30，PVP K12为载体，药物-载体比为1∶5时增溶效果最为显著。上述研究结果表明，AND高度分散在载体材料中可显著提高其溶解度和溶出速度，一方面是因为AND以分子或无定形分散在载体中可有效阻止其聚集形成晶体，有利于药物溶出；另一方面，PEG，Poloxamer188和HPC等载体材料具有一定增溶和润湿作用，促使药物的润湿和溶解。但固体分散体可能存在储存时间过长，会出现硬度大、药物溶出度降低以及老化等问题，因此在制备固体分散体时，应当注意制剂的储存稳定性问题。

4.纳米混悬剂　纳米混悬剂是利用适量稳定剂将药物分散在介质中，并通过粉碎或控制析晶的技术形成稳定的纳米胶态分散体，增加药物的比表面积，从而提高难溶性药物的溶出速率、溶解度和生物利用度。采用加液研磨法制备了分散性、稳定性良好的AND纳米混悬剂，不仅显著提高了AND的溶解度和口服生物利用度，而且药物的生物效能和细胞膜通透性也显著提高。有研究采用介质研磨法制备了

AND纳米混悬剂，与AND或其滴丸相比，制备成纳米混悬剂后溶出速率与溶出度显著提高。在直肠癌细胞（Caco-2）单层模型中，AND纳米混悬剂的膜渗透性也显著提高，但是否提高了生物利用度，有待进一步研究。另有通过湿法研磨法制备AND纳米混悬剂，该制剂具有良好的重新分散性和灭菌稳定性，与口服制剂相比，相对生物利用度高，肌内注射给药后呈现缓释特征。上述针对AND纳米混悬剂的研究均是通过增加难溶性药物的溶出度，进而促进药物的吸收，提高其生物利用度，降低其不良反应。但针对该新型给药系统可能会存在一些稳定性问题，因此在制备该剂型时应选择适宜的技术方法来提高其稳定性。

5. 微乳　微乳作为载药体系，由油-水-表面活性剂以及助表面活性剂组成，是处于平衡状态的共轭相体系。其质点一般小于100nm，能增溶油或水直至达到饱和。该体系热力学稳定、粒径小，尤其对难溶性药物有增溶的优点，因而能够大大地提高穿心莲内酯的溶解度，是黏膜给药的良好的药物载体，因而能够提高其生物利用度。

通常，制备自微乳化制剂时，为使药物被包裹完全，会在其处方中加入大量的表面活性剂，但由此又会引起胃肠道不良反应。因此，国外研究者对自微乳化制剂的处方进行了改进，即再加入促过饱和物质，以促进药物过饱和溶解，从而降低表面活性剂的用量。这种在处方中添加促过饱和物质的自微乳化释药系统被称为过饱和自微乳化释药系统，常用的促过饱和物质有羟丙甲纤维素、聚乙烯吡咯烷酮等。有研究采用伪三元相图法优化穿心莲内酯的过饱和自微乳化制剂处方，所得优化处方为油酸乙酯（油相）：吐温80（乳化剂）：聚乙二醇400（助乳化剂）：羟丙甲纤维素K4M（促过饱和物质）=20：35：45：1（质量比）。在此基础上，研究者还采用液固压缩技术对过饱和自微乳化制剂进行固化，并对固化工艺进行了优化。对最终所得过饱和自微乳化液固压缩片按《中国药典》中片剂的质量要求进行评估，结果表明符合《中国药典》中的相关规定。但稳定性研究提示，该液固压缩片应贮存于低温、干燥环境中。

6. 聚合物胶束　胶束是将两亲性聚合物在水中自发形成的具有亲水性外壳和疏水性内核的热力学稳定组装体，脂溶性药物包裹在疏水核中，增强其溶解性。胶束的亲水外壳可避免载药系统被网状内皮系统非特异性识别并吞噬，可大大延长药物半衰期。此外，粒径为纳米尺寸的胶束还可以实现高渗透、长滞留及靶向作用。因此，胶束给药系统是一种极具开发前景的药物递送载体。

有研究以聚乙二醇和聚丙烯硫醚嵌段共聚物为载体，制备了具有良好靶向性的载AND胶束，有效抑制了IL 6和MCP-1的表达，同时与活性氧反应，降低巨噬细胞的氧化应激。另有制备载AND的PLGA-PEG-PLGA胶束，与传统剂型相比具有良好的稳定性，并实现了长循环，提高了药物生物利用度和抗癌效果。

1,9-氧-三苯基甲基穿心莲内酯（AND50，图11-11）是AND的衍生物，对多种癌细胞株均有较强的细胞毒性，但因水溶性差，Eawsakul等采用薄膜分散法成功将AND50包载于PEG-b-PCL和PEG-b-PLA这2种聚合物中，制备了粒径在10~100nm的纳米胶束，与AND50相比，形成胶束后其溶解度提高了近900倍，抗癌活性也显著增强。由此可见，将其制备成纳米胶束可有效提高AND衍生物的生物利用度。通过质子化法制备了AND衍生物AND050（图11-11）的盐酸盐（AND050-P）提高其溶解度，并将该盐酸盐AND050-P包载于PEG-b-PLA中制备成纳米胶束，与AND050相比，其盐酸盐的溶解度增加了15倍。该盐酸盐进一步制成胶束后溶解度增加了280倍，且AND050-P胶束对KKU-M213细胞有良好的细胞毒性并具有缓释效果。胶束制备工艺简单，增溶效果显著，可延长药物体内作用时间。上述聚合物形成的AND胶束剂型均存在特异性低、稳定性差等问题，一定程度上限制其临床使用。因此，开发多功能高分子材料，提高AND胶束的稳定性和靶向性还有待进一步研究。

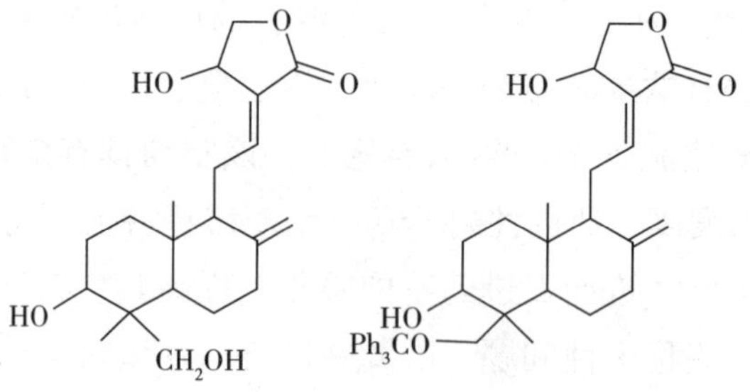

图11-11　穿心莲内酯（AND）及其衍生物结构

7.脂质体　脂质体指将药物分子包封于类脂质双分子层内形成的微型小囊，具有良好的生物相容性和改善难溶药物溶解度作用。一般脂质体可通过（EPR）效应被动靶向于病灶部位。对其表面进行修饰可将其富集于特定组织部位，实现药物的靶向性，控制药物释放，提高药物稳定性和透膜能力等优点。

有研究制备了载AND的固体脂质体，该脂质体具有良好的物理化学稳定性，体内外试验均表明将AND制备成脂质体后对血-脑屏障（BBB）的透过性大大提高，是一种潜在的新型脑靶向递药系统。以大豆卵磷脂和胆固醇为载体，采用注入法制备了粒径小、稳定性好的AND脂质体干粉，较AND有更强的抗金黄色葡萄球菌肺炎作用，且显著降低了Ⅰ B-α 的磷酸化水平和TNF-α、IL-1β 等多种促炎细胞因子的表达。另有通过单独加入吐温80或吐温80与双十二烷基二甲基溴化铵（DDAB）联用，制备物理化学稳定性良好的AND脂质体和AND阳离子脂质体，体外试验表明2种脂质体均增加了AND的溶解度和细胞摄取率，且不改变细胞活力和细胞膜完整性。以司盘60和胆固醇为载体，采用薄膜水化-超声法制备包封率和载药量高且具有缓释作用的AND脂质体，与AND相比，该制剂不仅显著提高了AND的生物利用度，而且增强了其在病灶部位的富集，具有肝靶向性。上述所制备脂质体不仅解决了AND溶解性差和生物利用度低等问题，还可通过主动靶向使其在病灶部位富集，提高疗效，降低不良反应。但脂质体稳定性差，易被氧化降解，载药量和药物突释等问题也是影响制剂质量的重要因素，还需进一步完善。

二、基于中药生物药剂学分类系统 Ⅲ / Ⅳ 类成分的剂型设计

三七历史悠久，应用广泛，具有活血祛瘀，扩张血管、改善血液循环的药理作用，主要含有皂苷、黄酮和多糖类等，其中三七总皂苷（PNS）是其主要的活性部位，也是研究最多的有效部位。PNS中含有20多种皂苷类成分，其中三七皂苷R_1（R_1）、人参皂苷R_{g1}（R_{g1}）、人参皂苷R_e（R_e）、人参皂苷R_{b1}（R_{b1}）、人参皂苷R_d（R_d）等5种皂苷的总含量超过75%。R_1是三七中的特征性成分，与R_{g1}、R_e相同，属于原人参三醇（PPT）型皂苷，而R_{b1}、R_d属于原人参二醇（PPD）型皂苷。

（一）三七皂苷类理化性质及稳定性研究

三七中的单体皂苷的水溶性差、渗透性低，属于中药生物药剂学中的 Ⅳ 类成分。由于皂苷类成分具有两亲性，可以在水溶液中自发地形成内部亲脂、外部亲水的胶束，在PNS溶液中，各单体皂苷的溶解度增大，共同作用下使PNS溶解度超过1000mg/ml（表11-6）。随着皂苷浓度的增加，胶束逐渐从单一胶束变成多聚物胶束，粒径也随之增大，渗透性降低。因此，PNS属于中药生物药剂学分类系统中的 Ⅲ 类组分。除了溶解度和渗透性之外，温度及药物体内过程均会影响三七皂苷类成分的生物利用度。三七皂苷类成分在温度超过40℃时，会出现部分降解；皂苷结构中的糖苷键容易在酸性环境下发生断裂，使其降解为苷元和糖类，而在中性和碱性的环境中相对稳定。

表 11-6　三七总皂苷及其单体的溶解度和表观油水分配系数

单体皂苷			三七总皂苷		
	溶解度（mg/ml）	表观油水分配系数（log*P*）		溶解度（mg/ml）	表观油水分配系数（log*P*）
R_1	0.90	–0.46	R_1	>104	–0.09
R_{g1}	0.21	0.68	R_{g1}	>409.7	0.65
R_e	0.61	–0.04	R_e	>53.7	0.23
R_{b1}	0.58	–1.55	R_{b1}	>272.5	–0.83
R_d	0.05	0.22	R_d	>20.2	0.59
			PNS	>1000	0.05

（二）三七皂苷类剂型设计

三七为五加科人参属，以根入药为主，单体皂苷中人参皂苷R_{g1}和人参皂苷R_{b1}含量较高，且三七总皂苷较西洋参和人参含量较高，可显著治疗心血管疾病。由于三七皂苷类成分属于中药生物药剂学中的Ⅳ类成分，其溶解度和渗透性低。因此，需通过制剂技术促进三七中皂苷类成分的溶解与吸收，提高其生物利用度。

目前，对于三七中单体皂苷的研究主要制备以提高溶解度和渗透性为目的的制剂，如三七皂苷R_1纳米粒、三七皂苷R_1磷脂复合物、人参皂苷R_{b1}脂质体等，均促进了口服单体皂苷的吸收和生物利用度。另外三七总皂苷作为中药三七的主要有效成分，在心脑血管疾病、呼吸系统疾病、泌尿系统疾病、消化系统疾病的治疗中发挥着重要作用。近年来，随着中药现代化发展和临床应用的需要，三七总皂苷口服缓控释制剂、三七总皂苷口服速释制剂、三七总皂苷口服脂质体、三七总皂苷鼻腔给药制剂、三七总皂苷经皮给药制剂应运而生，逐步发展为三七总皂苷制剂研发的重点。在一定程度上改善了三七总皂苷的理化性质与生物学特性，增加了三七总皂苷在胃肠道内的稳定性，提高了三七总皂苷的生物利用度。通过现代制剂技术为三七制剂研究与开发提供了新的思路与方法，应用前景广阔。

（三）单体皂苷

对于Ⅳ类成分的单体皂苷而言，以增加溶解度和促进渗透性为目的的剂型设计均可以提高其口服生物利用度，如磷脂复合物、纳米粒、脂质体等。

1.纳米粒　利用低分子量水溶性三七多糖（PNP–L）作为新型载体制备纳米粒，采用乳化溶剂挥发法制备三七皂苷R_1（R_1–PNP–L）纳米粒，将三七皂苷R_1溶解度提高了32.30倍。说明目标成分与药材中的伴生物质共存时，可以改善主药的不良生物药剂学性质。

2.磷脂复合物　三七皂苷R_1结构中亲水性部位（皂苷上糖的羟基）与卵磷脂分子中亲水部位（磷原子上羟基）可以通过分子间氢键结合形成磷脂复合物，与三七皂苷R_1相比，三七皂苷R_1磷脂复合物更容易通过肠上皮细胞的细胞膜进入细胞，从而提高口服吸收。

3.脂质体　三七中含有人参皂苷R_{b1}，通过薄膜分散法制备人参皂苷R_{b1}脂质体，体内药动学试验结果表明，与游离人参皂苷R_{b1}相比，人参皂苷R_{b1}脂质体口服生物利用度增加了约5.63倍。说明人参皂苷R_{b1}脂质体能显著提高生物利用度。

4.微乳　选择适宜的油相、表面活性剂和助表面活性剂，制备了人参皂苷R_{g1}的O/W型微乳（R_{g1}–ME），所制备的微乳剂为无色澄清、透明均一的溶液，不仅可以提高水难溶性药物和脂难溶性药物的溶解性，还可以促进大分子药物在体内的吸收，从而提高其生物利用度。

（四）总皂苷

三七总皂苷的研究目前针对促进渗透和控制释放两方面开展。

1.促进渗透研究 对于Ⅲ类组分PNS而言，促进渗透性是提高其生物利用度的关键。

（1）微乳 分别采用大鼠体内肠吸收、脂质体和平行人工膜等模型研究PNS W/O型微乳的体内药动学及药物膜转运性质，微乳可提高药物在大鼠体内肠吸收，其吸收促进作用除与所含表面活性剂有关外，不同油相的选用也会产生一定影响，中链脂肪酸酯（C8~C14）吸收促进作用更好。

保护皂苷类成分免受胃液的降解，也是提高其生物利用度的策略之一。通过PNS自复乳肠溶胶囊的制备，提高PNS的生物利用度，增强治疗UC的疗效（图11-12）。自复乳肠溶胶囊口服给药后，避免了PNS遭受胃液的降解，在小肠中释放的自复乳给药系统（SDEDDS）在胃肠道的蠕动下，自发乳化成W/O/W型复乳，显著促进R_1、R_{g1}、R_e、R_{b1}在空肠和回肠部位的吸收。与PNS胃胶囊相比，自乳化肠溶胶囊中R_1、R_{g1}、R_e、R_{b1}和R_d的相对生物利用度分别增加了4.83、10.78、9.25、3.58和4.63倍。

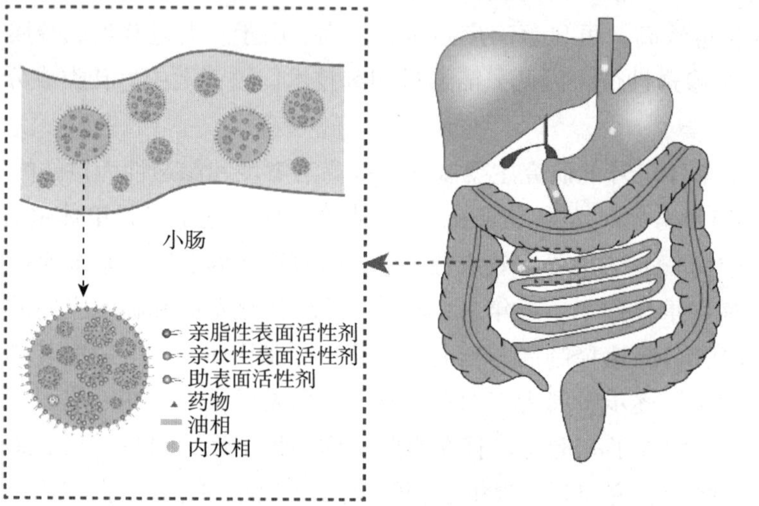

图11-12 三七总皂苷自乳化肠溶胶囊的体内过程

（2）脂质体 采用薄膜分散法制备三七总皂苷口服脂质体，并在制备过程中加入了去氧胆酸钠，使胆盐成为脂质体磷脂双分子层的一部分，添加胆盐可以起到保护包封药物和促进吸收的双重作用，给药后，可以显著改善三七总皂苷在胃肠道的溶解和膜吸收特性，胆盐脂质体载体也对三七总皂苷具有保护作用，进而提高其口服生物利用度。

（3）复合纳米囊泡、纳米粒 采用反溶剂共沉淀法制备三七总皂苷纳米粒，在药效学实验中，相比模型组，三七总皂苷和三七总皂苷纳米粒组在TTC染色和MDA、IL-1β、TNF-α、Bax、Bcl-2的含量检测中均有更好的表现，且三七总皂苷纳米粒的效果优于游离的三七总皂苷，推测纳米粒能有效促进肠道对药物的摄取，显著提高了体内的药物浓度，从而改善了药物对脑缺血再灌注损伤的保护作用。

（4）纳米乳 采用不同的油相和表面活性剂及助表面活性剂制备三七总皂苷纳米乳，对其制备纳米乳进行研究，在高速离心、高温和强光条件下维持透明、澄清的状态，其制备纳米乳稳定性良好。

2.控制释放研究 三七总皂苷缓释制剂方面的研究，已有通过改变PNS的口服剂型以达到提高其生物利用度的目的的研究。通过将血栓通制成三种剂型：即普通肠溶胶囊、肠溶胶囊（微囊）、肠溶微丸（胶囊），分别比较在Beagle犬体内的生物利用度，结论表示相比于普通市售血栓通胶囊，制备的三种肠溶胶囊在体内滞留时间变长，避免了胃酸对三七总皂苷成分的破坏，因而生物利用度也存在着不同程度的提高；另外，通过将三七总皂苷制成黏附片，经Beagle犬胃肠道吸收后，分别取腿部静脉血，处理后分别测定R_{g1}、R_{b1}及R_1血浆浓度，与同等条件下的普通市售片剂比较，发现制成黏附片后，体内药－时曲线下面积提高了1.1~11.2倍，显著提高了药物的生物利用度；并且还有制备的三七总皂苷缓释片，相较于普通片，在大鼠的体内外释药研究中均表现了明显的缓释作用，并且在体内最大药物浓度减少，药物作用时间延长，提高其生物利用度。

随着口服纳米制剂的研究发展，将三七总皂苷制成纳米制剂成为了新的研究方向。将三七总皂苷包裹于或吸附于高分子载体制成纳米制剂，利用载体的特性延缓药物在体内的降解速度，提高在胃肠道渗透作用，组织与细胞还能以胞饮的方式吸收药物，可显著增加药物的生物利用度。将三七总皂苷制成口服胆盐脂质体，将药物包裹在磷脂中，不但避免药物受酸、酶的影响快速降解，并且含有胆盐的脂质体还提高了药物在胃肠道的跨膜吸收速率，进一步促进药物吸收；通过将三七总皂苷制成壳聚糖纳米粒，并通过肠灌流实验，将其与三七总皂苷原料药、血塞通胶囊在小肠中的吸收速率常数（K_a）与表观渗透系数（P_{app}）进行比较，由于壳聚糖介导蛋白激酶C激活，诱导与细胞紧密连接相关的ZO-1亚细胞及紧密连接蛋白移位，可逆性地解开紧密连接，促进药物的旁路吸收作用，纳米粒在小肠中的吸收明显升高。

三、基于中药（复方）的剂型设计

复方丹参片，为中医理血剂，有活血化瘀、理气止痛之功，主治气滞血瘀所致的胸痹，症见胸闷、心前区刺痛以及冠心病心绞痛见上述证候者。复方丹参片的主要成分为丹参（君药）、三七（臣药）和冰片（佐药），制备方法如下：丹参饮片加乙醇加热回流1.5小时，提取液滤过，滤液回收乙醇浓缩至适量，备用；药渣加50%乙醇加热1.5小时，提取液滤过，滤液回收乙醇并浓缩至适量，备用；药渣加水煎煮2小时，煎液滤过，滤液浓缩至适量。三七药材研成细粉，与上述浓缩液制成颗粒，干燥，冰片研细，与上述颗粒混匀，压制成片，即得。复方丹参片中有效成分为丹参中的丹酚酸类，如丹酚酸B、丹参素、原儿茶醛等；丹参酮类，如丹参酮ⅡA、丹参酮及隐丹参酮类等；三七皂苷类，如人参皂苷R_{g1}、R_{b1}及三七皂苷R_1等。佐药“冰片”可以“引药上行”，改善血－脑屏障的通透性，促进丹参和三七的有效成分进入脑部发挥治疗作用。其次，冰片也可以改善肠上皮细胞的通透性，让更多的成分经肠道吸收进入血液循环。

复方丹参片由丹参、三七和冰片等3味中药组成，具有活血化瘀、理气止痛之功效。复方丹参制剂主要分为速释制剂和缓释制剂。已有文献报道的剂型有复方丹参滴丸、复方丹参胶丸、复方丹参冲剂、复方丹参胶囊、复方丹参气雾剂、复方丹参颗粒、复方丹参口服液、复方丹参软胶囊等。已申请专利的有复方丹参滴丸、复方丹参口服速释片、复方丹参冻干粉针剂、复方丹参口崩片、复方丹参微囊、复方丹参输液等。

1.复方丹参速释制剂的研究　在复方丹参片处方的基础上利用现代科学技术开发了释药速度更快的复方丹参滴丸。丹参、三七加水煎煮，煎液滤过，滤液浓缩，加入乙醇，静置使沉淀，取上清液回收乙醇，浓缩、减压干燥成粉末，备用，聚乙二醇（亲水性基质）加热熔融，加入上述粉末和冰片细粉，混匀，滴入液体石蜡中制成滴丸。滴丸舌下含服，起效迅速，一般含服5~15分钟就能起效。作为冠心病急救用药时可舌下含服，作用冠心病常规用药时口服即可。复方丹参滴丸舌下含服可以避免三七皂苷被胃液的降解，滴丸中的三七提取物的生物利用度比复方丹参片高出1倍。

复方丹参滴丸将药物的剂型与药物的疗效巧妙地结合，有利于中药疗效的发挥。但滴丸中君药“丹参”的有效成分主要是以丹参素为主的酚酸类成分，极少含有丹参脂溶性成分，使得丹参的物质基础有一定的缺失。因此，是否可以利用君药“三七”中皂苷类成分的增溶作用或其他现代化技术将丹参中的脂溶性成分尽可能多地容纳到滴丸中，使其发挥药效的物质基础尽可能靠近原复方，是目前复方丹参滴丸制剂需要考虑和解决的问题。

2. 复方丹参缓控释制剂的研究 目前，对于复方丹参缓控制剂主要有复方丹参缓释片、复方丹参缓释微丸、缓释胶囊、膜控缓释片、骨架缓释片等。对复方丹参缓释片进行研究，其缓释片作用基本维持12小时，从而减少了药物服用次数，在中药复方缓释剂型缓释作用综合评价的研究中获得成功，不仅能够大大促进该新剂型的发展，而且为胸痹（冠心病）、消渴、哮喘、风湿性关节炎等慢性病新药研制、“老药新用”奠定坚实的基础。

中药新药研发是一项系统工程，涉及多学科的知识和技术方法，并以产业化生产和临床应用为最终目的。中药新药研发有其自身的特点，应遵循自身的客观规律。基于多年新药研发实践，刘昌孝院士以中医理论为依据，以中药“有效性”为核心，以物质为载体，以药动学为桥接，提出以“物质–药代–功效”关联的中药创新研发思路（图11–13），为中药新药的高效率、高水平、快转化研究和开发提供有益的策略。

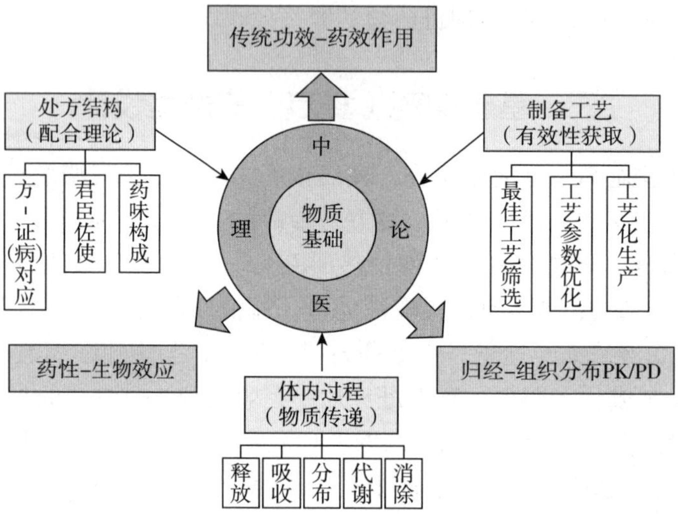

图11–13 “物质–药代–功效”关联的中药创新研发模式

思考

1. 生物药剂学的研究工作主要涉及哪些内容？
2. 简述生物药剂学研究对于新药开发的作用。

药知道

我国药物剂型的发展经历了几个主要阶段。第一阶段的药物制剂以汤剂、丸剂、散剂、膏剂为主。第二阶段是在运用工业机械化操作下，出现了片剂和胶囊剂等常规剂型。第三阶段是缓控释制剂的发展时期，通过控制释药速率和模式，促进人体的吸收，达到最佳的药物治疗效果。第四阶段是靶向制剂的发展时期，药物通过主动或被动靶向病灶部位，治疗更有针对性，效果更佳。第三和第四阶段属于药物新剂型的发展时期，与传统制剂相比，新型制剂主要有降低不良反应、治疗更有针对性、效果更加明显等特点。近年来，我国的药物制剂研究发展越来越以改进药物疗效的新剂型药物制剂研究和开发为主。

目标检测

1. 已知某药物普通口服固体剂型生物利用度只有5%，与食物同服生物利用度可提高近1倍。试分析影响该药物口服生物利用度的因素可能有哪些，拟采用哪些方法改善？

2. 药物的溶出速率对吸收有何意义？影响其溶出速率的因素有哪些？

3. 影响Ⅱ类药物口服吸收的理化因素有哪些？如何改善该类药物的口服生物利用度？

（王长虹）

第十二章　中药新药研究的思路和方法

学习目标

通过本章学习，能够掌握中国中药新药分类方法、中药新药研究选题的思路与方法，熟悉中药及天然产物相关指导原则，了解中药新药注册与审批流程；具备在国内外药监管理系统官方网站及中药学相关前沿期刊、数据库等搜集相关信息及数据的技能；能够在中药创新方面提出一定的见解及想法，并提供信息支持。

我国中医药事业进入新的历史发展时期，中医药发展已上升为国家战略。《2021国家中药监管蓝皮书》显示，当年受理中药注册申请共1375件，完成审评的中药注册申请共1354件，批准上市中药新药12件，中药新药获批数量首次突破两位数。近年来中药新药临床试验申请、新药上市许可申请数量连年增长。

在中药新药空前发展的同时也存在许多问题，如其物质基础及药理机制复杂、缺乏现代生物及物理化学技术与理论支持、剂型受技术限制选择性较少、质量标准难以系统化、临床定位不够精准、过多考虑市场因素及处方名声导致立项出现偏差等。应结合现代基础研究、药材理化性质、市场和环境可持续性、临床表现及相关法规、指导原则等综合考虑中药新项目及新品种的研究。

第一节　概　述

随着经济社会发展和生活水平提高，人民群众更加重视生命安全和健康质量。在国家政策大力推动下，中药产业不断创新发展，中药行业转型升级稳步前行，中医药特色优势进一步彰显，为保障人民健康发挥了重要作用。

一、中国临床用中药制剂分析

2021年我国卫生健康事业发展统计公报显示，我国居民人均预期寿命由2020年的77.93岁提高到2021年的78.2岁，卫生资源和医疗服务水平不断提高。以新型冠状病毒为代表的传染性疾病和以恶性肿瘤与心血管疾病为代表的慢性疾病及健康风险因素包括儿童营养不良（发育迟缓、消瘦和超重）、贫血、吸烟、饮酒、肥胖、缺乏运动等，仍对人类的健康构成了重大威胁，给患者、家庭和社会带来沉重负担。药物研发仍然存在巨大的临床需求。

目前，市场上中药制剂主要存在以下问题：

首先，以丸、散、膏、丹以及粗提物为主的剂型，固有的缺点就是量大、体积大、制剂粗糙、工艺落后、味道差。虽然目前已有中药片剂、胶囊剂、注射剂等相继出现，但是2009年版《国家基本药物目录》的中成药中传统剂型丸剂仍是主流，占目录内中成药品种的25.5%，而现代先进剂型，如软胶囊、滴丸、脂质体等相对较少，国内企业对新型剂型的生产开发严重不足。

其次，规格繁多，各品种药品规格不一。统计显示，在我国上市的药品中，纳入2009年版《国家基本药物目录》的中成药的规格繁多，共有单位剂量规格543种，除合剂、酊剂、注射剂的规格分布相对集中外，其他品种都有相当多的单位剂量规格。

再次，中药制剂的药效研究和临床研究数据较少，还存在着儿童用药剂量不明确、品种匮乏、功能主治不规范等问题。

除此之外，中成药出口也存在一些问题，出口美国的药品须经美国食品药品管理局（FDA）验证。而中成药成分复杂，含量低，剂量大，无法通过其验证。传统中药制剂的制剂工艺和质量控制等内容未被充分研究。解决这个问题的办法是真正做到中药数字化，从本质内涵上加以改革，有明确的质量标准、药理研究及临床功效的数据，并着重中药制剂的药剂学和生物药剂学相关基础研究，方能与国际接轨。

中药制剂伴随着现代科学技术的发展而逐步提升完善。随着中医药国际地位的不断提升，中药制剂作为中医药产品，需要充分地利用新技术、新工艺支撑中药制剂的生产，制造出高品质的中药产品，以实现中药制剂的国际化跨越。

二、美国、欧洲天然药物（传统药物）开发、注册与应用分析

天然药物（natural drugs）是指人类在自然界中发现并可直接供药用的植物、动物或矿物，以及基本不改变其药理化学属性的加工品。天然药物的概念是按药物组成物质的来源相对于人工合成药物概念而言的。中药和国外所应用的天然药物大多来源于自然界中的植物、动物或矿物。它们有效成分复杂、结构尚不清楚，相比化学药物具有不良反应小等共性，但在应用历史、指导理论、应用的方式与方法、擅长治疗的疾病种类等方面均存在着明显的区别。

目前国外天然药物产品主要来源于植物及其提取物，因此也常称为植物药（botanical medicine）或草药（herbal medicine）。

天然药物由于不良反应小，符合人们崇尚自然的理念，越来越受到人们的青睐，国际社会对天然药物的需求量日益增加，对其研究也更加重视。从当前世界药物市场来看，化学合成药物在市场上占绝对主导地位，大约占到90%（含生物技术药）；而中药及各国的天然药物在世界市场上所占的比例为10%左右。近些年来天然药物的销售额以年平均10%的速度增长，增长速度高于化学药品。

在世界范围内已形成三个主要的国际天然药物市场：一是北美、西欧的西方植物药市场；二是以日本、韩国、朝鲜为代表的传统汉方药、韩药市场；三是以华裔及华商社区为中心的传统中药市场，包括港、澳、台地区及东南亚、北美、西欧各国以华裔社区为中心的市场。这三个市场年销售量约占全球天然药物市场的年销售量的90%。部分国外知名天然药物产品见表12-1。

表12-1　部分国外知名天然药物产品列举

药品名称	产地	企业	成分	适应证
CROFELEMER缓释片	美国	Napo Pharmaceuticals Inc.	Crofelemer	适用于在用抗逆转录病毒治疗HIV/AIDS成年患者中对非感染性腹泻解除症状
Veregen®酚瑞净软膏	德国	Medigene	绿茶萃取物	适用于人类乳突病毒所引起的生殖器疣
锯叶棕果实提取物软胶囊	德国	TAD Pharma GmbH	锯叶棕果实提取物Sabal fruit extract	适用于良性前列腺增生初期，如尿频、尿急、排尿困难等
爱活胆通软胶囊	德国	Catalent Germany Eberbach GmbH	欧活血丹Herb Hederae Trr	适用于早期胆固醇性结石及孤立性、混合性以胆固醇为主的胆结石

续表

药品名称	产地	企业	成分	适应证
施保利通片	德国	Schaper & Brümmer GmbH & Co. KG	侧柏叶、紫锥菊根、赝靛根、抗坏血酸	适用于病毒或细菌引起的呼吸道感染；单纯性唇疱疹；细菌性皮肤感染；因放射或细胞抑制剂治疗而引起的白细胞减少症；辅助抗生素治疗严重的细菌感染，如：支气管炎、咽峡炎、咽炎、中耳炎、鼻窦炎
汉方当归芍药散片	日本	Kracie	当归末、川芎末、芍药末、茯苓末、苍术末、泽泻末	适用于贫血女性生理疼痛
汉方葛根汤提取物颗粒	日本	TSUMURA	葛根、大枣、麻黄、甘草、桂皮、芍药、生姜	适用于中等体力以上人士的以下各种症状：感冒初期（不出汗型）、鼻炎、头痛、肩酸、肌肉痛、手或肩膀痛
驱风解毒汤颗粒	日本	北日本制药	石膏、连翘、防风、桔梗、荆芥、甘草、牛蒡子、羌活	适用于有咽喉肿痛的下列诸症：扁桃体炎，扁桃体周围炎

2000年4月，《美国药典》（*United States Pharmacopeia*，USP）和《国家处方集》（*National Formulary*，NF）在世界卫生组织有关指导原则的基础上，宣布了植物品种进入USP（非NF）的安全性和有效性评价的证据水平分类标准（criteriafor levels of evidence policies for botanical articles），水平共分四级：Ⅰ、Ⅱ分别为随机对照试验、Meta分析和流行病学研究，Ⅲ为不科学的研究，Ⅳ为非实验性证据。所有植物产品进入USP，至少应达到水平Ⅱ的要求。

2004年6月，美国FDA针对植物药的发展发布了《行业指南：植物药》（*Botanical Drug Products*：*Guidance for Industry*，以下简称《指南》）。《指南》为美国FDA对植物药发展颁发的第一份官方指南，其明确了植物药药品的身份，并对植物药进入美国市场提出了全程的指导。

2016年美国有75%的植物药原料依赖进口，主要进口产品为中药材及饮片和提取物，且提取物以单味药为主，如银杏、贯叶连翘、刺五加、当归、人参提取物等。

2004年欧盟颁布的《欧洲传统植物药注册程序指令》（*European Directive on the Registration Procedure for Traditional Botanical Medicines*，即2004/24/EC法令），第一次从法律层面上承认了植物药的药品身份，阐述了植物药的定义，对植物药注册程序、申报材料、审批程序作出了详细的规定。

近几年欧洲植物药市场发展要快于化药产品，植物药市场销售量年均增长10%左右，约2000种植物药在欧洲有应用，但欧洲本土只能提供其总需求量2/3的植物药品种，其余依靠进口，德国卫生部批准可使用的植物药约300种，法国政府2004年公布的医疗保险销售前10名的药品中，有2种是植物药的衍生物。

三、东南亚、日本、韩国天然药物（传统药物）开发、注册与应用分析

日本汉方药的研究主要是选择《一般用汉方制剂承认基准》中的处方，或对1968—2015年批准生产的承认基准以外的汉方制剂进行仿制。若处方为《一般汉方基准》之外的或采用水提取以外的其他提取工艺的处方申请新的医用汉方制剂，则需要提供处方合理性依据并进行药理毒理学和临床研究，不能减免。

日韩市场是我国中药出口的主要市场之一。近年来日本和韩国采用“兼蓄并用，自成体系”的策略，以中医药现代化为先导，通过改进工艺和提高质量，使其产品得到国际社会广泛认可，国际市场份额不断提高。2016年我国出口至日、韩市场的中药产品金额达8.31亿美元，出口量为94732.40吨，占当年我国中药类产品出口总额的25.33%和出口总量的12.23%。

2016年我国出口至东南亚及华裔市场的草药产品金额达8.16亿美元，出口量达182032.70吨，占我国中药类产品出口总额的31.17%和出口总量的23.50%。香港、新加坡作为活跃的草药转口贸易中心，多数中药材及饮片和中成药来源于中国。2016年我国出口至香港的中药产品达59286.903吨，金额为5.02亿美元，均价为8.47美元/千克；出口至新加坡的中药产品为8889.1吨，金额为4307.31万美元，均价为4.85美元/千克。

东南亚及华裔市场包括除日本、韩国以外的东南亚诸国及我国港、澳、台地区，印度、越南、马来西亚、印度尼西亚、中国等国家均有悠久且普遍的草药应用历史，且印度的阿育吠陀医学和越南医学具有较为系统的医学体系。在东南亚的11个国家中，5个国家拥有草药国家级研究所，根据其来源、演化情况及用途可将草药分为四类，分别是：在社区或地区具有药用历史的土著草药、具有药用历史及特定理论且被各国广泛接受的草药、改良的草药和进口草药。

世界卫生组织于2003年形成了《东南亚地区草药管理准则》（*Guidelines for the Regulation of Herbal Medicines in the Southeast Asia Region*），从草药分类、各类草药的监管要求、各类草药注册和监管最低要求等三个方面形成指导意见，旨在促进东南亚草药监管标准的统一。尽管世界卫生组织对东南亚地区的草药监管提出了安全性、有效性和质量管理的要求，但由于文化、政治环境等差异，东南亚各国的草药管理并不统一，如：印度有《印度阿育吠陀药典》（*Indian Ayurvedic Pharmacopoeia*）、《印度锡达药典》（*Indian Cedar Pharmacopoeia*）和《印度药典》（*Indian Pharmacopoeia*）管理草药及草药制品的形态特征、检测指标及检测方法，著有《印度医学中央理事会法》（*Indian Medical Central Council Act*）和《顺势疗法中央理事会法》（*Central Council Act on Homeopathy*）管理传统医学；越南著有《药品注册管理办法》（*Measures for the Administration of Drug Registration*）和《批准传统医药发展的国家政策》（*National policy to approve the development of traditional medicine*）等对草药进行立法管理。

在经济日益全球化的今天，中药现代化的目的是在继承和发扬中医药的优势和特色的基础上，充分利用现代先进的科学技术方法和手段，借鉴国际通行的医药标准规范，研究开发能够正式进入国际市场的中药产品，初步建立我国中药研究开发和生产的规范体系，从根本上改变目前质量标准体系及生产工艺落后的状况。在管理上借鉴国外的经验与模式，使之在各方面尽可能的规范中药产业。如何加速我国中药现代化的进程已成为当前我国政府、产业界和学术界所共同关注的焦点问题。因此，非常有必要系统地对世界天然药物发展的概况进行研究，借鉴国外天然药物产业比较发达的国家的经验，以便在此基础上对我国中药产业中存在的问题进行探讨，并提出相应的策略和措施。

第二节　中药新药注册管理办法简介

2020年3月《药品注册管理办法》正式发布，并于同年7月实施，新版的《药品注册管理办法》按照中药、化学药和生物制品等进行分类注册管理。本节主要对我国中药新药的注册相关问题进行阐述，并加以日本汉方制剂（Kampo medicine）注册审批流程、欧盟草药及美国植物药注册审批流程与要求进行说明。

一、中国中药新药分类方法

中药是指在我国中医药理论指导下使用的药用物质及其制剂。我国目前的中药注册分别是中药创新药、中药改良型新药、古代经典名方中药复方制剂、同名同方药等4类。其中前3类均为中药新药。

（一）中药创新药

中药创新药是指处方尚未在国家药品标准、药品注册标准及国家中医药主管部门发布的《古代经典名方目录》中收载，具有临床价值，且未在境外上市的中药新处方制剂。包括“1.1类中药复方制剂”“1.2类提取物及其制剂”“1.3新药材及其制剂”。

（1）1.1类中药复方制剂　系指由多味饮片、提取物等在中医药理论指导下组方而成的制剂。

（2）1.2类提取物及其制剂　从单一植物、动物、矿物等物质中提取得到的提取物及其制剂。

（3）1.3类新药材及其制剂　未被国家药品标准、药品注册标准以及省、自治区、直辖市药材标准收载的药材及其制剂。以及具有法定标准药材的原动、植物新的药用部位及其制剂。

（二）中药改良型新药

中药改良型新药是指改变已上市中药的给药途径、剂型，且具有临床应用优势和特点，或增加功能主治等的制剂。包括“2.1类改变已上市的中药给药途径的制剂”“2.2类改变已上市中药剂型的制剂”“2.3类中药增加功能主治”“2.4类已上市中药生产工艺或辅料等改变”。

（三）古代经典名方中药复方制剂

古代经典名方是指符合《中华人民共和国中医药法》规定的，至今仍广泛应用、疗效确切、具有明显特色与优势的古代中医典籍所记载的方剂。古代经典名方中药复方制剂是指来源于古代经典名方的中药复方制剂，包括以下两类。

（1）3.1类按古代经典名方目录管理的中药复方制剂。

（2）3.2类其他来源于古代经典名方的中药复方制剂：包括未按古代经典名方目录管理的古代经典名方中药复方制剂和基于古代经典名方加减化裁的中药复方制剂。

二、中国中药新药注册资料要求

《中药注册分类及申报资料要求》中指出，申请人需要基于不同注册分类、不同申报阶段以及中药注册受理审查指南的要求提供相应资料。申报资料应按照项目编号提供，对应项目无相关信息或研究资料，项目编号和名称也应保留，可在项下注明“无相关研究内容”或“不适用”。如果申请人要求减免资料，应当充分说明理由。申报资料的撰写还应参考相关法规、技术要求及技术指导原则的相关规定。古代经典名方中药复方制剂申报资料要求另行制定。

天然药物制剂申报资料项目按照此要求，技术要求按照天然药物研究技术要求。天然药物的用途以适应证表述。

中药新药注册分类的细化情形和相应的申报资料要求参照《中药注册分类及申报资料要求》执行。

三、中国中药新药注册审批流程

根据《药品注册管理办法》及《中药注册分类及申报资料要求》的规定。申请人应当提交符合要求的申报资料，经国家药品监督管理局相关部门形式审查、受理、审评、注册检验、核查等过程后，药品批准上市（图12–1）。

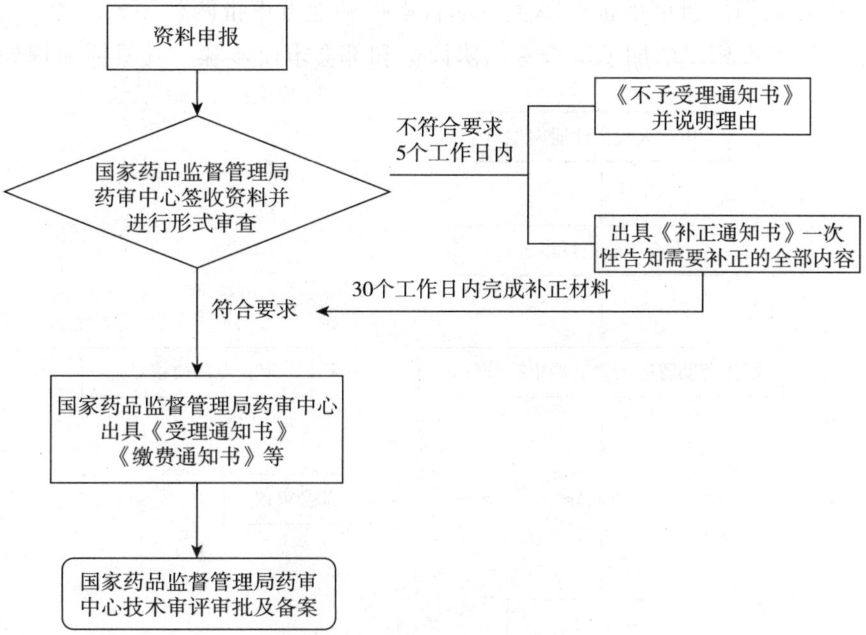

图12-1　中药注册审批流程

《中药注册管理专门规定》对中药新药的审批开通了4种加速通道：对古代经典名方制剂的上市申请实施简化审批、实施基于临床价值的优先审评制度、对中药实施附条件审批、突发公共卫生事件时运用中药人用经验对已上市中药增加功能主治实施特别审批。

四、日本汉方制剂注册审批流程

复方中药在日本称为“汉方制剂”，主要分为“医用汉方制剂”和“一般用汉方制剂”。其中，医疗用汉方制剂适用于日本的社会保险和国民健康保险，须由医生处方监督购买，类似于中国的处方药；一般用汉方制剂未纳入日本医保体系，由民众在各类药局自行购买使用，类似于中国的非处方药。目前有148种医疗用汉方制剂，294种一般用汉方制剂。

医疗用汉方制剂注册审批有厚生劳动省审批和地方审批两种模式。厚生省劳动大臣审批模式与地方药品监管机构审批相比增加了药事分科会的审查及毒、剧药，生物制品等的指定刊载的两个步骤。具体流程如图12-2所示。

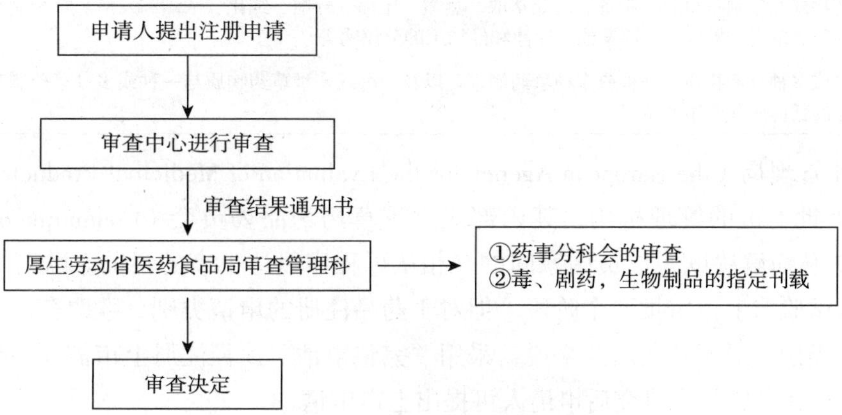

图12-2　医用汉方制剂厚生省劳动大臣审批流程

同样，一般用汉方制剂注册审批也有厚生劳动省审批和地方审批两种模式。厚生省劳动大臣审批模式与地方药品监管机构审批相比增加了审查专门协议会和部会审议步骤，其具体流程如图12-3所示。

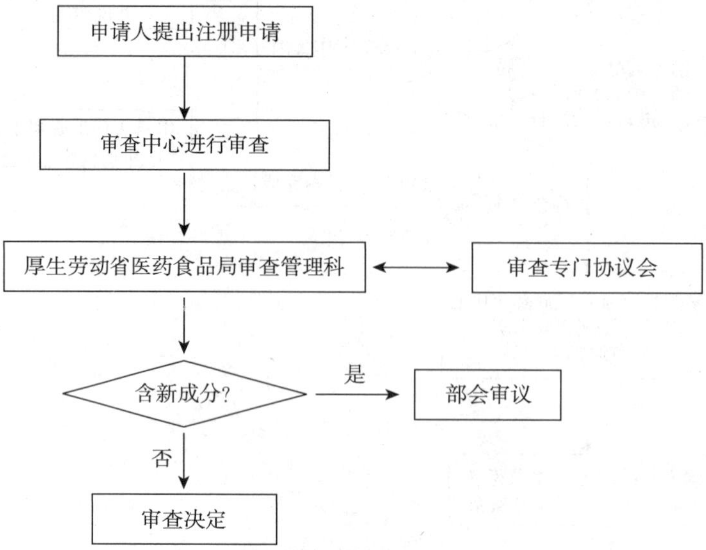

图12-3　一般用汉方制剂厚生劳动省审批流程

五、欧盟草药的注册审批流程与要求

《欧盟传统草药法令》(*European Directive on Traditional Herbal Medicinal Products*) 编号2004/24/EC将草药分为3类，即草药药品（herbal medicinal products）、草药物质（herbal substances）和草药制剂（herbal preparations）。其划分类别整体来看与药物的加工程度有关，“草药物质”为未经加工的植物简单加工所得，与我国的“中药材”类似；“草药制剂”是指草药物质经过一定的物理化学加工方法所得，与我国的“中药提取物”类似；“草药药品”为“草药制剂”制成的药用产品，类似于我国的“中成药或重要制剂”（表12-2）。

表12-2　欧盟草药分类

分类	定义
草药物质	所有未经加工的植物全株、片段或切制的植物、植物部位、藻类、真菌和苔藓类，都可称为草药物质。一般为干燥状态、也可为鲜品。未经加工的分泌物也可称为草药物质
草药制剂	由草药物质经过制备得到，制备方法如萃取、蒸馏、压榨、分馏、纯化、浓缩和发酵。草药制剂包括粉碎或粉末状的草药物质、酊剂、提取物、挥发油、榨汁和经加工的分泌物等
草药药品	以一种或多种草药物质、一种或多种草药制剂，以及一种或多种草药物质与一种或多种草药制剂的复方作为专有的活性组分的任何一种药用产品

欧洲药品审评管理局（the European Agency for the Evaluation of Medicinal Products，EMEA）是负责欧盟国家的药品审批上市的管理机构，其内部成立了草药药品委员会（Committee on Herbal Medicinal Products，HMPC）从而解决欧盟成员国家间的互相认可程序以达上市的目的。欧盟对于传统草药的注册审批也分为临床试验与上市审批两个阶段，但对于药品注册的申请类别，欧盟药品有“完整申请”和“简化申请”两种类别。对于草药新药来说，采用“完整申请”途径注册上市需要提供完整的临床前研究与临床试验数据。在完成临床研究后申请人可提出上市申请。

欧盟的药品上市许可程序主要有2种方式：集中授权程序和非集中授权程序。集中授权方式为集中审评程序（Centralized Procedure，CP），是指药品通过欧盟药品管理局（European Medicines Agency，

EMA）审批后，在整个欧盟地区上市销售；非集中审评程序（Decentralized Procedure，DCP）包括“成员国审批程序”（National Procedure，NP）以及“互认程序”（Mutual Recognition Procedure，MRP）。成员国审批程序是除集中评审以外的药品经欧盟成员国各国药审部门进行审评的过程。而互认程序则是以成员国审批程序为基础所进行的各国药审部门进行审评的过程。

其中我国在欧盟成功注册的地奥心血康就是先在欧盟国家荷兰获批上市后，通过互认程序在欧盟所有成员国内进行上市销售，欧盟植物药药品审批程序如图12-4所示。

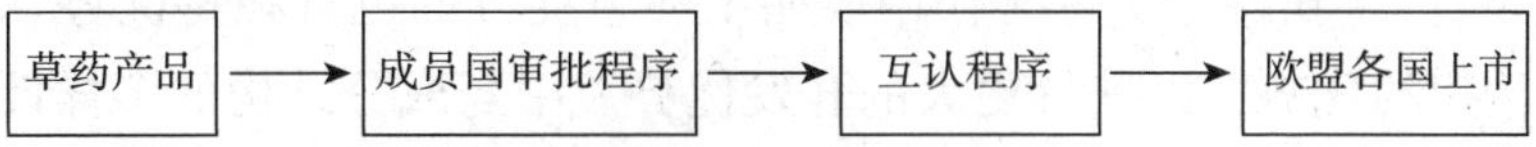

图12-4　欧盟植物药药品审批程序

六、美国植物药的注册审批流程与要求

美国FDA于2016年正式发布《植物药研发指南》（*Guidance for Botanical Drug Products*）对于植物药的审批上市进行了更详尽的阐述。FDA植物药的定义包括植物原料类、藻类、大型真菌及其复方制剂。除此之外，在传统制剂中含有微量来源于动物及矿物的药物，也可归于植物药的范围。但经过基因修饰、理化加工、高度纯化等的物质虽然来源于植物，但仍然不属于FDA所定义的植物药范围。因此，美国植物药分类与我国中药的分类相比存在较大差异。

FDA对于新药的注册流程为，申请人在完成临床前研究后，可提出新药临床试验（Investigational new drug，IND）申请，临床试验结束后，申请人可提交新药上市申请（new drug application，NDA），申请药物在美国批准上市销售。FDA新药注册上市流程如图12-5所示。

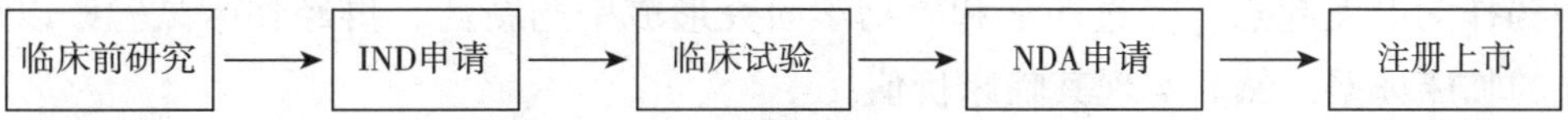
临床前研究
IND申请
临床试验
NDA申请
注册上市

图12-5　FDA新药注册上市流程

FDA植物药新药的注册审批流程与其他药物基本相同，根据植物药的特点，植物药临床试验申请（IND）阶段和上市申请（NDA）阶段要求见表12-3。

表12-3　植物药IND阶段和NDA阶段要求

阶段	具体要求
IND阶段	植物药必须提供充分全面的人用经验资料以确保药物在人体的安全性。在临床Ⅰ期、Ⅱ期阶段无需确定植物药新药的活性成分，在临床Ⅲ期阶段对于植物药新药的要求与化学药品基本一致
NDA阶段	申请人完成临床试验后向FDA提交资料要求 ①提供IND时所提供的人用经验资料，以便更新信息 ②充分考虑植物药的体内生物利用度数据的可靠性，若无法进行标准的药动学实验可选择急性药理实验作为替代 ③充分考虑植物药的药物及临床特点，是否支持批间疗效的一致性

第三节　中药新药研究选题的思路与方法

中药新药研究的选题应以中医药理论为指导，从中医药的学科特色与优势出发，从人类健康需求及重大医学课题出发；以创新为核心，结合临床实践，进行系统的分析，既着眼于解决医疗实践上的问题，又注重中医药学科发展的需要，选择有较大社会和经济效益的课题。

一、中药新药研究选题的原则

（一）突出中医药特点、优势原则

中医药理论的精髓是“整体观”和“辨证论治”。中医治病多从整体观念入手，以调节整体功能为主。长期的临床使用表明，中医药在生理功能的调节、免疫性疾病、各种慢性病、抗衰老等方面具有明显的优势，在《温病条辨》《伤寒论》等著作中表明了在急症方面也有独特优势。在中药新药研究选题时应充分考虑中医药治疗的优势，以获得更大的开发优势。中药成分结构的多样性决定了中药发挥作用的方式也是复杂的，在选题时应当考虑与现代医药研究相结合。

中药具有多成分、多靶点、多通路的协同调控作用，其中的活性单体成分众多，作用机制复杂多样。中医药更像是团队作战。在患者疾病的发生发展过程中，可以从多方面、多角度进行全方位干预。

（二）科学性原则

中药新药研究选题必须要以科学理论和事实为依据，应选择有相关研究的课题，如已在相关经典名方中记载其相关内容或现代基础研究表明其具有一定药效等，不能毫无科学依据盲目选题。应当结合现代天然药物化学理论，对中药的作用成分进行分析，研究单一化合物的作用及多种化合物的协同作用，以及中药药物成分结构的多样性和多靶点作用。如屠呦呦团队在黄花蒿中提取到抗疟单体青蒿素，顺利攻克了疟疾的治疗难题。

（三）临床价值为导向

作为中医学的重要组成部分，中药是源于临床并应用于临床，是中药新药研发的重要特点。实施从源于临床的中药作为开发起点，经过药学和生物学研究形成中药新药，再经临床试验，以循证中药学研究，获得更优的临床证据，然后实现其临床价值。

医疗需要即社会效益。作为药物，其主要功能是预防、诊断、治疗人的疾病，为人民的健康事业提供保障。通过中药新药开发，为临床常见疾病和严重危害人民健康的重大疾病提供有效的临床治疗药物。如紫杉醇、喜树碱的抗癌应用。当今社会急需治疗下列几类疾病的药物。①常见病：呼吸系统疾病、消化系统疾病、心脑血管疾病等；②老年病：老年痴呆症、老年糖尿病、骨质疏松、各种器质性疾病、白内障等；③疑难病：艾滋病、各种免疫性疾病等。许多中药能治疗西药无法治疗的病症，如梅核气可以用半夏厚朴汤治疗。

（四）市场需求原则

市场需求即经济效益。药品作为一种商品，除了疗效外，必须还有市场效益，以市场为导向，以需求为基础。如冬虫夏草、藏红花及三七等药物具有较好的市场应用。从社会需要与市场需求出发，在中药新药研究选题时必须进行充分的市场调研，分析所选病种的发病率、当前上市药物的品种、临床用药状况、各个品种的特点和目前市场占有率、根据拟选新药的优势和特点，预测新药上市后可能的市场占有率和市场前景。现在市场上很多西药不宜长期服用，如一些治疗感冒的药物，长期服用可能会产生不良反应，但板蓝根、连花清瘟胶囊等中成药没有这种弊病。

（五）创新性原则

中药新药的创新重点应当是满足尚未满足的临床需求，这时创新性就显得尤为重要。

作为新药必须立足于“新”字，中药创新药物可以从多方面实现：①新物质，包括新化合物和新有效部位，如长春新碱、喜树碱；②新药用，已知化合物或已知提取物，发现其药用价值，将其开发成为新药，如五氧化二砷的现代研究表明其可能具有治疗白血病的作用；③名优中成药的二次开发，对名优中成药进行深入研究，形成新剂型，从而降低服用剂量、提高疗效、建立有效的质量标准等；④新技术，采用现代新技术，改变传统生产工艺，以提高生产效率等。

（六）成药性原则

中药新药选题还要与自己的主客观条件相适应，如自身理论水平以及实验室的条件、经费等。需考虑拟研发的新药是否有能力完成全部开发、是否能自主生产，以及新药生产出来后市场如何开发等。在中药新药研究选题时同时必须考虑成药性。

成药性评价是创新药研发的关键环节，一个好的候选药物必须满足成药性要求才有可能开发成一个中药新药。

中药新药的成药性评价是一个复杂的问题，包括评价指标选择，适应证定位，物质基础分析，作用机制探讨，药动学研究，安全性评价等在内的关键技术，成为中药新药成药性评价的重要药理学问题。

二、中药新药研究选题的方向

（一）源于现代基础研究的选题

中药现代基础研究是阐明中药药效物质、药理作用及其机制和临床疗效的学科，是深层次开发中药新药、改进剂型、制定质量标准、提高临床疗效的重要基础，是中药现代化的重要组成部分，是中药新药研究选题的重要方向。中药现代基础研究，是中药研发的选题方向，基于现代基础研究，在中医药理论指导下，寻找新化学结构，研发出新化学实体（new chemical entity，NCEs）或新分子实体（new molecular entity，NMEs），进一步研发新药。

1. 中药药效物质基础研究　中药药效物质基础是中药含有的多种有效物质进入人体后作用于多个靶点并产生协同作用，其可能来源包括单味药材有效成分、合成前体以及药物与人体相互作用产生的代谢产物。如法蒂韦尔源自药食同源的单味中药提取小分子群，是慧宝源多分子多靶点Ⅰ类创新中药赛道的重点产品，通过多个通路同时调节糖脂代谢紊乱、炎症、肝纤维化来达到治疗目的。目前，中药药效物质基础研究方法主要包括3方面：①基于体内药理活性追踪。运用高通量筛选及基因组学、蛋白组学等生物技术进行药物的活性筛选。②基于体外筛选与体外动物模型，借助谱-效关系研究、多靶点高通量筛选、亲和超滤、模拟仿生技术、生物色谱等，明确中药药效物质基础和作用机制。③利用现代计算机技术辅助的网络药理学研究。

2. 中药复杂体系的体内药物学研究　中药化学成分复杂，多数成分水溶性差，生物利用度低，无法发挥药效。中药体内药物学研究内容包括中药成分在体内的吸收、分布、代谢、排泄，其研究方法和思路如下。①中药有效成分的体内药动学研究。②中药复杂体系的药动学规律研究。③体内代谢产物的生物活性研究。进行代谢产物的生物活性研究对于中药活性成分的阐明具有重要作用。如人参皂苷的代谢组学研究。

3. 中药血清药理学研究　中药血清药理学是指将中药或中药复方经口给动物灌服，一定时间后，采集动物血液、分离血清，以含药血清代替中药粗提物作为药物源加入离体反应系统中，从而研究其药理作用的一种半体内实验方法。中药血清药理学的出现在很大程度上克服了中药复方及粗提物在体外研究时的不便，具有可控性好，重复性高，可以减少各种干扰因素的影响，使得中药复方药理作用机制的深入研究成为可能。

4.中药基础理论研究 现代药学、生物学、化学、物理学等方面的理论和技术为中药研究发展提供了可靠的技术支撑，将传统理论与现代研究方法相结合，开展对中药的四气、五味、升降浮沉、归经、反畏、七情和配伍及禁忌等中药基础理论的研究，提示其内在规律和科学基础，为新药选题提供新的现代化科学依据。如中药中常说的具有升阳作用的药物往往是具有辛辣挥发油的药物。如小柴胡颗粒，就是利用了柴胡的升阳特性。

5.中药药效化学成分和药理作用相结合的研究 从中药的药材、有效部位和有效成分三个化学层面上进行分离、分析及鉴定研究，分别进行药理活性筛选以及多靶点的效应对比研究，确定药效组分和特征成分的药效关联研究。可结合不同化学层次作用进行综合评价，进行整体动物、组织器官、细胞亚细胞及分子生物学等四个药理水平的作用机制研究，基本明确主要化学组分的主要药理作用。如矮茶素是近年来从治疗支气管炎的中药矮地茶里提取出的止咳有效成分，后来发现落新妇等植物中也含有矮地茶素，故推论落新妇亦应有止咳作用，经临床应用于支气管炎的治疗证明落新妇确有止咳作用。

6.药效化学基础、配伍和作用原理研究 方剂作为临床理法方药诊疗体系的核心环节之一，以色谱技术为基础，深入研究方剂的药效物质及其关联的提取、分离及控制技术和方法，揭示其配伍的化学物质基础和多途径、多靶点的整合调节作用规律是中药现代化的关键科学问题，进行突破性研究。如地奥心血康中一系列山药皂苷的协同作用。

（二）源于传统经典名方的选题（经典名方制剂开发）

传统中药经典名方是千百年来我国医药工作者在长期医疗实践中总结出来的经典之作，中药传统经典名方现代化开发是中医药现代化的重要组成部分（表12-4）。充分参考古今文献，借鉴药物开发经验，选择原方或稍加修改。如聪明散在补养心肾的基础上能够开发出治疗小儿用脑过度的功效。

近年来，中药经典名方中药复方制剂成果转化取得巨大成效，特别是在新型冠状病毒感染疫情暴发以来，一些中药复方制剂发挥了巨大作用。化湿败毒颗粒也是我国第一批具有完全自主知识产权的、针对疫病的古代经典名方化裁的中药复方制剂之一。

表12-4 名方制剂来源

朝代	著作	载方数	作者
汉朝	《伤寒论》	314首	张仲景
汉朝	《名医别录》	365种药物	陶氏
唐朝	《千金方》	约5300首	孙思邈（公元541）
唐朝	《新修本草》	850种	苏敬等23人
宋朝	《太平圣惠方》	16834首	王怀隐、王祐等
明朝	《普济方》	61739首	朱橚、滕硕、刘醇等
清朝	《植物名实图考》	1714种	吴其濬（瀹斋）

（三）源于临床验方、医疗机构中药制剂的新药开发

近年来，国家对于中药制剂也有一定的政策利好，其中包括：加强中药材质量控制、促进中药饮片和中成药质量提升、加强中药质量安全监管、中医诊所、卫生院等医疗机构炮制中药制剂只需备案、中药申报资料减免等。

医院及医疗机构中药制剂多源自于本医院及医疗机构制剂内专家多年积累下来的中药处方。对目前组方合理、疗效确切、具有广阔市场前景的医院制剂按照中药新药开发要求经过先进工艺改进，是值得研究的课题。2017—2022年一共获批21个中药新药，2021年共计获批12个，超过前几年之和。

医院及医疗机构制剂的发展推动了其向中药新药的转化，运用现代科学技术和传统中药研究方法开展中药科学技术研究及其新药研发，要求坚持以中医药理论为指导，突出中医药特色。目前临床上使用的部分疗效确切的中成药即由医疗机构中药制剂研发和改良而来，如复方丹参滴丸、荆银颗粒、三九胃泰颗粒等。

（四）产品二次开发

中药在世界范围内有着悠久历史和可靠疗效。随着科技进步与发展，传统中药也迎来了它第二次生命换发——中药二次开发。

经典名方在产品种的二次开发是中药创新药物研发的重要组成部分，对经典名方组分进行活性化合物筛选、加减配伍，为开发新药和新的药用功能奠定基础，对研究基础薄弱，研究尚不成熟的经典名方进行二次开发。如六味地黄丸、生脉散和桂枝茯苓丸的应用范围扩大。

1.改良给药途径、剂型　剂型的选择直接影响到药物生物利用度的高低，中药复方制剂新药的研发一定要跟上剂型发展的步伐，通过最佳剂型的应用来提高药物有效性、稳定性、安全性。如将丹参酚酸盐制成注射用冻干粉。

对疗效和安全性已经获得临床验证并注册上市的药物进行剂型改良的总原则是改进原有剂型在疗效、安全性、临床使用便利性等方面的不足。剂型改良可以划分为以下几类：①剂型改变简化临床应用，但不影响给药剂量/频率、给药途径或适应证。②剂型改变伴随给药剂量/给药间隔变化，但不改变给药途径和适应证，常见的是缓释或控释剂型，通过特殊的制剂技术，延缓药物释放，延长给药间隔，降低每日给药频次。③剂型改变伴随给药剂量/频率变化和给药途径变化，加强药物在靶组织的作用。

2.适应证拓展或精准化　一些上市药品，在以下情形下，常作为适应证拓展新药进行二次开发：①根据报道的回顾性临床文献资料，发现某药物在长期治疗原有疾病的同时，还能够缓解其他疾病的症状，申请用于治疗此疾病，增加新的适应证；②在改变剂型，改变给药途径的同时，根据前体药的作用机制，申请增加与其相同的适应证，对此剂型来说可以增加新的适应证；③根据疾病的发病机制以及国内外临床使用（未经正式批准）的文献报道，申请增加适应证。

某些上市药品，在以下情形下，常将适应证进一步精准化，以进行新药二次开发：①药物上市时适应证范围过宽；②适应证不符合中医药理论；③随着医学的发展，对疾病以及某些病理状态的认识在不断变化，使某些适应证范围和概念存在学术争议，都需进一步明确其适应证。

三、中药新药研究选题的途径与方法

中药新药研究选题的方法，对科研工作者来说至关重要，主要有下面几种途径：①从科研管理和规划中选择国家、省市等科研课题，如科技支撑计划项目以及国家自然科学基金会的重大重点项目等。国家自然科学基金委员会发布了2021年度专项项目“中医药防治病毒性肺炎基础研究”及“器官免疫损伤机制及中西医结合诊疗学基础研究”专项项目；在“十四五”第一批重大项目指南中发布了“基于中医临床常用‘有毒’中药减毒配伍研究”。②从社会需求和现实生活需要中选择课题。中医药在治疗缺血性中风、非小细胞肺癌、糖尿病、慢性阻塞性肺疾病等一系列重大疾病、常见多发病方面均取得重要进展，形成了一批中医药特色治疗方案。③从学科交叉、融合中选择课题。在一个全新的高度，从多学科交叉、融合和跨学科研究上选题。鼓励西医学习中医药相关知识，将中药与天然药物化学、现代药理学等学科融合。④从查阅文献、调查研究入手，来选择课题。通过系统地查阅文献，全面了解国内外对该领域的最新研究状况、研究成果及发展趋势，选择最佳课题。寻经典名方，了解现代社会的需要，以古为今用的思想选题。

第四节　人用经验、真实世界数据在中药新药开发中的应用

建立中医药理论、人用经验、临床试验相结合的中药特色审评证据体系是优化中药审评机制的重要内容。只有在中药新药审评审批中体现人用经验，才真正体现中医药特色。目前人用经验方面的法规等尚属空白，国内外真实世界研究（real world study，RWS）的提出和发展，为中药新药审评审批中人用经验的应用提供了思路和方向，值得借鉴和参考。

一、中药新药与药理、临床真实世界数据挖掘

（一）真实世界研究的相关定义

真实世界数据（real world data，RWD）是指来源于日常所收集的各种与患者健康状况和（或）诊疗及保健有关的数据。并非所有的真实世界数据经分析后都能成为真实世界证据，只有满足适用性的真实世界数据才有可能产生真实世界证据。

真实世界证据（real world evidence，RWE）是指通过对适用的真实世界数据进行恰当和充分的分析所获得的关于药物的使用情况和潜在获益–风险的临床证据，包括通过对回顾性或前瞻性观察性研究或者实用临床试验等干预性研究获得的证据。

真实世界研究是指针对预设的临床问题，在真实世界环境下收集与研究对象健康有关的数据（真实世界数据）或基于这些数据衍生的汇总数据，通过分析，获得药物的使用情况及潜在获益–风险的临床证据（真实世界证据）的研究过程如图12–6所示。

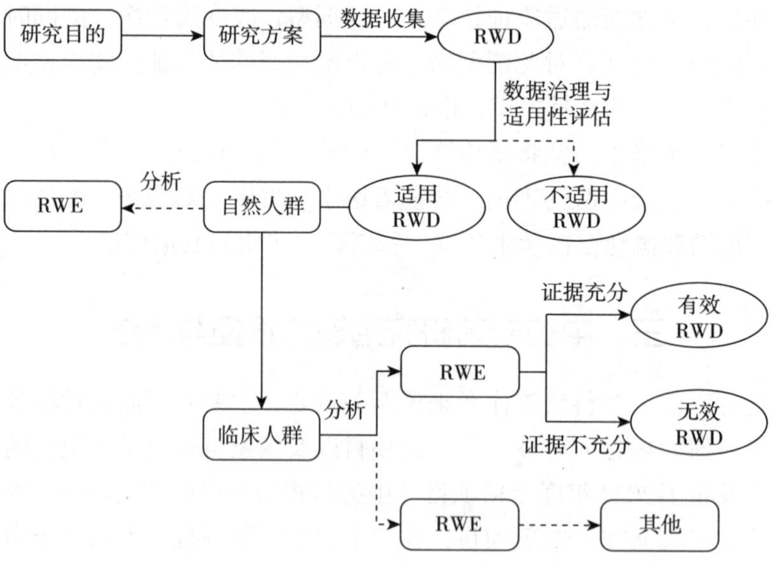

图12–6　支持药物监管决策的真实世界研究路径（实线所示）

真实世界研究所产生的真实世界证据既可用于支持药物研发与监管决策，也可用于其他科学目的（如不以注册为目的的临床决策等）。由于真实世界研究的多样性、设计的复杂性、分析方法的高要求和对结果解释的不确定性，对药物的安全性和有效性的评价以及监管决策提出了更高的要求。

（二）国内外真实世界研究相关法规制度的历史演变

2009年美国复苏与再投资法案对实效比较研究（comparative effectiveness research，CER）起到了巨

大推动作用。基于CER的真实世界环境的背景，真实世界研究得以更广泛的应用。

美国于2016年12月通过《21世纪治愈法案》（*21st Century Cures Act*），鼓励FDA开展研究并使用真实世界证据支持药物和其他医疗产品的监管决策，加快医药产品开发。在该法案的推动下，2017—2019年FDA先后发布了《使用真实世界证据支持医疗器械监管决策》（*Use of Real-World Evidence to Support Regulatory Decision-Making for Medical Devices*）、《临床研究中使用电子健康档案数据指南》（*Use of Electronic Health Records in Clinical Investigations Guidance for Industry*）、《真实世界证据计划的框架》（*Real-World Evidence Program*）和《使用真实世界数据和真实世界证据向FDA递交药物和生物制品资料》（*Using Real-World Data and Real-World Evidence to FDA for Drug and Biological Products Guidance for Industry*）。

欧盟药品管理局（EMA）于2013年参与的Get Real Initiative项目，致力于开发出收集与综合RWE的新方法，以便更早地用于药品研发和医疗保健决策过程中。欧盟药品管理局于2014年启动了适应性许可试点项目，探索利用真实世界数据包括观察性研究数据等用于监管决策的可行性。2017年EMA和欧盟药品管理机构负责人联合成立大数据工作组，旨在使用大数据改进监管决策并提高证据标准，其中RWE是大数据的一个子集，包括电子健康档案、登记系统、医院记录和健康保险等数据。

日本药品和医疗器械管理局（PMDA）在国际人用药品注册技术要求协调会（International Council for Harmonisation of Technical Requirements for Pharmaceuticals for Human Use，ICH）层面提出更高效利用真实世界数据开展上市后药物流行病学研究的技术要求新议题。

事实上，全球使用真实世界数据对医疗产品进行安全性评价已经积累了丰富的实践经验，例如2008年美国FDA启动了哨点计划，利用现有的电子医疗健康数据实现对上市后医疗产品安全性的主动监测。

我国系统性开展使用真实世界证据支持药物监管决策的工作尚处于起步阶段。2018年7月底，国家药品监督管理局仿制药质量与疗效一致性评价办公室发布了“关于征求289基药目录中的国内特有品种评价建议的通知”，该通知中对甲状腺片（40mg）的评价建议中指出“本品疗效确切，无需开展临床有效性试验或生物等效性试验，但应在后续临床使用中补充真实世界研究证据”。这是真实世界研究首次出现在国家药品监督管理局正式文件中。8月初，吴阶平医学基金会和中国胸部肿瘤研究协作组携手发布了《2018年中国真实世界研究指南》，这是中国首个真实世界研究的指南。

2019年5月29日，国家药品监督管理局药品审评中心起草发布了《真实世界证据支持药物研发的基本考虑（征求意见稿）》，考虑药物临床研发过程中，存在临床试验不可行或难以实施等情形，利用真实世界证据用以评价药物的有效性和安全性成为可能的一种策略和路径。

这一系列政策的出台，可以看到真实世界研究越来越受到政府部门的重视，俨然成为了当下的热门技术。

（三）真实世界证据支持药物监管决策

真实世界证据应用于支持药物监管决策，涵盖上市前临床研发以及上市后再评价等多个环节。对于名老中医经验方、中药医疗机构制剂等已有人用经验药物的临床研发，在处方固定、生产工艺路线基本成型的基础上，可尝试将真实世界研究与随机临床试验相结合，探索临床研发的新路径。

应用真实世界证据支持已有人用经验中药的临床研发策略可以有多种，应根据产品的特点、临床应用情况以及数据适用性等方面的考虑，选择不同的研发策略。例如可以探索将观察性研究（包括回顾性和前瞻性）代替常规临床研发中Ⅰ期和（或）Ⅱ期临床试验，用于初步探索临床疗效和安全性（图12-7）；在观察性研究的基础上，再通过随机对照临床试验（randomized controlled trial，RCT）或实用性临床试验（practical/pragmatic clinical trial，PCT）进一步确证已有人用经验中药的有效性，为产品的注册上市提供支持证据。如果经过评价，存在适用的高质量真实世界数据，且通过设计良好的观察性研究形成的真实世界证据科学充分，也可与药品监管部门沟通，申请直接作为支持产品上市的依据。

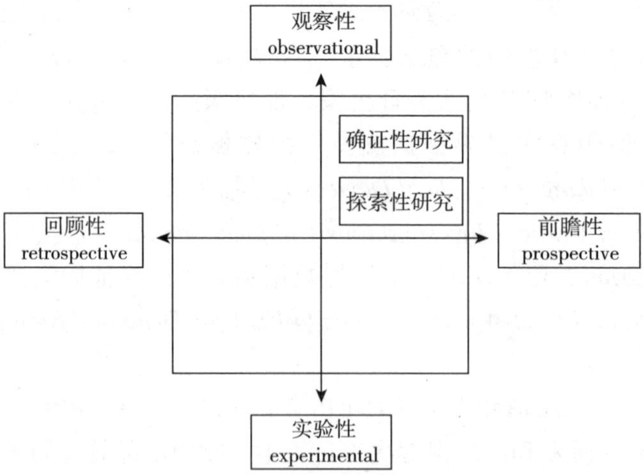

图 12-7　已有人用经验中药临床研发的路径

（四）从真实世界数据到真实世界证据

并非所有的真实世界数据经分析后就能产生真实世界证据，只有满足适用性的真实世界数据经恰当和充分地分析后才有可能形成真实世界证据。目前真实世界数据的数据记录、采集、存储等流程缺乏严格的质量控制，可能存在数据不完整，数据标准、数据模型和描述方法不统一等问题，对真实世界数据的有效使用形成了障碍。因此，如何使收集的真实世界数据能够成为或经治理后能够成为满足临床研究目的所需的分析数据，以及如何评估真实世界数据是否适用于产生真实世界证据，是使用真实世界数据形成真实世界证据支持药物监管决策的关键问题。

申办方将收集得到的健康状况数据进行相关性和可靠性评估，再进行分析，形成有效的真实世界证据，以回答特定的临床问题，如图 12-8 所示。

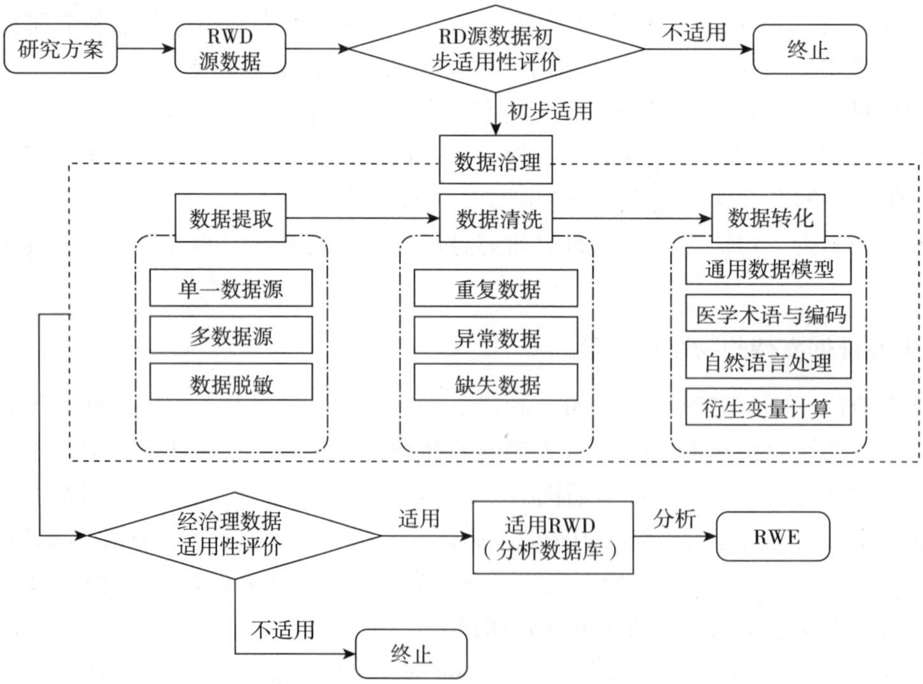

图 12-8　真实世界数据的适用性评价和数据治理过程示意图

二、从真实世界数据中与现代化学药新药开发的结合

《真实世界证据支持药物研发与审评的指导原则（试行）》（以下简称《指导原则》）表示，随机对照临床试验（RCT）固有的诸多局限使得药物临床研发过程中，存在临床试验不可行或难以实施等情形而面临挑战，因而，如何利用真实世界证据评价药物的有效性和安全性并以此支持药物研发，成为各界高度关注，共同期待且极具挑战性的问题。

作为传统评价药物有效性的“金标准”，RCT为我国药物临床研究试验广泛采用，实践证明研究结论较为可靠。但RCT具有受试者招募困难、代表性差、样本量有限、时间成本高昂、对不良事件探测不足等局限性。与RCT相比，真实世界证据能够获取更加全面的临床人群的异构数据，解释药物对患者的风险和收益，更好地推动个体化研究的发展。

长期以来，以药品问题为导向的RWS基于药品的质量特性，研究较多的主要是3个方面：安全性研究、有效性研究和经济性研究。

首先是安全性问题。药品安全性相关的RWS既可以出于科学目的，辅助临床决策，寻找安全可靠的治疗模式，优化个体化治疗，也可用作支持监管决策的证据来源，如药物警戒分析、上市后再评价等。

其次是有效性研究。药品上市后，真实环境下使用者数量扩大，药效是否与上市前临床试验中评价的相同；联合用药时，药效是否能稳定发挥，RWS或许可以提供一种评价药物有效性的解决方案。美国学者Stenehjem等通过回顾性评估尼鲁单抗（nivolumab）单药治疗在实际临床实践中对晚期非小细胞肺癌（NSCLC）的有效性，发现与尼鲁单抗Ⅲ期临床试验数据相比，RWS证实了尼鲁单抗对既往接受过治疗的晚期NSCLC患者的有效性，并提示高龄和既往治疗次数与总生存期无显著相关性，为尼鲁单抗提供了关于治疗有效性的补充证据，弥补了患者群体在临床试验中代表性低的不足。

再次是经济性研究。药品经济性研究可以了解社会医药资源的配置和利用效率，以保证有限药品发挥最大效用。RWS中也有很多开展药品经济性的研究，采用研究方法大多与常规药物经济学方法本质是一样的。有研究表明，和常规维持治疗（CMT）相比，英夫利昔单抗维持治疗（IMT）中重度克罗恩病（MS-CD）有显著更高的疾病缓解机会、更低的新并发症风险、更好的生活质量和更低的疾病管理相关的医院总费用。

真实世界证据作为支持药物研发的新路径和新方法，为科学评价药物的有效性和安全性提供了思路，弥补了传统临床试验的诸多不足，其临床价值不言而喻。与此同时，我们也应认识到以真实世界证据支持药物研发的局限性也不容忽视。

第一，真实世界证据在药物研发和监管决策方面仅支持以下几种情形：①罕见病治疗药物；②修订适应证或联合用药范围；③上市后药物的再评价；④中药医院制剂的临床研发；⑤指导临床研究设计；⑥精准定位目标人群。

第二，真实世界数据的量级大，格式类型复杂，这需要强大的技术支持，仅靠人力完成数据清洗和分析过程将费时费力。另外，电子数据的收集可能会存在与真实不一致的情况，缺失的数据元素处理不当也会导致统计有效性降低和回答研究问题的能力下降。

第三，尽管RWS反映了真实世界人群的现实情况，佐证了临床试验结论的有效性，数据和结论比较偏倚和混杂，并且没有一个评判标准可以去衡量证据的质量，研究问题是否有价值，研究过程是否透明，终点指标是否合理，需要制定标准和规范评估。

三、利用真实世界数据开拓中西药联合应用

中西药联用已越来越普遍，但关于中西药相互作用的研究却非常缺乏。如何分析中西药相互作用对疗效的影响，探索基于临床实践的中西药相互作用分析方法成为国内外研究的热点和难点。近年来，RWS在中医药领域快速发展，并积累了大量的经验。在技术层面，研究人员多采用数据挖掘进行相关性分析、分类和预测分析、聚类分析、进化分析等，具体来说，包括关联规则分析、复杂网络分析、决策树、人工神经网络、贝叶斯网络、支持向量机、随机漫步模型、文本挖掘等。

近年来兴起的基于大型数据库，特别是基于医院信息系统（hospital information system，HIS）中的医疗电子数据研究已成为一种重要方式。基于HIS进行中西药联合治疗方案及其实效评估，既可以保证客观性与真实性，又可以从HIS提供的海量数据信息中发现隐含的内在规律。

合并用药实际情况比较复杂，不易进行前瞻性的临床试验，因此基于大样本数据的回顾性分析是一种较好的研究方式。以大样本的HIS数据集成仓库为基础，通过关联规则挖掘，进行中西药联用的针对性分析和探索，可以发现一定的处方规律，为深入分析提供基础，并为临床优化治疗方案提供借鉴和参考。

2018年10月，贝伐珠单抗采用回顾性研究结果，支持扩展贝伐珠单抗的化药联合治疗方案，获得国家药品监督管理局药品审评中心批准。贝伐珠单抗是第一个在全球获批上市的抗血管类单克隆抗体靶向药物，通过阻断血管内皮生长因子（VEGF）及其受体的结合，起到抑制肿瘤血管生成的作用。自2004年首次获批上市以来，贝伐珠单抗已先后在美国、欧洲、中国等全球多个国家和地区获批，用于结直肠癌、非小细胞肺癌、乳腺癌等十多种肿瘤的一线治疗。但随着临床应用的日益广泛，其不良反应也逐渐凸显。贝伐珠单抗可引起包括出血、血栓、胃肠道穿孔和伤口愈合障碍等一系列药品不良反应，甚至致死。

过去，贝伐珠单抗只可以联合卡铂与紫杉醇用于不可切除的晚期、转移性或复发性非鳞状细胞非小细胞肺癌患者的一线治疗。但在真实世界研究中，贝伐珠单抗可以联合以铂类为基础的化疗，包括顺铂、卡铂加培美曲塞、吉西他滨、白蛋白紫杉醇、紫杉醇、长春瑞滨等常见药物。

当前真实世界研究影响力不断扩大，对药品监督管理部门和医保部门的决策已产生了重要影响。对药品监督管理部门而言，真实世界证据可更好地透露关于医疗产品真正利益风险状况，同时提早识别或深入了解新的安全问题。对于医保机构而言，确定某药品能否进入医保需要证实其是否真正有效，可借助真实世界数据获得更加确切的信息，甚至可以要求在药物获批之前就收集真实世界数据以辅助决策。因而，根据真实世界数据，扩大临床用药方案，并加入药物新的适应证，对于企业开展药物推广，乃至推动药品进入医保，都带来了新的启示。

第五节　中药新药研究技术指导原则

中药新药研究（new traditional Chinese medical research）是一项涉及药学、天然产物、给药系统、临床等多学科研究的系统工程，包括对创新型、改良型、古代经典名方、同名同方等制剂的研究。中药新药研究应在中医药理论指导下，应根据中药新药的处方组成、制备工艺、药用物质的理化性质、制剂的特性和稳定性的特点，有针对性地选择并确定质量标准控制指标，还应结合相关科学技术的发展，提高中药新药的质量控制水平，保证药品的安全性和有效性。

此类指导原则适用于在中药新药开发过程中涉及的纳米技术、脂质体技术、缓控释技术等现代化制剂技术，在研究和创新过程中参考中药新药相关技术指导原则可以有效缩短研发周期，降低研发风险，确保研制出更多有效、安全、质量可控的中药新药，加快具有临床价值的中药新药上市（表12-5）。

表 12-5　中药新药研究方法及相关指导原则

中药新药研究方法	指导原则
中国中药研究相关指导原则	中药复方制剂生产工艺研究技术指导原则（试行）
	按古代经典名方目录管理的中药复方制剂药学研究技术指导原则（试行）
天然产物相关研究指导原则	天然药物新药研究技术要求
中药新药药理毒理研究指导原则	中药新药毒理研究用样品研究技术指导原则（试行）
	中药、天然药物一般药理学研究技术指导原则
中药新药临床研究指导原则	中药新药临床研究一般原则
	症候类中药新药临床研究技术指导原则
	创新药临床药理学研究技术指导原则

一、中国中药研究相关的指导原则

（一）中药复方制剂生产工艺研究技术指导原则（试行）

本指导原则主要用于以中药饮片为原料的中药复方制剂生产工艺研究。在中医药理论指导下，遵循传统用药经验，利用现代研究成果，在分析处方组成和各药味之间的关系、各药味所含成分的理化性质和药理作用的基础上，结合制剂工艺和生产实际，综合应用相关学科的知识，采用合理的试验设计和评价指标，开展相关研究。

（二）按古代经典名方目录管理的中药复方制剂药学研究技术指导原则（试行）

根据《中华人民共和国中医药法》，古代经典名方是指“至今仍广泛应用、疗效确切、具有明显特色与优势的古代中医典籍所记载的方剂”。本技术指导原则主要围绕中药注册分类3.1类的特点阐述相关要求，药材、饮片、制备工艺、质量标准等还应参照相关技术指导原则开展研究。

二、天然产物相关中药制剂研究指导原则

天然药物新药研究技术要求所指的天然药物是指在现代医药理论指导下使用的天然药用物质及其制剂。其来源包括植物、动物和矿物，一般不包括来源于基因修饰动植物的物质、经微生物发酵或经化学等修饰的物质。

天然药物的研发应关注以下几点：一是以现代医药理论指导临床试验方案设计与评价；二是活性成分的确定应有充分的依据；三是应有充分的试验数据说明处方合理性、非临床和临床的有效性以及安全性；四是保证资源的可持续利用。

天然药物研发和注册应遵循《药品注册管理办法》附件1的注册分类和相关要求。本技术要求围绕天然药物本身的特点进行阐述，研究的具体内容和设计方法可参照相关的中药、天然药物或化学药物研究技术指导原则。

三、中药新药非临床药理毒理研究指导原则

（一）中药新药毒理研究用样品研究技术指导原则（试行）

本指导原则旨在指导和规范用于注册申报的中药新药毒理研究用样品制备、质量控制、配制等环节的研究和过程管理，尽量减少干扰试验结果与科学评价的因素，以保障客观、准确地评价药物非临床安全性，为药物进入临床试验和上市提供可靠的非临床安全性信息。天然药物的毒理研究用样品可参考本指导原则进行相关研究。

（二）中药、天然药物一般药理学研究技术指导原则

一般药理学研究的目的包括：确定受试物可能关系到人的安全性的非期望出现的药物效应；评价受试物在毒理学和（或）临床研究中观察到的药品不良反应和（或）病理生理作用；研究所观察到的和（或）推测的药品不良反应机制。

通过一般药理学研究，可为临床研究和安全用药提供信息，也可为长期毒性试验设计和开发新的适应证提供参考。

四、中药新药临床研究指导原则

（一）中药新药临床研究一般原则

目前CDE已公布了《中药新药用于糖尿病肾脏疾病临床研究技术指导原则》《中药新药用于慢性便秘临床研究技术指导原则》等11项技术指导原则。日后会根据实际发展需求更多针对不同适应证的技术指导原则。

（二）症候类中药新药临床研究技术指导原则

证候类中药新药是指主治为证候的中药复方制剂新药。此指导原则旨在为证候类中药新药临床试验的开展和有效性、安全性评价提供基础性指导，其正文内容中的每一个原则性要求都可以随着后续研究的不断深入，进一步丰富和发展为更详实具体的技术标准。

（三）创新药临床药理学研究技术指导原则

临床药理学研究结果是支持探索性和确证性临床研究设计和上市申请的重要科学依据，同时也是创新药上市申请申报资料中常规包含的内容，研究结果用于支持说明书撰写。

本指导原则旨在为创新药研发过程中临床药理学研究的研究内容、研究时机、总体设计等关键问题提出建议。这些建议均需基于“具体药物具体问题具体分析”的原则综合评估。本指导原则主要围绕创新药上市前临床药理学研究相关问题进行阐述。

思考

提出一项中药创新思路，可以是老药新用、针对现有缺陷进行改良、经典名方的开发等，阐述理论上的依据并详细分析其可行性。

药知道

在我国，由中药、化学药和生物制品等组成药物结构格局（也称“三套马车”格局），共同构筑具有中国特色的药品供给安全体系。提升中药是我国药品的重要组成部分的地位，也是我国药品概念与范畴与世界上其他国家和地区相比较而形成的中国特色。2017年7月1日《中华人民共和国中医药法》、2019年12月1日修改后的《中华人民共和国药品管理法》(以下简称《药品管理法》)以及将于2020年7月1日新修订《药品注册管理办法》的实施，将对中药新药的研发产生深远的影响，需要中药新药研发相关人员对既往研发模式及技术评价方法做出相应改变，以适应新形势下的研发要求。特别修改后的《药品管理法》中“国家支持以临床价值为导向、对人的疾病具有明确或者特殊疗效的药物创新”以及贯穿药品全生命周期管理理念，对准确把握中药新药临床定位以及风险评估带来了新的挑战。

目标检测

1. 中药与天然药物及植物药的区别有哪些？
2. 中国中药新药的注册要求与其他各国的注册审批要求相比，有哪些相似之处？
3. 中药新药相关的临床应用指导原则有哪些？请举例。
4. 简述真实世界研究、真实世界数据和真实世界证据之间的关系。

（唐　星）

第十三章　天然产物结构修饰与新型给药系统

学习目标

通过本章学习，掌握天然产物结构修饰的目的；具备以适应给药系统进行结构修饰的能力；能够对天然产物的新型给药系统的设计提出见解。

天然药物应用于治疗疾病由来已久，具有生物多样性、来源广泛且结构多样的特点。这些天然产物往往需要进行结构改造与制剂优化来减毒增效以满足临床需求。本章介绍黄酮类、皂苷类、生物碱类、内酯类天然产物的结构修饰策略以及在新型给药系统中的应用。作为活性成分与药物载体的天然外泌体也在本章中介绍。

第一节　概　述

随着分析技术与合成技术的快速发展，具有药理活性的天然产物大部分作为有机体中的次生代谢产物被发现与确证。1981—2019年，天然产物衍生物、采用天然产物药效团的分子占所有批准上市药物的64.9%。天然产物结构多样、种类繁多，为现代药物设计提供了规模宏大的先导化合物库。然而，许多天然产物因为活性不足、毒性过大等因素不能满足临床需求，需要进行结构修饰或递送系统装载来拓展其适用范围。其中，结构修饰即通过药物化学手段增加、删减、改变特定基团来改变靶点亲和力、稳定性、亲水性等结构特性。药物递送系统即通过药剂学手段掩盖药物的不良特性，基于辅料种类、制剂类型、制剂结构等制剂特性赋予载荷新的释放动力学、体内命运、稳定性等性质。

一、天然产物结构修饰的目的

天然产物在原生生物体中即有与特定的酶、受体结合能力，赋予了它们潜在的药理活性。然而，天然产物是生物体在自然选择指导下为了免受环境或天敌侵害而产生，并不遵循现代药学研究中的构效关系。它们的结构通常比合成药物更加复杂，具有更多的立体中心、稠合、桥接或螺旋环等结构，更少的可旋转键；更多的氧元素，更少的氮、硫和卤素元素。

部分天然产物的活性中心符合靶点需求，但其分子量、溶解度等性质限制了其制剂优化潜力。不同的给药系统对药物性质的要求不一。脂质体对于水溶性药物的包封率更高；硫酸铵主动载药法需要药物具有可质子化基团；脂溶性强的药物从胶束、纳米乳中释放速度更慢。因此，需要对天然产物进行针对给药系统的结构改造以获得更好的制剂性质与疗效。

天然产物作为一个优秀的起点，具有特定生物规律结构，对药物开发具有启示性。对天然产物进行结构修饰的目的主要包括：①提高溶解度与便于制剂配制；②提高稳定性；③提高靶点亲和力以增强活性或改变用途；④降低不良反应；⑤降低耐药性等。

二、天然产物结构修饰的策略与给药系统的应用

（一）提高溶解度与便于制剂配置制

溶解度是药物最重要的理化性质之一。低水溶性限制了药物的吸收，脂溶性分子难以透过水性黏液层，导致了极低口服生物利用度。常常通过添加可电离或极性基团来提高药物水溶性，包括磺化、成盐、糖基化等。将青蒿素的C-10位改造为羧酸盐，即青蒿琥酯，增加了其水溶性；抗肿瘤药物雷公藤甲素C-14位的磷酸盐化与葡萄糖基化增强了其水溶性。

溶解度增加除了改变药理学性质以外，也有利于制剂的制备。体现在：便于溶液剂的制备，可避免或减少制剂中有机溶剂、表面活性剂应用；高溶解度有利于制剂的载药，可通过提高投料量获得更高载药量；通过改变药物与基质的相容性，可使药物的空间分布更均匀，优化药物释放曲线。

（二）提高稳定性

药物吸收入血后的循环稳定性与疗效或不良反应紧密相关。部分天然产物中的不稳定基团容易在循环中断裂，导致过早清除而迅速失效。将药物中不稳定性基团进行替换或者修饰是提高循环稳定性的关键。酯键作为最常见的不稳定基团之一，用酰胺或酮基代替可提高肉毒毒素A2的血浆稳定性。

合适的载体可将不稳定药物与外界环境隔绝，使药物在到达靶点后释放药物。姜黄素具有光、热降解特性，而包封在蛋白质纳米胶囊中的姜黄素可在血浆、高温、光照环境下长时间稳定存在；脂质体的水性空腔可应用于大分子药物包封，同时提高胃肠道、血液稳定性。

（三）增强靶点结合

1. 增加活性　许多天然产物在很早就被人们发现具有某个方向的治疗作用，但是活性不佳而未被临床使用。随着分子生物学的发展，现代药物化学设计更加注重药物的构效关系，在确证与靶点接触的活性位点后进行有目的的亲酯、亲水、占位等改造。增强药物与靶点的亲和力是天然产物活性增加的关键。齐墩果酸是一种天然三萜类化合物，可从萤火虫、连翘果、人参中提取，具有抗肿瘤活性。在其C-3位羟基和C-28位羧基分别引入硝酸基和L-缬氨酸，由于硝酸基的NO供体功能与L-缬氨酸的促进内化功能，抗肿瘤活性增强。

2. 改变用途　药物的发现、开发和注册常常伴随着高昂的成本与漫长的周期，且药物从临床前研究到临床试验，直至批准上市的逐级淘汰率极高。采用已探明安全性的药物拓展其治疗新适应证的方法，为药物开发节省了成本。然而，直接进行老药新用往往不能达到预期效果，改变用途的修饰关键是提高对新适应证的靶点亲和力。Himbacine是从木兰科植物中提纯的一种哌啶生物碱，对M2受体具有亲和力，可用于阿尔茨海默症的治疗。研究发现其具有弱凝血酶受体亲和力，通过将其哌啶环改造为吡啶环可提高抗凝血活性。若继续增加疏水性，如引入苯环与三氟甲基，可进一步增加疏水性，提高靶点亲和力。

（四）降低不良反应

天然产物部分赘余基团使其可能在人体中活性过高或产生非预期作用。Christopher A Lipinski在1997年提出小分子药物筛选五个原则，常用于化合物的初筛，以期剔除不适合成为药物的分子，缩小筛选范围，降低药物研发成本。天然产物的高分子量与复杂结构往往与之相违背。因此，对于大分子化合物，降低不良反应的修饰策略之一是去除或改造不利基团。吗啡是简化天然产物以降低不良反应、提高可用性的经典例子。将吗啡E环去除后得到左啡诺；在去除C、E环的同时在N上引入疏水基团得到喷他佐辛，

去除B、C、D、E环后得到美沙酮，成瘾性逐步降低。

通过设计递送系统的释放行为与体内命运亦可用于降低不良反应。如通过制备天然有机酸的肠溶片、肠溶胶囊以避免胃部刺激，让药物在肠道释放吸收；载体的主、被动靶向可在提高抗肿瘤药物药效的同时降低全身毒性。

（五）降低耐药性

细胞的耐药性通常归因于适应环境的基因突变或表观遗传变化。影响了靶细胞对药物的摄取、代谢等环节。多药耐药性使多种病症的既往疗法效力降低乃至失去效力，尤其表现在细菌感染与肿瘤治疗中。降低多药耐药性可通过修饰结构以降低与非治疗靶点的亲和力。紫杉醇类药物的耐药性与P-糖蛋白外排作用有关。使用甲氧基取代多西他赛的C-7与C-10位羟基得到卡巴他赛，降低了与P-糖蛋白的亲和力，耐药性降低。

一些递送系统可通过改变细胞膜流动性、抑制ATP酶活性、避免药物与P-糖蛋白结合等多种途径降低载荷的耐药性。这与载体的表面可功能化、可共载活性抑制剂、基质的药理学性质有关。

三、天然产物的新型给药系统

在利用新型给药系统带来的制剂优势时，需要注意天然产物与给药系统间的适配性。硫酸长春新碱与盐酸阿霉素直接担载于脂质体内水相中包封率较低。采用主动载药的方式可提高二者的包封率与载药稳定性。棕榈酸化、油酸化等疏水改造可以提高药物与疏水基质的相容性，改善在O/W型乳剂、脂质纳米粒中的载药量与释放行为。

药物递送系统设计已成为药物开发的关键环节之一，赋予了游离药物诸多优势，包括提高稳定性、缓控释、靶向递送、提高生物利用度、增加溶解度等。即使结构修饰极大增加了许多天然产物的成药性与有效性，部分固有缺陷仍然难以通过分子改造弥补。许多用于天然产物的新型给药系统已被用于临床治疗，进一步拓宽了天然产物的开发前景与应用范围。

（一）传统制剂的新工艺单元

传统片剂、混悬剂、胶囊剂等制剂，通过简单的药物-辅料混合过程后即进行造粒、灌装或压片等步骤制备。为促进药物的释放与吸收，许多崩解剂、吸收促进剂等辅料已被开发使用，但效果仍然不尽如人意。因此，新的工艺单元被引入传统制剂以提高临床疗效，包括微囊化、微球化、纳米化等。这些含药单元可避免意外崩解带来的剂量倾泻，亦可增加制剂含药量与缓释时间。常用的微囊化、微球化材料有海藻酸钠、壳聚糖、尤特奇、聚乳酸-羟基乙酸共聚物等。例如，以酪蛋白酸钠和卡拉胶制备的微囊改善了疏水性虾青素在压片后的溶出率、稳定性与气味。

（二）无定形态药物

无定形态药物具有分子排列混乱、较高自由能和熵、高表观溶解度的特点。无定形固体分散体是较早被开发并投入生产使用的制剂技术，可通过热熔挤出、喷雾干燥、冻干等程序制备，具有提高药物水溶性且提高生物利用度的双重优势。厚朴酚的低水溶性导致了极低口服生物利用度。厚朴酚-泊洛沙姆188固体分散体在人工胃、肠液的溶解度增加200倍以上，在12分钟内释放接近90%的药物，而厚朴酚粉末的释放量仅为5%。形成了固体分散体的厚朴酚以分子形式在肠道逐渐释放，不导致上皮细胞相关受体过饱和，提高了生物利用度。

（三）纳米药物递送系统

纳米技术是21世纪最热门且最有前景的药物递送系统之一，已经有许多纳米给药系统用于天然产物的递送中，包括脂质体、胶束、脂质纳米粒、纳米乳液、纳米晶体等。这些纳米递送系统具有可调控的特征，包括靶向、长循环、缓释等。紫杉醇纳米晶通过注射、口服、局部给药来治疗肿瘤，延长了半衰期、降低了不良反应；芍药酚通过纳米乳化增加了其透皮能力；多肽、核酸的脂质体化增加了其胃肠道、循环稳定性；喜树碱、阿霉素等抗肿瘤药物的药代动力学、药效、不良反应等都通过隐身化的纳米粒包封大大改善。

第二节　黄酮类天然药物结构修饰及新型给药系统

黄酮类化合物是植物中含量最丰富的多酚类物质之一，普遍存在于植物的各种部位，尤其是花和叶中。黄酮类化合物是泛指两个具有酚羟基的苯环（A和B环）通过中央三碳原子相互连接而成的一系列化合物，即由C6—C3—C6单位组成的化合物。根据碳骨架上取代基的不同可将黄酮类化合物分为不同的亚类。黄酮类化合物大致可分为黄酮、异黄酮、黄酮醇、黄烷酮、花青素、橙酮和查尔酮等。具体见表13-1。黄酮类物质具有多种生物学活性，如抗炎、抗氧化、抗菌、抗病毒等。饮食中摄入黄酮类化合物能够有效减缓多种癌症（如前列腺癌、乳腺癌、甲状腺癌、肺癌和卵巢癌）的发展进程，提示了黄酮类化合物在抗肿瘤方面的潜在价值。由于其结构复杂，溶解性低、稳定性差等缺陷，不利于成药及制剂优化，难以发挥药效、改善患者的疾病状态。通过结构修饰及新型给药系统来改善黄酮类化合物的成药性，对提高其临床应用意义深远。

表13-1　黄酮类化合物的主要结构类型

名称	结构	名称	结构
黄酮类（flavones）	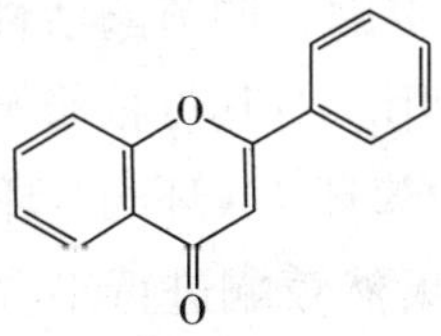	异黄酮类（isoflavones）	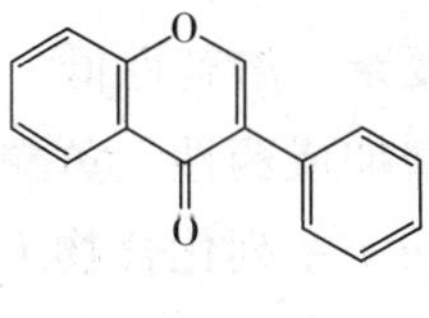
黄酮醇类（flavonols）	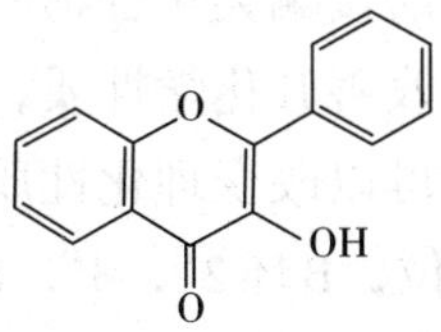	紫檀素类（pterocarpins）	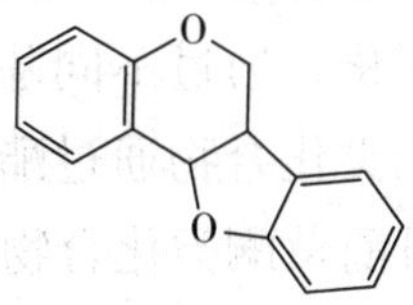
二氢黄酮类（flavanones）	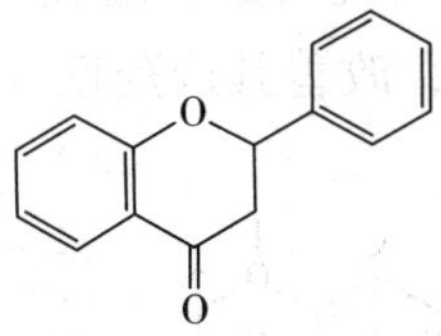	鱼藤酮类（rotenoids）	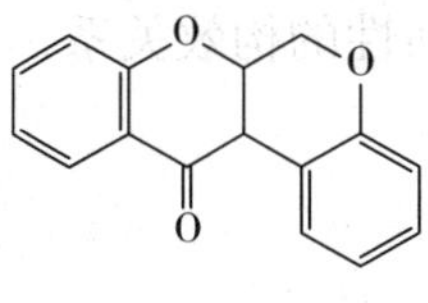

续表

名称	结构	名称	结构
二氢黄酮醇类（flavanonols）	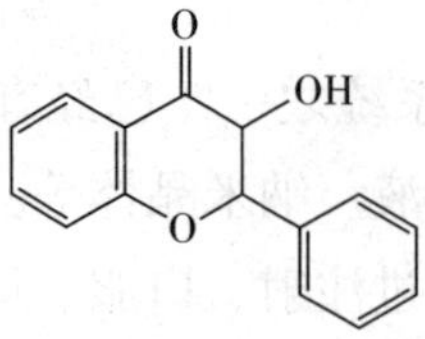	橙酮类（aurones）	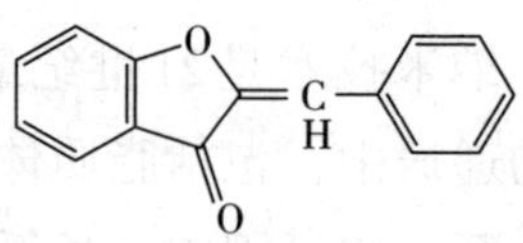
花青素类（anthocyanidins）	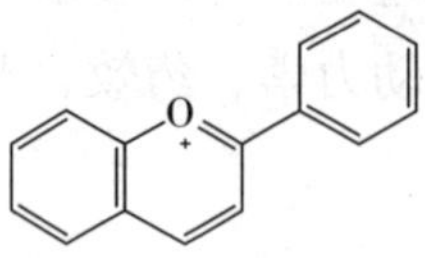	异橙酮类（isoaurones）	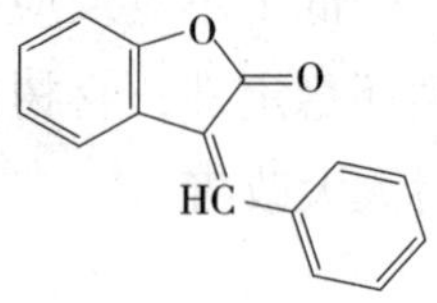
黄烷-3-醇类（flavan-3-ols）	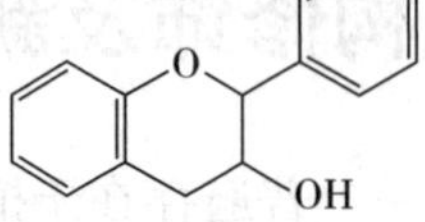	高异黄酮类（homoisoflavones）	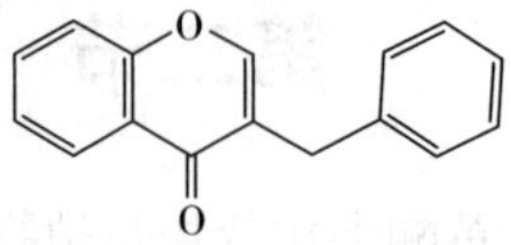
黄烷-3,4-二醇类（flavan-3,4-diols）	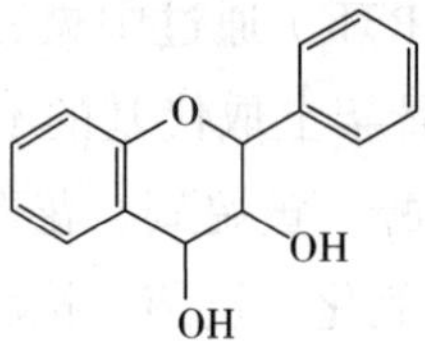	双苯吡酮类（xanthones）	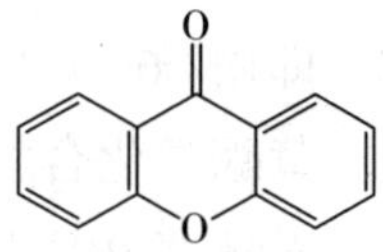
查尔酮类（chalcones）	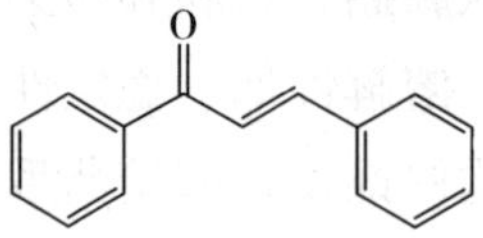	二氢查尔酮类（dihydrochalcones）	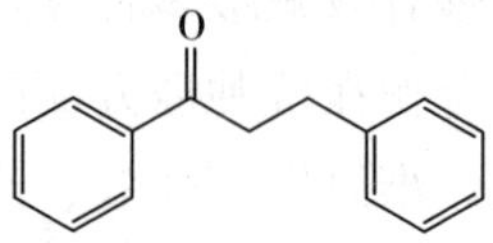

一、结构修饰改善黄酮类化合物的理化性质及增加成药性

黄酮类化合物具有抗氧化、抗肿瘤、杀菌消炎、抗焦虑、调节酶活性等多样的生理药理活性。但其结构复杂、溶解性低、稳定性差等缺陷限制了其临床应用。对其母核修饰可以有效地改善其物理化学性质，增加成药性。黄酮类化合物泛指两个具有酚羟基的苯环（A环与B环）通过中央三碳原子相互连接而成的一系列化合物（图13-1）。对自然界含量较高的天然黄酮进行半合成的结构修饰，使之达到成药要求，是合理开发利用该类化合物的一条重要途径。目前黄酮类化合物的结构修饰主要集中在环上取代基的变化，通过不同基团的替换，以此来丰富其种类和改善其化学性质，以寻求活性良好的化合物。天然黄酮类化合物通过酯化、醚化、酰基化等衍生化反应可以改变理化性质，扩大应用范围，增强生理活性，目前黄酮类化合物的结构修饰主要集中在A环5，7位，B环2′，3′，4′位，C环2，3位，其中B环取代基的变化对生理活性影响最大。因此，以天然黄酮为研究对象，通过结构改造和优化研究其针对不同生理活性的构效关系，改善黄酮类药物的物理化学性质，改善其成药性。

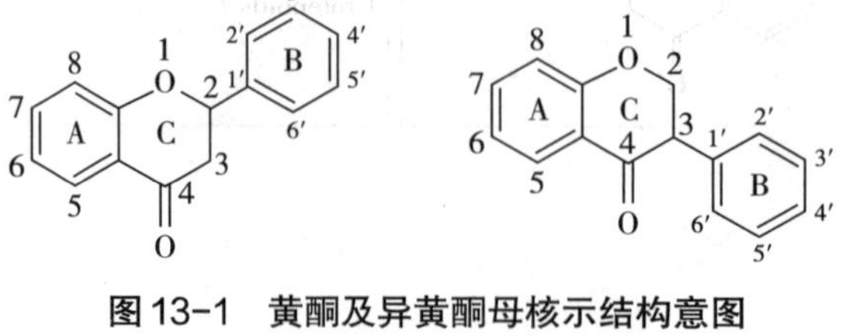

图13-1　黄酮及异黄酮母核示结构意图

（一）改善水溶性的分子修饰

黄酮类化合物水溶性差，生物利用度受到限制，因此在黄酮类化合物的基础上，对其进行结构修饰，改变水溶性，提高生物利用度，如对槲皮素磷酸化修饰得到磷酸衍生物水溶性好，具有在生物学研究中使用的巨大潜力；在儿茶素结构中引入糖苷增加了儿茶素的水溶性，降低其抗氧化性；在7,8-二羟基黄酮化合物结构中引入糖苷得到二糖苷黄酮化合物（图13-2），水溶性增加；利用从丝状真菌中筛选出的Trichoderma harzianum HJ01，对葛根素进行羟基转化（图13-3）得到3′-羟基葛根素，其自由基清除能力是葛根素的20倍，溶解度是葛根素的1.3倍。

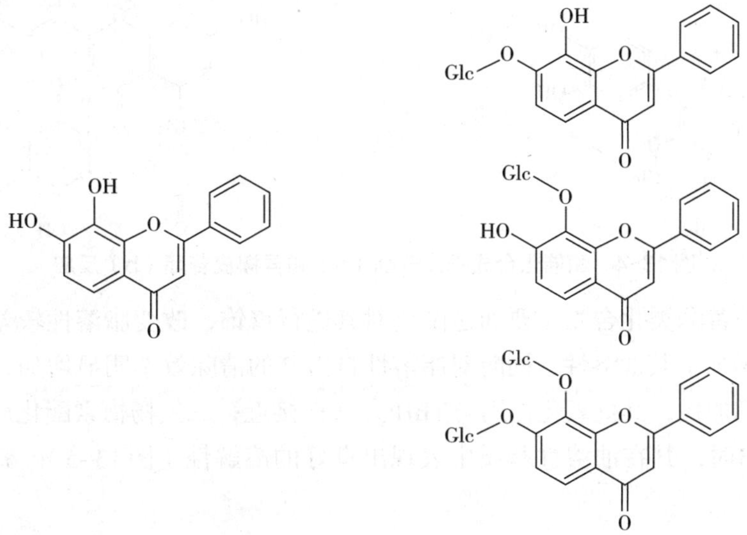

图13-2　7,8-二羟基黄酮糖苷化

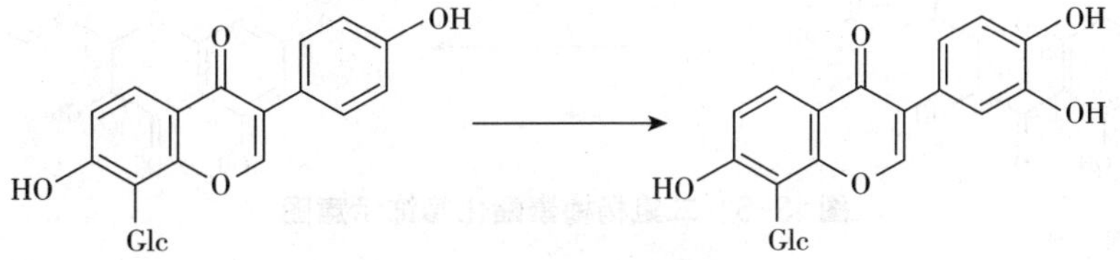

图13-3　葛根素羟基化

（二）改善油溶性的分子修饰（酶法、化学法）

黄酮类化合物通过分子修饰的方法改善黄酮类化合物的脂溶性，分子修饰是利用生物或化学合成的方法，将黄酮类化合物的分子结构某些部位酰化或酯化，使得新构成的分子脂溶性提高。目前分子修饰法可以分为酶法修饰和化学修饰两种。

1.酶法修饰　黄酮类化合物酶法修饰主要指采用酶催化的方法进行酰基化修饰，以脂肪酶和蛋白酶作为催化剂，修饰部位主要发生在黄酮类化合物伯羟基位置上。如采用羧基酯化酶对儿茶素进行修饰，脂溶性提高，产品添加到油脂中溶解性能良好，抗氧化诱导时间延长；采用脂肪酶B对根皮苷和异槲皮苷糖基上的伯羟基酯化反应生成酰化产物，脂溶性得到显著提高的同时抑制酪氨酸酶活性增强（图13-4）；采用南极假丝酵母脂肪酶B作为催化剂，酰化反应得到柚皮苷棕榈酸酯，脂溶性得到显著提高的同时，抑制病毒作用增强，抗氧化能力降低。

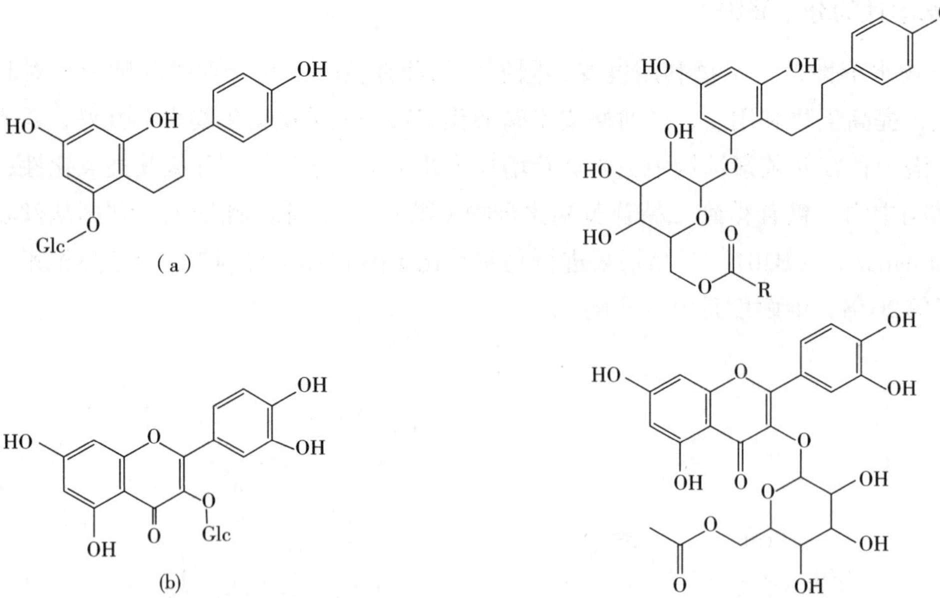

图13-4　酶催化合成根皮苷酯（a）和异槲皮苷酯（b）反应

2.化学修饰　目前黄酮类化合物主要通过酯化对其进行修饰，改变脂溶性较差的问题。如儿茶素用油酰氯分子修饰大大增加了其油溶性，同时对脂溶性自由基的清除效率明显增加，对食用大豆色拉油过氧化的抑制作用亦得到加强，其抗氧化作用与TBHQ、VE接近；二氢杨梅素酯化产物在油中的溶解度随之加大，当酯化度≥3时，其在油溶性基质中表现出良好的溶解性（图13-5）；茶多酚采用酰化法得到酯化茶多酚。

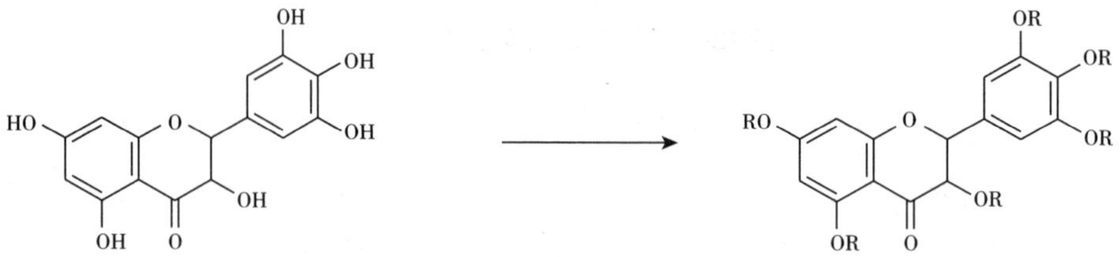

图13-5　二氢杨梅素酯化修饰示意图

（三）赋予黄酮类化合物特殊功能的分子修饰

1.成醚反应　研究表明，在槲皮素酚羟基上引入一个取代基，特别是长的或大的基团，可能是修饰抗前列腺癌药物的最好策略。3′,4′-二甲氧基黄酮醇的3-羟基上加入适当的氨基，在三种前列腺癌细胞系中的效力提高了292倍。此外，对2,3-脱氢水飞蓟宾的5-羟基进行修饰，得到了一种能够持续抑制前列腺癌细胞增殖的最佳衍生物。

2.与金属离子螯合降低毒性　由于黄酮类结构具有较高的超离域度，完整的大π键共轭体系，强配体氧原子与合适的空间构型，故其可作为金属离子的良好的螯合配体。如槲皮素和金属离子Cu^{2+}、Mn^{2+}、Fe^{2+}配合形成螯合物，不仅可以消除重金属离子的污染，而且还表现出SOD样的催化活力。黄酮类化合物通过与Al^{3+}螯合，可以降低Al^{3+}对人体的毒性。

二、新型给药系统改善黄酮类化合物的理化性质及增加成药性

（一）脂质体技术提高黄酮类药物的稳定性

脂质体（liposome）系指将药物包封于类脂质双分子层内而形成的微型泡囊体。

黄酮化合物含有多个酚羟基，还原性强，不稳定，易氧化分解失效。淫羊藿苷含多个酚羟基结构，极易受空气氧化失效。经酯化、酰化等修饰，稳定性、活性及水溶性均得以提高，但以常规口服给药，易被分解失效，效果不理想，将淫羊藿素包裹于脂质体的磷脂双分子层中，制成脂质体粉针（图13-6），提高了该成分水溶性，解决了普通脂质体聚集、沉降、融合、渗漏等不稳定性问题。具体实例见表13-2。

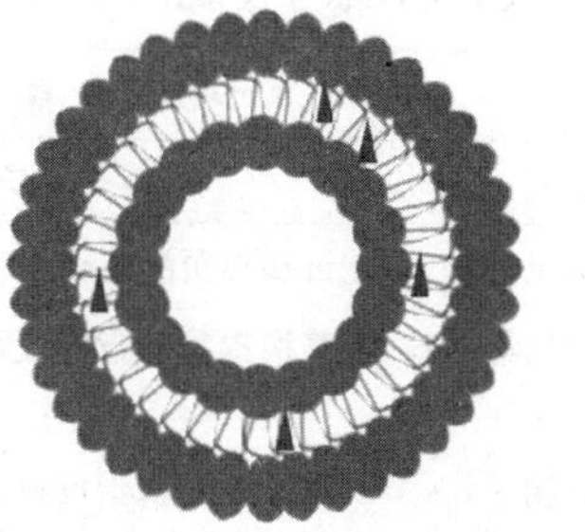

图13-6　淫羊藿素脂质体结构示意图

表13-2　黄酮类化合物脂质体实例

名称	处方	主要活性成分	剂型优势
淫羊藿素脂质体	大豆卵磷脂（50%~85%）、胆固醇（10%~35%）	淫羊藿素	提高了该成分水溶性，解决了普通脂质体聚集、沉降、融合、渗漏等不稳定性问题
牡丹花黄酮脂质体	蛋黄卵磷脂：胆固醇=1：1	牡丹花黄酮	分布均匀且稳定性良好
槲皮素脂质体	胆固醇：大豆磷脂=1：8	槲皮素	调整药物的体内分布和释放特征，起到靶向作用，提高药物疗效
二氢杨梅素脂质体	磷脂：胆固醇=1：1	二氢杨梅素	有一定缓释效应和较好稳定性的二氢杨梅素脂质体
葛根素脂质体	大豆磷脂：胆固醇=2：1	葛根素	葛根素稳定性提高

（二）固体分散体技术改善黄酮类药物的溶解度

黄酮类化合物的溶解度与其结构和存在状态相关。一般游离苷元难溶或不溶于水。黄酮、黄酮醇、查尔酮等平面性强的分子因分子与分子间排列紧密，分子间引力较大，更难溶于水；二氢黄酮及二氢黄酮醇等非平面性分子，分子与分子间的排列不紧密，分子间引力降低，有利于水分子进入，溶解度稍大。花色苷元（花青素）类虽也为平面结构，但因以离子形式存在，有盐的通性，故亲水性强，水溶性较大。药物发挥药效的重要前提是药物到达作用部位，并形成一定浓度。而黄酮类化合物的低溶解性限制了黄酮类制剂的开发应用。无定形固体分散体技术（solid dispersion，SD）可以将药物以无定形形式均匀分散在载体中改善难溶性药物的溶出。具体案例见表13-3。

表13-3　黄酮类化合物固体分散体实例

名称	载体材料	主要活性成分	剂型优势
二氢杨梅素固体分散体	PEG6000/PVP K30	二氢杨梅素	溶解度、溶出度和溶出速率增加，生物利用度提高
黄芩苷固体分散体	PEG6000/PVP K30	黄芩苷	黄芩苷的溶出速率显著提高
槲皮素固体分散体	槲皮素-PVPK30-木糖醇	槲皮素	显著提高药物溶出度和大鼠体内生物利用度
淫羊藿素固体分散体	淫羊藿素-泊洛沙姆188	淫羊藿素	显著提高了淫羊藿素的溶出度
葛根素固体分散体	PVP K30	葛根素	溶解度溶解速度均有所提升

（三）磷脂复合物技术改善黄酮类药物的油水分配系数

油水分配系数反映了药物的亲水亲油性，对其透过脂质膜起到决定性作用，是用于预测制剂工艺的重要参数。P值过低（$\log P<-2$），药物水溶性强不能穿过脂质膜；P值过高（$\log P>3$），药物脂溶性强很难被释放入血管或淋巴管；$0<\log P<3$时，可从胃肠道给药吸收，且最佳P值为$-1<\log P<2$。大多数黄酮类药物疏水性强，在体内吸收较差，但对磷脂有特殊的亲和力。制成黄酮类磷脂复合物具有诸多改善的优势，具体案例见表13-4。例如，葛根素极性大，亲脂性弱，透膜吸收存在困难。将葛根总黄酮制成磷脂

复合物提高葛根总黄酮的表观油水分配系数，从而得到脂溶性高的葛根总黄酮制剂，增强透膜吸收。

表 13-4　黄酮类化合物磷脂复合物实例

名称	处方材料	主要活性成分	剂型优势
苦参总黄酮磷脂复合物	苦参总黄酮与磷脂投料比为1∶1.5	苦参总黄酮	溶解度、油水分配系数及释放度均提高
葛根素磷脂复合物纳米粒	葛根素与磷脂的投料比为1∶2	葛根素	葛根素磷脂复合物纳米粒包封率和载药量高、性质稳定、体外释药具有缓释行为
黄芩苷磷脂复合物	黄芩苷与磷脂投料比1∶3	黄芩苷	溶解度，生物利用度均提高
二氢杨梅磷脂复合物	二氢杨梅素与磷脂酰胆碱投料比1∶1.2	二氢杨梅素	溶解度、油水分配系数及释放度均提高
灯盏花素磷脂复合物	灯盏花素与卵磷脂投料比1∶0.5	灯盏花素	显著改善灯盏花素的水溶性及脂溶性

三、改善黄酮类药物生物药剂学性质

生物药剂学是研究药物及其剂型的体内过程及影响因素。药物在体内的转运特征与其自身结构及制剂的给药方式等密切相关。部分黄酮类化合物属于BSC Ⅱ类药物，具有低溶解性高渗透性，在体内代谢快、持效短，不稳定易降解，限制了临床上的使用。常用的提高其生物利用度的方法如图13-7所示。

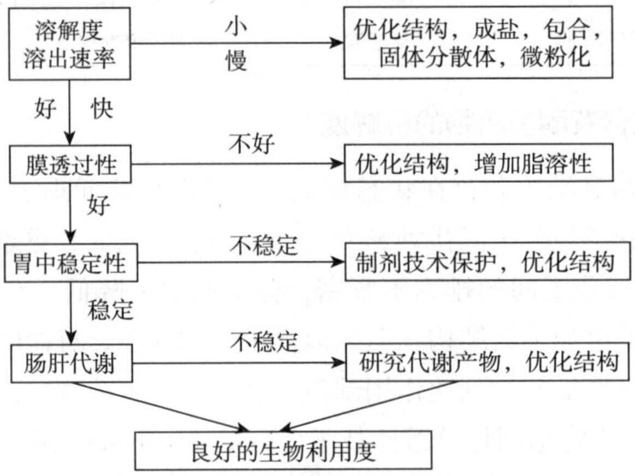

图 13-7　黄酮类化合物的理化性质与体内过程指导制剂设计示意图

（一）纳米给药系统用于改善黄酮类药物的生物药剂学性质

纳米给药系统主要包括纳米粒、脂质体和微球等粒子分布在10~1000nm范围内的固体粒子（图13-8）。具体案例见表13-5，纳米制剂用于黄酮类药物可以发挥纳米制剂的小粒径、大比表面积的特点，增加黄酮类药物溶解度，改善药物吸收。纳米制剂体积小，使黄酮类药物具有跨细胞和组织屏障的能力，改善药物的体内分布，增加疗效，降低不良反应。

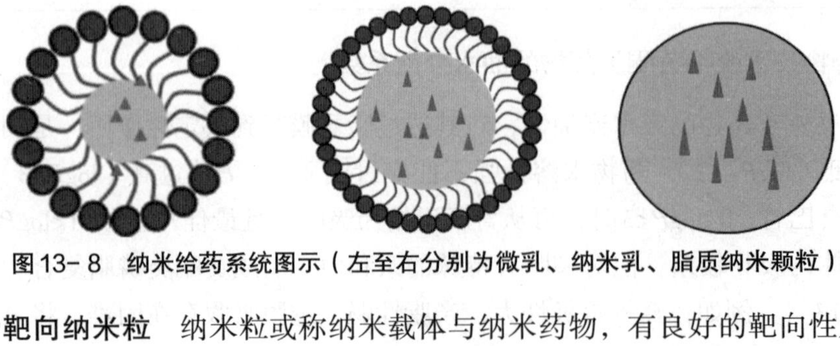

图 13-8　纳米给药系统图示（左至右分别为微乳、纳米乳、脂质纳米颗粒）

1.淫羊藿素骨靶向纳米粒　纳米粒或称纳米载体与纳米药物，有良好的靶向性及较高的生物利用度等。淫羊藿素（icaritin，ICT）具有防止绝经后妇女骨量丢失的作用。ICT水溶性差、体内易代谢、骨组织分布少，长时间大剂量给药会造成其他组织器官的不良反应。制备的淫羊藿素PLGA–PEG–ALN骨靶向纳米粒，对骨组织具有特异性亲和力，可以降低非靶部位的药物浓度，改善药物的疗效降低不良反应。

2.葛根素自微乳　自微乳给药系统（self–microemulsifying drug delivery system，SMEDDS）是由油、表面活性剂和助表面活性剂或少量水组成的均一透明溶液，可作为疏水性、难吸收或易水解药物的载体。葛根素（puerarin，Pue）有抗炎、保护心血管等药理学作用和生物活性。但溶解度小、吸收性差、生物利用度低，阻碍了临床应用。通过制备葛根素自微乳改善了葛根素的溶解性，提高了体内吸收。

3.沙棘总黄酮脂质纳米粒　固体脂质纳米粒（solid lipid nanoparticles，SLN）是指粒径在10~1000nm的固体胶粒给药系统。具有可以控制药物释放、避免药物降解或泄漏以及良好的靶向性等优点。沙棘总黄酮具有治疗心血管疾病的活性，但靶部位的药物分布极低，将其制成固体脂质纳米粒（TFH–SLN），药物主要集中在心、血、肝组织，改变了体内分布的同时提高了体内的吸收。

表13–5　黄酮类药物纳米给药系统实例

给药系统类型	名称	主要活性成分	剂型优势
纳米粒	沙棘总黄酮脂质纳米粒	沙棘总黄酮	改变了体内分布的同时提高了体内的吸收。
	淫羊藿素骨靶向纳米粒	淫羊藿素	降低非靶部位的药物浓度，改善药物的疗效，降低不良反应
	黄芩苷纳米脂质体	黄芩苷	增大其内部的载药容量，提高药物的包封率
	葛根素肠溶纳米粒	葛根素（Pue）	增加肠道黏附，提高生物利用度
微乳	黄芩苷自微乳	黄芩苷	改善溶解性、稳定性，提高生物利用度
	葛根素自微乳	葛根素	改善了葛根素的溶解性，提高了体内吸收
	二氢杨梅素微乳	二氢杨梅素	改善溶解度与稳定性，提高生物利用度
	黄芩苷自微乳	黄芩苷	改善溶解度与稳定性，减少刺激性，提高生物利用度
微囊	二氢杨梅素微囊	二氢杨梅素（DMY）	增加稳定性，延缓或控制药物的释放，减少胃肠道刺激，提高其靶向性，提高生物利用度
包合物	DMY–HP–β–CD包合物	二氢杨梅（DMY）	改善水溶性和稳定性，提高生物利用度
	DMY–β–CD包合物	二氢杨梅（DMY）	改善水溶性和稳定性，提高生物利用度
	葛根素–β–CD包合物	葛根素（Pue）	改善水溶性和稳定性，提高生物利用度
	黄芩苷–β–CD包合物	黄芩苷	改善水溶性和稳定性，提高生物利用度
胶束	DMY纳米胶束	二氢杨梅（DMY）	增加了其水溶性和稳定性，提高生物利用度
	Pue混合胶束	葛根素（Pue）	显著提高药物的溶解度
	黄芩苷混合胶束	黄芩苷	提高溶解性、释药行为稳定有缓释效果

（二）前药设计改善黄酮类药物的生物药剂学性质

前药是指药物经过化学结构改造后，在体外无活性或活性很低，在体内经酶促或非酶促作用释放出原药而发挥药理作用。前药的设计一般利用药物分子的羟基、氨基、羧基或羧酸等化学活性基团，制成易于在体内条件释放原药的衍生物，通过衍生物的理化性质变化，来改善药物性能。利用前药原理对黄酮类化合物进行结构修饰，会改进脂溶性、水溶性、代谢稳定性及吸收等。具体实例见表13–6。

1.葛根素前药修饰　葛根素（puerarin，Pue）具有降血压、扩张冠脉及脑血管、改善脑部微循环等多种药理作用。临床所用的注射剂由于体内消除太快，长期大剂量给药，血管内溶血的不良反应较严重。采用聚乙二醇（PEG）负载技术制备出PEG化葛根素前药（mPEG5000–Pur）注射剂，药效增强、不良反应降低（图13-9）。

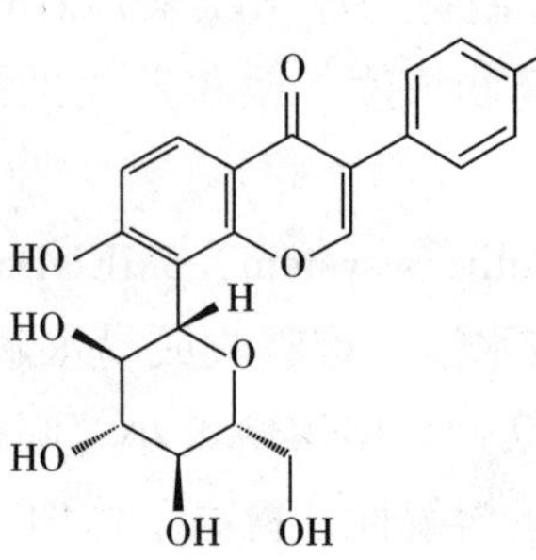

葛根素

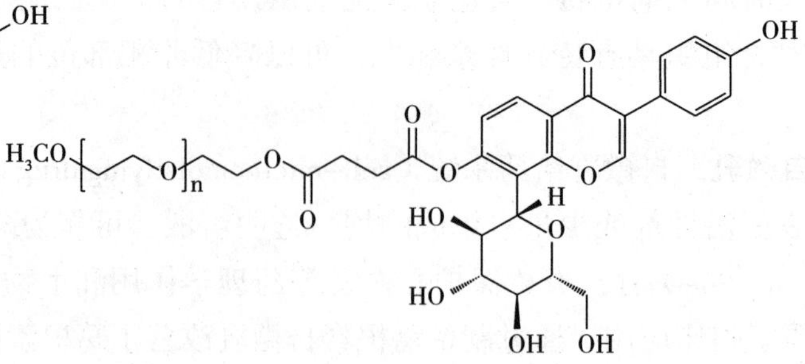

PEG化葛根素前药（mPEG5000-Pur）

图13-9　葛根素及其前药结构式

2.槲皮素前药修饰　槲皮素（quercetin）具有心血管保护、抗癌、抑制神经退化等药理作用。但其吸收性差、生物利用度低阻碍了槲皮素的临床开发应用。将其制备槲皮素前药（图13-10），水溶性提高，生物利用度增强。

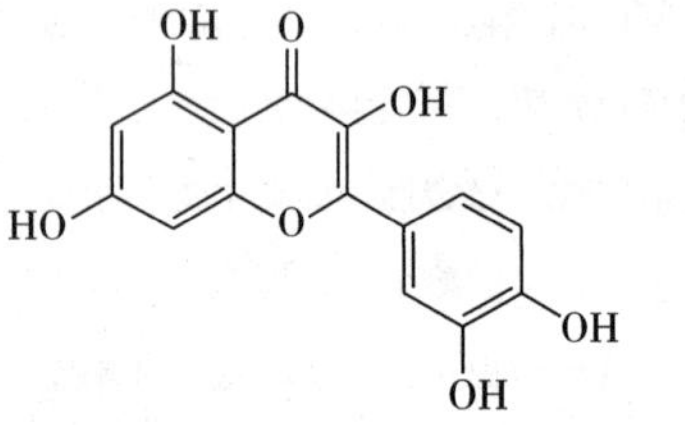

槲皮素

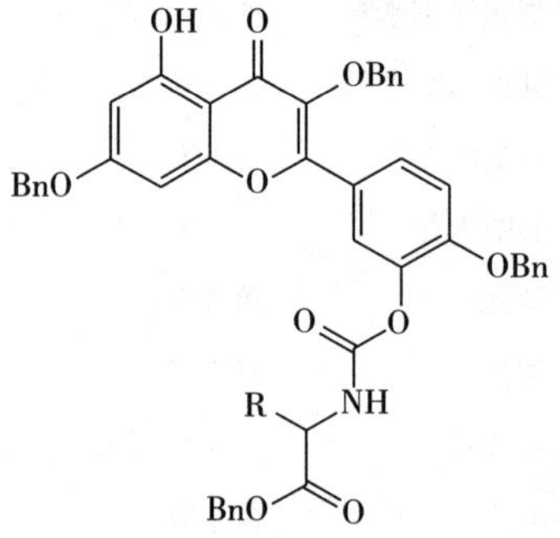

槲皮素前药

图13-10　槲皮素及其前药结构式

表13-6　黄酮类化合物前药实例

名称	前药设计手段	主要活性成分	优势
黄芩苷酯型前药	将黄芩苷制备成易于被体内酯酶水解的酯型前药	黄芩苷	药物脂溶性提高
PEG化葛根素前药	乙二醇（PEG）负载技术	葛根素	药效增强、不良反应降低
槲皮素苯磺酸酯前药	成酯后降低首过效应，体内酶水解后发挥疗效	槲皮素	水溶性、脂溶性均有所改善
槲皮素磷酸酯前药	将槲皮素制成易于被体内酯酶水解的磷酸酯类前药	槲皮素	水溶性、脂溶性均有所改善
葛根素-7-磷酸酯钠	将葛根素制成易于被体内酯酶水解的磷酸酯类前药	葛根素	葛根素-7-磷酸酯钠具有较好的水溶性，提高药效
PEG化黄芩苷前药	PEG负载技术	黄芩苷	药效增强、不良反应降低
槲皮素氨基酸氨基甲酸酯	氨基酸结构修饰	槲皮素	水溶性、脂溶性均有所改善，生物利用度较高

（三）药物临床新用途的开发

黄芩是国家卫生健康委员会发布的《新型冠状病毒肺炎诊疗方案（试行第七版）》推荐首选的方剂清肺排毒汤重要的处方组成，提示其在治疗新型冠状病毒感染中可能发挥重要作用。目前上市的黄芩素相关药物只用于急性肠炎和肝炎，其有可能通过多方面机制改善症状，可用于进一步临床开发和应用。淫羊藿为《中国药典》2020年版收录的常用中药，具有补肾阳、强筋骨、祛风湿等功效，淫羊藿素为该药材中代表性的异戊烯基化黄酮类化合物，虽然其含量较低，但具有广泛药理作用，如抗肿瘤、抗骨质疏松和骨骼肌萎缩、抗阿尔茨海默病、抗氧化、抗抑郁、调节免疫、抗炎、延缓肝纤维化等，作为治疗晚期肝细胞癌的药物已进入Ⅲ期临床研究。槲皮素的药理研究主要表现在呼吸系统疾病应用中包括呼吸系统肿瘤、肺纤维化、肺损伤、呼吸道病毒感染等方面，近期临床研究表明其在抗炎处方中为中药组成成分，如清肺排毒汤，可进一步用于临床抗炎抗病毒的制剂开发。

第三节　皂苷类天然药物结构修饰及新型给药系统

皂苷化合物广泛存在于许多中药材当中，如人参、三七、绞股蓝、重楼、薤白等。皂苷类天然产物具有抗炎、抗肿瘤、抗氧化、降血糖等多种药理作用。可根据其配基的结构分为三萜皂苷（triterpenoid saponins）与甾体皂苷（steroidal saponins）。三萜类皂苷中最具代表性的成分为人参皂苷，根据人参皂苷C-20侧链的差异，可分为达玛烷型和齐墩果酸型人参皂苷。皂苷类天然产物存在溶解性差，难以达到治疗要求的血药浓度、生物利用度低、稀有皂苷产率低等问题，限制了皂苷类天然产物开发与应用。通过对皂苷类天然产物进行结构修饰，如通过PEG化可形成聚合物胶束增强药物水溶性、手性结构修饰技术实现稀有皂苷（元）的产业化从而增强药物的成药性、水解产物与磷脂天然结合提高跨膜能力强化吸收、形成前药纳米颗粒可增强药物的靶向作用并提高生物利用度。皂苷类天然产物经结构修饰后可有利于结合新型给药系统，进一步增强皂苷类天然产物的成药性。

一、改善水溶性与易得性有利于增强皂苷类天然产物成药性

（一）改善难溶性皂苷类天然产物的水溶性

为改善难溶性皂苷类天然产物水溶性，可采取将难溶性皂苷类天然产物分子中引入亲水性基团、与氨基酸衍生化形成酯基等方法，增强难溶性皂苷的亲水性。将具有抗肿瘤活性的疏水性药物人参皂苷Rh2以共价连接的方式与亲水性高分子材料PEG结合，有助于与PEG形成新型的两亲性聚合物，增强其水溶性。并且聚合物可在水相中自组装形成聚合物胶束从而实现疏水性药物人参皂苷Rh2的递送。

难溶性皂苷与PEG结合具有如下特点：①增强药物的水溶性；②可经自组装形成聚合物胶束；③实现疏水性药物的递送，增强成药性。

（二）提高稀有皂苷的易得性，便于制剂开发

稀有人参皂苷（元）如20(*S*)-R_{g3}、R_{h2}以及PPD等具有很强的药理活性，但在含量极低，影响稀有皂苷成药性。对于稀有皂苷可通过手性结构修饰技术，将大量天然存在的人参皂苷高效转化为稀有人参皂苷（元），获得稀有皂苷（元）的单一化合物，攻克稀有皂苷（元）的产业化难关，有利于稀有皂苷（元）的创新药物开发。20(*S*)-原人参二醇[20(*S*)-Protopanaxadiol，20(*S*)-PPD]具有很强的抗癌活性，但在人参中含量极低，是制约开发的主要瓶颈之一。采用手性结构修饰技术将二醇组人参皂苷高效转化为20(*S*)-PPD，有利于与白蛋白纳米技术结合，得到的20(*S*)-PPD白蛋白纳米粒稳定性强、载药量高、生物利用度高，疗效显著，可作为骨髓造血干细胞激动剂治疗骨髓抑制等血细胞减少性疾病。

经手性结构修饰技术得到的20(*S*)-PPD具有如下特点：①攻克稀有皂苷的产业化难关，增强其易得性；②有利于与新型给药系统如白蛋白纳米粒结合，便于创新药物的开发。

二、改善皂苷类天然产物生物药剂学性质

皂苷类天然产物虽具有多种药理作用，但通常需要在肠道菌群的作用下发生相互作用，进一步被水解、酶降解后产生代谢产物才能被机体吸收发挥药效，体内原型成分较少。因此皂苷类天然产物的本身吸收较差、在血浆中浓度很低、口服生物利用度差。研究表明，大多数天然皂苷的药理成分为次级苷或苷元。针对皂苷类天然产物的这一缺陷，对于皂苷类天然产物进行结构改造和修饰，通过水解、手性结构修饰、生物合成、糖基化反应、PEG衍生化等方法获得活性更好，生物利用度更高的皂苷。20(*S*)-PPD经化学水解或手性结构修饰后得到，可直接发挥药效。薯蓣皂苷元可通过生物合成或糖基化反应从薯蓣皂苷中获得，具有抗肿瘤、治疗心脑血管疾病的作用。人参皂苷R_{g1}可通过PEG修饰保护在体内的结构完整，增强代谢稳定性。基于皂苷类化合物的生物药剂学特点，有利于与新型给药系统结合，从而增强体内吸收、提高生物利用度、增强疗效，以及提高靶向作用等。

（一）增强药物吸收——脂质体-乳剂复合体给药系统

20(*S*)-PPD是一种达玛烷衍生的人参皂苷元，主要来源于三七、人参、西洋参、绞股蓝等药用植物中。可采用酸水解、碱水解、酶水解，以及手性结构修饰条件下将人参皂苷经结构改造后得到。经结构改造得到的代谢产物避免了原皂苷在体内代谢转化的过程，可直接发挥药效。但20(*S*)-PPD的口服生物利用度低，存在首过效应。将其与新型给药系统脂质体-乳剂复合体（liposome-emulsion hybrid，LEH）结合。LEH具备独特的载药模式，20(*S*)-PPD代替胆固醇与磷脂结合成脂质体-乳剂复合体，使生物膜的相容性增强，提高了跨膜能力。并且口服给药可经淋巴系统转运后到达体循环，避免了肝脏的首过效应，增强了药物的口服生物利用度。

通过结构修饰得到的稀有皂苷元与脂质体-乳剂复合体给药系统结合具有如下特点：①避免体内代谢转化，直接发挥药效；②提高药物的跨膜能力；③避免肝脏首过效应，增强口服吸收；④提高难溶性药物的口服生物利用度。

（二）增强药物疗效——纳米微球给药系统

薯蓣皂苷元（diosgenin）是异螺甾烷的衍生物，属于甾体皂苷类化合物。为薯蓣科薯蓣属植物根茎中薯蓣皂苷（dioscin）的水解产物。通过生物合成途径以及糖基化反应得到薯蓣皂苷元。薯蓣皂苷元具有抗肿瘤的药理活性，通过诱导细胞凋亡、激活P53、细胞周期停滞、激活caspase-3等途径实现抗癌作用。经结构修饰得到的薯蓣皂苷元采取薄膜水化法载入到类脂囊泡中，可有效提高薯蓣皂苷元水溶性及药物活性。与游离态的薯蓣皂苷元相比，薯蓣皂苷元微球对人的肝癌细胞株的抗癌作用增加了32%，可作为一种可控的、持续的、有效的药物载体，提升药物的活性，进一步增强药效。

经结构修饰得到的薯蓣皂苷元与纳米微球给药系统结合特点：①增强药物的活性；②增强难溶性药物的溶解度；③有利于增强药效。

（三）增强药物的代谢稳定性——有利于与新型给药系统结合增强疗效

人参皂苷R_{g1}在体内不稳定，容易在胃肠道菌群的作用下发生分解转化为人参皂苷R_{h1}。为增强人参皂苷R_{g1}结构的完整性，增强其在体内代谢稳定性，可通过PEG修饰的方法保护糖苷链结构不被破坏，从而提高人参皂苷R_{g1}的体内稳定性，并且还能够延长药物的半衰期，有利于人参皂苷R_{g1}新型给药系统的开发。以人参皂苷R_{g1}为基源开发的新型给药系统如人参皂苷R_{g1}微球、脂质体等，对人参皂苷R_{g1}进行结构修饰有助于保护其结构的完整性，有利于与新型给药系统结合获得更好的治疗效果。

人参皂苷R_{g1}经PEG修饰后特点如下：①保护结构的完整性，增强体内的代谢稳定性；②延长半衰期；③与新型给药系统结合增强疗效。

（四）改善药物的体内分布——前药纳米颗粒靶向治疗策略

薯蓣皂苷元可经多种途径获得，薯蓣皂苷元对于治疗心脑血管疾病疗效显著。基于薯蓣皂苷元这一药理活性，将薯蓣皂苷元与聚乙二醇结合制备成在血液中循环时间较长的、安全性较高的前药纳米颗粒，可以提升药物的靶向作用，在血栓部位靶向释放出薯蓣皂苷元，前药设计可增强薯蓣皂苷元的生物利用度，提高靶向作用。

薯蓣皂苷元前药纳米颗粒特点如下：①提高药物的靶向作用；②提高药物生物利用度；③有利于增强药效。

（五）药物临床新用途的开发

人参皂苷具有很强的抗肿瘤、抗心肌缺血等药理活性，以人参皂苷R_{g3}为主要活性成分的参一胶囊作为化疗辅助用药在临床中广泛应用。除对于人参皂苷进行结构修饰后得到具有抗肿瘤、抗心肌缺血活性的人参皂苷元外，将人参皂苷进行环内的氧化反应后最终生成的PD（人参二醇）衍生物对于HIV（人体免疫缺陷病毒）具有很好的抑制作用。人参二醇的抗HIV的药理作用有助于人参皂苷类天然产物创新药物的开发。

第四节　生物碱类天然药物结构修饰及新型给药系统

生物碱（alkaloids）是一类重要的天然有机化合物，其应用历史几乎与人类文明史一样久远。德国助理药剂师F.W. Sertürner于1806年从鸦片中分离出吗啡（morphine），并首次报道碱性特性，人类才真正开始了对生物碱的研究。1833年，采用阿拉伯语“alqali”和希腊语“eidos”二字联合命名为“alkaloid”，意味“似碱的性质”。目前，从植物中发现生物碱的种类和数量，随着提取物分离与结构表征手段增加迅速。到2001年，从天然界（植物、动物、霉菌、海洋生物和微生物等）中共分离得到26900多种生物碱。至少有60类植物生物碱被各国批准作为药物。

生物碱药物由于其疗效以及毒性导致在临床应用上限制过多，以天然生物碱为先导化合物，结合结构与生物活性关系和代谢研究进一步进行结构修饰和类似物合成，以提高药效和降低毒性。

一、改善生物碱类天然产物理化性质及增加成药性

生物碱含有大量生物活性相关特征的分子骨架和药效团，如何将生物碱发展成为临床治疗药物一直是人们努力的目标。对于生物碱而言，由于以下几种原因常常限制了其成药性：①受自然资源和生长条件等方面的限制，生物碱又称“植物碱”，通常来源于天然植物，但许多生物碱难以通过提取分离而获得足够的质量，这种可及性限制阻碍活性分子的临床前和临床研究以及上市供应；②自然界难以发现可以直接利用的新结构和新活性生物碱；③生物碱通常存在水溶性差，活性不强，结构类似物多等成药性缺陷。亟需新的策略和手段进行成药性改造和优化。

（一）改善生物碱的理化性质

喜树碱［20(*S*)-camptothecin ，CPT］是1966年从珙桐科植物喜树（*Camptotheca acuminata Decne*）提取分离，后又从*Nothapodytes foetidal*、*Ervatamia heyneanal*、*Pyrenacanthaklaineanal*中分离得到的吡咯

[3,4-b]喹啉生物碱，是重要的广谱抗癌活性天然产物。但由于喜树碱的水溶性差，在中性或生理条件下，会快速发生开环反应，转变为无活性的喜树碱羧酸盐而在应用过程中受到限制。研究者们一直致力于结构修饰，寻找高效、低毒及水溶性稳定性高的喜树碱衍生物。

喜树碱的结构修饰主要集中在水溶性喜树碱衍生物半合成，其中9-二甲胺甲基-10羟基-喜树碱，显示广谱抗肿瘤活性，商品名为托泊替康（topotecan），是一种水溶性的半合成喜树碱衍生物。另一个为7-乙基哌基-1-哌啶基羰氧喜树碱，商品名为伊立替康。通过这两种结构修饰方式，喜树碱的水溶性与稳定性得到了提高。新型给药系统的发展，使喜树碱的衍生物——伊立替康有了脂质体上市药品即Onivyde，采用乙醇注入法制备空白脂质体、蔗糖八硫酸酯梯度法进行主动载药使药物可稳定地存在于脂质体内核心，进而获得稳定性好，治疗效果显著的伊立替康脂质体药物递送系统。

通过PEG化喜树碱增强其水溶性，以聚酯类材料（PLGA、PLA、PCL）为脂质聚合物内核，采用乳化溶剂挥发法，制备了载药量良好、疗效好、不良反应小和稳定性好的羟基喜树碱（HCPT）脂质聚合物杂化纳米粒。

（二）拓展生物碱药物获得途径

紫杉醇是FDA批准的第一个来自于天然植物的化学药物，是一种二萜类生物碱药物。紫杉醇只发现存在于红豆杉属和澳洲红豆杉属植物中，且含量极低，仅仅为干质量的0.0005%~0.07%。因此通过简单、方便的合成途径获得紫杉醇以及通过结构修饰改善其理化性质，增加药效，降低毒性。并在进行结构改善的过程对其后续可制备成药物制剂的相关特性进行探究，保证所得到新衍生物的成药性成为了研究热点。紫杉醇类衍生物已经有了许多新的品种，例如多西他赛、卡巴他赛等。

应用聚合物胶束递送系统可以改善紫杉醇类药物溶解度、药代动力学、药效学、生物利用度、疗效和毒性分布。羧甲基纤维素作为聚合物主链用于紫杉醇的递送，形成聚乙二醇化羧甲基纤维素-DTX结合物的纳米粒，对癌细胞株细胞毒性增强。

二、改善体内行为的结构改造与给药系统

由于生物碱药物自身的限制，在体内过程难以发挥最佳效果。因此，通过对生物碱进行结构修饰及应用新型递送系统能够提升生物碱药物的可利用性。

（一）促进药物吸收与改善体内分布

口服药物的吸收在胃肠道黏膜的上皮细胞膜中进行，口服药物的吸收阶段是药物在全身治疗作用的重要前提。而药物在体内的分布则是发挥药效的重要环节，分布速度决定药效产生的快慢，而在病灶的分布含量决定药效发挥的强弱。

小檗碱（berberine，BER）具有抗菌、降血糖、抗肿瘤、调节脂质和糖代谢、抑制肿瘤细胞增殖、抗炎、诱导细胞凋亡等多种药理作用。然而，小檗碱的溶解性不好；同时，小檗碱是外排转运体P-糖蛋白（P-glycoprotein，P-gp）的底物，导致小檗碱口服后很难被吸收，在动物和人体内均显示了很低的生物利用度（<1%）。

通过小檗碱与磷脂结合形成小檗碱-磷脂复合物（p-BER）具有纳米级的粒径，表面电荷负值，包封率达85%。与口服BER相比，生物利用度提高了3倍。口服p-BER可降低db/db糖尿病小鼠空腹血糖水平，改善其系统高脂血症代谢能力。

通过对小檗碱C-9位添加中等长度的亲脂性烷基取代基改善其亲脂性，小檗碱的亲脂性改变可有利于其细胞毒性和抗迁移活性的发挥。具有代表性电子移位亲脂性阳离子（DLCs）结构的亲脂性烷基小檗

碱衍生物不仅是优良的抗肿瘤药物，而且是有效的线粒体靶向配体。以9-*O*-十八烷基取代小檗碱衍生物（BD）为原料的自组装纳米药物，用DSPE-PEG2000包衣以提高稳定性，用透明质酸（HA）包衣以加速其向肿瘤组织的分布，从而更好地靶向癌症。

（二）提高药物的代谢稳定性

长春新碱（VCR）和长春碱（VLB）是从长春花属植物长春花中分离得到的生物碱。在细胞生物学中，能够与微管蛋白二聚体结合，阻止正常的微管形成并在中期阻止有丝分裂，广泛用于癌症的治疗。然而，对癌细胞的特异性较低，并对所有快速分裂的细胞进行攻击，导致神经毒性、骨髓抑制和胃肠道疾病。通过结构修饰可以获得疗效显著且毒性低、稳定性好的化合物。同时，长春花生物碱在体内外均不稳定，具有典型的氧化和水解代谢降解途径，可被内源性和外源性氧化物质降解。为解决长春花碱类药物不稳定的因素，采用离子配对技术制备长春新碱脂质体，可有效改善体内外的稳定性，保证其药效的发挥。

由于药物的代谢不稳定性，导致药物进入体内后其发生代谢转化，药物在体内可能会产生其他物质，对药物疗效的发挥产生限制，通过结构修饰并结合新型递送系统可保证药物疗效的发挥。

（三）临床上新用途的开发

结构修饰还可以使天然产物在临床上有新用途，常山（*Dichroa febrifuga* Lour.）用于治疗疟疾已有两千多年历史，通过对其结构进行各种改造得到一系列化合物。其中常咯啉（changrolin）经临床试验发现有减少心脏异位节律作用，动物实验证明能阻止乌头碱、乌巴因、氯化钡或缺血引起的室性心律失常，并提高刺激室颤阈值。临床验证阐明对各种病因引起的室性期前收缩和阵发性心动过速有良好疗效，对使用过其他抗心律失常药而无效的顽固型心律失常患者也有良好效果。已作为抗心律失常药应用于临床。

通过对药物构效关系的判断对药物进行结构改造，让其发挥不同的药理作用，使许多药物产生新用途，因此，通过结构改造使药物有了更充分的应用。

第五节　内酯类及油脂类天然药物结构修饰及新型给药系统

内酯（lactones）是指在同一分子中既含有羧基，又含有羟基，二者脱水生成的有机物。内酯类化合物是环状化合物（含内酯结构），在自然界中广泛存在，对生物体有重要的作用。油脂（grease）是油和脂肪的统称，从化学成分上来讲油脂都是高级脂肪酸与甘油形成的酯。自然界中的油脂是多种物质的混合物，其主要成分是一分子甘油与三分子高级脂肪酸脱水形成的酯，称为甘油三酯。油脂分布十分广泛，各种植物的种子、动物的组织和器官中都存在一定数量的油脂，特别是油料作物的种子和动物皮下的脂肪组织，油脂含量丰富。

一、改善内酯类及油脂类天然产物理化性质及增加成药性

内酯类与油脂类天然产物由于自身结构的特殊性，水溶性差，生物利用度低，部分药物亲水亲油性差，难以制成合适的制剂，限制了临床应用，因此，有必要对内酯类及油脂药物进行结构改造及应用新型给药系统以改善理化性质及增加成药性。

（一）提高药物血浆稳定性

不稳定的药物会在配制样品的缓冲液中发生分解，分解产物可能会影响活性测试的准确性，也会

因各种因素的影响发生分解变质，导致药物疗效降低或不良反应增加，甚至产生有毒物质，因此采用结构修饰的策略增加药物的稳定性十分重要。愈创木倍半萜内酯类化合物含笑内酯（micheliolide）具有抗炎及抗肿瘤活性，水溶性和血浆稳定性差，被摄取后药物血浆浓度太低，影响其体内药理作用。对含笑内酯结构中α-亚甲基-γ-丁内酯和二甲胺进行Michael加成，可得到水溶性高的二甲胺衍生物，在中性溶液（pH7.4）和血浆中可持续转化为含笑内酯，相比原料药具有较高的口服生物利用度和血浆稳定性，有利于制成脂质微球注射液，增加静脉注射安全性。同时，脂质微球特殊的理化特性和低毒性决定了其可以作为脂溶性药物，特别是抗癌药物、麻醉药物及抗炎药物的良好载体。

（二）改善难溶性药物水溶性

内酯类与油脂类化合物均存在水溶性差、生物利用度低的问题，可以通过成盐以及引入氨基酸、糖分子等方法进行修饰，增加成药性。银杏内酯B（ginkgolide B）是由6个五元环组成的刚性结构，水溶性差、生物利用度低，限制了其临床应用。通过对银杏内酯B的C-10位羟基修饰得到含氮衍生物，进一步制成甲磺酸盐，该成盐衍生物在基本保持了银杏内酯B抗血小板活化因子活性的同时，极大改善了银杏内酯B的水溶性，也有利于将甲磺酸胺银杏内酯B制成冻干粉针。

（三）增加制剂工艺的便捷性

倍半萜内酯是基本骨架为15个碳原子的内酯化合物，是无色、味苦而比较稳定的脂溶性成分，一般为碳氢氧组成，极少数含有硫或卤原子，水溶性差，生物利用度低，难以开发临床给药新剂型。通过结构修饰，改善药物亲水亲油性，增加制剂工艺的便捷性。倍半萜内酯化合物青蒿素（artemisinin）是治疗疟疾耐药性效果最好的药物，但亲水亲油性都较差，很难制成合适的剂型，造成生物利用度低和再燃率高等问题。将青蒿素催化加氢得到双氢青蒿素，以双氢青蒿素为中间体，在酸的催化下形成蒿甲醚。蒿甲醚经临床研究证实不仅保持了青蒿素的特点而且具有了油溶和水溶的特点，显示了比青蒿素更好的化学稳定性，能使复燃率有所降低。其油溶性和水溶性较大的特点也使得它可以制成蒿甲醚纳米脂质体，有效提高生物利用度，增加药物靶向性。

二、改善内酯类及油脂类天然产物生物药剂学性质

药物的生物药剂学性质直接影响药物在体内的疗效及毒性，内酯类与油脂类天然产物生物药剂学性质较差，难以在体内产生良好的疗效，可以通过结构修饰以及应用新型递送系统来改善内酯类及油脂类天然产物生物药剂学性质。

（一）改善药物的疗效及降低毒性

内酯类化合物成分复杂，易产生不良反应，适当的结构修饰不仅能增加药效而且能降低药物的不良反应。穿心莲内酯是一种“天然抗生素”，现已被开发成多种中成药制剂，但穿心莲内酯类注射药物存在较严重的不良反应问题。原因之一可能为药物本身，即游离穿心莲内酯类药物进入血液循环，引起机体免疫。将穿心莲内酯制备成前药脱水穿心莲内酯-二缬氨酸酯盐酸盐（DADH），可以将穿心莲内酯被动靶向运送至炎症部位，降低血液循环中游离药物浓度，达到改善疗效降低毒性的目的。

（二）增强药物代谢稳定性——提高药物体内活性

代谢稳定性一般被用来描述化合物代谢的速度和程度，是影响药代动力学性质的主要因素之一，代谢稳定性低意味着化合物在体内较容易被代谢，往往预示着不良的药代动力学性质，如口服生物利用度低、作用时间短。大环内酯一般都是14~16元环，环内无双键，非常稳定，但是在体内易受到酯解酶的

作用使大环内酯开环导致失活，可以采取结构修饰，替换其中的内酯键，增强药物的代谢稳定性。埃博霉素（epothilone）具有广谱抗肿瘤活性，用于对紫杉醇耐药的肿瘤仍表现出有效的抑制作用。但体内不稳定的缺陷导致在临床上的应用受到限制。通过结构修饰，用内酰胺键代替原来内酯键的产物——伊沙匹隆可以很好地保留抗癌活性，提高代谢稳定性。进一步将伊沙匹隆制成基于叶酸（FA）官能化聚乙二醇-聚丁二酸丙二酸酯（PEG-PPSu）共聚物，可以作为过度表达叶酸受体的乳腺癌肿。

（三）改善内酯类药物的体内分布——提高药物靶向性

药物在体内分布后的血药浓度与药理作用有密切的关系，决定药效起始时间、强弱或作用持续时间，内酯类药物如穿心莲内酯、小白菊内酯均存在体内分布较为集中的问题，通过结构修饰可以改善内酯类药物的体内分布。穿心莲内酯（andrographolide）具有祛热解毒、消炎止痛的功效。穿心莲内酯的原型在生物体内的药代动力学分布主要集中于血流丰富的组织器官，对其结构进行修饰得到穿心莲内酯衍生物ISA（14-脱羟-8,12-加氧穿心莲内酯），该化合物的抗肿瘤作用非常显著，药物体内分布范围较广，在肝中分布最多，也利于穿心莲内酯固体自乳化颗粒剂的制备，可以更好地发挥保肝利胆的作用。

（四）药物临床新用途的开发

银杏内酯B（ginkgolide B）是血小板活化因子拮抗剂，临床上用于治疗血栓、急性胰腺炎和心血管疾病，还可用于转移性癌症的治疗，对损伤神经元也有保护作用，同时具有抗氧化、延缓衰老的作用。对银杏内酯B进行结构修饰得到衍生物10-*O*-（二甲基胺基乙基）银杏内酯B，研究表明10-*O*-（二甲基胺基乙基）银杏内酯B能抑制环氧化酶-2，具有明显的解热镇痛、抵抗各种急慢性炎症的作用，不良反应小，毒性低。

小白菊内酯（parthenolide）是一种倍半萜烯内酯类天然产物，分离自艾菊、观光木等药用植物，这些植物广泛应用于发热、驱虫和抗炎等。小白菊内酯具有抗肿瘤、抗病毒、抗炎和抗动脉粥样硬化等多种药理活性，以及选择性地消灭急性骨髓白细胞干细胞，对小白菊内酯进行修饰可产生多种化合物，能够用来杀灭慢性淋巴细胞性白血病（CLL）细胞。

第六节　药用植物来源的外泌体给药系统

传统中药具有完整的理论体系、独特的诊疗方式及良好的临床疗效。但面临着有效成分溶解度不高、生物利用度低、剂型选择单一等问题，限制了中药进一步应用与发展。寻找更高效的给药方式，克服天然药物的自身限制是当前中药研究者亟待解决的重点问题。在药物递送领域，众多纳米给药系统因具有靶向性、增效性、稳定性等诸多优势，被视为是药物创新剂型发展的未来方向。近年来，通过对细胞微观环境的研究，发现了外泌体（exosomes，Exos）主导的细胞间信息沟通与传递方式。外泌体的类细胞膜结构使其具备易融合性、包裹内含物稳固性、体液分布广泛性和易获得性等基本特征。最关键的是，外泌体携带有来源于母细胞的多种蛋白质、脂类、RNA和小分子代谢物等重要信息。因此，来源于药用植物的外泌体不仅将携带药用植物有效成分，而且可能具有精准靶向，延长半衰期和降低全身不良反应等优势。发展外泌体作为高潜力药物载体以解决传统中药制剂存在的限制问题备受关注和期待。

一、外泌体的形成

细胞外囊泡（extracellular vesicles，EVs）是一类由真核细胞分泌的生物脂质双分子层纳米结构，主要功能是将各种类型的细胞成分，如蛋白质、脂质、DNA、mRNA、microRNAs、受体和效应分子运输到受体细胞。自首次被发现以来，它们与人体代谢、免疫和生理学的联系已逐渐被确立。根据细胞内起源、排泄、生物发生、大小及其功能的过程，细胞外囊泡主要分为：微囊泡、外泌体和凋亡小体。

外泌体（Exos）是一种独特的纳米球形细胞外囊泡群，其粒径在30~150nm。外泌体主要通过内质体途径形成并释放（图13-11）。该途径开始于细胞膜向内凹陷萌发形成核内体（一种膜结合的细胞器），在内体成熟过程中，核内体逐渐内陷形成具有腔内囊泡结构的多泡体。在此之后，多泡体的命运之一是与质膜融合，并将其泡性内容物释放到细胞外。由于分泌过程与内吞作用相反，这些通过挤压被分泌至细胞外的囊泡被命名为"外泌体"。

近年来，有研究者参考动物细胞外泌体的分离方法，从植物样本中分离得到植物细胞外泌体（也称细胞外囊泡样纳米颗粒）。这些植物细胞外泌体具有与动物细胞外泌体相似的结构组成，呈茶托状或杯状，粒径大小接近，并可在其他动物和人体功能调控方面发挥重要作用。

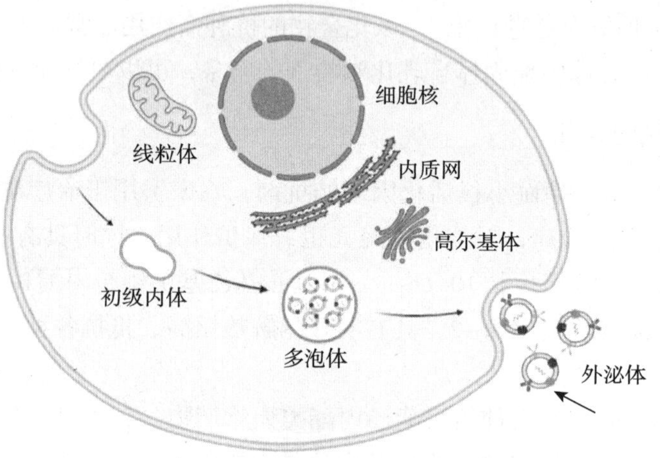

图13-11　外泌体分泌机制示意图

二、外泌体作为药物载体的特点

外泌体是一种由磷脂双分子层和镶嵌在磷脂层上特异性蛋白质构成的特殊结构，与药物载体中脂质体结构类似（图13-12）。起初，研究者认为这种细胞外囊泡是细胞分泌的代谢废物，然而越来越多的研究结果表明，外泌体作为细胞间信号转导的介质，参与了机体多种生理和病理过程。诸多研究发现外泌体作为药物载体展现出明显的减毒增效、靶向蓄积效果。将外泌体作为一种理想的天然纳米药物载体已经逐渐成为药物递送的热点领域之一。

外泌体作为一种天然来源的药物载体，在药物递送领域有诸多优势：①外泌体膜由磷脂双分子层组成，可保护内容物在未到达靶部位之前不被复杂体内环境降解；②外泌体表面点缀有跨膜蛋白和特异性膜结合蛋白，可降低网状内皮系统的捕获作用，有效延长外泌体在血液中的循环时间，促进药物的组织靶向递送；③粒径小，具有内源性特征，生物相容好，毒性低；④具有亲水和疏水药物的负载区域，载药范围广，不需额外结构设计即具备负载亲水性、疏水性小分子药物、蛋白多肽类药物以及核酸类药物的能力；⑤具有克服生理障碍（包括胃肠道屏障和血-脑屏障）的潜力；⑥具有母细胞来源的特殊信息及特定的生理功能，如间充质干细胞来源的外泌体具有促进损伤组织重建修复的作用。

由于来源于药用植物的外泌体内含有该药用植物的有效成分，其自身就是一种具有治疗效果的天然制剂。通过发挥外泌体的纳米递送优势，药用植物外泌体在延长药物体内循环时间，克服跨膜吸收屏障，提高生物利用度，增强靶部位蓄积，改善治疗效果等多方面表现出色。此外，外泌体递送系统与药物植物关联度高，转化前景好。中药破壁饮片利用超微粉碎加工技术破坏细胞壁，促进药材有效成分释放。基于破壁效果，外泌体一定程度上也可被释放出来。在现有工艺下通过制定更规范和更契合外泌体提取的粉碎工艺和标准，可能实现对饮片中外泌体成分的更有效分离，并通过外泌体给药系统进一步提高药物生物利用度。由于外泌体具有负载外源性药物的能力，将其他药物负载入某一药用植物外泌体在纳米平台进行复方的配伍联用可更好地发挥药物疗效。就外泌体大规模工业化生产而言，植物外泌体因来源更充足更易实现产业化。

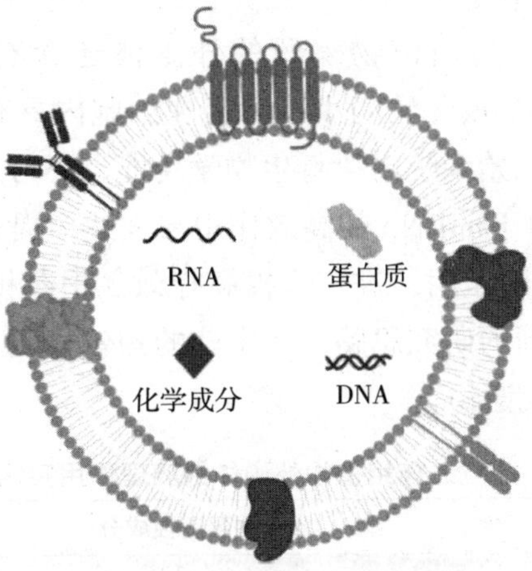

图13-12　泌体结构示意图

三、药用植物来源外泌体给药系统的应用

提取制备载药外泌体后，通过静脉注射最大化程度发挥药物疗效是较常用的外泌体载药系统给药方式。根据递送需求，外泌体也可通过腹腔注射、口服给药等其他给药途径发挥作用。最新研究表明外泌体给药系统在递送难度较大的给药途径如：通过雾化吸入递送至肺部、通过微针或皮下注射方式经皮吸收、通过鼻腔内给药靶向递送至脑部等同样具有良好的治疗效果。

（一）药用植物来源单体成分的外泌体给药系统

载有药用植物来源单体成分的外泌体给药系统，具有明显的减毒增效、靶向递送、延长循环以及跨越生理屏障的作用。开发外泌体给药系统最大化药物治疗效果已经展现出良好的应用前景。

姜黄素（curcumin，CUR）是从姜科、天南星科植物的根茎中提取的一种二酮类化合物，具有良好的抗癌和抗炎特性。但其作为治疗药物溶解度不高，稳定性较差，半衰期较短。通过将药用植物姜黄、莪术等研细离心后提取负载姜黄素的外泌体可有效解决该问题。根据Ostwald Freundlich方程，难溶性药物的溶解度可通过减小粒径的方式得到提高，外泌体的纳米级尺寸可有效提高姜黄素溶解度。外泌体的磷脂双分子层结构可有效提高姜黄素的稳定性，研究数据表明CUR-Exos的体外稳定性比天然姜黄素至少提高5倍。外泌体膜表面特异性蛋白则可降低内皮网状系统吞噬效果，有效延长姜黄素在体内作用时间。

花青素（anthocyanidin，ANT）广泛存在于被子植物中，具有优异的抗氧化、抗癌细胞增殖和抗炎性能。但自身低渗透性和较差的口服生物利用度限制了相关制剂的开发应用。提取花青素外泌体开发口服纳米制剂以克服其低成药性缺点，具有良好的应用潜力。通过发挥外泌体表面蛋白的跨膜作用克服小肠上皮吸收障碍，以载药外泌体形式可提高花青素吸收入胞效率。此外，还可将分离得到的花青素外泌体进行药剂学处方设计，制备含有花青素外泌体的缓释胶囊或缓释片剂，进一步提高药物生物利用度并改善患者依从性。

人参（ginseng，GIN）具有大补元气、健脾益肺的功效。已有的研究结果表明人参皂苷具有很好的心脏保护作用，但受限于皂苷类成分的强疏水性特征，天然人参皂苷口服生物利用度较低。尝试开发的合成纳米载体虽然在一定程度上提高了生物利用度，但合成纳米载体面临研发成本高、包封率低、产业转化难、使用范围窄等问题仍然有待解决。通过离心提取含有皂苷有效成分的天然人参外泌体没有任何潜在毒性，更容易被哺乳动物细胞吸收。体外试验结果表明人参根外泌体对H9C2心肌细胞构建的多柔比星诱导的心肌损伤模型具有高效保护作用。在较低的外泌体浓度水平（外泌体蛋白浓度：80μg/ml）即可将H9C2心肌细胞存活率从66%提升至92%。

除小分子活性成分物质以外，药用植物来源的外泌体还含有较为丰富的microRNA（miRNA）。miRNA是一类内生的、长度约为22个核苷酸的小RNA，在细胞内具有多种重要的调节作用。作为一种高效的基因表达调控因子，不仅在原始系统内执行生物学功能，还可进行跨界基因表达调控，在其他生物体中发挥重要作用（表13-7）。由于miRNA的高效作用与表达，提取药用植物外泌体用于药物递送可发挥小分子活性成分与miRNA的协同作用，进一步提高疗效。中药植物外泌体及其miRNA的相关研究为中药活性成分的研究提供了一个新的研究思路，对中药的药效物质基础研究将不仅仅局限于次生代谢产物，还可以扩展到核酸等大分子代谢物。

表13-7 药用植物外泌体的药理作用实例

名称	拉丁名	主要活性成分	主要药理作用
人参	*Panax ginseng* C.A. Mey.	人参miRNA	加速神经再生与传导功能修复
生姜	*Zingiber officinale* Rosc.	GELN-RNAs	抗炎，塑造肠道菌群，缓解结肠炎
红景天	*Rhodiola* crenulata（Hook. f. et Thoms.）H. Ohba	HJT-sRNA-m7	抗肺纤维化
蒲公英	*Taraxacum mongolicum* Hand.-Mazz.	PGY-sRNA-6	抗炎
金银花	*Lonicera japonica* Thunb.	miRNA 2911	抗病毒
甘草	*Glycyrrhiza uralensis* Fisch.	甘草miRNA	免疫调节；抗炎

（二）药用植物来源的复方制剂的外泌体给药系统

药用植物来源的复方制剂外泌体给药系统具有良好的协同增效作用和广阔的配伍应用潜力。

黄芪中有效成分刺芒柄花素、黄芪甲苷和毛蕊异黄酮，莪术中有效成分莪术二酮和姜黄素均具有明显的抗肿瘤功效，但其低水溶性限制了体内吸收和生物利用度。通过差速离心的方式从莪术中提取莪术外泌体，并检测到其中负载有效剂量的莪术活性成分。随后通过探头超声的方式，将黄芪有效成分负载入莪术外泌体中制备复方外泌体给药系统。体外细胞试验结果表明，相比于单一黄芪溶液剂，复方外泌体制剂对宫颈癌细胞的细胞毒性提高2倍以上。口服灌胃途径给药的大鼠体内药代动力学结果表明，相较溶液剂，复方外泌体制剂将刺芒柄花素、黄芪甲苷和毛蕊异黄酮的生物利用度分别提高11.2倍、1.2倍和2.1倍，可更好地促进吸收。

补阳还五汤是一种用于治疗中风、冠心病等心脑血管疾病的常用方剂，但口服给药途径的有效物质吸收性较差。研究者利用外泌体为载体提高其疗效，通过将补阳还五汤有效成分与间充质干细胞共同预培养后分离提取的方式，制备负载药物有效成分的外泌体。采用线栓法建立大鼠局灶性脑缺血再灌注损伤模型，腹膜注射载药外泌体评价其疗效。结果表明外泌体制剂组通过有效激活血管内皮生长因子，上调miR-126表达，并抑制miR-221/222表达，促进缺血区新生血管的形成，减轻缺血性脑损伤。其中miR-126能通过PI3K信号通路激活血管内皮生长因子与成纤维细胞生长因子从而介导血管生成，而miR-221/222具有抗血管生成的作用。

虽然目前针对药用植物来源的复方外泌体给药系统的报道较少，仍处于起步探索阶段，但可以预期的是，在不远的将来，依靠有上千年应用经验凝练而成的中药配伍应用体系，外泌体给药系统一定会很快取得令人欣喜的突破和发展。

思考

通过文献查找，分享一个天然产物结构修饰以便于制剂工艺处理的例子，阐明修饰手段。

药知道

青蒿素自从1972年被分离纯化以来，已被世界各地广泛用于疟疾治疗中。除抗疟作用以外，青蒿素还具有抗肿瘤、治疗神经性疾病、治疗心脑血管疾病、杀菌、杀虫、抗病毒等多种新用途。基于不同的修饰目的，已有水溶性衍生物、油溶性衍生物、稳定化衍生物等众多产品被开发。*N*–（3–*N*′, *N*′–二甲胺基–丙基）–10–氮杂脱氧青蒿素对人膀胱癌细胞、卵巢癌细胞、胃癌细胞均表现出增殖抑制活性。基于青蒿素的新型给药系统相关的专利与临床试验也在逐渐增加。含有双氢青蒿素的微球注射液可在注射部位缓慢释放药物，通过抑制血管生成治疗肿瘤。

目标检测

1. 简述通过哪些策略方法改善皂苷类天然产物的生物药剂学性质？
2. 小檗碱通过结构修饰并结合新型药物递送系统后发挥了不同的效果，请简要说明其是如何发挥作用的？
3. 简述20（*S*）–PPD的结构修饰策略及目的，且可与哪些新型给药系统相结合及产生哪些效果？
4. 简述穿心莲内酯结构修饰的必要性及举例新型给药系统中的应用。
5. 外泌体作为药物递送载体具有哪些独特的优势？

（苟靖欣）

参考文献

[1] 肖伟.解码中成药[M]. 北京：中国中医药出版社，2022.

[2] 李范珠. 中药药剂学[M]. 北京：人民卫生出版社，2021.

[3] 刘玉娟，王永洁，邓莉莉，等. 基于质量源于设计理念的中药制剂工艺研究进展[J]. 中国现代中药，2022，doi：10.13313/j. issn1673-4890. 20201002001.

[4] 张艳，刘雪松，郝敬友，等.现代中药提取技术研究进展[J].现代畜牧科技，2022(03)：4-7.

[5] 巨浩羽，赵士豪，赵海燕，等.中草药干燥加工现状及发展趋势[J].南京中医药大学学报，2021，37(05)：786-796.

[6] 方亮.药剂学[M].北京：人民卫生出版社.2016.

[7] 郑品清.中药制剂学[M].北京：中国医药科技出版社，1998.

[8] 闫丽霞.药物制剂技术[M].武汉：华中科技大学出版社，2012.

[9] 孙有智，朱卫丰，杨明，等.中医古方中的"方-证-剂"对应思想[J].江西中医学院学报，2007：5-6.

[10] 徐冰，史新元，吴志生，等.论中药质量源于设计[J].中国中药杂志，2017，42(6)：1015-1024.

[11] 熊皓舒，田埂，刘朋，等.中药生产过程质量控制关键技术研究进展[J].中草药，2020，51(16)：4331-4337.

[12] WU L，SHAN W，ZHANG Z R，et al. Engineering nanomaterials to overcome the mucosal barrier by modulating surface properties[J]. Adv Drug Deliv Rev，2018，124：150-163.

[13] 刘静，蔡延渠，彭庆庭，等.《本草纲目特殊制药施药技术》传统中药缓释制剂技术概述[J].中成药，2013，35(08)：1808-1811.

[14] 熊志伟.中药制剂前物料的性质体系及其表征技术研究[J].药学学报，56，2048-2058，doi：10.16438/j.0513-4870.2021-0801(2021).

[15] 贾晓斌，陈彦，李霞，等.中药复方物质基础研究新思路和方法[J].中华中医药杂志，2008，23(5)：420-425.

[16] 刘丹，封亮，宋婕，等.中药组分整体生物药剂学分类系统研究思路与策略[J].中草药，2017，48(23)：4831-4835.

[17] 刘昌孝，张铁军.基于"物质-药代-功效"关联的中药创新研发思路[J].中草药，2022，53(1)：1-7.

[18] 傅超美，张永萍.中药新药研发学[M].北京：中国中医药出版社，2017.

[19] 吴嘉瑞.中医药临床大数据研究[M].北京：中国医药科技出版社，2020.06.

[20] 周振宇，余璇，刘虹，等.中药/天然抗肿瘤药物的超分子药物传递体系研究进展[J].中国中药杂志.2020，45(7)：1611-1619.

[21] LAITINEN R，LBMANN K，GROHGANZ H，et al. Supersaturating drug delivery systems：The potential of co-amorphous drug formulations[J]. International Journal of Pharmaceutics，2017，532(1)：1-12.

[22] HERRMANN I K，WOOD M J A，FUHRMANN G. *E*xtracellular vesicles as a next-generation drug delivery platform[J]. Nature Nanotechnology，2021，16(7)：748-59.